全国普通高等医学院校五年制临床医学专业"十三五"规划教材

（供五年制临床医学专业用）

预 防 医 学

主　编　姚应水　夏结来

副主编　赖纯米　武　松　金岳龙　杨胜辉

编　者　(以姓氏笔画为序)

王　俊（皖南医学院）　　　　　毛淑芳（承德医学院）

刘　英（泰山医学院）　　　　　刘　霞（江西中医药大学）

齐宝宁（陕西中医药大学）　　　李　晨（第四军医大学）

杨胜辉（湖南中医药大学）　　　陈伶利（湖南中医药大学）

武　松（安徽中医药大学）　　　金岳龙（皖南医学院）

姚应水（皖南医学院）　　　　　袁　慧（皖南医学院）

夏结来（第四军医大学）　　　　高金霞（牡丹江医学院）

赖纯米（昆明医科大学）

中国医药科技出版社

内 容 提 要

　　本教材为全国普通高等医学院校五年制临床医学专业"十三五"规划教材之一，系根据全国普通高等医学院校五年制临床医学专业"十三五"规划教材编写的总体原则、要求和"预防医学"课程的教学大纲的基本要求及课程特点编写而成。本教材分为绪论和四篇，绪论主要阐明预防医学的概念、内容、特点、发展简史、健康的概念和影响因素以及学习预防医学的意义；第一篇介绍预防保健策略和措施，第二篇介绍环境与健康，第三篇介绍医学统计学方法，第四篇介绍流行病学原理与方法。每章设有"学习要求""案例讨论""本章小结""知识链接""思考题"，同时配有"爱慕课"在线学习平台（包括电子教材、教学大纲、教学指南、题库等），从而使教材内容立体化、生动化，易教易学。

　　本教材主要供全国普通高等医学院校五年制临床医学专业师生使用，也可供基础、影像、口腔医学专业师生使用，还可作为规范化培训的住院医师、卫生管理和医学研究者的参考书。

图书在版编目（CIP）数据

预防医学／姚应水，夏结来主编 . —北京：中国医药科技出版社，2017. 3

全国普通高等医学院校五年制临床医学专业"十三五"规划教材

ISBN 978-7-5067-8211-1

Ⅰ. ①预… Ⅱ. ①姚…②夏… Ⅲ. ①预防医学–医学院校–教材 Ⅳ. ①R1

中国版本图书馆 CIP 数据核字（2016）第 270045 号

美术编辑 　陈君杞
版式设计 　张　璐

出版　中国医药科技出版社
地址　北京市海淀区文慧园北路甲 22 号
邮编　100082
电话　发行：010-62227427　邮购：010-62236938
网址　www. cmstp. com
规格　889×1194mm ¹⁄₁₆
印张　27
字数　664 千字
版次　2017 年 3 月第 1 版
印次　2017 年 3 月第 1 次印刷
印刷　三河市国英印务有限公司
经销　全国各地新华书店
书号　ISBN 978-7-5067-8211-1
定价　**55. 00 元**

全国普通高等医学院校五年制临床医学专业"十三五"规划教材

出 版 说 明

为面向全国省属院校五年制临床医学专业教学实际编写出版一套切实满足培养应用型、复合型、技能型临床医学人才需求和"老师好教、学生好学及学后好用"的五年制临床医学专业教材，在教育部、国家卫生和计划生育委员会、国家食品药品监督管理总局的支持下，根据以"5+3"为主体的临床医学教育综合改革和国家医药卫生体制改革新精神，依据"强化医学生职业道德、医学人文素养教育""提升临床胜任力""培养学生临床思维能力和临床实践操作能力"等人才培养要求，在中国工程院副院长、第四军医大学原校长、中华医学会消化病学分会原主任委员樊代明院士等专家的悉心指导下，中国医药科技出版社组织全国近100所以省属高等医学院校为主体的具有丰富教学经验和较高学术水平的550余位专家教授历时1年余的编撰，全国普通高等医学院校五年制临床医学专业"十三五"规划教材即将付梓出版。

本套教材包括五年制临床医学专业理论课程主干教材共计40门。将于2016年8月由中国医药科技出版社出版发行。主要供全国普通高等医学院校五年制临床医学专业教学使用，基础课程教材也可供基础医学、预防医学、口腔医学等专业教学使用。

本套教材定位清晰、特色鲜明，主要体现在以下方面：

1. 切合院校教学实际，突显教材针对性和适应性

在编写本套教材过程中，编者们始终坚持从全国省属医学院校五年制临床医学专业教学实际出发，并根据培养应用型临床医学人才的需求和基层医疗机构对医学生临床实践操作能力等要求，结合国家执业医师资格考试和住院医师规范化培训新要求，同时适当吸收行业发展的新知识、新技术、新方法，从而保证教材内容具有针对性、适应性和权威性。

2. 提升临床胜任能力，满足应用型人才培养需求

本套教材的内容和体系构建以强化医学生职业道德、医学人文素养教育和临床实践能力培养为核心，以提升临床胜任力为导向，体现"早临床、多临床、反复临床"，推进医学基础课程与临床课程相结合，转变重理论而轻临床实践、重医学而轻职业道德、人文素养的传统观念，注重培养学生临床思维能力和临床实践操作能力，满足培养应用型、复合型、技能型临床医学人才的要求。

3. 体现整合医学理念，强化医德与人文情感教育

本套教材基础课程与临床课程教材通过临床问题或者典型的案例来实现双向渗透与重组，

各临床课程教材之间考虑了各专科之间的联系和融通，逐步形成立体式模块课程知识体系。基础课程注重临床实践环节的设置，以体现医学特色，医学专业课程注重体现人文关怀，强化学生的人文情感和人际沟通能力的培养。

4. 创新教材编写模式，增强内容的可读性实用性

在遵循教材"三基、五性、三特定"的建设规律基础上，创新编写模式，引入"临床讨论"（或"案例讨论"）内容，同时设计"学习要求""知识链接""本章小结"及"练习题"或"思考题"模块，以增强教材内容的可读性和实用性，更好地培养学生学习的自觉性和主动性以及理论联系实践的能力、创新思维能力和综合分析能力。

5. 搭建在线学习平台，立体化资源促进数字教学

在编写出版整套纸质教材的同时，编者与出版社为师生均免费搭建了与每门纸质教材相配套的"爱慕课"在线学习平台（含电子教材、教学课件、图片、微课、视频、动画及练习题等教学资源），使教学内容资源更加丰富和多样化、立体化，更好地满足在线教学信息发布、师生答疑互动及学生在线测试等教学需求，促进学生自主学习，为提高教育教学水平和质量，实现教学形成性评价等、提升教学管理手段和水平提供支撑。

编写出版本套高质量教材，得到了全国知名专家的精心指导和各有关院校领导与编者的大力支持，同时本套教材专门成立了评审委员会，十余位院士和专家教授对教材内容进行了认真审定并提出了宝贵意见，在此一并表示衷心感谢。出版发行本套教材，希望受到广大师生欢迎，并在教学中积极使用本套教材和提出宝贵意见，以便修订完善，共同打造精品教材，为促进我国五年制临床医学专业教育教学改革和人才培养作出积极贡献。

中国医药科技出版社
2016 年 7 月

全国普通高等医学院校五年制临床医学专业"十三五"规划教材

教材建设指导委员会

罗晓红（成都中医药大学）　　金子兵（温州医科大学）

金美玲（复旦大学附属中山医院）　　郑　多（深圳大学医学院）

赵小菲（成都中医药大学）　　赵幸福（江南大学无锡医学院）

郝岗平（泰山医学院）　　柳雅玲（泰山医学院）

段　斐（河北大学医学院）　　费　舟（第四军医大学）

姚应水（皖南医学院）　　夏　寅（首都医科大学附属北京天坛医院）

夏超明（苏州大学医学部）　　钱睿哲（复旦大学基础医学院）

高凤敏（牡丹江医学院）　　郭子健（江南大学无锡医学院）

郭艳芹（牡丹江医学院）　　郭晓玲（承德医学院）

郭崇政（长治医学院）　　郭嘉泰（长治医学院）

席　彪（河北医科大学）　　黄利华（江南大学无锡医学院）

曹颖平（福建医科大学）　　彭鸿娟（南方医科大学）

韩光亮（新乡医学院）　　游言文（河南中医药大学）

强　华（福建医科大学）　　路孝琴（首都医科大学）

窦晓兵（浙江中医药大学）

全国普通高等医学院校五年制临床医学专业"十三五"规划教材

教材评审委员会

全国普通高等医学院校五年制临床医学专业"十三五"规划教材

书　目

序号	教材名称	主编	ISBN
1	医用高等数学	吕　丹　张福良	978 - 7 - 5067 - 8193 - 0
2	医学统计学	吴学森	978 - 7 - 5067 - 8200 - 5
3	医用物理学	张　燕　郭嘉泰	978 - 7 - 5067 - 8195 - 4
4	有机化学	林友文　石秀梅	978 - 7 - 5067 - 8196 - 1
5	生物化学与分子生物学	郝岗平	978 - 7 - 5067 - 8194 - 7
6	系统解剖学	付升旗　游言文　汪永峰	978 - 7 - 5067 - 8198 - 5
7	局部解剖学	李建华　刘学敏	978 - 7 - 5067 - 8199 - 2
8	组织学与胚胎学	段　斐　任明姬	978 - 7 - 5067 - 8217 - 3
9	医学微生物学	王桂琴　强　华	978 - 7 - 5067 - 8219 - 7
10	医学免疫学	张荣波　邹义洲	978 - 7 - 5067 - 8221 - 0
11	医学生物学	张　闻　郑　多	978 - 7 - 5067 - 8197 - 8
12	医学细胞生物学	丰慧根　窦晓兵	978 - 7 - 5067 - 8201 - 2
13	人体寄生虫学	夏超明　彭鸿娟	978 - 7 - 5067 - 8220 - 3
14	生理学	叶本兰　明海霞	978 - 7 - 5067 - 8218 - 0
15	病理学	柳雅玲　王金胜	978 - 7 - 5067 - 8222 - 7
16	病理生理学	钱睿哲　何志巍	978 - 7 - 5067 - 8223 - 4
17	药理学	邱丽颖　张轩萍	978 - 7 - 5067 - 8224 - 1
18	临床医学导论	郑建中	978 - 7 - 5067 - 8215 - 9
19	诊断学	高凤敏　曹颖平	978 - 7 - 5067 - 8226 - 5
20	内科学	吴开春　金美玲	978 - 7 - 5067 - 8231 - 9
21	外科学	郭子健　费　舟	978 - 7 - 5067 - 8229 - 6
22	妇产科学	吕杰强　罗晓红	978 - 7 - 5067 - 8230 - 2
23	儿科学	孙钰玮　赵小菲	978 - 7 - 5067 - 8227 - 2
24	中医学	杨　柱	978 - 7 - 5067 - 8212 - 8
25	口腔科学	王旭霞　杨　征	978 - 7 - 5067 - 8205 - 0
26	耳鼻咽喉头颈外科学	夏　寅　林　昶	978 - 7 - 5067 - 8204 - 3
27	眼科学	卢　海　金子兵	978 - 7 - 5067 - 8203 - 6
28	神经病学	郭艳芹　郭晓玲	978 - 7 - 5067 - 8202 - 9
29	精神病学	赵幸福　张丽芳	978 - 7 - 5067 - 8207 - 4
30	传染病学	王勤英　黄利华	978 - 7 - 5067 - 8208 - 1
31	医学心理学	朱金富　林贤浩	978 - 7 - 5067 - 8225 - 8
32	医学影像学	邢　健　刘挨师	978 - 7 - 5067 - 8228 - 9
33	医学遗传学	李永芳	978 - 7 - 5067 - 8206 - 7
34	核医学	王雪梅	978 - 7 - 5067 - 8209 - 8
35	全科医学概论	路孝琴　席　彪	978 - 7 - 5067 - 8192 - 3
36	临床循证医学	韩光亮　郭崇政	978 - 7 - 5067 - 8213 - 5
37	流行病学	冯向先	978 - 7 - 5067 - 8210 - 4
38	预防医学	姚应水	978 - 7 - 5067 - 8211 - 1
39	康复医学	杨少华　张秀花	978 - 7 - 5067 - 8214 - 4
40	医学文献检索	孙思琴	978 - 7 - 5067 - 8216 - 6

注:40 门主干教材均配套有中国医药科技出版社"爱慕课"在线学习平台。

前言

PREFACE

预防医学是医学教育的重要组成部分，随着医学模式的转变，人们的健康观念发生了重大改变，在对医疗保健需求日益增加的形势下，预防医学已成为一门十分重要的与临床医学密切相关的课程。预防医学教学的宗旨是培养学生牢固树立并贯彻执行"预防为主"的卫生工作方针，以辩证唯物主义的观点和方法，树立预防观念、群体观念、环境观念，以及为预防战略目标服务的思想，研究环境因素（自然环境、社会环境、心理因素等）与人体健康的关系及其影响的规律，掌握人群健康状况测量和评价的研究方法，从而使学生认识到现代医学是以健康为目标，具有促进健康、预防疾病、合理治疗、社区康复四个功能的重要意义。

本书为全国普通高等医学院校五年制临床医学专业"十三五"规划教材之一，是根据《国家中长期教育改革和发展规划纲要（2010—2020）》《关于医教协同深化临床医学人才培养改革的意见》的精神，结合全国医学院校培养以"5+3"为主体的应用型、创新型临床医学专业人才的教学实际，按照五年制临床医学专业教学大纲、培养目标编写而成。

本教材的编写一是贯彻"三基"（基本理论、基本知识和基本技能）、"五性"（思想性、科学性、先进性、启发性和适用性）的基本要求，着重介绍与临床医学相关的预防医学知识和技能，并注重吸纳预防医学新的成熟进展；二是在内容安排上，紧紧围绕临床医学专业人才培养目标，加强理论和实践的结合，注重可读性和实用性。

本教材分为绪论和四篇。绪论主要阐明预防医学的概念、内容、特点、发展简史、健康的概念和影响因素以及学习预防医学的目的与意义；第一篇预防保健策略与措施，包括预防保健策略和预防保健措施；第二篇环境与健康，包括人类与环境、生活环境与健康、食物与健康、生产环境与健康和社会、心理、行为因素与健康；第三篇医学统计学方法，包括医学统计学的基本概念和步骤、数值变量资料的统计分析、分类变量资料的统计分析、秩和检验、直线相关与回归分析和统计表与统计图；第四篇流行病学原理与方法，包括流行病学概述、描述性研究、筛检试验、分析性研究、实验流行病学、病因和病因推断及慢性非传染性疾病和传染病的预防控制。在体例上，每章设有"学习要求""案例讨论""本章小结""知识链接"和"思考题"等模块。此外，还有配套的"爱慕课"在线学习平台（包括电子教材、教学大纲、教学指南、题库、课件等多媒体素材），有利于生动、形象、直观地表达教材内容，加深学生对教材理论知识的理解和掌握，并增强教材的实用性和可读性，培养学生学习的自觉性和主动性，满足全国多数普通高等医学院校的教学需要。

本教材主要供普通高等医学院校五年制临床医学专业师生使用，也可供基础、影像、口腔医学专业师生使用，还可作为规范化培训的住院医师、卫生管理和医学研究者的参考教材书。

  作者在编写过程中得到了各参编院校的大力支持，在此表示诚挚的感谢。由于时间仓促，编者水平与篇幅有限，本教材中不足之处在所难免，敬请读者提出宝贵意见和建议，以便今后不断完善和补充。

编 者

2016 年 10 月

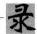

CONTENTS 目 录

第三篇 医学统计学方法

第四篇　流行病学原理与方法

绪　　论

┌───┐
学习要求

1. **掌握** 预防医学的概念、健康的概念及其影响健康的因素。
2. **熟悉** 预防医学的内容和特点。
3. **了解** 预防医学的发展简史。
└───┘

一、预防医学的概念、内容和特点

（一）预防医学的概念

人类为求生存和发展，在与各种疾病长期斗争过程中逐步形成了医学。随着人类进步和科学技术的发展，医学内涵日渐丰富，从治疗疾病发展到预防疾病，从保护人类健康到更主动地促进健康，并形成了基础医学（basic medicine）、临床医学（clinical medicine）和预防医学（preventive medicine）三大学科群。医学的发展已远远超出"治病"范畴，预防疾病、促进健康、延长寿命、提高生命质量已成为医学工作主要目标。医学发展的趋势表明：21世纪的医学将是预防医学为主导的医学。预防保健、以群体为主要研究对象的预防医学同其他学科相互渗透和融合，形成新的综合性学科分支必将是医学未来发展的趋势。

预防医学是一门综合性医学应用学科，它是以人群为主要研究对象，按"环境—人群—健康"模式，运用基础医学、临床医学、医学统计学、流行病学、环境医学和社会医学等的理论和方法，探讨疾病在人群中发生、发展以及自然和社会环境因素对人群健康和疾病作用的规律，以制定防治对策，并通过公共卫生干预等措施，以达到促进个体和群体健康、预防疾病和提高生命质量的目的。

公共卫生（public health）与预防医学的关系是相互伴随又相互交叉。公共卫生是以预防医学的观念、理论、方法和技能为基础，针对疾病预防、健康促进而采取的社会实践的总称。早在1923年，耶鲁大学公共卫生学院的Winslow教授就指出："公共卫生是一门通过有组织的社区活动来改善环境、预防疾病、延长生命和促进心理和躯体健康，并能发挥个人更大潜能的科学和艺术"。公共卫生已经超出医学的范畴，常结合医学以外的各学科知识和技能，如环境科学、心理学、伦理学、教育学、政治学、法学、社会学、管理学等，还涉及有关行政管理等工作。

2009年，中华医学会首届全国公共卫生学术会议上提出了中国公共卫生定义。该定义为：公共卫生是以保障和促进公众健康为宗旨的公共事业，通过国家与社会共同努力，防控疾病与伤残，改善与健康相关的自然和社会环境，提供基本医疗卫生服务，培养公众健康素养，实现全社会的健康促进，创建人人享有健康的社会。该定义首先明确了公共卫生为国家和全体国民共同努力的公共事业，各级政府负有保障和促进公众健康不可推卸的责任，全体国民都是公共卫生事业的主人公；其次，强调公共卫生保障每个公民的健康权利，每个公民都有获得与生俱有的健康和长寿的权利；再次，提出公共卫生四大任务，即预防、控制疾病与伤残，改善与健康相关的自然和社会环境，提供基本医疗卫生服务，培养公众健康素养。

（二）预防医学的内容

1. 制定预防保健策略和措施 针对存在健康问题的人群，提出有效的个体和群体预防措施，控制危险因素，贯彻三级预防策略。开展初级卫生保健、社区卫生服务、健康教育和健康促进。

2. 研究环境与健康的关系 研究环境因素对人体健康影响的规律，阐明生活环境、生产环境、食物、社会心理环境对健康的影响，利用有益的环境因素，控制有害的环境因素，促进人群健康。

3. 研究人群健康的方法 揭示病因、分析人群疾病和健康状况的分布规律、评价预防疾病、促进健康措施的效果等是预防医学的重要任务，因此需要运用医学统计方法和流行病学原理与方法才能得出科学的结论。医学统计和流行病学方法不仅是预防医学的重要内容，而且在基础医学、临床医学中也广泛使用，也是医学生包括护理专业学生今后从事科学研究的重要方法学。

（三）预防医学的特点

1. 研究和工作对象 主要为群体，也包括个体，群体预防需通过个体预防措施的落实加以推动，而群体预防水平的提高又可保护个体健康。

2. 工作重点 健康人和亚临床患者，也包括疾病患者。

3. 研究重点 环境与健康的相互关系，包括自然及社会环境因素，也包括健康促进措施。

4. 研究方法 采用宏观和微观相结合，制定疾病防制和健康促进对策及措施，以提高生命质量（图绪-1）。

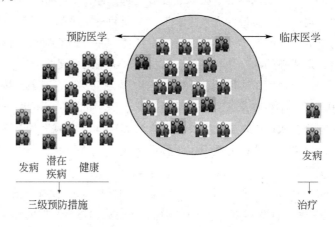

图绪-1　预防医学与临床医学同人类健康关系的比较

 知识链接

三次公共卫生革命

第一次公共卫生革命：以控制传染病为主的公共卫生措施。

第二次公共卫生革命：以干预个人不良生活行为方式来控制慢性非传染性疾病的健康促进。

第三次公共卫生革命：以生态学模型为指导的综合干预措施，来延长人群健康寿命和提高生活质量，又称"新公共卫生"（new public health）。

二、预防医学的发展历程

预防医学的思想源远流长，早在公元前5世纪，《黄帝内经》中指出："圣人不治已病治未病，不治已乱治未乱""夫病已成而后药之，乱已成而后治之，譬犹渴而穿井，斗而铸锥，不亦晚乎"。《淮南子》提出，"良医者治无病之病，故无病；圣人者常治无患之患，故无患也"。这些论点的提出，证明中国远在2000年前已有预防医学思想的萌芽。当然在中国古代，不仅有预防医学思想，而且逐步总结出一些预防医学经验，如在《周礼》《礼记》中均已有关于瘟疫流行采取卫生、灭虫等记载。唐代医学家孙思邈在《千金要方》中更明确提出了"上医医未病之病，中医医欲病之病，下医医已病之病"，其"未病""欲病"和"已病"的划分很符合现代预防医学中的三级预防观点。世界其他民族在传统医学的发展过程中，同样也都形成过诸多的预防医学思想，有的可追溯到公元前，如古希腊名医希波克拉底（Hippocrates）在其名著《空气、水和土壤》中，第一次较系统地描述了各种环境因素与疾病的关系。预防医学的形成和发展可分为以下几个阶段。

（一）预防医学的萌芽期

伴随人类社会商品生产的发展，城市的出现和贸易交流的增加，以及战争的发生，为天花、鼠疫、霍乱等严重威胁人类健康与生存的传染病的大流行提供了条件。传染病的大流行往往会给流行区人们的生命财产造成巨大损失，如1348年鼠疫大流行，3年间传播范围涉及整个欧洲，夺走欧洲2500万条人命。自然科学的发展，特别是1543年《人体的构造》的出版，费拉卡斯托罗（G. Fracastoro，1478~1553年）关于传染病的"种子学说"的提出，列文霍克（Leenwenhoek，1632~1723年）用复合显微镜观察到细菌等微生物的存在，琴纳（E. Jenner，1749~1823年）发明牛痘接种方法等医学的重大突破，都为人类预防疾病，尤其为控制传染病奠定了基础。

（二）预防医学的形成期

从18世纪末开始，欧洲大部分国家在产业革命过程中出现工厂和工人数增加，城市人口急剧上升，并带来了一系列环境卫生和劳动卫生问题，特别是人口过密和环境卫生不良造成的鼠疫、霍乱等烈性传染病广泛流行，结核病暴发，人口死亡率上升，平均寿命降低，使城市公共卫生成为一大社会问题，这些问题无不引起社会和政府的关注，如1831年，英国政府成立了卫生委员会，各大城市也组建了各自卫生主管机构。著名细胞病理学家魏尔啸（Virchow，1821~1902年）发起和倡导了细胞病理学，使人们对疾病的真相有了进一步的认识，有力地推动了德国卫生改革运动，并对欧洲各国产生了不同程度的影响。社会需求、政府重视和医学科学工作者的促成，为预防医学的形成奠定了基础。

19世纪40年代，内格里（Negri）医生把牛痘从牛传到牛，再从感染的牛接种人以及1850年切恩（Cheyne）用加入甘油方法使牛痘可长期保存等，都是预防医学技术发展的重大突破。1847年，法国学者巴斯德（Pasteur）对微生物的研究成果和1876年德国医生科赫（Koch）对炭疽病原体的确认，有关病原体的"科赫原则"提出和微生物学基本实验技术的创立，德国人佩滕科费（M. Pettenkofer，1818~1901年）用实验方法研究卫生学问题以及其与他人合著的《卫生学指南》（1882年）等，均为预防医学形成作出了科学贡献。1842年，被誉为"现代公共卫生之父"的英国人查德威克（Chadwick）发表了《大英不列颠劳动人口状态总报告》，并促使英国国会通过了"公共卫生法"，此为世界上第一部卫生法。

（三）预防医学的发展期

19世纪末至20世纪初，人类在同天花、鼠疫、霍乱等烈性传染病的长期斗争中，逐步认识到以个体为对象的疾病预防的效率不高，而以群体预防可起到事半功倍的作用；疾病的预防不单纯是针对个体的卫生问题，而是应采用以群体为对象的免疫接种、检疫监测、隔离消毒、杀灭病媒动物、垃圾和粪便处理、食物和饮用水安全性保障等综合性公共卫生（public health）措施。于是出现了以群体预防为主要手段，以防治传染病和寄生虫病为主要目标的医学史上第一次卫生革命。世界各国相继建立了卫生防病机构和预防医学专业人员培训体系，预防医学作为独立的医学二级学科的地位得到巩固和前所未有的发展。由于包括医学在内的自然科学的创新和进步，许多疾病的病因被揭示；疾病的诊疗技术不断发展，卫生检验效能提高和各种针对传染病的疫苗的相继发明，加之多种安全高效杀虫剂、消毒剂、抗生素和一些化学性药物应用，人类在防治传染病和寄生虫病等方面取得突破性进展，全球的传染病和寄生虫病的发病率、死亡率明显下降，第一次卫生革命在世界许多区域取得重大阶段性成就。

然而，在全球，特别是发达国家（地区）的传染病和寄生虫病被有效控制后，慢性非感染性疾病，如心脑血管疾病、肥胖、糖尿病和肿瘤等上升为主要死因，这些疾病的发病机制复杂，潜伏期和病程长，多无特效根治疗法，且用第一次卫生革命的生物医学手段预防不能奏效，而只能用生物、心理和社会行为相结合的手段进行防制。从 20 世纪 60 年代起，人类疾病预防的重点从控制急性传染病为主逐步转向慢性、老年退行性病及生活方式病的防制。伴随工业快速发展和技术进步，人口也迅速增长，环境污染和生态破坏也达到人类历史前所未有的程度。人口大都市化、社会竞争激烈、工作紧张、摄入能量过剩、吸烟、酗酒、运动过少等不良生活方式流行，疾病的发生从过去的生物医学模式转变为生物—心理—社会医学模式，此变革称为第二次卫生革命。中国的经济和社会发展水平决定了目前正处在第一次和第二次卫生革命的交错时期，公共卫生和疾病控制任务十分艰巨。

人类社会进入 21 世纪后，随着全新的、积极的健康观的确立，"2000 年人人享有卫生保健"的全球卫生战略目标的确定，以及医学科学的发展和人类社会的进步，都为预防医学的发展带来了空前的机遇，以预防和保健为主导的、预防和治疗相结合、医学与生态相结合的新的医学发展模式已显示出良好的发展前景。"生物—心理—社会"医学模式代表了现代医学模式，从医学整体出发，对疾病从生物、心理、社会三维空间考虑，为医学发展指出了明确的方向；它深刻地揭示了医学本质和发展规律，从单纯的生物因素扩大到涉及人类健康的社会和心理因素，还提示了医疗卫生事业改革的必然性，客观上反映了人们对高质量医疗卫生服务的需求。

三、健康的概念及其影响因素

（一）健康的概念

人类对健康与疾病关系的理解，经历了一个漫长的演变过程。西方医学的鼻祖希波克拉底，以四体液比例的平衡与否作为区别健康与疾病的标准；古罗马医生盖伦则认为，疾病的原因是体液（主要指血液）的败坏，而健康则是人体体液没有败坏时的状态；近代医学关于健康与疾病的概念，也受当时认识水平的约束，其共同的特点是，认为健康就是没有疾病，且仅从生物学的角度寻找判断健康的标准。

随着科学社会的进步和医学的发展，人类对健康的认识逐渐深入。美国第 32 任总统富兰克林·德拉诺·罗斯福曾称："一个政府成功或失败最终衡量的指标是它所辖居民的幸福安康。没有什么比公共卫生和人民的健康更为重要和更值得关注的了"。世界卫生组织 1948 年对健康的定义是："健康不仅是没有疾病和虚弱，而且是个体在身体上、精神上、社会适应上处于完好的状态。"其内涵充分显示了健康的多维性，只有具备躯体、心理健康和社会适应良好才是完全的健康，并标志医学模式从生物医学模式向生物—心理—社会医学模式转变，体现了健康的现代观念。

20 世纪 80 年代中期，世界卫生组织对健康概念进行了完善——所谓健康就是身体、心理、道德、社会适应完全处于良好的状态，而不仅仅是单纯的没有生理疾病或虚弱状态。道德健康也被融入到了健康的概念中。

健康包括 4 个方面：生理健康、心理健康、道德健康、社会适应健康，构成了健康的整体概念。

关于道德健康，据巴西著名医学家马丁斯研究发现：屡犯贪污受贿的人易患癌症、脑出血、心脏病和精神过敏症。而品行善良、心态淡泊、为人正直、心地善良、心胸坦荡的人，则心理平衡，身心健康。相反，有背于社会道德准则，胡作非为的人，则容易导致心情紧张、恐惧等不良心态，有损健康。据测定，这类人很容易发生神经中枢、内分泌系统功能失调，其免疫系统的防御能力也会减弱，最终会在恶劣心态的重压和各种身心疾病的折磨下，或者早衰或者早死。

(二) 健康的影响因素

1974 年，加拿大卫生与福利部前部长 Marc Lalonde 发表一篇题为 "A New Perspective on the Health of Canadians" 的著名报告，把影响健康的因素归纳为四个方面：人类生物遗传、医疗卫生服务、行为生活方式和环境因素（图绪-2）。健康的影响因素是多方面的，对社会、心理和个人因素可进一步细分为环境因素、社会因素、心理因素和卫生服务因素等方面。

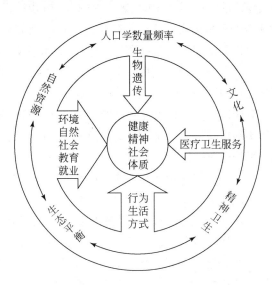

图绪-2　影响健康的主要因素

1. 环境因素　人类生活于地表生物圈之中，生物圈中的各种生物与周围环境相互作用，共同构成了生物-环境的复合体，即生态系统。维持生态平衡是各种生物赖以生存的基本条件，现代生活方式常常不断打破这种动态平衡。据统计，现代人类所患的疾病中有 70% ~ 90% 与其生存环境有关。物理性致病因素主要包括各种机械力，地球上的阳光、气象、气候条件以及天然或人工放射源、噪声、振动、电离辐射、电磁辐射与激光等。化学性致病因素主要包括强酸、强碱、有机溶剂、刺激性气体和窒息性气体、农药等各种有机化合物，铅、砷、镉、汞等元素及其无机化合物等，全世界约有 400 多万种化学物质，每年约以 4 万种递增，其中大约 500 种进入人类生活环境，有些还有致癌、致畸和致突变作用。生物性致病因素主要指各种病原微生物、寄生虫、生物毒素、致敏原等。

2. 社会因素　社会因素对人体健康的影响也是多方面的，主要表现为社会的经济发展状况、社会制度、生活方式和卫生服务等方面。

(1) 经济发展状况　经济是决定健康水平的基础。因为人们要生存、要健康，就要有足够的生活资料，就首先要满足人的衣、食、住、行的基本需要。世界卫生组织的研究结果表明，社会经济发展状况愈好，死亡率愈低，预期寿命愈长。一个国家和地区若经济发达，生产水平高，劳动条件优越，物质精神丰富，人们的健康水平就高。

（2）社会制度　先进的社会制度能促进人群健康水平的提高。旧中国社会制度腐败，人民生活贫困，医疗设施极差，当时中国人均寿命仅35岁。新中国成立后，随着社会经济的发展和人民生活水平的大大提高，城乡居民的健康状况明显改善，2010年中国人均期望寿命已达73岁。

（3）行为生活方式　行为生活方式是指社会成员个人的生活方式。影响人体健康的行为因素，最常见的是不良生活习惯和嗜好，包括各种不良的饮食习惯、吸烟、酗酒、吸毒、赌博、卖淫、不合理用药等。如吸烟被公认为引起冠心病的主要危险因素之一，香烟中所含的烟焦油可直接诱导动脉硬化。资料表明，美国冠心病的死因有30%源于吸烟；世界卫生组织认为，冠心病死亡者有25%由吸烟引起。吸烟对人群健康的危害十分严重，中国吸烟者心绞痛和心肌梗死的发生率，比不吸烟者分别高3.4倍和3.6倍。另有资料表明，中国大城市肺癌发病率居各种癌症的首位，其中男性肺癌患者中，吸烟的占70%～80%。总的来看，吸烟可能平均减少人的寿命10～15年。酗酒同样危害人体健康。科学家发现乙醇与口腔癌、喉癌、食管癌有直接关系。而吸毒在造成极大社会危害的同时严重损害人体身心健康，并成为疾病传播途径，中国的人免疫缺陷病毒（HIV）感染者中有2/3由吸毒感染。

3. 心理因素　健康不仅与环境因素、社会因素有密切关系，而且与个体的心理因素也密切相关。人们的心理因素包括文化素质、人际关系、个人心理和社会心理等。

（1）文化素质　文化素质是指某种社会在某个时期内的文化质量状况，包括社会文化的发达程度、人们所受文化教育的水平，以及社会道德的进步情况。这些因素都深刻地影响着个体和群体的健康。文化对居民的健康有非常明显的影响。文化素质越高，越能提高卫生知识水平，能深刻地认识健康的重要意义，加强自我保健意识。研究表明，有文化的中年人在人口中的比率越高，人口平均寿命越长。

（2）人际关系　人际关系是人们在生活和工作中由相互交往而形成的社会关系，它构成人们生存和发展中必不可少的环境条件。不同的人际关系，会引起不同的情绪体验。在一个和睦的生活或工作环境中，每个成员之间彼此在情感上十分融洽，不仅会大大提高工作效率，而且人际之间的友好之情会增加人的力量感。反之，人际关系失调、心理距离拉大，彼此都会产生不愉快的情绪体验，如抑郁、暴躁、忧伤，往往是人类心理疾病的主要原因。此外，人际关系能直接影响人体生理功能。研究发现，人的生长发育与人际关系有密切关系。家庭环境良好，人际关系和谐，其生长发育良好，对各种疾病的抵抗力也较强。

（3）个人心理　个人心理是指个体对外界客观事物的反映而形成的一种精神状态、思想认识、情绪活动，借以调节行为方式，以适应外界环境的综合能力。它既包括人的认识和动机，情绪和意志，性格和能力，个人信仰、兴趣和爱好，还包括家庭传统和社会教育、道德观念和行为规范、文化素质和生活习惯以及特殊经历和早年经验等。这些心理因素总是和人们的某种情绪活动相联系。当个体处于积极情绪活动（高兴、喜悦等）时，就感到自己的工作充满了乐趣和希望，从而动作轻快有力，饮食、睡眠良好，工作效率高，无疑有益于健康。据调查，长寿老人中96%是乐观的。不良的心理情绪使人烦恼、苦闷、焦虑、悲伤，持续的不良心态，则使意识狭隘，降低判断力与理解力，甚至丧失理智和自制力，导致病态行为或引发疾病。

（4）社会心理　社会心理是影响人类健康的重要因素之一，如社会动乱、战争、政治冲击、自然灾害、瘟疫流行等，造成人们精神紧张，形成挫折感，进而损害身心健康。研究表明，社会心理因素及生活挫折与许多慢性病及癌症的发生有关，如冠心病、支气管哮喘、溃疡病、胃癌和乳腺癌等。另外，许多精神性疾病的发作也直接或间接起源于生活挫折，社会心理因素可诱发精神疾病发作和自杀。

4. 卫生服务因素 每个国家都有一个由一系列卫生机构所组成的卫生服务系统、卫生保健系统，以满足人民的各种卫生保健需要。卫生服务系统的主要工作是向个人和社区提供范围广泛的促进健康、预防疾病、医疗和康复服务，以保护和改善居民的健康。因此，一个国家的卫生工作方针、政策、组织、方法等对国民健康的影响是不容忽视的。尤其是所提供的卫生保健服务的数量与质量，对健康的影响很大。

四、学习预防医学的目的与意义

1988 年，世界医学教育会议发布了《爱丁堡宣言》，指出"医学教育的目的是培养促进全体人民健康的医生"，它为医学教育的改革指明了方向。此后，世界卫生组织又提出了"五星级医生"的要求，即未来医生应具备以下五个方面的能力：①卫生保健提供者，能根据患者预防、治疗、保健和康复的总体需求，提供卫生服务；②医疗决策者，能从伦理学、医疗费用和患者等多方面，综合考虑和合理选择诊疗新技术；③健康教育者，医生不仅仅是诊疗疾病，更应该承担健康教育的任务；④社区卫生领导者，能参与社区卫生决策，根据社区和个人对卫生保健服务的需求，作出合理的反应；⑤服务管理者，协同各级卫生部门和社会机构，开展卫生保健服务，做到"人人享有卫生保健"。因此，加强预防医学和临床医学的结合已经成为 21 世纪医学发展的方向，进一步强调公共卫生和预防医学的理念已成为医学教育包括护理教育的重要内容。通过预防医学课程的学习，达到如下目的。

（1）完整地认识现代医学的目标、意义和内涵，透彻地理解健康、健康与疾病的关系，树立预防为主的大卫生观念，能按照"三级预防"的原则，做好医疗卫生、护理保健工作。

（2）认识和掌握预防医学观念、健康教育和健康促进知识及技能，将预防医学相关知识纳入到医疗卫生工作中，运用预防医学手段提高医疗卫生工作效率、患者的健康水平和生命质量。

（3）学习运用预防医学的宏观思维方法。基础医学从微观角度探讨问题，临床医学从个体和深层次分析问题，而预防医学主要从宏观角度分析问题。通过预防医学的学习，医疗卫生人员可更好地将宏观和微观思维结合，去观察、分析和处理医疗卫生问题，更有利于提高医疗卫生人员解决实际问题的能力。

（4）为继续教育打下基础，提高处理突发公共卫生事件的能力。培养学生认识"环境与健康"的关系，通过课堂教学和社会实践相结合，加强预防医学的理念和技能培训，有利于提高处理突发公共卫生事件能力。

 本章小结

预防医学是以人群为研究对象，应用宏观与微观的技术手段，研究健康影响因素及其作用规律，阐明外界环境因素与人群健康的相互关系，制定公共卫生的策略与措施，以达到预防疾病、增进健康、延长寿命、提高生命质量为目标的一门医学科学。

预防医学也是以"环境—人群—健康"为模式，以人群为研究对象，以预防为主要思想指导，运用现代医学知识和方法研究环境对健康影响的规律，制定预防人类疾病发生的措施，实现促进健康、预防伤残和疾病为目的的一门科学。预防医学的特点包括：工作对象包括个体和群体，工作重点是健康和无症状患者，对策与措施更具积极预防作用，更具人群健康效益，研究方法上更注重微观和宏观相结合，研究重点是环境与人群健康之间的关系。

该学科应用现代医学及其他科学技术手段研究人体健康与环境因素之间的关系，制定疾病防治策略与措施，以达到控制疾病、保障人民健康、延长人类寿命之目的。随着医学模式的发展，该专业日益显示出其在医学科学中的重要性。

 思考题

1. 简述预防医学的概念及特点。

2. 简述健康的概念及其影响健康的因素。

3. 医学生为什么要学习预防医学？

（姚应水）

第一篇

预防保健策略和措施

第一章　预防保健策略

第一节　全球卫生策略和初级卫生保健

 案例讨论

案例　世界卫生状况：自阿拉木图会议至今，在改善全球健康方面已取得重大的进展。传染病减少、婴儿死亡率降低，更多人营养得到改善，获得清洁用水的人增多，人们的期望寿命比以往任何时期都长。然而，这些方面的利益并未被平行地共享，相当比例人口的生活依旧艰难，得不到起码的卫生保健，主要表现在：①卫生保健服务稳步增加，但全球仍有千百万人口缺乏初级治疗和基本药物的正规途径；②非洲孕妇在分娩中死亡的可能性是欧洲孕妇的13.5倍；③在许多不发达国家，婴儿死亡率仍远远高于发展中国家；④免疫接种的覆盖率有了巨大的进步，可防止数百万儿童过早死亡。需要综合卫生系统的存在，使这些成就得到持续。

问题　初级卫生保健的基本含义是什么？世界卫生组织提出初级卫生保健策略的背景是什么？

世界卫生组织在其宪章中宣告："享受最高标准的健康是每个人的基本权利之一"，其宗旨是使全世界人民达到尽可能高的健康水平。世界卫生组织提出了"2000年人人健康"（health for all by the year 2000，HFA/2000）的全球卫生策略。HFA全球策略意指人们将运用比当时更好的方法去预防疾病，减轻不可避免的疾病和伤残的痛苦，并且通过更好的途径进入成年和老年；是世界各国人民共同协调与合作，为全人类的健康事业所制订的共同战略。

一、全球卫生状况

1977年第30届世界卫生大会提出了举世闻名的"2000年人人享有卫生保健"目标，为推动这一全球性卫生战略目标的实现，1978年世界卫生组织和联合国儿童基金会在前苏联阿拉木图召开了国际初级卫生保健（primary health care，PHC）会议并发表了《阿拉木图宣言》（以下简称《宣言》）。《宣言》指出在全球范围内推行初级卫生保健是实现"2000年人人享有卫生保健"的关键措施。1981年第34届世界卫生大会通过了"2000年人人享有卫生保健"的全球卫生战略规划，并要求各成员国自愿参加这一卫生协议，制订相应策略和指标，以检查全球卫生战略的进展及评价其效果。

自20世纪70年代以来，各国政府和非政府组织逐渐接受世界卫生组织提出的"人人享有卫生保健"的策略，作为改善社会健康状况的总目标，大多数国家采纳了初级卫生保健。随着社会经济的发展，居民收入的提高以及营养、环境卫生、教育机构逐步改善，许多国家传染病的发病率、婴儿和儿童死亡率逐年下降，平均出生期望寿命增加。但在实施全球卫生策略进程中仍存在不少问题，如有的国家对"人人享有卫生保健"的政治承诺不足；在获得初级卫生保健服务方面未能实现公平；国家在协调卫生行动方面困难重重；资源分布不平衡；健康教育和健康促进获得普遍不足；社会经济发展缓慢；环境污染、食品安全性差、缺乏安全饮用水和环境卫生设施；人口老龄化和疾病流行模式变化；昂贵技术的不适当使用；自然和人为灾害等。这些问题的存在使得2000年难以实现预期目标，为此世界卫生组织提出了"人人享有卫生保健"的策略目标要长期提下去，使之成为地球上的每一个人为之奋斗的目标。

二、全球卫生目标和政策

（一）全球卫生目标

1. 21世纪"人人享有卫生保健"的总目标 ①使全体人民增加期望寿命和提高生活质量；②在国家之间和在国家内部改进健康公平的程度；③使全体人民利用可持续发展的卫生系统提供的服务。

2. 21世纪"人人享有卫生保健"的具体目标 ①到2005年，在国家内和国家之间使用健康公平指数，作为促进和监测健康公平的基础。最初将以测定儿童发育为基础来评价公平。②到2005年，所有会员国有制订、实施和监测与人人享有卫生保健政策相一致的各项具体政策的运行机制。③到2010年，全体人民在其整个一生获得由基本卫生职能支持的综合、基本、优质的卫生保健服务。④到2010年，建立适宜的全球国家卫生信息、监测和警报系统。⑤到2010年，研究政策和体制、机制在全球、区域和国家各级予以实施。⑥到2020年，实现在世界会议上商定的孕产妇死亡率、5岁以下儿童死亡率和期望寿命的具体目标。⑦到2020年，全世界疾病负担将极大减轻，控制结核、获得性免疫缺陷综合征（艾滋病）、疟疾、烟草相关疾病和暴力、损伤引起的发病率和残疾上升趋势。⑧到2020年，麻疹、淋巴丝虫病和沙眼将被根除；美洲锥虫病（chagas' diease）的传播到2010年将被阻断；麻风到2010年也将被消灭；此外，维生素A和碘缺乏症在2020年前也将被消灭。⑨到2020年，所有国家将通过部门间行动，在提供安全饮用水、适当的环境卫生、数量充足和质量良好的食物及住房方面取得重大进展。⑩到2020年，所有国家将通过管理、经济、教育、组织和以社区为基础的综合规划，采纳并积极管理和监测能巩固增进健康的生活方式或减少有损健康的生活方式的策略。

（二）全球卫生政策

政策是战略目标与行动之间的纽带。卫生政策是为实现卫生战略目标所制订的主要行动纲领，它是有关部门具体工作中所应该遵循的行动准则。卫生政策体现改善卫生状况的目标及其重点，以及实现这些目标的方针。

世界卫生组织和各成员国共同提出的全球卫生政策如下：①健康是每个人的基本权利，是全世界的一项目标；②人民健康状况方面存在着巨大的差异是所有国家共同关切的问题，这些差异必须大大地缩小，为此要求在各国内部和各国之间合理分配卫生资源，以便人人都能得到初级卫生保健及其支持性服务；③人民有权利，也有义务单独或集体地参加他们的卫生保健计划和实施工作；④政府对人民的健康负有责任；⑤各国要使自己的全体人民都健康，就必须在卫生事业中自力更生，发挥本国的积极性，尽可能自给自足，卫生策略的制订和实施需要国际合作；⑥实现"2000年人人享有卫生保健"，需要卫生部门与其他社会经济部门协调一致地工作，特别是同农业、畜牧业、粮食、工业、教育、住房、公共工程及交通等部门协作；⑦必须更加充分和更好地利用世界资源来促进卫生事业的发展。

三、初级卫生保健

1. 初级卫生保健的概念　1978年阿拉木图国际初级卫生保健会议明确指出，初级卫生保健是一种基本的卫生保健；它依靠切实可行、学术可靠又受社会欢迎的方法和技术；它能被广大群众普遍接受，并通过社区的个人和家庭积极参与而达到普及；其费用也是社区和国家依靠自力更生精神能够负担的。它既是国家卫生系统和社会经济发展的组成部分，也是国家卫生系统的中心职能和主要环节。它还是个人、家庭和社区同国家卫生系统保持接触，使卫生保健尽可能接近人民生产和生活的第一环，也是卫生保健持续进程的起始一级。初级卫生保健是实现HFA/2000目标的基本策略和基本途径。各个国家根据本国的经济条件水平，在采纳初级卫生保健策略时有所不同。中国根据《阿拉木图宣言》所阐述的初级卫生保健的精神实质，对初级卫生保健的定义作了如下表述："初级卫生保健是指最基本的、人人都能得到的、体现社会平等权利的、人民群众和政府都能负担得起的卫生保健服务。"

2. 初级卫生保健的内容　初级卫生保健的八项任务有：①对当前主要卫生问题及其预防和控制方法的宣传教育；②改善食品供应、合理营养和供应足够的安全饮用水；③基本的环境卫生设施；④妇幼保健和计划生育；⑤主要传染病的预防接种；⑥地方病的预防与控制；⑦常见病和创伤的恰当诊断与治疗；⑧基本药物的供应。

除上述八项要素外，1981年第34届世界卫生大会又决定增加一项内容，即"使用一切可能的方法，通过改变行为生活方式和控制自然、社会心理环境，来预防和控制非传染性疾病并促进精神卫生"。此外，工业发展可能带来的职业性病伤、行为生活方式所致的慢性非传染性疾病的预防，以及精神卫生等，也应纳入初级卫生保健内容。

3. 初级卫生保健的实施　初级卫生保健的实施主要有以下几个方面：①各级政府在政治上和财政上积极支持初级卫生保健，承担政治义务，成立有主要领导参加的专门机构来领导和协调各级卫生保健工作；②由专业人员组成专门的调查小组，收集有关卫生状况的基础资料，为计划和评价提供依据；③根据卫生状况和居民需求，制订不同时期的卫生保健目标，制订行动规划和具体实施方案；④建立和健全卫生保健网络；⑤建立初级卫生保健的管理程序、评估指标体系和工作制度。

第二节　中国的卫生工作方针和三级预防策略

一、中国的卫生工作方针

卫生方针是国家在一定历史阶段提出的卫生工作发展的总方向和卫生政策。中国卫生工作方针是以党和国家的基本路线、方针、政策为依据，针对社会主义发展的不同历史阶段制定的。

新中国成立以来的实践证明，为全社会成员的健康服务，为经济发展和社会进步服务，是中国预防保健事业的根本宗旨。新中国成立初期制定的卫生工作原则（面向工农兵、预防为主、团结中西医、卫生工作与群众运动相结合，统称为四大卫生方针）是正确的，其精神必须坚持，但不同时期的工作方针都有阶段性。

1991年4月9日七届人大四次会议，提出的卫生工作方针是"贯彻预防为主，依靠科技与教育,动员全社会参与,中西医并重,为人民健康服务,同时把医疗卫生工作重点放在农村"。1997年1月15日,中共中央、国务院下达《关于卫生改革与发展的决定》曾提出卫生工作的方针:"以农村为重点,预防为主,中西医并重,依靠科技与教育,动员全社会参与,为人民健康服务,为社会主义现代化建设服务"。在这个方针的指引下,我们不仅显著提高了人民健康水平,而且开辟了一条符合中国国情的卫生与健康发展道路。

《关于卫生改革与发展的决定》同时指出,在坚持新时期卫生工作方针的前提下,卫生改革的发展应遵循以下六项基本原则:①坚持为人民服务的宗旨,正确处理社会效益和经济效益的关系,把社会效益放在首位,防止片面追求经济效益而忽视社会效益的倾向;②以提高人民健康水平为中心,优先发展和保证基本卫生服务,逐步满足人民群众多样化的需求;③发展卫生事业要从国情出发,合理配置资源,注重提高质量和效率;重点加强农村卫生、预防保健和中医药工作;因地制宜,分类指导,逐步缩小地区间差距;④举办医疗机构要以国家、集体为主,其他社会力量和个人为补充;⑤放大对外开放,加强国际卫生领域交流合作,积极利用和借鉴国外先进科学技术和管理经验;⑥坚持社会主义物质文明和精神文明两手抓、两手都要硬。加强卫生行业职业道德建设,不断提高卫生队伍的思想道德素质和业务技术水平。

党的十八届五中全会从维护全民健康和实现长远发展出发,提出"推进健康中国建设"新目标。为适应新形势、新任务,2016年在8月19日召开的全国卫生与健康大会上,习近平总书记提出新时期中国卫生与健康工作新方针:"要坚持正确的卫生与健康工作方针,以基层为重点,以改革创新为动力,预防为主,中西医并重,将健康融入所有政策,人民共建共享。"

二、中国的卫生工作成就和面临的问题

(一)中国的卫生工作成就

新中国成立以来,中国的卫生工作取得了举世瞩目的成就,表现在以下方面。

1. 严重危害健康的传染病和寄生虫病的防治工作取得了明显成效 传染病的死因顺位已从20世纪50年代的第1位降到2004年的第10位之后。陆续消灭或基本消灭了古典型霍乱、鼠疫、回归热、黑热病、斑疹伤寒等严重危害人民健康的传染病。许多地方病如疟疾、麻风病、丝虫病和血吸虫病的疫区迅速缩小并已被基本控制。1962年消灭了天花,比全球范围内的天花灭绝提前了十多年。近些年我们不但战胜了来势凶猛的非典型肺炎、禽流感、甲型流感等新发传染病,而且正在逐步健全艾滋病、结核病、乙型肝炎等严重传染病的预防控制和医疗救治体系。

2. 以国家公有制为主体的、遍布城乡的医疗预防保健网基本建成 经过几十年的努力,目前全国现有医疗、预防、保健、监督等各级各类医疗卫生机构近30万个。2010年,全国医疗机构床位数达到478.7万张,其中,医院338.7万张,乡镇卫生院99.4万张,社区卫生服务中心13.8万张;全国医疗机构卫生技术人员达560.9万人,其中,执业(助理)医师231.9万人,注册护士202.4万人。一个遍及城乡的卫生医疗服务网络基本建立起来。

3. 人民健康水平不断提高 中国人口死亡率由新中国成立前的25‰下降到1999年的7‰,婴儿死亡率由新中国成立前的200‰下降到2004年的21.5‰,5岁以下儿童死亡率,由新中国成立初的250‰~300‰下降到2004年的25.0‰,人口平均期望寿命由新中国成立前的35岁上升到71.8岁。这些重要健康指标已超过其他发展中国家,高于世界平均水平,有些指标已接近发达国家的水平。

4. 初步建立了城镇职工医疗保险制度,开展了新型农村合作医疗制度试点 经过10年的努力,中国基本建立了适应社会主义市场经济要求的基本医疗保险、补充医疗保险、公费

医疗保险和商业医疗保险等多种形式的城镇职工医疗保障体系。2004 年城镇职工参加基本医疗保险的约有 1.3 亿人，享受公费医疗的职工约有 5000 万人。从 2003 年开始，在全国 34 个省、自治区、直辖市的部分县，开展了以大病补助为主的新型农村合作医疗试点。2005 年参加试点的农民人数达 1.79 亿人。

（二）中国的卫生工作面临的问题

虽然中国卫生事业的发展为提高中国国民健康水平作出了贡献，但中国卫生事业的发展仍滞后于经济和其他社会事业发展，卫生医疗服务体系与人们日益增长的健康需求不适应的矛盾还相当突出，卫生事业发展还存在着不全面、不协调的问题。具体表现在以下方面。

1. 公共卫生体系不健全，重大疾病预防控制任务艰巨 目前不少疾病预防控制机构，特别是基层机构人员业务素质不高；设备不齐全，缺乏必要的检测、检验设备；乡村两级缺乏稳定的公共卫生人员；经费保障机制不完善。这种状况难以有效控制重大疾病的流行，传染病患者数仍居高位，结核、肝炎等传统型传染病仍在危害人民的健康。艾滋病、非典型肺炎、禽流感、甲型流感等新发传染病又加重了中国疾病预防控制工作的难度。而现代生活环境、生产环境和行为生活方式的变化，使恶性肿瘤、心脑血管疾病、糖尿病等慢性非传染性疾病逐渐成为威胁人民健康的主要病种。中国出现了急性传染病和慢性非传染性疾病同时并存的多重疾病负担的状况。

2. 应对突发公共卫生事件的机制不完善 从 2003 年的非典型肺炎疫情看出了中国公共卫生事业的许多问题。除了重大传染病以外，还有突发自然灾害、重大生产安全事故如火灾、矿难、以及重大食物中毒、职业中毒等危害人群健康的事件。这些都需要我们建立、健全突发公共卫生事件处置机制，提高应对能力，尽可能减少突发事件造成的各项损失。

3. 医疗卫生服务体系不适应群众的健康需求，看病难、看病贵问题突出 主要原因有：①卫生资源总体不足，卫生发展滞后于经济发展。中国人口占世界总人口的 22%，而卫生总费用仅占世界卫生总费用的 2%。②医疗卫生资源配置不合理，高新技术、优秀卫生人才基本上都集中在城市的大医院，农村和城市社区缺医少药的状况没有完全改变。③医疗保障体系不健全，相当多的群众靠自费就医。患病群众承受着生理、心理和经济的三重负担。④公立医疗机构运行机制出现了市场化的倾向，公益性质淡化。⑤药品和医院器材生产流通秩序混乱，价格过高。⑥社会资金进入医疗卫生领域存在困难，多渠道办医的格局没有形成。

4. 医疗卫生管理体制与人民健康需求不适应 一个健全的医疗卫生体系，应该包括医疗卫生服务体系、基本医疗保障体系、药品和医用器材供销体系、医疗费用价格管理体系、财政经费保障体系以及卫生监督管理体系等。我们现有的医疗卫生资源分别隶属于各级政府、部门、行业和企业，当地卫生部门把主要精力只放在本级所属的几个医院，且常常是重扶持、轻监管，难以对全行业实施有效监管。

因此，我们要进一步深化卫生事业的改革，积极应对目前存在的问题。

三、三级预防

在疾病的病前（易感期）、病中（发病前期）和病后（发病期和转归期）各个阶段采取相应预防措施称为三级预防。三级预防是预防医学工作的基本原则与核心策略。

1. 第一级预防 第一级预防（primary prevention）又称病因预防，即在发病前期，针对致病因素（生物因素、心理因素、社会因素等）所采取的根本性预防措施，是预防医学的最终奋斗目标。首先是宏观的根本性措施，称为根本性预防（primordial prevention）。这是为了避免疾病危险性的增加，而从全球性预防战略和各国政府策略角度考虑，建立和健全社会、经济、文化等方面的措施。其次是针对环境的措施，即根据保护环境方针，采取具体的保护大气、土壤、作物、水源、食品等的措施，以减少因环境污染而造成的危害。再次是针对机体的措施。机体的状态对疾病的发生、发展有很大影响，必须做到：①开展健康教育，提高公众的健康意识和自我保健能力，自觉采取有益于健康的行为和生活方式；②有系统、有组织地进行预防接种，提高人群免疫水平；③做好婚前卫生工作，禁止近亲结婚，以预防遗传性疾病；④做好妊娠期和儿童的卫生保健工作，特别重视致癌因素在预防肿瘤发病上的重要意义，例如妇女在妊娠早期接受 X 射线照射易产生畸胎和生下的子女可能易患白血病等；⑤慎重使用任何医疗措施和药品，预防医源性致病因素的危害。第一级预防是投入少、效率高、最积极的社会预防措施。

2. 第二级预防　第二级预防（secondary prevention）又称临床前期预防或"三早预防"，即在疾病的临床前期做好早期发现、早期诊断、早期治疗的"三早"预防措施。对传染病的第二级预防还应有早隔离、早报告措施。第二级预防的目标是控制或延缓疾病发展，促使病变逆转，缩短病程或防止转为慢性及病原携带状态，降低现患率。第二级预防的措施包括普查、定期检查、高危人群的重点监护及专科门诊等。

3. 第三级预防　第三级预防（tertiary prevention）又称临床预防，是针对已明确诊断的患者，采取的适时、有效的处置，以防止病情恶化、促使功能恢复、预防并发症和伤残；对已丧失劳动能力者则通过康复医疗措施，尽量恢复或保留功能，使之能参加社会活动并延长寿命。措施有专科治疗、由社区建立家庭病床、开展社区康复、加强心理咨询和指导等。

对不同类型的疾病，有着不同的三级预防策略。对大多数疾病而言，都应强调第一级预防；对于恶性肿瘤则更应强调第一级预防和第二级预防；有些疾病的病因是多因素的，则要按其特点通过筛检、早期诊断和治疗改善预后等措施，进行综合预防，如对心脑血管疾病、糖尿病等除针对其危险因素开展第一级预防外，同时还要兼顾第二级和第三级预防。

 知识链接

"零级预防"的提出

"近年来频发的突发公共卫生事件充分证明，仅有'三级预防'是不够的，我们还应该建立'零级预防'的概念，把公共卫生的堤坝前移。"这是中国流行病学专家曾光教授提出的新观点。他认为，公共卫生应该强调政府责任，而"零级预防"的责任主体就是各级政府。

四、突发公共卫生事件的应对策略

突发公共卫生事件（public health emergency）是指突然发生或者可能发生，直接影响到生命健康和社会安全，需要紧急应对的公共卫生事件，包括生物、化学、核辐射和恐怖袭击事件、重大传染病疫情、群体不明原因疾病、严重的中毒事件、影响公共安全的毒物泄露事件、放射性危害事件、影响公众健康的自然灾害，以及其他严重影响公众健康的事件，具有突发性、意外性、群体性或公共性、高频次、多元化、国际性、处理的综合性和系统性等特征，往往引起严重的社会危害，造成巨大的财产损失和人员伤亡，需要在政府的统一领导下，才能最终战胜突发事件，将其危害降低到最低程度。突发公共卫生事件按照其性质、严重程度、可控性和影响范围等可分为四级：Ⅰ级（特别重大）、Ⅱ级（重大）、Ⅲ级（较大）、Ⅳ级（一般），此外，也可根据引发因素的性质分为生物性、化学性和物理性突发公共卫生事件。

（一）突发公共卫生事件的特征与危害

1. 特征　①发生的突然性：突然发生，突如其来，较难预测，有的甚至不可预测，但突发性公共卫生事件的发生与转归也具有一定的规律性；②公共属性：突发性公共卫生事件所危及的对象，不是特定的人，而是不特定的社区群体；所有事件发生时在事件影响范围内的人都可能受到伤害；③危害的严重性：事发突然，人员突然发病，且病情发展迅速，一般难以采取有效的措施，而且由于累及人数众多，损失巨大，往往引起社会惊恐不安，影响到社会的稳定，进一步影响到社会的经济、政治和文化等；④处理的复杂性：突发事件的预防、控制和善后处理须在政府的领导和指挥下，多个部门密切配合，综合协调处理；⑤行为的违规性：人为因素所致的突发公共卫生事件常与违法行为、违章操作、责任心不强有直接关系；⑥影响的长期性：突发事件的影响不仅限于事发当时，许多突发事件还具有继发效应和远期效应。

2. 危害　突发公共卫生事件的主要危害可表现为：①造成人员伤亡；②造成重大财产损失；③影响社会稳定；④阻碍经济发展；⑤环境、水源、食品污染，生态环境受到破坏；⑥媒介生物孳生；⑦相关传染病流行；⑧人群心理受到伤害和打击等。

（二）突发公共卫生事件的应急处理

突发公共卫生事件应急处理是指在突发公共卫生事件发生前，采取相应的监测、预测、预警、储备等应急准备；在发生后采取相应的现场处置措施，消除危害或控制危害扩大，并针对事件可能因素进行预防的过程。

1. 突发公共卫生事件应急处理的原则

（1）预防为主，常备不懈　提高全社会防范突发公共卫生事件对健康造成影响的意识，落实各项防范措施，做好人员、技术、物资和设备的应急储备工作。对各类可能引发突发事件并需要卫生应急的情况，要及时进行分析、预警，做到早发现、早报告、早处理。

（2）统一领导，分级负责　根据突发公共事件的范围、性质和对公众健康危害程度，实行分级管理。各级人民政府负责突发公共事件应急处理的统一领导和指挥，各有关部门按照预案规定，在各自的职责范围内做好卫生应急处理的有关工作。各级、各类医疗卫生机构要在卫生行政部门的统一协调下，根据职责和预案规定，做好物质技术储备、人员培训演练、监测预警工作，快速有序地对突发公共事件进行反应。

（3）全面响应，保障健康　突发公共事件卫生应急工作的目标是为了避免或减少公众在事件中受到的伤害。突发公共卫生事件，涉及人数众多，常常遇到的不单是某一类疾病，而是疾病和心理因素的复合危害，而且还有迅速蔓延的特点，所以在突发公共事件处理中，疾病控制、医疗救治等医疗卫生机构需要在卫生行政部门的协调下，在其他部门的支持配合下，协调开展工作，其目标是最大限度地减少事件带来的直接伤亡和对公众健康的其他影响。

（4）依法规范，措施果断　各级人民政府和卫生行政部门要按照相关法律、法规和规章的规定，完善突发公共事件卫生应急体系，建立健全系统、规范的突发公共事件卫生应急处理工作制度，对突发公共卫生事件和需要开展卫生应急的其他突发公共事件做出快速反应，及时、有效地开展监测、报告和处理工作。

（5）依靠科学，加强合作　突发公共事件卫生应急工作要充分尊重和依靠科学，要重视开展突发公共事件防范和卫生应急处理的科研和培训，为突发公共事件卫生应急处理提供先进、完备的科技保障。地方和军队各有关部门和单位，包括卫生、科技、教育等各行业和机构要通力合作、资源共享，有效地开展突发公共事件卫生应急工作。要组织、动员公众广泛参与突发公共事件卫生应急处理工作。

2. 突发公共卫生事件的监测、预警和处置

（1）监测　监测是贯穿于突发事件发生前、发生中和发生后的整个过程，通过监测，可收集到连续的系统的与突发公共卫生事件有关的公共卫生信息，使相关人员能及时获取信息，为预警预报的提出提供参考资料，监测是预警的基础与前提；为事件发生期间处理方法及措施的选择与及时调整提供信息；为事件结束后及时评价干预措施的效果，总结经验教训，调整下一步公共卫生政策提供信息等。监测中获取信息的方法包括以病例为基础的监测和以事件为基础的监测。监测的主要内容有药品和医疗相关物品的销售监测、动物和媒介监测、食品安全监测、环境监测、公共卫生设施监测、气候监测、水文监测等。

（2）预警　预警是突发公共卫生事件应急处理的前提，突发公共卫生事件预警系统是突发公共卫生事件应对体系的基础，建立和完善突发公共卫生事件预测、预警系统，及时发现突发公共卫生事件异常动态，有助于有关部门在其发展公共卫生危机之前及早控制事态发展，提高突发公共卫生事件应对处置的综合能力。各级人民政府卫生行政部门根据医疗机构、疾病预防控制机构、卫生监督机构提供监测信息，按照公共卫生事件的发生、发展规律和特点，及时分析其对公众身心健康的危害程度、可能的发展趋势，及时做出预警。

（3）处置　突发公共卫生事件处置的工作原则：①以人为本，减少危害；②居安思危，预防为主；③统一领导，分级负责；④依法规范，加强管理；⑤快速反应，协同应对；⑥依靠科技，提高素质。突发公共卫生事件的运行程序：监测、预测与预警（预警级别和发布）→应急处置（信息报告→先期处置→应急响应→应急结束）→恢复（善后处置→调查与评估→恢复→信息发布）。

本章小结

人类健康已成为衡量一个国家社会进步的重要标志之一。预防保健策略的目的是为了提高人类的健康素质，而保护和增进人的健康对社会进步和经济的持续发展又具有重要的作用。预防保健策略提出全球卫生目标和政策、初级卫生保健、中国卫生工作方针与三级预防策略及突发公共卫生事件的应对策略等。

思考题

1. 简述初级卫生保健的八项内容。

2. 什么是三级预防？

3. 你认为应采取哪些措施才能使卫生资源发挥最大的作用，从而改善全世界人民的健康？

（姚应水　王　俊）

第二章 预防保健措施

学习要求

1. **掌握** 健康教育和健康促进。
2. **熟悉** 社区卫生服务的概念、特点。
3. **了解** 社区卫生服务的基本原则和工作目标。

第一节 健康教育和健康促进

健康教育（health education）与健康促进（health promotion）是完成初级卫生保健任务的基础和先导，也是一项低投入、高产出、高效益的卫生保健措施。健康教育与健康促进是相辅相成的，健康教育是健康促进的基础，健康促进是健康教育的发展。健康教育与健康促进在卫生保健总体策略中的地位和作用，已受到全世界的关注。

一、健康教育

（一）健康教育的概念、目的和意义

1. 健康教育的概念 健康教育是通过有计划、有组织、有系统的社会和教育活动，促进人们自愿地改变不良的健康行为和影响健康行为的相关因素，消除或减轻影响健康的危险因素，预防疾病，促进健康和提高生活质量。

2. 健康教育的目的和意义 世界卫生组织指出："健康教育的目的，旨在劝导人们采取和维持健康的生活方式，审慎和明智地利用预防性及医疗性服务，使他们参与改善个人和社会环境的健康"。这就是说，健康教育的目的不是单纯地传播卫生保健知识，而是竭力引导和促进人民群众关心、参与个人及社会卫生保健事务，积极主动地改正各种影响健康的行为，以改善、提高人群和社会的健康水平，实现"人人健康"的社会目标。

健康教育的核心问题是促使个体或群体改变不健康的行为和生活方式，尤其是组织的行为改变。诚然，改变行为与生活方式是艰巨的、复杂的过程。许多不良行为并非属于个人责任，也不是有了个人的愿望就可以改变的，因为许多不良行为或生活方式受社会习俗、文化背景、经济条件、卫生服务等方面的影响。更广泛的行为涉及生活条件，生活条件（condition of life）是指人们日常生活、休闲和工作的环境，这些生活条件是社会、经济和物质环境的产物，如居住条件、饮食习惯、工作条件、市场供应、社会规范、环境状况等，因此，要改变行为还必须增进健康行为的相关因素，如获得充足的资源、有效的社区开发和社会的支持以及自我帮助的技能等。此外，还要采取各种方法帮助群众了解自己的健康状况并做出选择，以改善健康，而不是强迫他们改变某种行为。所以健康教育必须是有计划、有组织、有系统的教育过程，才能达到预期的目的。

健康教育是连续不断的学习过程，一方面是通过人们自我学习或相互学习取得经验和技

能，另一方面是通过有计划、多部门、多学科的社会实践获取经验。健康教育活动已经超出了保健的范畴，更确切地说，应该包括整个卫生体系和卫生服务的开展以及非卫生部门（如农业、教育、大众媒介、交通和住房等许多涉及卫生问题的部门）。因此健康教育不仅是教育活动，也是社会活动。

迄今为止，仍有不少人把健康教育与卫生宣传等同起来，无疑，通过信息和教育提供基本知识与技能来武装个体、家庭和社区，使其做出更健康的选择是十分必要的；但当个体和群体做出健康选择时，更需要得到物质的、社会的和经济环境的支持；积极的政策，可获得良好卫生服务，没有这些条件要改变行为非常困难。因此，卫生宣传仅是健康教育的重要手段，如果我们不能有效地促使群众积极参与并自觉采纳健康行为，这种健康教育是不完善的。例如仅仅告诉群众什么是健康行为，这不是健康教育，健康教育应提供改变行为所必需的条件，以促使个体、群体和社会的行为改变。

（二）健康教育的任务

（1）宣传和贯彻国家有关方针、政策、法规，加大健康促进的行政干预力度，创造健康的支持环境。

（2）协调政府各部门及社会团体共同承担卫生保健事业的社会责任，动员领导层和群众关心、支持、参与社会卫生保健事业，积极开展群众性爱国卫生运动，促进社会主义精神文明建设。

（3）广泛深入地开展社区健康教育和健康促进活动，普及卫生保健知识，增强广大群众的健康意识和自我卫生保健能力，养成有益于健康的行为生活方式，消除和降低影响健康的危险因素。

（4）进行健康教育培训，特别是对饮食行业等公共场所直接为顾客服务的重点人群培训，以增强其贯彻执行有关卫生法规的自觉性和职业道德。

（5）发挥医疗卫生机构和医务工作者在健康教育和健康促进活动中的导向和骨干作用，积极宣传、推广有关卫生保健方面的研究成果和先进经验。

（6）对健康教育和健康促进行动过程及其效果进行系统观察和评价，以不断地修订、完善健康教育实施计划。

（三）健康教育的原则

在开展健康教育时，必须遵循有关学科的理论原则，并采用群众喜闻乐见、行之有效的健康教育方法，力求做到"有的放矢，因人施教，因时制宜，因地建制，各投所好"。

1. 思想性 健康教育内容要符合党和政府的路线、方针、政策，有利于社会主义物质文明和精神文明建设，有助于培养人们的共产主义道德情操。要以中国的卫生工作方针、卫生法规为依据，宣传开展健康教育的重大意义和规划目标。要结合爱国主义教育，促进爱国卫生运动的健康发展。

2. 科学性 健康教育是一项科学性很强的工作，所传播的内容必须有科学依据、正确无误，切忌主观、片面、哗众取宠。宣传要理论联系实际、实事求是，防止脱离实际、前后矛盾、违背逻辑。应采取正面教育方法，不搞恐吓、强行命令，也不能一次灌输内容过多。

3. 群众性 健康教育是全民性的教育活动，必须发动群众，有广泛的群众参与。依靠社会群众团体，如工会、妇联、共青团、红十字会等。传授卫生保健知识和技能，应通俗易懂、深入浅出、形象生动，使群众喜闻乐见、易于接受。

4. 针对性 健康教育必须针对当前存在的卫生问题，注重知识与技术的实用性和可行性，以取得良好的实际效益。要根据教育对象的年龄、性别、职业、文化水平、心理状态和卫生保健的需求，因人施教，各投所好。

5. 艺术性 健康教育应根据不同教育对象的心理特点、兴趣爱好和卫生保健的需求，力求教育内容与教育形式具有趣味性、直观性和艺术感染力，以取得潜移默化的教育效果。

6. 实用性 科学工作的根本目的在于推动人类社会的进步和发展，造福人民大众。健康教育应强调实用性，所教育的内容应是人民群众所需要的、能够解决实际问题的、有实际意义的。

（四）健康教育的基本方法

1. 根据健康教育的层次和广度分类 ①一般宣传：指没有特定对象的宣传教育，主要根据季节、地区的疾病流行特点和群众的普遍需要开展的宣传教育活动，主要依靠大众媒介进行；②特定宣传：指以特定目的、计划和措施去影响特定的受教育对象的活动。教育的方法层次清楚、目标明确、效果明显，主要采用演讲、讲座、座谈、展览和表演等方式。

2. 根据健康教育的思维类型分类 ①具体教育：指通过实物、实验、实践等进行的教育。该法通俗易懂、形象直观，对文化层次低的人群和儿童较合适。②抽象教育：指使用语言和文字的宣传教育。抽象教育的说理性强，语言文字易于保存，便于查找和重复使用，方法简便，经济实用。不足之处是要求受教育者要有一定的文化水平。

3. 根据健康教育的具体手段分类 ①语言文字的教育：比如演讲、报告、座谈、咨询、报刊、书籍、传单等；②形象化教育：比如实物、标本、模型、照片、示范、表演等；③电化教育：比如电影、电视、广播、电话、录像、多媒体等；④综合式教育：比如展览、文艺表演、卫生知识竞赛等。

二、健康促进

（一）健康促进的概念

健康促进的定义较多，但目前国际上比较公认的有三个。其一是1986年在加拿大渥太华召开的第一届国际健康促进大会发表的《渥太华宪章》中指出的："健康促进是促使人们提高、维护和改善他们自身健康的过程。"这一定义表达了健康促进的目的和哲理，也强调了范围和方法。其二是劳伦斯·格林（Lawrence W. Green）教授提出的："健康促进是指一切能促使行为和生活条件向有益于健康改变的教育与生态学支持的综合体。"其中所提的教育是指健康教育，生态学是指健康与环境的整合，其主要特征是人类社会环境和与其健康息息相关的自然环境。健康与环境的整合需要通过跨部门的合作来完成。在健康促进规划中特别强调创造支持性环境。其三是1995年世界卫生组织西太平洋地区办事处在其《健康新视野》中提出的：健康促进是指个人与其家庭、社区和国家一起采取措施，鼓励健康的行为，增强人们改进和处理自身健康问题能力的活动。该定义强调了改进健康相关行为的问题是一个社会问题，个人和政府在健康促进中应承担责任，健康促进必须在个人、家庭和社区这几个层面上进行。

（二）健康促进的场所及其方法

1. 社区健康促进 社区健康促进是指以社区为范围、家庭为单位、居民为对象，促进建立健康信念，培养健康意识，广泛参与改变不良生活行为，改善社区卫生状况，提高群众健康水平。

2. 学校健康促进 学校健康促进是指通过学校、家长和学校所属社区内的所有成员的共同参与，给学生提供关于健康的、完整的、积极的经验和知识结构。学校健康促进是健康促进活动的重要组成部分，它为整个健康促进提供了一个创造健康未来的机会，可视为促进国际健康水平的重要资源。

3. 医院健康促进 医院健康促进的实施包括两方面：一是院内健康促进，包括对医护人员健康促进和针对患者的健康教育；二是院外健康促进，如家庭病床、巡回医疗、康复指导、心理健康咨询、医疗服务咨询、为居民开设健康教育课、专家专题科普讲座、设立热线电话等。

4. 工作场所健康促进 工作场所是职业人群主要的工作环境和人事环境。尽管他们的年龄、性别、社会背景各不相同，但他们是有组织的人群，比较容易组织集体活动，因此在工作场所实施行为干预、制定有关政策、加强卫生服务，会取得比较好的干预效果。

5. 公共场所健康促进 车站、机场、商场、公园等公共场所人群流动性大，背景复杂，适宜开展对各类人群都有普遍意义的项目。

6. 居民家庭健康促进 家庭环境直接影响个体的身心健康。家庭成员的健康信念、就医行为容易相互影响；家庭也是疾病治疗的良好场所，来自家庭内部的支持对慢性疾病和残疾的治疗与康复起积极作用。因此，在家庭开展健康教育与健康促进容易取得良好的效果。

（三）健康促进的规划、设计、实施与评价

1. 健康促进的规划、设计 包括目标、时间、地点、具体措施、进度、技术路线、实施策略、质量控制方法、资源的利用和结果的评价等。规划、设计完成后，还应进行可行性和价值性的评估。

2. 健康促进的实施 包括目标的认知、资源的组织利用、干预方法的操作和指标的测量、质量控制、阶段性评价和计划的调整几个环节等。

3. 健康促进的评价 包括目标评价、效果评价、效益评价、对比评价。评价需要从多方面、多因素、多角度来综合分析，评价的方法除了常用的卫生统计学、卫生经济学方法外，还可采用定性社会学调查、市场分析法和模糊分析法。

 知识链接

健康教育与健康促进的区别与联系

健康教育是以健康为中心的全民教育，通过社会人群的参与，改变其认知态度和价值观念，从而使其自觉采纳有益于健康的行为和生活方式。健康促进是在健康教育的基础上，进一步从组织、政治、经济和法律等方面提供支持性环境，它对行为改变的作用比较持久并带有约束性。健康促进不仅仅是卫生部门的事业，而是要求全社会参与和多部门合作的系统工程。

健康教育在健康促进中起主导作用，因为健康教育不仅促进个体行为改变，而且激发领导者、决策者采纳行政手段，通过政治活动，取得共识，促进立法、改革政策和采取社会行动。因此说，健康教育是健康促进的基础。健康教育的核心是促使个体或群体改变不健康的行为和生活方式，尤其是组织的行为改变。行为与生活方式的改变不是有了个人的愿望就可以实现的，它受到社会经济、文化、社会支持、社会规范和风俗习惯等方面的影响。只有教育和环境支持相结合才能更好地发挥健康教育的作用。

第二节 社区卫生服务

案例讨论

案例 某辖区共有13个居委会，5.9万人口，老年人口占辖区中人口的18%。辖区内医疗资源比较丰富，在不足30分钟路程内仅三级医院就有两家。辖区内的一所社区卫生服务中心为一所20世纪70年代建立的一级医院，设有地段保健科、门诊及50张病床，主要收住院的是一些患有慢性病的老年患者。

辖区卫生部门领导重新认真分析了本中心的具体情况，决定由社区卫生服务中心立即对辖区进行社区诊断，社区诊断的结果为：人群特征，老龄化社区；经济特征，在本市属于中、低收入人群；健康情况，主要危险因素为肥胖和膳食不合理；疾病状况，人群高血压患病率为24%，人群糖尿病患病率为10%，冠心病患病率为16%；脑卒中患病率为7%。

根据社区诊断，重点工作为：加强健康教育等预防保健工作及慢性非传染性疾病综合防治和老年保健工作，同时加强对员工服务理念的教育、加强和培训如何做好医患沟通、制定更完善细致的规章制度，从而得到群众的认可。运转5年来，不但老年临终关怀病房运行良好，病床使用率100%～116%，而且社区卫生服务站也得到居民认可。检出高血压患者的登记管理达487.2%，现已成为当地社区卫生服务的典型。

问题 同样的地点、同样的服务人群为什么前后会有如此大的差异？社区卫生服务机构应如何定位？采取什么方法做好工作？

一、社区卫生服务的概念

社区卫生服务（community-based health care，CHC）是人类社会为生存而兴办的互助活动，即社区服务中的一种最基本、最普通的常用形式。根据社区居民的需求和世界各地的运行方式，社区卫生服务是由全科医生（general practitioner，GP）为主体的卫生组织或机构所从事的一种社区定向的卫生服务。它是在政府领导、社区参与、上级卫生机构指导下，以基层卫生机构为主体，全科医师为骨干，合理使用社区资源和适宜技术，以人的健康为中心、家庭为单位、社区为范围、需求为导向，以妇女、儿童、老年人、慢性病患者、残疾人、低收入人群为重点，以解决社区主要卫生问题、满足基本卫生服务需求为目标，融预防、医疗、保健、康复、健康教育、计划生育技术等为一体的，有效、经济、方便、综合、连续提供的基层卫生服务。社区卫生服务是现代医学服务模式转变的一个重要标志。

二、社区卫生服务的特点

1. 以基层卫生保健（primary health care）为主要内容 社区卫生服务应该在充分了解社区居民的主要健康问题基础上提供基本医疗、预防、保健、康复服务。

2. 提供综合性服务（comprehensive care） 社区卫生服务的服务对象不分性别和年龄，既包括患者，也包括非患者；其服务内容包括健康促进、疾病预防、治疗和康复，并涉及生理、心理和社会文化各个方面；其服务范围包括个人、家庭和社区，是一种综合性的服务。

3. 提供持续性服务（continuous care） 社区医疗保健人员对所辖社区居民的健康负有长期的和相对固定的责任。因此，就人生阶段而言，从围生期保健开始到濒死期的临终关怀；从健康危险的监测，到机体出现功能失调、疾病发生、发展、演变、康复的各阶段；就各种健康问题而言，包括新旧问题、急性和慢性问题；就服务过程而言，包括患者住院、出院或请专科医师会诊等不同时期，为社区居民提供连续性服务。

4. 提供协调性服务（coordinated care） 协调性服务是社区医生应该掌握的基本技能之一。社区医生应当掌握各级各类医疗机构和专家以及社区家庭和社区内外的各种资源情况，并与之保持经常性的良好关系，以协调各专科的服务，为居民提供全面深入的医疗服务。

5. 提供可及性服务（accessible care） 可及性既包括时间上的方便性、经济上的可接受性和地理位置上接近，也包括心理上的亲密程度。社区医生既是医疗卫生服务的提供者，又是其服务对象的朋友和咨询者，还是社区成员之一，应为社区居民提供经济而周到的医疗保健服务。

三、社区卫生服务的基本原则和工作目标

1. 社区卫生服务的基本原则

（1）坚持社区卫生服务的公益性质，注重卫生服务的公平、效率和可及性。

（2）坚持政府主导，鼓励社会参与，多渠道发展社区卫生服务。

（3）坚持实行区域卫生规划，立足于调整现有卫生资源、辅以改扩建和新建，健全社区卫生服务网络。

（4）坚持公共卫生和基本医疗并重，中西医并重，防治结合。

（5）坚持以地方为主，因地制宜，探索创新，积极推进。

2. 社区卫生服务的工作目标 到2010年，全国地级以上城市和有条件的县级市要建立比较完善的城市社区卫生服务体系。具体目标是：社区卫生服务机构设置合理，服务功能健全，人员素质较高，运行机制科学，监督管理规范，居民可以在社区享受到疾病预防等公共卫生服务和一般常见病、多发病的基本医疗服务。东中部地区地级以上城市和西部地区省会城市及有条件的地级城市要加快发展，力争在两三年内取得明显进展。

四、中国卫生服务体系的建设

1. 坚持公益性质，完善社区卫生服务功能 社区卫生服务机构提供公共卫生服务和基本医疗服务，具有公益性质，不以营利为目的。要以社区、家庭和居民为服务对象，以妇女、儿童、老年人、慢性病患者、残疾人、贫困居民等为服务重点，以主动服务、上门服务为主，开展健康教育、预防、保健、康复、计划生育技术服务和一般常见病、多发病的诊疗服务。

2. 坚持政府主导，鼓励社会参与，建立健全社区卫生服务网络 地方政府要制订发展规划，有计划、有步骤地建立健全以社区卫生服务中心和社区卫生服务站为主体，以诊所、医务所（室）、护理院等其他基层医疗机构为补充的社区卫生服务网络。在大中型城市，政府原则上按照3万~10万居民或按照街道办事处所辖范围规划设置1所社区卫生服务中心，根据需要可设置若干社区卫生服务站。社区卫生服务中心与社区卫生服务站可实行一体化管理。社区卫生服务机构主要通过调整现有卫生资源，对政府举办的一级、部分二级医院和国有企事业单位所属医疗机构等基层医疗机构进行转型或改造改制设立。现有卫生资源不足的，应加以补充和完善。要按照平等、竞争、择优的原则，统筹社区卫生服务机构发展，鼓励社会力量参与发展社区卫生服务，充分发挥社会力量举办的社区卫生服务机构的作用。

3. 建立社区卫生服务机构与预防保健机构医院及合理分工协作关系 调整疾病预防控制、妇幼保健等预防保健机构的职能，适宜社区开展的公共卫生服务交由社区卫生服务机构承担。疾病预防控制、妇幼保健等预防保健机构要对社区卫生服务机构提供业务指导和技术支持。实行社区卫生服务机构与大中型医院多种形式的联合与合作，建立分级医疗和双向转诊制度，探索开展社区首诊制试点，由社区卫生服务机构逐步承担大中型医院的一般门诊、

康复和护理等服务。

4. 加强社区卫生服务队伍建设　加强高等医学院校的全科医学、社区护理学科教育，积极为社区培训全科医师、护士，鼓励高等医学院校毕业生到社区卫生服务机构服务。完善全科医师、护士等卫生技术人员的任职资格制度，制订聘用办法，加强岗位培训，开展规范化培训，提高人员素质和专业技术能力。要采取多种形式鼓励和组织大中型医院、预防保健机构、计划生育技术服务机构的高、中级卫生技术人员定期到社区卫生服务机构提供技术指导和服务，社区卫生服务机构要有计划地组织卫生技术人员到医院和预防保健机构进修学习、参加学术活动。鼓励退休医护人员依照有关规定参与社区卫生服务。

5. 完善社区卫生服务运行机制　政府举办的社区卫生服务机构属于事业单位，要根据事业单位改革原则，改革人事管理制度，按照服务工作需要和精干、效能的要求，实行定编定岗、公开招聘、合同聘用、岗位管理、绩效考核的办法。对工作绩效优异的人员予以奖励，对经培训仍达不到要求的人员按国家有关规定解除聘用关系。要改革收入分配管理制度，实行以岗位工资和绩效工资为主要内容的收入分配办法，加强和改善工资总额管理。社区卫生服务从业人员的收入不得与服务收入直接挂钩。各地区要积极探索建立科学合理的社区卫生服务收支运行管理机制，规范收支管理，有条件的可实行收支两条线管理试点。地方政府要按照购买服务的方式，根据社区服务人口、社区卫生服务机构提供的公共卫生服务项目数量、质量和相关成本核定财政补助；尚不具备条件的可以按人员基本工资和开展公共卫生服务所需经费核定政府举办的社区卫生服务机构财政补助，并积极探索、创造条件完善财政补助方式。各地区要采取有效办法，鼓励药品生产经营企业生产、供应质优价廉的社区卫生服务常用药品，开展政府集中采购、统一配送、零差率销售药品和医药分开试点。

6. 加强社区卫生服务的监督管理　规范社区卫生服务机构的设置条件和标准，依法严格社区卫生服务机构、从业人员和技术服务项目的准入，明确社区卫生服务范围和内容，健全社区卫生服务技术操作规程和工作制度，完善社区卫生服务考核评价制度，推进社区卫生服务信息管理系统建设。加强社区卫生服务的标准化建设，对不符合要求的社区卫生服务机构和工作人员，要及时调整、退出，保证服务质量。加强社区卫生服务执业监管，建立社会民主监督制度，将接受服务的居民满意度作为考核社区卫生服务机构和从业人员业绩的重要标准。发挥行业自律组织提供服务、反映诉求、规范行为等作用。加强药品、医疗器械管理，确保医药安全。严格财务管理，加强财政、审计监督。

7. 发挥中医药和民族医药在社区卫生服务中的优势与作用　加强社区中医药和民族医药服务能力建设，合理配备中医药或民族医药专业技术人员，积极开展对社区卫生服务从业人员的中医药基本知识和技能培训，推广和应用适宜的中医药和民族医药技术。在预防、医疗、康复、健康教育等方面，充分利用中医药和民族医药资源，充分发挥中医药和民族医药的特色和优势。

五、发展社区卫生服务的政策措施

1. 制订实施社区卫生服务发展规划　地方政府要制订社区卫生服务发展中长期规划和年度发展计划，将发展社区卫生服务纳入当地国民经济和社会发展规划及区域卫生规划，落实规划实施的政策措施。在城市新建和改建居民区中，社区卫生服务设施要与居民住宅同步规划、同步建设、同步投入使用。市辖区人民政府原则上不再增设医院，着力于发展社区卫生服务。

2. 加大对社区卫生服务的经费投入　各级政府要调整财政支出结构，建立稳定的社区卫生服务筹资和投入机制，加大对社区卫生服务的投入力度。地方政府要为社区卫生服务机构提供必要的房屋和医疗卫生设备等设施，对业务培训给予适当补助，并根据社区人口、服务项目和数量、质量及相关成本核定预防保健等社区公共卫生服务经费补助。政府承办的社区卫生服务机构的离退休人员费用，在事业单位养老保障制度改革前，由地方政府根据有关规定予以安排。地方政府要根据本地实际情况进一步加大力度安排社区公共卫生服务经费，并随着经济发展逐步增加。中央财政从2007年起对中西部地区发展社区公共卫生服务按照一定标准给予补助。中央对中西部地区社区卫生服务机构的基础设施建设、基本设备配置和人员培训等给予必要支持。

3. 发挥社区卫生服务在医疗保障中的作用 按照"低水平、广覆盖"的原则，不断扩大医疗保险的覆盖范围，完善城镇职工基本医疗保险定点管理办法和医疗费用结算办法，将符合条件的社区卫生服务机构纳入城镇职工基本医疗保险定点医疗机构的范围，将符合规定的医疗服务项目纳入基本医疗保险支付范围，引导参保人员充分利用社区卫生服务。探索建立以社区卫生服务为基础的城市医疗救助制度。

4. 落实有关部门职责，促进社区卫生服务发展 各有关部门要切实履行职责，共同推进社区卫生服务发展。

 本章小结

　　预防保健措施是为预防居民产生疾病，改善居民健康状况所采取的各种技术方法、组织措施的总称，包括健康教育、健康促进和社区卫生服务。健康教育是健康信息在教育者和受教育者之间传递和交流的过程，其目的是使受教育者具有自我健康保健意识，并自觉采取有益健康的行为。健康教育是减低或消除影响健康的危险因素，从而预防疾病、促进健康和提高生活质量。而社区健康促进是通过健康教育和社会支持，改变个体和群体行为、生活方式和环境影响，降低社区的发病率和死亡率，提高社区人群的健康水平和生活质量的所有社会活动过程。健康促进＝健康教育+环境因素，健康促进＝健康教育+行政手段。

 思考题

1. 简述健康教育和健康促进的概念。

2. 简述健康教育和健康促进的区别和联系。

3. 健康教育的意义何在？

4. 什么是社区卫生服务？社区卫生服务有哪些特点？

（姚应水　王　俊）

第二篇

环境与健康

第三章　人类与环境

第一节　人类的环境

 案例讨论

案例　"生物圈2号"建造在美国亚利桑那州的沙漠中，它是一个人工建造的模拟地球生态环境的全封闭实验场。在这个微型世界中，有海洋、平原、沼泽、雨林、沙漠旅业区和人类居住区，是个自成体系的小生态系统。1993年1月，8名科学家进入"生物圈2号"。原计划让工作人员在"生物圈2号"中生活两年，然而，一年多以后，"生物圈2号"的生态状况急转直下，氧气（O_2）含量从21%迅速下降到14%，而二氧化碳（CO_2）和二氧化氮（NO_2）的含量却直线上升，大气和海水变酸，很多物种死去，而用来吸收二氧化碳的牵牛花却疯长。大部分脊椎动物死亡，所有的传粉昆虫的死亡造成靠花粉传播繁殖的植物也全部死亡。由于降雨失控，人造沙漠变成了丛林和草地。科学家们被迫提前撤出这个"伊甸园"。"生物圈2号"的实验以失败告终。

问题　什么是环境？环境可分为哪几类？环境是由哪些因素构成的？"生物圈2号"的环境有什么缺陷，为什么会失败？

人类为了生存发展，提高生活质量，维护和促进健康，需要开发利用环境中的各种资源。随着人类社会的进步、生产力的发展和现代化大工业的出现，人类利用、改造环境的能力和规模越来越大，从而对环境的破坏和对人类的不良影响越来越严重。如果超过环境和机体所能承受的限度，就会造成生态失衡及机体生理功能破坏，甚至导致人类健康受到近期或远期危害。

一、环境及其基本构成

（一）环境的概念

环境（environment）泛指某项主体周围的空间及空间中的介质。对人类来说，环境是指以人为主体的外部世界，是围绕着人群客观存在的各种物质条件的总和，是地球表面的物质和现象与人类发生相互作用的各种自然及社会要素构成的统一体，是人类生存发展的物质基础，也是与人类健康密切相关的重要条件。

（二）环境的组成

与人类健康关系密切的环境包括自然环境与社会环境两部分。

1. 自然环境（natural environment） 自然环境是指围绕人类周围，能直接或间接影响人类生活与生产的一切自然形成的物质和能量的总体。人类的自然环境由空气、水、土壤、阳光和各种矿物质、生物等环境因素组成。一切生物离开了环境都不能生存。人类的自然环境主要限于地壳表面和围绕它的大气层的那部分，即在海平面以下约11km到海平面以上10km的范围，亦称生物圈（biosphere），其中包括大气圈的下层、岩石圈的上层、整个土壤圈和水圈。但绝大多数生物通常生存于地球陆地之上和海洋表面之下各约100m厚的范围内。这里有来自太阳的充足光能，存在可被生物利用的大量液态水，有适宜生命活动的温度条件，可提供生命物质所需的各种营养元素。自然环境按其与人类活动的关系分为原生环境和次生环境。

（1）**原生环境（primitive environment）** 原生环境是指天然形成的并未受到人为活动影响或影响较少的自然环境，如人迹罕至的高山、荒漠、原始森林、冻原地区及大洋中心区等。在原生环境中按自然界原有的过程进行物质转化、物种演化、能量和信息的传递。随着人类活动范围的不断扩大，原生环境日趋缩小。这种环境中存在着许多对人类健康有利的因素，人类可以从中获得适宜生存的水、空气、土壤以及太阳辐射、微小气候等。但也存在原生环境问题，主要有火山爆发、地震、海啸、洪涝、干旱、台风、崩塌、滑坡、泥石流，以及区域自然环境质量恶劣所引起的地方病等。

（2）**次生环境（secondary environment）** 次生环境是指由于人类活动而改变的环境，如耕地、种植园、鱼塘、人工湖、牧场、工业区、城市、集镇等。它是原生环境演变成的一种人工生态环境，其中物质的交换、迁移和转化以及能量和信息的传递等都发生了重大变化。这种变化对人类可产生有利或有害的影响。随着人类社会的发展，人类开发利用自然资源的能力和范围不断扩大，对环境的影响逐渐增强，环境日益受到生产性和生活性废弃物的污染，使人类生活环境的质量急剧恶化，导致公害事件和多种公害病不断出现。因此，次生环境的恶化及其后果是当今需要研究和解决的重点问题。

原生环境问题和次生环境问题比较见表3-1。

表3-1 原生环境问题和次生环境问题

类型	原生环境问题		次生环境问题	
含义	由自然界本身引起的，没有或很少有人为因素参与的环境问题		由人类不适当的生产和消费活动引起的环境问题，是狭义的环境问题	
	自然灾害	地方病	生态破坏	环境污染
举例	地震、海啸、泥石流、台风、旱涝灾害等	龋齿、氟钙病、甲状腺肿大等	森林破坏、水土流失、土地荒漠化、物种灭绝等	大气、水、固体废弃物、噪声污染等
相互联系	两者很难截然分开。它们之间相互影响、相互作用，彼此叠加，形成"复合效应"，进而使环境问题变得更加复杂			

2. 社会环境（social environment） 社会环境又称社会文化环境，它是在自然环境基础上，人类通过长期有意识的社会劳动，加工和改造自然所创造的物质生产体系。广义的社会环境包括整个社会经济文化体系，如生产力、生产关系、社会制度、社会意识和社会文化。狭义的社会环境仅指人类生活的直接环境，如家庭、劳动组织、学习条件和其他集体性社团等。社会环境随着人类的物质生活和精神生活的不断提高和改善而发展，而人类本身在适应

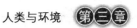

改造社会环境的过程中也在不断变化。社会环境不仅可直接影响人群或个体的健康状况，而且还可影响自然环境和人的心理环境，间接影响人的健康。因此，社会环境对人类健康影响的重要性，已愈来愈受到人们的重视。

（三）环境的要素

环境是由各种环境因素组成的综合体，环境因素按其属性可分为生物性、化学性、物理性和社会心理性因素四类。

1. 生物性因素（biological factor） 生物圈中的生命物质都是相互依存、相互制约的，它们之间不断进行物质能量和信息的交换，共同构成生物与环境的综合体，即生态系统。人类依靠生物构成稳定的食物链从而获得生存所必需的营养素，利用生物工程制成药物防治疾病，利用生物绿化环境、陶冶情操等。生物在为人类造福的同时，有的生物如致病性细菌、病毒、寄生虫，食物链中存在致癌、致畸的生物因子，空气中存在的致敏性花粉，生产过程中的生物性粉尘等，也会给人类健康和生命带来威胁。

2. 化学性因素（chemical factor） 人类生存环境中的化学性因素包括天然的化学物质，人工合成的化学物质以及动植物、微生物体内的化学组分等。其中，许多化学元素是人类生存所必需的物质。人类在生活和生产活动中，排入环境的污染物质，是引起人们广泛关注的化学性因素。常见的化学污染物包括硫氧化合物、氮氧化合物、碳氧化合物、碳氢化合物、有机溶剂、农药、金属和类金属等无机化合物等。化学物质在为人类文明作出贡献的同时，也给人类健康带来不可低估的损害。

3. 物理性因素（physical factor） 人们在日常生活和生产环境中接触到很多物理因素，如温度、湿度、气压、噪声、振动、电离辐射、电磁辐射等。有些物理性因素不仅对人体无害，还是人体生理活动必需的外界条件。但有些会对机体的不同器官或系统功能产生危害，如电磁辐射可对人体心血管系统的功能产生影响，放射性物质可引起组织癌变。随着科技进步和工业发展，人们在生活和生产过程中接触有害物理因素的机会愈来愈多，因此，对其造成的危害应予足够的重视。

4. 社会心理性因素（socio-psychological factor） 社会因素包括社会制度、社会文化、社会经济水平，它影响人们的收入和开支、营养状况、居住条件、接受科学知识和受教育的机会等，还包括人们的年龄、性别、风俗习惯、宗教信仰、职业和婚姻状况等。心理因素是指在特定的社会环境条件下，导致人们在社会行为方面乃至身体、器官功能状态产生变化的因素。由于社会环境的变动常会影响个体的心理和躯体的健康，心理因素又常与社会环境密切相关，因而称为社会心理性因素。

人类健康和疾病是一种社会现象，健康水平的提高和疾病的发生、发展及转归也必然会受到社会因素的制约。兴奋、抑制、焦虑、忧郁、恐惧、愤怒、悲伤等心理因素本是人类适应环境的一种正常反应，但如果强度过大、时间过久都会使人的心理活动失去平衡，继而引起神经活动的功能失调，甚至导致情感性疾病、心身疾病的发生，严重者还可能造成各种精神性疾病。因此，应该着重强调个体心理状态须尽快适应社会环境的改变，使个体和不断变动着的社会环境成为协调统一的整体，使社会环境的任何变动都不致使人长时间停留在心理失衡或神经功能失调状态，从而预防疾病的发生。

二、生态系统与生态平衡

（一）生态系统

1. 生态系统的概念 是指在一定时间和空间范围内，由生物群落及其生存的环境所构成的一个通过能量流动、物质循环与信息传递而相互作用、相互依存形成的生态学结构与功能单位。生态系统（ecosystem）的范围可大可小，相互交错，最大的生态系统是生物圈，最为复杂的生态系统是热带雨林，人类主要生活在以城市和农田为主的人工生态系统中。

生态系统的组成分为"无机环境"和"生物群落"两部分，其中，无机环境是生态系统的基础，其条件的好坏直接决定生态系统的复杂程度和其中生物群落的丰富度；生物群落反作用于无机环境，生物群落在生态系统中既在适应环境，又在改变着周边环境的面貌，各种基础物质将生物群落与无机环境紧密联系在一起，而生物群落的初生演替甚至可以把一片荒凉的裸地变为水草丰美的绿洲。生态系统各个成分的紧密联系，使生态系统成为具有一定功能的有机整体。

2. 生态系统的构成要素　由四部分组成：①生产者，能以简单的无机物制造有机物的自养生物。生物学分类上主要是各种绿色植物，也包括化能合成细菌与光合细菌等；②消费者，直接或间接利用生产者制造有机物的各类异养性动物，消费者的范围非常广，包括了几乎所有动物和部分微生物，它们通过捕食和寄生关系在生态系统中传递能量，其中，以生产者为食的消费者被称为初级消费者，以初级消费者为食的被称为次级消费者，其后还有三级消费者与四级消费者；③分解者，生态系统中起分解作用的异养生物，以各种细菌和真菌为主，也包含蜣螂、蚯蚓等腐生动物；④非生物组分，生态系统中无机环境的构成因子，包含阳光以及其他所有构成生态系统的基础物质，如水、无机盐、空气、有机质、岩石等。

（二）生态平衡

生态平衡（ecological balance）是指在一定时间内生态系统中的生物和环境之间、生物各个种群之间，通过能量流动、物质循环和信息传递，使它们相互之间达到高度适应、协调和统一的状态。当生态系统处于平衡状态时，系统内各组成成分之间保持一定的比例关系，能量、物质的输入与输出在较长时间内趋于相等，结构和功能处于相对稳定状态，在受到外来干扰时，能通过自我调节恢复到初始的稳定状态。

例如草原应有合理的载畜量，超过了最大适宜载畜量，草原就会退化；森林应有合理的采伐量，采伐量超过生长量，必然引起森林的衰退；污染物的排放量不能超过环境的自净能力，否则就会造成环境污染，危及生物的正常生活，甚至死亡等。

维护生态平衡不仅是保持其原初稳定状态。生态系统可以在人为有益的影响下建立新的平衡，达到更合理的结构、更高效的功能和更好的生态效益。

（三）食物链

食物链（food chain）是指生态系统中，生产者与消费者通过捕食、寄生等关系构成的相互联系；多条食物链相互交错就形成了食物网。食物链（网）是生态系统中能量传递的重要形式，其中，生产者成为第一营养级，初级消费者成为第二营养级，以此类推。按营养级自下而上排列形成的图示，因其往往呈现金字塔状，故有能量金字塔、生物量金字塔、生物数量金字塔三种。每个营养级的能量都是上一个营养级能量的 10% ~ 20%。

三、人类与环境的关系

1. 人与环境的相互依存性　环境与人的相互依存性是环境与人体密切联系的体现。从生物圈这样一个大的生态系统看，人类只是其中的一个组成部分，与其他生物之间互为环境，相互依存，相互受益。如植物的光合作用需要的 CO_2 是人和动物呼出的废气，光合作用释放出的 O_2 正是人和动物呼吸所需要的。在相互依存的关系中，人对环境有很强的依赖性。人类不仅从环境得到生存的空间，获得维持生命必需的食物、空气和水，而且接受生态环境提供的全方位、多种多样的生态系统服务，如对大气化学成分的调节和气候调节，废弃物的净化处理，作物病虫害的生物防治，自然能源，天然药材、木材、燃料、饲料等生产原料，基因资源，休闲游乐环境等。

2. 人对环境的适应性 人类要生存，要保卫自己的生命安全，就必须灵活地对待不断变化的自然环境。各种动物在长期的种族发育过程中，在一代一代和自然环境适应的活动中，提高了各种适应、防御功能。如在光线强弱不同的地方，为了保护视网膜，瞳孔就缩小或放大；随气温变化，毛孔自然缩小或扩张，减少皮肤散热或加速散热，从而保持了体温的相对恒定；当有微生物侵入机体时，体温常升高，心跳加快，吞噬细胞增多，动员全身力量以消灭入侵之敌；身体内各种复杂的免疫功能，经常不断地对付体内、外有害物的侵犯；内分泌系统调节着机体和器官的协调活动，以保持内、外环境的平衡等。这些活动有的是与生俱来的，有的是在与环境适应过程中自然形成的，在这些方面，人和动物没有什么不同。此外，也有主动的、有意识、有目的的适应活动，如天气冷时多穿衣，用火取暖等。

3. 人与环境作用的双向性 环境与人体的相互作用，包括人对环境和环境对人的双向作用。人的生活和生产活动以各种方式不断地对环境施加影响，改造环境条件以满足自己的需要。环境通过自净或自调等作用对其影响具有一定的缓冲能力，如对环境污染物具有一定的环境容量，生态系统对其干扰表现出一定的抵抗力和恢复力。但是，这种缓冲能力是有限的，当人类对环境的不良影响在强度上超过其环境容量或抵抗力和恢复力时，则会导致环境恶化、生态破坏。另一方面，环境的构成及状态的任何改变也会对人体的生理功能产生不同程度的影响。此时，机体会动员其生理调节功能对其变化加以适应。如初次进入高原地区，大气中氧含量稀少，人体则通过增加呼吸、加快血液循环、增加红细胞数量或血红蛋白含量以提高机体携氧能力等机制，适应缺氧环境，维持机体正常生理活动。但若某种环境因素作用强度太大，或环境中出现大量新的污染物，超出机体自身的调节能力，则不能适应，而出现有害的健康效应，如功能异常、组织结构损伤等病理改变。总之，人类的健康、疾病、寿命等都是环境与机体相互作用的结果。

第二节 环境污染及其对健康的影响

环境污染（environmental pollution）是由于自然或人为的原因，使有害因素进入环境，扰乱和破坏了生态系统的平衡，对人类和其他生物造成直接的、间接的或潜在的有害影响。由于人为的原因造成广泛的环境污染和破坏，引起对居民健康的严重危害和生态破坏称为公害。与公害有因果关系的地域性疾病称为公害病。公害对居民健康的危害很大，严重的公害可引起众多的居民患病甚至死亡，称为公害事件。历史上曾发生过多次公害事件，公害往往给人类带来灾难性后果。

在人类发展的历史中环境污染经历了一定过程，由萌芽阶段（工业革命以前）、发展恶化阶段（工业革命~20世纪50年代）、环境问题的第一次高潮（20世纪50~80年代以前，如1952年伦敦烟雾事件、1953~1956年日本水俣病事件、1955~1972年日本痛痛病事件等）、全球性的大气污染（温室效应、臭氧层破坏、酸雨）、大面积生态破坏（大面积森林被毁、草场退化、土壤侵蚀和沙漠化、生物多样性减少）、直到突发性的严重污染事件叠起（1984年印度博帕尔农药泄漏事件、1986年前苏联切尔诺贝利核电站事件）。

一、环境污染的来源

进入环境，并造成环境污染的物质称为环境污染物。环境污染物的来源分为自然来源和人为来源。自然污染来源是由于森林火灾、火山爆发、地震、风暴、洪水等自然灾害以及特殊地质条件和某些化学元素的大量累积而造成的污染。人为污染由人类生产、生活等活动造成，是环境污染的主要来源。

1. 生产性污染 生产性污染包括工业生产和农业生产对环境造成的污染。工厂、矿山排出的废烟、废气、废水、废渣和噪声，主要集中在造纸、化工、钢铁、电力、食品、采掘、纺织等行业。农业生产过程中不合理使用的农药（杀虫剂、杀菌剂、除草剂、植物生长调节剂等）、化肥，残留在农田中的农用薄膜和处置不当的农业畜禽粪便、恶臭气体以及不科学的水产养殖等产生的水体污染。造成农作物、畜产品及野生生物中农药残留，空气、水、土壤也可能受到不同程度污染。

2. 生活性污染 生活性污染来源于生活垃圾、污水、粪便等生活废弃物的不当排放及室内空气污染等，是污染空气、水、土壤及孳生蚊蝇的重要原因。随着人口增长和消费水平的不断提高，生活垃圾的数量大幅度上升，垃圾的性质也发生了变化，如生活垃圾中增加了塑料及其他高分子化合物等，即"白色污染"，中国是世界上十大塑料制品生产和消费国之一，所以"白色污染"日益严重。丢弃在环境中的废旧包装塑料，不仅影响市容和自然景观，产生"视觉污染"，而且难以降解，对生态环境会造成潜在危害，如混在土壤中，影响农作物吸收养分和水分，导致农作物减产；增塑剂和添加剂的渗出会导致地下水污染；混入城市垃圾一同焚烧会产生有害气体，污染空气；填埋处理将会长期占用土地等。

3. 交通性污染 交通性污染物是指各种交通工具在行驶过程中排放的污染物及噪声。它们对城市环境、河流、湖泊、海湾和海域环境造成污染。特别是在发生事故时危害更大。主要污染物有烟尘、氮氧化物、一氧化碳、二氧化硫、碳氢化合物、苯并（a）芘、铅化合物、石油和石油制品以及有害、有毒运输品，还伴有噪声和振动、尾气污染、光化学污染、电辐射污染，以及火车等交通工具里排放的生活垃圾。

4. 其他污染 其他污染如电磁波污染、放射性污染等。电磁波污染，又称电磁污染，由于电子技术的广泛应用，无线电广播、移动电话、电视以及微波技术等事业的迅速发展和普及，射频设备的功率成倍提高，地面上的电磁辐射大幅度增加，目前已达到可以直接威胁人体健康的程度。放射性污染源主要是核能工业排放的放射性废弃物、医用及工农业用放射源、以及核武器生产及试验所排放出来的废弃物和飘尘。放射性物质的污染波及到空气、河流或海洋水域、土壤以及食品等，可通过各种途径进入人体，形成内照射源；医用放射源或工农业生产中应用的放射源还可使人体处于局部的或全身的外照射中。

 知识链接

太空垃圾

太空垃圾（space debris 或 space junk），是指在绕地球轨道上运行，但不具备任何用途的各种人造物体。这些物体小到固态火箭的燃烧残渣，大到在发射后被遗弃的多级火箭。它们有撞击其他航天器的风险，某些太空垃圾在返回大气层时也会对地面安全造成威胁。由于太空垃圾以轨道速度运行，若与它们相撞可能会严重损坏尚在运作的航天器，甚至威胁到宇航员在舱外活动时的生命安全。因此，随着太空探索的推进，太空垃圾数量的逐年递增，太空垃圾问题开始日益受到关注。

二、环境污染物的种类

环境污染物按其性质可分为化学性、物理性和生物性污染物三大类，以化学性污染物最为常见。

1. 生物性污染物（biological pollution） 按照物种的不同，可以分为：①动物污染，主要为有害昆虫、寄生虫、原生动物、水生动物等；②植物污染，杂草是最常见的污染物种，还有某些树种和海藻等；③微生物污染，包括病毒、细菌、真菌等。主要来源于未经处理的生活污水、医院污水、工厂废水、垃圾和人畜粪便；食物受真菌或虫卵感染；海湾赤潮及湖泊中的富营养化，某些藻类等生物过量繁殖，也是水体生物污染的一种现象。

2. 化学性污染物（chemical pollution）　是由于化学物质进入环境后造成的环境污染。这些化学物质有有机物和无机物，它们大多是由人类活动或人工制造的产品，也有二次污染物。现在全球已合成各种化学物质 1000 万种，每年新登记注册投放市场的约 1000 种。中国能合成的化学品 3.7 万种。这些化学品在推动社会进步、提高生产力、消灭虫害、减少疾病、方便人民生活方面发挥了巨大作用，但在生产、运输、使用、废弃过程中不免会进入环境而引起污染。

化学污染物按其性状可分为有害气体，如二氧化硫、氮氧化物、氯气、一氧化碳、硫化氢等；重金属，如铅、汞、镉等；农药，有机磷、有机氯农药等，以及高分子化合物等白色垃圾。化学污染物根据在环境中是否发生变化又可分为两类：①一次污染物，又称原始污染物（primary pollution），由污染源直接排入环境，其理化性状未发生改变的污染物；②二次污染物，又称次生污染物（secondary pollution），有些一次污染物进入环境后，由于物理、化学或生物学作用，或与其他物质发生反应而形成的与原来污染物理化性状完全不同的新的污染物。

3. 物理性污染物（physical pollution）　包括光线、噪声、振动、电离辐射、非电离辐射以及热污染等。噪声破坏了自然界原有的宁静，损伤人们的听力、健康，影响人们的生活和工作，强噪声还能造成建筑物的损害，甚至导致生物死亡。放射性污染主要指人工辐射源造成的污染，如核武器试验时产生的放射性物质，生产和使用放射性物质的企业排出的核废料。另外，医用、工业用、科学部门用的 X 射线源及放射性物质镭、钴、发光涂料、电视机显像管等，会产生一定的放射性污染。

三、环境污染物的转归

污染物排入环境以后，受到环境中各种自然及人为因素的作用，其数量、理化性质等均会发生变化，这些变化将直接或间接地影响到人群的健康。污染物在环境中的变化及转归主要有以下几种方式，即污染物迁移、污染物转化和环境自净。

（一）污染物的迁移

污染物迁移（transport of pollutant）是指污染物在环境中发生空间位置的移动及其所引起的污染物的富集、扩散和消失的过程。污染物在环境中迁移常伴随着形态的转化，如通过废气、废渣、废液的排放，农药的施用以及汞矿床的扩散等各种途径进入水环境的汞，会富集于沉积物中。污染物在环境中的迁移方式有机械迁移、物理及化学迁移和生物迁移三种。对人类危害性比较大的迁移有以下两种。

1. 水体富营养化（eutrophication）　是指由于人类活动，使生物所需的氮、磷等营养物质大量进入湖泊、河口、海湾等缓流水体，引起藻类及其他浮游生物迅速繁殖，水体溶解氧量下降，水质恶化，鱼类及其他生物大量死亡的现象。在自然条件下，湖泊也会从贫营养状态过渡到富营养状态，不过这种自然过程非常缓慢。而人为排放含营养物质的工业废水和生活污水所引起的水体富营养化则可以在短时间内出现。水体出现富营养化现象时，浮游藻类大量繁殖，形成水华。因占优势的浮游藻类的颜色不同，水面往往呈现蓝色、红色、棕色、乳白色等。这种现象在海洋中则叫做赤潮或红潮。赤潮不仅给海洋环境、海洋渔业和海水养殖业造成严重危害，并且有些赤潮生物分泌毒素，这些毒素被食物链中的某些生物摄入，人类再食用这些生物，则会导致中毒甚至死亡。

2. 生物富集（bio-concentration）　是生物或处于同一营养级上的许多生物种群，从周围环境中蓄积某种元素或难分解化合物，使生物体内该物质的浓度超过环境中的浓度。随着食物链转移，环境中某些污染物沿着食物链在生物体间转移，该物质浓度逐级提高的现象称为生物放大作用（biomagnification）。环境中某一污染物浓度不高，人类长期摄入可能不会对健康造成危害，但如摄入经过生物富集的生物体时，就会产生中毒。如湖水被有机氯农药 DDT 污染，可经过浮游生物的富集，使其体内有机氯浓度超出海水浓度的近千倍，当鱼吞食浮游生物后，在鱼体内进一步放大，水鸟吞食鱼后，在鸟体内放大可使体内的有机氯浓度比原海水浓度高出近百万倍，最终导致水鸟大批中毒或死亡。污染物在环境中发生生物富集和放大作用必须具备下列条件：①环境化学物质易为各种生物体吸收；②进入生物体内的环境化学物质较难分解和排泄；③在生物放大过程中多通过食物链进行；④污染物在生物体内放大和逐渐积累时，尚不会对该生物体造成致命性伤害。据 Woodwell 关于 DDT 生物富集的研究发现，DDT 农药具有很强的生物富集和放大作用（表3-2）。

表 3-2   DDT 农药在环境中的富集和放大作用

环境状态	环境中浓度（ppm）	富集系数
湖水	5.00×10^{-5}	
藻类植物	4.00×10^{-2}	8.00×10^{2}
鱼类	2.07	4.14×10^{4}
水鸟类	75.50	1.51×10^{6}

（二）污染物的转化

污染物的转化（transformation of pollutant）是指污染物在环境中通过物理、化学或生物作用改变其形态或转变为另一种物质的过程。各种污染物转化的过程取决于它们的物理化学性质和所处的环境条件，此转化过程往往与迁移过程伴随进行。①污染物的物理转化可通过蒸发、渗透、凝聚、吸附以及放射性元素的蜕变等一种或几种过程来实现。②污染物的化学转化以光化学反应、氧化还原和络合水解等作用最为常见。例如，大气中的二氧化硫（一次污染物）经光化学氧化作用或在雨滴中有铁、锰离子存在的催化氧化作用而转化为硫酸或硫酸盐（二次污染物）；水环境中重金属的氧化还原反应，使污染物的价态发生变化，如三价铬转化为六价铬，三价砷转化为五价砷；有害物质的水解，会使它分解而转化为另一种性质的物质，这些都是污染物的化学转化。③生物转化是污染物通过生物的吸收和代谢作用而发生的转化。微生物在合适的环境条件下会使含氮、硫、磷的污染物转化为其他无毒或毒性不大的化合物，如有机氮被生物转化为氨态氮或硝态氮，硫酸盐还原菌可使土壤中的硫酸盐还原成硫化氢气体进入大气；许多土壤中的有机物通过微生物的降解而转化为其他衍生物或二氧化碳和水等无害物。发生在人体的生物转化（biological transformation）是指外源化学物在机体内经多种酶催化的代谢转化。生物转化是机体对外源化学物处置的重要环节，是机体维持稳态的主要机制。肝是生物转化作用的主要器官，在肝细胞微粒体、细胞质、线粒体等部位均存在有关生物转化的酶类。其他组织如肾、胃肠道、肺、皮肤及胎盘等也可进行一定的生物转化，但以肝最为重要，其生物转化功能最强。

（三）环境的自净

环境的自净（environmental self purification）是指少量污染物进入环境后，运用环境自身的力量消除环境污染物、净化环境的重要途径，是通过物理、化学或生物因素的作用，使污染物浓度或总量降低的过程。其中，①物理净化，包括稀释、混合、湍流、扩散、凝聚、沉降、挥发、逸散，如含有烟尘的大气，通过气流的扩散、降水的淋洗、重力的沉降等作用，而得到净化。浑浊的污水进入江河湖海后，通过物理的吸附、沉淀和水流的稀释、扩散等作用，水体恢复到清洁的状态。土壤中挥发性污染物如酚、氰、汞等，因为挥发作用，其含量逐渐

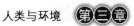

降低。物理净化能力的强弱取决于环境的物理条件和污染物本身的物理性质。环境的物理条件包括温度、风速、雨量等。污染物本身的物理性质包括相对密度、形态、粒度等。此外，地形、地貌、水文条件对物理净化作用也有重要的影响。温度的升高利于污染物的挥发，风速增大利于大气污染物的扩散，水体中所含的黏土矿物多利于吸附和沉淀。②化学净化，包括氧化还原、化合分解、吸附及中和等，如某些有机污染物经氧化还原作用最终生成水和二氧化碳等。水中铜、铅、锌、镉、汞等重金属离子与硫离子化合，生成难溶的硫化物沉淀。铁、锰、铝的水合物，黏土矿物，腐植酸等对重金属离子的化学吸附和凝聚作用等均属环境的化学净化。③生物净化，包括环境中的细菌、真菌、藻类、水草、原生动物等通过生物吸收、分解、降解和转化等新陈代谢作用分解环境中的污染物，通过生物吸收、分解和转化使污染物无机化的过程是生物净化的主要途径，有机物腐植化也是生物净化的过程。

环境自净有一定限度并需要一定的条件，超过限度或条件的改变都会中止自净，甚至能增加污染物的毒性。如大气污染物可通过扩散、稀释达到净化，而当逆温（一般大气温度随高度递减，当在某一高度上温度随高度反而出现增加或不变时，这种现象称逆温）形成时，即阻碍空气的对流和湍流，低层的气体污染物、气溶粒子等均难以向上扩散，导致大气污染物聚集在逆温层下，对人体健康构成严重损害。再如，一般情况下，通过微生物分解转化作用可使污染物毒性降低，但也有使污染物毒性增加，如农药对硫磷经代谢转化为毒性更高的对氧磷。

四、环境污染对人类健康的影响

环境污染对健康的损害表现极为复杂。根据其对人体损害的性质可分为急性危害、慢性危害、远期危害、非特异性损害和间接效应。

（一）急性危害

环境污染物一次大量接触或短时间内多次接触后，使机体发生急剧的毒性损害甚至死亡，称为急性作用。环境污染引起的急性中毒的影响范围，有时可波及整个工业城市；有时可影响到一个或数个工业区。世界各国在工业发展过程中由于环境遭到严重污染引起的急性公害事件曾不断发生，其中最突出的事件如下。

1. 煤烟型烟雾事件　发生的原因主要为：①工厂和居民生活大量燃煤，排放出大量烟尘和 SO_2；②事件发生地处于河谷盆地；③持续大雾形成逆温，无风或微风，使污染物不易扩散。受害人群的主要表现为呼吸道刺激症状，若患有慢性呼吸道疾病或心脏病，则病情加重，甚至死亡。

最早发生煤烟型烟雾事件的国家是比利时，1930 年 12 月在马斯河谷市，受害几千人，死亡 60 多人；1948 年在美国多诺拉市，受害 6000 多人；最典型的是伦敦烟雾事件，英国伦敦在未治理前每日最多要向大气排放 20 万吨煤烟尘，城市被二氧化硫和烟尘浓雾笼罩无法扩散。英国伦敦从 1873～1965 年共发生了 12 次烟雾事件，其中最严重的发生在 1952 年 12 月 5～9 日，由于大量燃煤，加上气象条件恶劣，使空气中 SO_2 和飘尘浓度急剧增加而引起。当时地处泰晤士河谷盆地的伦敦上空连续多日烟雾弥漫，在严重烟雾发生的一周内，该地区的死亡总数为 4703 人，与历年同期比要多死亡 3500～4000 人。当时的逆温层是在 60～90m 的低空，从家庭炉灶和工厂烟囱排出的烟尘和 SO_2 得不到扩散。在事件发生的初期，伦敦市民感到胸闷、咳嗽、咽痛以至呼吸困难，进而发热；事件发生的后期，死亡率急剧上升，支气管炎死亡率最高，其次是肺炎、肺结核，以及患有其他呼吸系统疾病和循环系统疾病的患者相继死亡，尤其是老年和幼儿患者死亡率更高。病理解剖发现，死者多属急性闭塞性换气不良，造成急性缺氧或引起心脏病恶化而死亡。

2. 光化学烟雾事件　这是典型的由汽车尾气造成的大气污染事件。汽油燃烧不完全，排放出大量碳氢化物、氮氧化物等污染物，经太阳紫外线照射发生光化学反应，形成一种浅蓝色的刺激性烟雾。形成的光化学氧化剂有 O_3、NO_2、NO 和过氧乙酰硝酸酯（PAN）等，当大气中光化学氧化剂浓度达到 $0.1\mu l/L$ 以上时，就能使竞技水平下降，达到 $0.2\sim0.3\mu l/L$ 时，就会造成急性危害。主要是刺激呼吸道黏膜和眼结膜，而引起眼睛红肿、疼痛、流泪，咽喉痛，胸痛，严重时会造成突然晕倒，出现意识障碍。

光化学烟雾事件，多发生在汽车多的城市，如美国的洛杉矶和日本的东京等。一般发生在夏季至初秋，强烈日光、气温逆增、无风或微风，地理条件如海滨靠山、低纬度等，经常受害者能加速衰老，缩短寿命。20 世纪 40 年代起，美国洛杉矶市多次出现，1955 年该市因光化学烟雾引起 400 多人死亡。

3. 其他急性公害事件　1955 年日本森永奶粉中毒事件，2000 多名小儿受害，131 名死亡；1968 年日本米糠油事件，几十万只鸡中毒死亡，多人中毒死亡；1984 年墨西哥液化气爆炸事故，死亡上千人，50 万居民逃难；1984 年印度博帕尔异氰酸毒气外泄事故，2500 人死亡，20 万人受害，其中 5 万人双目失明；1986 年乌克兰切尔诺贝利核电站核泄漏事故，上万人受到伤害；1986 年瑞士巴塞尔桑多兹化学公司失火事故，使莱茵河鱼类绝迹，成为死河。此外，在生产环境中，因设备事故等原因形成工厂生产环境的空气污染，引起的职业中毒也属于环境污染的急性危害。近年来中国环境污染事故也不断发生。

4. 变态反应　变态反应（allergic reaction）是指机体对化学物产生的一种有害免疫介导反应，又称超敏反应（hypersensitivity）。此种反应有时很轻，仅有皮肤症状，有时可引起严重的哮喘、过敏性休克，甚至死亡。从 1961 年起日本四日市哮喘病发病率升高；1964 年连续 3 天浓雾不散，严重的哮喘病患者开始死亡；1967 年，一些哮喘病患者不堪忍受痛苦甚至自杀。

（二）慢性危害

慢性危害（chronic poisoning）指环境污染物低浓度、长时间、反复地作用于机体所产生的危害。慢性危害是由于毒物本身在体内的蓄积（物质蓄积）或由于毒物对机体的微小损害的逐次累积（功能蓄积）所致，表现为慢性中毒和慢性非特异性影响。

1. 大气污染对呼吸道慢性炎症发病率的影响　根据中国对中小学生和成年人上呼吸道慢性炎症调查显示，中小学生慢性鼻炎、慢性咽炎和同时患两种以上慢性鼻、咽喉疾患的发病率，重污染区显著高于轻污染区；30 岁以上的居民慢性鼻咽炎发病率，污染区也均显著高于对照区。

国内外大气污染调查资料还表明，大气污染物对呼吸系统的影响，不仅使上呼吸道慢性炎症的发病率升高，同时还由于呼吸系统持续不断地受到飘尘、SO_2、NO_2 等污染物刺激腐蚀，使呼吸道和肺部的各种防御功能遭到破坏，抵抗力逐渐下降，从而提高了对感染的敏感性，当呼吸系统在大气污染物和空气中微生物联合侵袭下，危害逐渐向深部的细支气管和肺泡发展，继而诱发慢性阻塞性肺部疾患（慢性支气管炎、哮喘和肺气肿）及其继发感染。

2. 环境汞污染　当前环境汞污染，主要是工业含汞废水和应用汞农药造成的。汞在工业上的应用很多，其用途在 3000 种以上，是环境中汞污染的主要来源。汞作为催化剂广泛地应用于塑料、化工、毛皮加工等生产过程中；汞用于有机物的聚合、氢化、脱氢、矿化、氧化、氯化和酸解等；在贵重金属的生产中常采用汞齐化法；汞被用作制造杀虫剂、杀菌剂、防霉剂等；在电器和电子工业中，用汞连接电路，制造开关、汞蒸气灯和电池；汞合金用于牙科，医院使用氯化汞为消毒剂，都可使汞污染环境。

排入大气、土壤中的汞，最终都可能转到水体中。在水体中，汞及其化合物可被水中胶体颗粒、悬浮物、浮游生物等吸附而沉积于水体的底质中。底质中的无机汞可在微生物的作用下，转化为甲基汞或二甲基汞，通过生物富集作用之后进入人体。

水俣是位于日本南部沿海的水俣湾一个小镇。位于该地的氮肥公司把大量含汞废水排入水俣湾，汞经过微生物作用转化为甲基汞，再通过食物链的作用，富集到鱼、贝类体内，人长期食用这种鱼、贝类后引起甲基汞中毒。1953～1960年，水俣病（minamata disease）造成111人严重残疾，并使其中43人死亡，当地实际受害人数有1万人。1964年在日本的新潟县发生过另一次水俣病。目前世界其他地区如加拿大、美国、瑞典等的一些地面水域也已受到不同程度的甲基汞污染。中国东北第二松花江流域也曾受到甲基汞污染而引起类似水俣病症状的慢性甲基汞中毒。水俣病分为三型：①急性、亚急性水俣病，大部分人最初出现的症状是四肢末端或口周围有麻木感，随后出现手的动作障碍，例如解扣动作笨、拿筷子不牢等，同时还出现协调动作障碍，感觉障碍，软弱无力感，震颤，小脑性语言障碍，步态失调，出现听觉和视觉障碍。这些症状逐渐增强，最终可导致全身瘫痪、吞咽困难、痉挛，以致死亡。②慢性水俣病，许多患者平时从鱼、贝类摄入的甲基汞量比较小，但长期连续摄取脑内汞的蓄积量仍可达到一定的程度，随着蓄积量的加大，症状逐渐增多，最终出现水俣病综合征。慢性水俣病的症状一般有共济失调、视野缩小、听力障碍、语言障碍、眼球运动异常、智力障碍以及震颤无力等中枢神经症状。③先天性水俣病，在水俣病发生的同时，水俣湾沿岸还发生了许多伴有各种神经症状的先天性痴呆患儿。母亲在妊娠期间都曾大量吃过污染的鱼、贝类。这些患儿的临床特点包括重症精神迟钝，小脑受损症状，如共济运动失调、震颤、语言障碍、眼球震荡等，此外，还有发育不良、运动过少或过强、流涎、性格失常（不友好、冷淡、怕羞、神经质或无休止动作、兴奋）、精神运动性发作、失神、肌阵挛、大发作性癫痫以及肢体变形、斜视和病理反射等。

3. 环境砷污染　天然环境中的砷主要存在于各种含砷矿藏，其中雄黄矿、雌黄矿、砷黄铁矿、砷华矿等含砷量最高，是提炼砷的主要原料。其次，砷还存在于多种矿中，例如金、银、铜、汞、铅、镍、锑、钴、铁等。因此，含砷矿附近的地下水中含砷量有可能超过正常范围。人为污染来源于开采、焙烧、冶炼含砷矿，以及生产含砷产品的过程中，产生大量的含砷"三废"。慢性砷中毒是由于长期持续摄入低剂量的砷化物，经过十几年甚至几十年的体内蓄积才发病。主要表现为末梢神经炎症状，早期有蚁走感，四肢对称性向心性感觉障碍，四肢疼痛，甚至行走困难，肌肉萎缩，头发变脆易脱落，皮肤色素高度沉着，呈弥漫的灰黑色或深褐色斑点，逐渐融合成大片，手掌脚跖皮肤高度角化，赘状物增生，皲裂，溃疡经久不愈，可以转成皮肤癌，并可能死于合并症。某些地区因地质原因使地下水砷含量过高，而引起慢性砷中毒，称地方性砷中毒。例如台湾西南沿海地区，50年来长期饮用深井水，含砷量达 $0.5 \times 10^{-6} \sim 2.5 \times 10^{-6}$（0.5～2.5ppm），据当地调查，皮肤癌发病率达1.06%，50岁以上居民皮肤癌患者高达10%。除有上述慢性砷中毒症状外，下肢皮肤变黑，产生坏疽，当地又称为"黑脚病"。新疆奎屯地区居民由于长期饮用高砷井水而引起地方性砷中毒。总之，通过职业病流行病学调查证实，砷能致皮肤癌和肺癌。

4. 环境铅污染　目前世界上每年消耗铅量为400万～500万吨，其中约1/4可重新回收利用，但相当大的一部分以各种形式排放到环境中造成环境污染。大气铅污染来源于汽油燃烧、有色金属冶炼、油漆涂料、含铅废水、废渣的排放、含铅农药的使用等，均可使局部地区的水污染。

铅污染对健康的影响：铅可在人体内蓄积，在骨骼中的半衰期约为1460天，铅中毒主要由工业生产环境中的铅蒸气及烟尘引起，环境铅污染引起的中毒事件较少见，而且多为局部地区发病。但自1969年日本东京牛柳町因汽车废气污染环境而发生居民慢性铅中毒事件后，已引起各国的重视。儿童可以由于吞食含铅油漆（玩具、家具、墙壁、土壤等）而发生铅中毒。据伦敦调查，住在距离铅冶炼厂100～400m内的儿童有40.9%血铅超过 $40\mu g/100ml$，400～500m以内有13.7%超过此值。

5. 多环芳烃污染　环境中常见的多环芳烃（polycyclic aromatic hydrocarbons，PAH）种类

很多，有一部分已被证明对动物有致癌作用，其中以苯并（a）芘［简称 B（a）P］发现较早，广泛存在于人类生活环境中，致癌作用强，而且研究也比较深入。由于多环芳烃种类繁多，分析手续复杂，往往以测定环境中的 B（a）P 作为环境受多环芳烃污染指标。多环芳烃来源非常广泛。空气中多环芳烃主要来源于工业企业（炼焦、石油化工、合成橡胶、制造炭黑素）排出的废气；热电站和工业锅炉、采暖用锅炉及生活炉灶的烟尘；汽车排出的废气和街道的尘土；飞机排出的废气也是一个重要的来源，多环芳烃以细微的结晶状态被吸附于烟尘颗粒上而存在于大气中。地面水中多环芳烃的污染来源，主要来自工业废水，如焦化、焦煤气、炼油、塑料及颜料等工业企业。土壤主要污染源是工业企业排出的废气、废水和废渣。食品中的多环芳烃，来源比较复杂，主要有：①内源性，即生物合成，经调查证实，在未受污染的陆地上或海水中生长的植物或动物的体内，也含有一定量的 B（a）P；②从土壤中吸收；③植物叶面受大气沉降灰尘的污染；④海生动物的滤过摄食方式而将多环芳烃吸入体内，并可使其富集；⑤在加工过程中，食品中的脂肪可经高温而裂解成多环芳烃，如烟熏、烧烤及烘干等过程。

现有资料表明，多环芳烃主要与皮肤癌、肺癌、胃癌的发生关系比较密切。

（三）远期危害

某些环境有害因素除能直接引起急、慢性损害外，还可使人体遗传物质发生变化，产生致突变、致癌和致畸作用，成为先天性疾病、肿瘤和畸胎等发生的原因。由于此种作用的后果要在数年、数十年甚至下一代人身上才能显现，故称远期作用，即致突变、致癌、致畸作用，简称"三致"作用。

1. 致突变作用（mutagenesis）　突变（mutation）指机体的遗传物质在一定条件下发生的突然变异，包括染色体畸变和基因突变。突变发生在体细胞可导致肿瘤，发生在生殖细胞，则可能导致畸形、早产、死胎等。环境中能诱发突变的物质，称为诱变原。按性质分为三类：①化学诱变原，如某些化工原料、农药、药物、食品添加剂等，目前已知的化学诱变原已有2000种以上；②生物诱变原，主要是病毒，如风疹病毒、肝炎病毒等，以及某些真菌和细菌代谢产物，如黄曲霉毒素等；③物理诱变原，如 X、α、β、γ 射线等电离辐射以及紫外线等都有很强的诱发突变作用。

2. 致癌作用（carcinogenesis）　癌症主要与环境因素有关。环境致癌物按性质分为三类，其中化学因素占的相对密度最大。①化学性致癌物，可分为三级，确认致癌物（一级），已肯定对人类肿瘤有因果关系。在人类流行病学及动物实验方面取得了充分的证据。动物致癌物（二级），有充分动物实验结果证明，但目前缺乏人类流行病学调查的证明。可疑致癌物（三级），经动物实验及流行病学调查研究均有一定的线索，但均未能确切证实其有致癌性。目前已证实对人类有致癌作用的化学物质有30多种，如砷、铬、镍、石棉、多环芳烃、苯、氯乙烯等。此外，约有1100余种化学物质能够引发动物肿瘤，可疑致癌化学物质则更多。②物理性致癌物，最主要是电离辐射（α、β、γ 射线和 X 射线等）、紫外线、长期机械性刺激。③生物性致癌物，主要是病毒和真菌。在人类肿瘤中，鼻咽癌与 EB 病毒的关系比较肯定，单纯型疱疹Ⅱ型病毒与宫颈癌、乙型肝炎病毒和丙型肝炎病毒与原发性肝癌有关。

3. 致畸作用（teratogenicity）　指引起胎儿形态结构或功能异常的作用，表现为四肢畸形和内脏器官缺陷。据估计，中国新生儿的先天畸形率约为1.28%，因此每年全国先天性畸形儿的数目相当可观。

致畸分为两种类型：①胚胎致畸，环境中的致畸物质通过水、空气、食物进入人体，于妊娠期干扰胚胎发育过程，使胚胎发育异常而出现先天畸形，不具遗传性；②遗传致畸，环境中致突变物作用于人的生殖细胞，导致畸胎及出生缺陷，而且其子代细胞将携带突变基因，具遗传性。

常见的致畸物按性质分为三类：①化学性致畸物，铅、甲基汞、磷、氯乙烯等。例如日本的水俣病流行区，出现畸形婴儿；美国在越战中曾使用落叶剂，导致流产、死胎、死产和畸形儿的发生率增高。西欧、日本等20世纪60年代初因孕妇服用药物——沙利度胺（反应停），而发生8000多个"海豹短肢"畸形胎儿。②物理性致畸物，主要有X射线、γ射线、高频和超声波等。例如日本广岛、长崎受原子弹爆炸影响，胎儿畸形率高达18.9%。③生物性致畸物，主要是病毒感染，如风疹病毒、埃可病毒、柯萨奇病毒。

（四）非特异性危害

环境污染物对人类健康的影响还有非特异性损害，表现为常见病、多发病的发病率增高，人体抵抗力下降，劳动能力降低等。例如受二氧化硫严重污染地区的居民呼吸道感染的患病率增高，还对免疫功能产生影响，表现为免疫抑制、过敏、自身免疫反应等。

（五）间接效应

由于全球环境的变化如臭氧层的破坏，全球变暖和酸雨等对人类健康的影响是间接性的，称为间接效应，其影响广泛，已为世人所关注（第四章第一节）。

五、环境污染物对健康损害的影响因素

1. 污染物的化学成分和结构 污染物的化学成分和结构直接决定污染物的毒性，如CO比CO_2毒性大，氯化甲烷对肝毒性大小依次为$CCl_4 > CHCl_3 > CH_2Cl_2 > CH_3Cl > CH_4$。

2. 污染物的溶解度、挥发性和分散度等物理性质可影响毒性大小 污染物的溶解度高，进入机体可能性增大，毒性增强；挥发性强，易经呼吸道吸收，毒性增大；分散度大，颗粒直径小，毒性大。

3. 污染物的剂量或强度 环境污染物能否对人体产生危害及其危害的程度，主要取决于污染物进入人体的剂量、强度。

剂量：指进入机体化学物的数量，以mg/kg表示。

强度：指物理性有害因素作用于机体的数量。

剂量-效应关系：表示化学物的摄入量与某一生物个体呈现某种生物效应强度之间的关系。

剂量-反应关系：表示化学物的摄入量与某一生物群体中出现某种强度的生物效应的发生率之间的关系。甲基汞中毒症状发生率与人体总负荷量的关系（图3-1）。

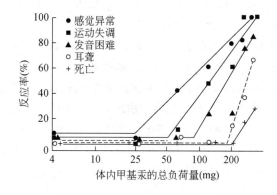

图3-1 甲基汞中毒症状发生率与人体总负荷量的关系

以化学性污染为例，剂量和反应的关系有以下几种情况。

（1）人体非必需元素 由环境污染而进入人体的剂量达到一定程度，即可引起异常反应，甚至进一步发展成疾病。对于这一类元素主要是研究制订其最高允许限量的问题（环境中的最高允许浓度，人体的最高允许负荷量等）。图3-1为甲基汞中毒症状发生率与进入人

（2）人体必需的元素　人体必需元素的剂量与反应的关系则较为复杂。一方面，当环境中这种必需元素的含量过少，不能满足人体的生理需要时，会使人体的某些功能发生障碍，形成一系列病理变化；另一方面，如果由于某种原因，使环境中这类元素的含量增加过多，也会作用于人体，引起程度不同的中毒性病变。例如，饮水中含氟量>2μg/g，则斑釉齿的发病率升高，如含氟量达 8μg/g，则可造成地方性氟病（氟骨症）的流行；但如饮水中含氟量在 0.5μg/g 以下，则龋齿的发病率显著升高（图3-2）。因此，对这类元素不仅要研究环境中最高允许浓度，而且还要研究最低供应量的问题。

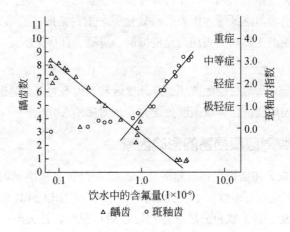

图 3-2　饮用水中含氟量和龋齿数、斑釉齿指数的关系

4. 污染物的作用持续时间　一次大量（短时间大量）接触污染物会造成急性危害。多次少量（长期少量）接触会引起慢性危害。很多环境污染物具有蓄积性，只有在体内蓄积达到中毒阈值时，才会产生危害。因此，随着作用时间的延长，毒物的蓄积量将加大。污染物在体内的蓄积是受摄入量、污染物的生物半衰期（即污染物在生物体内浓度减低一半所需的时间）和作用时间三个因素影响的。

5. 污染物多种因素的综合作用　环境污染物常常不是单一的，而是经常与其他物理、化学因素同时作用于人体，发生相加、协同、加强、拮抗、独立作用，因此，必须考虑这些因素的联合作用和综合影响。如锌能拮抗铅对 δ-氨基乙酰丙酸脱氢酶（ALD-D）的抑制作用，拮抗镉对肾小管的损害；而一氧化碳与硫化氢则可相互促进中毒的发展。

6. 个体感受性差异　人的年龄、性别、健康状况、营养状况、遗传缺陷性疾病等，均可影响人体对环境异常变化的反应强度和性质。如 1952 年伦敦烟雾事件的一周内比前一年同期多死亡的 4000 人中，80% 是原来就患有心肺疾患的中老年人。老年人免疫功能降低，应激功能低下；幼儿肝微粒体酶系的解毒功能弱，生物膜通透性高和肾廓清功能差，因而他们对某些环境危害的敏感性高；性激素对肝微粒体酶功能有明显影响，从而影响毒物的生物转化及其对机体的毒性反应，如女性对铅、苯等毒物较男性更为敏感；慢性肺部疾患及心脏病患者对一氧化碳、二氧化硫等刺激性气体更敏感，肺结核患者对二氧化硅粉尘危害的抵抗力差；营养不良时对臭氧、铅及致癌性多环芳烃敏感，蛋白质缺乏时对黄曲霉毒素的解毒能力差。

第三节　环境污染的防治

环境问题主要因为盲目发展、不合理利用资源，人口增长、生产发展超出环境容许限制，造成环境质量恶化和资源浪费，甚至枯竭，从而损害人类健康。与所有的工业化国家一样，中国的环境污染问题是与工业化相伴而生的。20 世纪 50 年代前，中国的工业化刚刚起步，

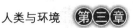

工业基础薄弱，环境污染问题尚不突出，但生态恶化问题比较严重。20世纪50年代后，随着工业化的大规模展开，重工业的迅猛发展，开始出现环境污染问题，但这时候污染范围仍局限于城市，污染的危害程度也较为有限。到了80年代，随着改革开放和经济的高速发展，中国的环境污染渐呈加剧之势，特别是乡镇企业的发展，使环境污染向农村急剧蔓延，同时，生态破坏的范围也在扩大。时至如今，环境问题已成为中国经济和社会发展的难题。

保护人类生存的环境不受污染和破坏，使它更好地适合于人类劳动和生活以及自然界中生物的生存，消除那些破坏环境并危及人类生活和生存的不利因素，是当今世界主要任务之一。环境保护所要解决的问题大致包括两方面的内容：一是保护和改善环境质量，保护人类身心的健康，防止机体在环境的影响下变异和退化；二是合理利用自然资源，减少或消除有害物质进入环境，以及保护自然资源（包括生物资源）的恢复和扩大再生产，以利于人类生命活动。环境保护的措施主要有以下几方面。

一、环境污染防治的组织措施

主要是建立环境保护的管理机构和监测体系以及制定环境保护方针、法规和标准。

（一）主要的环境保护管理机构

1. 联合国环境规划署（United Nations Environment Programme，UNEP） 成立于1973年，总部设在肯尼亚首都内罗毕，到2009年，已有100多个国家参加其活动。在国际社会和各国政府对全球环境状况及世界可持续发展前景愈加深切关注的21世纪，环境规划署受到越来越高的重视，并且正在发挥着不可替代的关键作用。

2. 中华环保联合会（All-China Environment Federation，ACEF） 是经中华人民共和国国务院批准，民政部注册，环境保护部主管，由热心环保事业的人士、企业、事业单位自愿结成的、非营利性的、全国性的社会组织。其宗旨是围绕实施可持续发展战略，围绕实现国家环境与发展的目标，围绕维护公众和社会环境权益，充分体现中华环保联合会"大中华、大环境、大联合"的组织优势，发挥政府与社会之间的桥梁和纽带作用，促进中国环境事业发展，推动全人类环境事业的进步。

3. 中国环境保护产业协会 成立于1993年（前身为1984年成立的中国环境保护工业协会），是由在中国境内登记注册的从事环境保护产业的科研、设计、生产、流通和服务单位以及中国境内从事环境保护产业的行业专家自愿组成的社会团体，是具有社团法人资格的跨地区、跨部门、跨所有制的全国性、行业性、营利性社会组织。中国环境保护产业协会共有团体会员46家（省、自治区、直辖市、副省级城市环保产业协会），单位会员超过1100家，并通过省市协会联系着上万家企业。

4. 环保中国产业联盟（Environmental Protection of Chinese Industry Union，EPCIU） 简称环保中国，是致力推进"防治环境污染、改善生态环境、保护自然资源"的非法人、活动性、学术性民间组织。联盟由相关政府部门、行业协会、主流媒体、领袖企业共同发起，并得到了社会各界的广泛关注与大力支持。联盟宗旨：环保使世界更加美好。加速中国环保事业产业化发展，打造成熟环保产业链，整合政府部门、研究机构、环保企业、主流媒体等各方资源，促进环保产业上、中、下游企业有效融和，优化产业结构，推动经济发展。

5. 中国环境文化促进会（China Environmental Culture Promotion Association，CECPA） 隶属于中华人民共和国环境保护部，是具有社团法人资格的跨地区、跨部门、非营利性质的全国性环境文化组织。该会由社会各界专家学者、文学家、艺术家、新闻工作者、宣传教育工作者、企业家及社会知名人士等自愿加盟组成。

6. 中国环境科学学会（Chinese Society for Environmental Sciences，CSES） 于1978年5月批准成立，是中国国内成立最早、专门从事环境保护事业的非营利全国性非政府科技社团组织，是中国科学技术协会所属的全国一级学会，具有跨部门、跨行业、横向联系广泛的优势和特点。业务主管单位为中国科学技术协会和环境保护部。

（二）中国的主要环境保护法规

1989 年《中华人民共和国环境保护法》、1991 年《中华人民共和国大气污染防治法实施细则》、1996 年《中华人民共和国放射性污染防治法》、1998 年《建设项目环境保护管理条例》、2000 年《中华人民共和国大气污染防治法》、2001 年《有机食品认证管理办法》、2002 年《中华人民共和国环境影响评价法》、2003 年《医疗废物管理条例》、2005 年《中华人民共和国固体废物污染环境防治法》、2007 年《国家突发环境事件应急预案》、2008 年《中华人民共和国节约能源法》等。

（三）中国的主要环境保护标准

1993 年《地下水质量标准》、1995 年《烧碱、聚氯乙烯工业水污染排放标准》、1996 年《污水综合排放标准》、2001 年《危险废物贮存污染控制标准》、2002 年《室内空气质量标准》、2006 年《煤炭工业污染物排放标准》、2007 年《汽油运输大气污染物排放标准》、2008 年《生物工程类制药工业水污染物排放标准》等。

（四）中国环境保护的基本方针

1. 环境保护基本方针 1973 年第一次全国环境保护会议上正式确立了中国环境保护工作的基本方针："全面规划、合理布局、综合利用、化害为利、依靠群众、大家动手、保护环境、造福人民"，此方针又称为"32 字方针"。

2. "三同步、三统一"的方针 1983 年第二次全国环境保护会议上提出：经济建设、城乡建设和环境建设要同步规划、同步实施、同步发展，实现经济效益、社会效益和环境效益的统一。

二、环境污染防治的规划措施

进行区域和城市环境规划是强化环境管理的一个重要实施步骤，即对不同的区域和城市，根据自然地理和社会经济的条件，充分考虑环境保护的要求，进行科学的规划，使住宅和服务设施、工业区、交通建设、农田、森林和绿地、自然保护区得到合理布局；在建设项目时，坚持先评价、后建设，继续执行防治环境污染和破坏的设施与生产主体工程同时设计、同时施工、同时投产的"三同时"制度和环境影响评价制度，严格控制新污染源的产生，完善污染治理设施；对于老企业，将企业污染防治规划纳入企业发展规划中，结合企业技术改造发展清洁工艺，配套建设污染防治措施和"三废"综合利用措施，在提高企业生产技术水平和经济效益的同时，增强污染防治的能力，减少污染物的排放；将与环境保护有关的城市基础设施建设纳入城市总体规划中，组织实施。

（一）环境规划原则

1. 保障环境与经济社会协调、持续发展 环境问题的产生是伴随着人类的发展过程而产生的，是发展战略的失误，那种只注重经济发展，忽视环境，甚至以牺牲环境为代价的发展战略，只能在人类历史发展的初期获得暂时繁荣，环境问题的恶化将造成对人类的危害、资源的枯竭，进而抑制经济的发展。随着人类对环境与发展问题的深刻认识，发展战略从单纯注重经济向环境与经济协调发展转变，环境问题将逐步得到解决，使人类得到持续发展。

2. 遵循经济和生态规律 环境规划要正确处理环境与经济的关系，保障环境与经济协调发展，必须遵循经济规律和生态规律。在经济系统中，经济规模、增长速度、产业结构、能源结构、资源状况与配置、生产布局、技术水平、投资水平、供求关系等都有着各自及相互

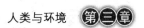

作用的规律。在环境系统中，污染物产生、排放、迁移转换，环境自净能力，污染物防治，生态平衡等也有自身的规律。那种只遵循经济规律，忽视生态规律的发展战略，会造成环境恶化、危害人类健康、制约经济正常发展。

3. 提供合理和优化的环境保护方案，实现经济效益、社会效益、环境效益的统一　根据环境与经济协调发展的原则和经济建设、城乡建设和环境建设同步设计、同步实施、同步发展，实现经济效益、社会效益、环境效益统一的基本方针，评价的准则应该是"三效益的统一"。

4. "实事求是、因地制宜、突出重点、兼顾一般"的原则　环境问题的地域性十分突出，不同地区的环境问题，由于其自然地理条件、经济发展水平、社会人文状况的差异，在环境问题的类型、原因，解决环境问题的手段等方面都不尽相同，因此要特别注意这些原则，才能使环境规划符合客观实际，具有可操作性。

（二）中国的环境管理

1. 环境保护是中国的一项基本国策　在1983年12月召开的全国第二次环境保护会议上，把环境保护确定为中国的一项基本国策，这说明了中国政府对环境保护事业的高度重视。这项基本国策是指导中国环境保护工作的重大方针政策，推动了中国环保事业的发展，使环保工作进入了一个新的历史发展阶段。

2. 中国环境管理制度　1973年第一次全国环境保护会议以来，中国在环境保护的实践中，经过不断探索和总结，逐步形成了一系列符合中国国情的环境管理制度。这些制度主要有八项：①环境影响评价制度；②"三同时"制度；③排污收费制度；④环境保护目标责任制；⑤城市环境综合整治定量考核制度；⑥排放许可证制度；⑦污染集中控制制度；⑧污染源限期治理制度。

3. 中国环境与发展十大对策　结合中国进一步改革开放的形势，为了适应经济制度转轨过程中强化环境管理的需要，国家批准出台中国环境与发展十大对策：①实行持续发展战略；②采取有效措施，防治工业污染；③开展城市环境综合治理，治理城市"四害"（即废气、废水、废渣和噪声）；④提高能源利用率，改善能源结构；⑤推广生态农业，坚持不懈地植树造林，切实加强生物多样性的保护；⑥大力推广科技进步，加强环境科学研究，积极发展环保产业；⑦运用经济手段保护环境；⑧加强环境教育，不断提高全民族的环境意识；⑨健全环境法规，强化环境管理；⑩参照联合国环境与发展大会精神，制订中国行动计划。

三、环境污染防治的技术措施

1. 防治工业"三废"污染

（1）搞好城镇环境规划和工业企业设计的卫生审查。

（2）改革工艺过程，消除或减少污染物排出。

（3）治理排放的污染物。

2. 预防农业污染

（1）合理使用化肥、农药　给农作物使用化肥、农药，要控制施用时间和施用量，严格执行使用规程，力求做到科学合理，减少农药残留。

（2）加强土壤污染防治　加强污水灌溉农田、不易降解的农用地膜的卫生管理；采取措施增加土壤容量，提高土壤净化能力。

（3）发展有机农业　使用作物秸秆、绿肥、畜禽粪便等有机肥料，并且主要依靠自然生态系统中的生物来控制病虫害发生，其产品是不受污染的有机产品。

（4）合理储藏食品，防止食品霉变。

3. 防止生活性污染　综合城乡爱国卫生运动，搞好"两管""五改"。"两管"即水管、粪管,"五改"即改良水井、厕所、蓄圈、炉灶、环境。加强建筑装饰材料管理,使用合格产品。

4. 预防交通性污染　汽车尾气是造成大中型城市大气污染的主要原因之一。按照传统的汽车燃料成分,汽车可向大气排放氮氧化物、一氧化碳、碳氢化合物、多环芳烃及铅等化学污染物。近年来,在全球范围内,针对汽车尾气污染新开发的交通工具燃料、新的汽化器等,对降低汽车尾气中有毒有害化学成分起了非常重要的作用。如用无铅汽油取代有铅汽油后,道路旁大气中铅含量明显下降。通过减震和降低噪声控制物理性污染。

5. 减少燃料污染,开发清洁能源　清洁能源是不排放污染物的能源,它包括核能和"可再生能源"。可再生能源是指原材料可以再生的能源,如水力发电、风力发电、太阳能、生物能(沼气)、海潮能这些能源。不存在能源耗竭的可能,因此日益受到许多国家的重视。

6. 环境监测

(1) 物理性指标　噪声、振动、电磁波、热能、放射性等监测。

(2) 化学性指标　各种化学物质在空气、水体、土壤和生物体内水平的监测。

(3) 生态系统监测　包括由于人类生产和生活引起的生态系统变化,如污染物在食物链中的作用引起的生物品质恶化和生物群落的改变等。

7. 医学监测　用以监测环境污染对人类健康的影响,观察人群健康水平和人体对环境污染物的生物学效应。监测内容如下。

(1) 建立各种疾病登记报告制度　搜集疾病和死亡资料,如肿瘤患者登记、出生缺陷登记、死亡登记等。

(2) 环境污染对健康影响的调查　如临床体检、环境流行病调查、点源污染造成的人群健康损害等。

(3) 不明原因疾病的侦察和病因研究等。

 本章小结

环境是人类的一切生物与发展的物质基础,人类环境可分为自然环境和社会环境。人类进化发展过程中既依赖环境、适应环境,同时又不断地改造环境,与环境保持着密不可分、协调的动态平衡关系。但是,随着人类进步、生产力发展和现代化大工业的出现,人类利用和改造环境的能力不断增强,环境质量的优劣直接影响人类生存及其健康水平,现代医学的发展也提示人体的健康和疾病除与生物遗传因素有关外,环境因素也是影响人类环境的重要因素。

 思考题

1. 什么是环境?

2. 环境可分为哪几类?

3. 环境是由哪些因素构成的?

4. 生物圈2号的环境有什么缺陷,为什么会失败?

(姚应水)

第四章　生活环境与健康

第一节　大气环境与健康

案例讨论

案例　20世纪30年代，比利时发生了一起震惊世界的环境污染事件——马斯河谷烟雾事件，这也是20世纪有记录以来最早的一次大气污染事件。马斯河谷是比利时的重要工业区，当时有很多重型工厂分布在这里，包括炼焦、炼钢、电力、硫酸等工厂。1930年12月1～5日，整个比利时被大雾笼罩，河谷上空出现很强的逆温层。河谷内13个工厂排放的烟雾在上方无法扩散。3日这一天雾量最大，加之工业区人口密集，河谷内有几千人生病。一周内就有60多人死亡，许多家畜也有类似病症而大量死亡。

问题　此次事件为何种性质的公共卫生事件？患者有何症状？对于此次事件应该如何处理及预防？

大气是生活在地球上生命体所必需的，对人体的生命、健康、疾病以及生活等方面均具有重要的卫生学意义。人通过呼吸与外界进行气体交换，从空气中吸收氧气，呼出二氧化碳，以维持生命活动。因此，大气物理、化学和生物学特性以及清洁程度与人类健康密切相关。

一、大气理化性状及其卫生学意义

（一）大气的结构

由于大气的理化性状随其高度而发生显著变化，可根据大气的气温垂直变化特点，将大气层自下而上分为对流层、平流层、中间层（上界为85km左右）、热成层（上界为800km左右）和逸散层（没有明显的上界）。

1. 对流层　是大气圈中最靠近地面且密度最大的一层，平均厚度约12km。由于该层空气紧靠地面，受太阳辐射加温而膨胀，使空气上升，上部的冷空气下降，形成空气的垂直对流，故称为对流层（troposphere）。该层集中了占大气总质量75%的空气和几乎全部的水蒸气量，是天气变化最复杂的层次，主要的气象变化如雷、雨、云、雾等都发生在这一层，人类活动排放的大气污染物绝大部分也在此层聚集。因此，对流层的状况对人类生活的影响最大，与人类生命活动的关系最为密切。

2. 平流层 位于对流层之上，其上界的高度约在55km。该层空气水平流动为主，没有垂直对流，故称为平流层（stratosphere）。在30~35km以下，温度随高度的增加而变化不大，气温趋于稳定，故该亚层又称为同温层（isothermal layer）。在高15~35km处有厚约20km的臭氧层，其分布有季节性变动。臭氧层能吸收太阳的短波紫外线和宇宙射线，保护地球生物。

3. 中间层 位于平流层之上，高度达85km。该层空气更稀薄，气温随高度的增加而迅速降低。因此，该层也存在明显的空气垂直对流运动。

4. 热成层 位于85~800km的高度之间。该层气体在宇宙射线作用下处于电离状态。电离后的氧能强烈吸收太阳的短波辐射，使空气迅速升温，因而该层的气温随高度的增加而升高，昼夜温度变化明显。该层能反射无线电波，对无线电通讯有重要意义。

5. 逸散层 从800km以上的区域，没有明显的上界，也称为外层大气。该层空气极为稀薄，气温高，分子运动速度快，地球对气体分子的吸引力小，因此气体及微粒可飞出地球引力场进入太空。

（二）大气的组成

自然状态下的大气由多种气体组成的混合气体、水汽和气溶胶（aerosol）组成。

1. 干洁空气 除去水汽和气溶胶的空气，主要成分为氮、氧、氩和二氧化碳，它们在空气的总容积中约占99.99%，其容积所占百分比分别为氮78.10%、氧20.93%、氩0.93%、二氧化碳0.03%。

2. 水汽 其含量在大气中随时间、地域以及气象条件的不同变化很大。干旱地区和温湿地区空气中的水汽含量可分别低至0.02%和高达6%。

3. 气溶胶 是液体或固体微粒均匀地分散在气体中形成的相对稳定的悬浮体系，主要包括烟、雾、尘三大类。

（三）大气的物理性状

大气的物理性状主要有太阳辐射、气象因素和空气离子等。

1. 太阳辐射 太阳辐射（solar radiation）是产生各种天气现象的根本原因，同时也是地面上光和热的源泉。其中的紫外线、可见光和红外线属于短波辐射。

（1）紫外线（ultraviolet radiation，UV） 波长小于400nm的称为紫外线。根据紫外线的生物学作用，可分为UV-A（400~320nm）、UV-B（320~290nm）、UV-C（290~200nm）。UV-A穿透皮肤能力较强，但生物活性较弱，主要是致色素沉着作用；UV-B有一部分能到达地表，对机体具有抗佝偻病作用和致红斑作用；UV-C具有极强的杀菌作用，但对机体的细胞也可产生严重损害。紫外线还与大气中的某些二次污染物形成有关，例如光化学烟雾和硫酸雾等。

（2）可见光（visible light） 波长400~760nm的电磁波是可见光。综合作用于机体的高级神经系统，能提高视觉和代谢能力，平衡兴奋和镇静作用，提高情绪与工作效率，是生物生存必不可少的条件之一。

（3）红外线（infrared radiation） 波长760nm~1mm的电磁波是红外线。其生物学作用基础是热效应，适量的红外线可促进人体的新陈代谢和细胞增殖，具有消炎镇痛作用；过量则可引起组织损伤、日射病和红外线白内障等。

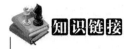

知识链接

雪 盲 症

雪盲症是一种由于眼睛视网膜受到强光刺激引起暂时性失明的一种症状。雪地对日光的反射率极高，可达到将近95%，直视雪地正如同直视阳光，由于这种症状常在登高山、雪地和极地探险者上发生，因此称作雪盲症。未配戴保护装置的焊接工人，也可能产生类似的症状。

2. 气象因素 包括气温、气湿、气流和气压等，与太阳辐射综合作用于机体，对机体的冷热感觉、体温调节、心血管功能、神经功能、免疫功能和新陈代谢功能有调节作用。如果气候条件异常变化超过人体的代偿功能，将引起相关疾病。

3. 空气离子 大气中带电荷的物质统称为空气离子（air ion），在自然或人工条件下形成带电荷的正、负离子的过程称为空气离子化。一般认为，空气负离子对机体具有镇静、催眠、镇痛、镇咳、降压、提高工作效率等良好作用，而阳离子则相反，可引起失眠、头痛、烦躁和血压升高等不良作用。海滨、森林和瀑布附近等环境中阴离子含量较多，有利于机体健康。

二、大气污染与疾病

大气污染（air pollution）是指大气中污染浓度达到了有害程度，以致对自然系统的平衡造成破坏，对人类的生存和健康产生危害的现象。主要通过呼吸道进入人体，小部分污染物也可以降落至食物、水体或土壤，通过进食或饮水，经消化道进入体内，有的污染物可通过直接接触黏膜、皮肤进入机体。

（一）大气污染对健康的直接危害

1. 急性危害 大气污染物的浓度在短期内急剧升高，使当地人群因吸入大量的污染物而引起急性中毒，按其发生的原因可分为烟雾事件和生产事故。

（1）烟雾事件 是大气污染造成急性中毒的主要类型。根据烟雾形成的原因可以分为煤烟型烟雾事件和光化学烟雾事件。

1）煤烟型烟雾（coal smog）事件 主要由于燃煤产生的大量污染物排入大气，在不良气象条件下不能充分扩散所致。这类烟雾事件中，引起人群健康危害的主要污染物是烟尘、SO_2以及硫酸雾。烟尘含有的三氧化二铁等金属氧化物，可催化SO_2氧化成硫酸雾，而后者的刺激作用约为前者10倍左右。自19世纪末开始，世界各地曾发生过许多次大的烟雾事件，如马斯河谷烟雾事件、多诺拉烟雾事件以及伦敦烟雾事件。

2）光化学型烟雾（photochemical smog）事件 主要是由于汽车尾气中的氮氧化物（NOx）和挥发性有机物（VOCS）在日光紫外线的照射下，经过一系列的光化学反应生成的刺激性很强的浅蓝色烟雾所致，其主要成分是臭氧、醛类以及各种过氧酰基硝酸酯（peroxyacyl nitrates，PANs），这些通称为光化学氧化剂（photochemical oxidants）。其中，臭氧约占90%，PANs约占10%，其他物质的比例很小。光化学型烟雾最早出现在美国的洛杉矶，先后于1943年、1946年、1954年、1955年在当地发生光化学型烟雾事件。

（2）生产事故 事故性排放引发的急性中毒事件虽不经常发生，但一旦发生则后果十分严重，危害极大，典型事件有印度博帕尔毒气泄漏事件、前苏联切尔诺贝利核电站爆炸事件和中国重庆市开县高桥镇天然气井喷事故等。

2. 慢性影响

（1）影响呼吸系统功能 大气中的SO_2、NOx、硫酸雾、硝酸雾及颗粒物不仅能产生急性刺激作用，还可长期反复刺激机体引起咽炎、喉炎、眼结膜炎和气管炎等。呼吸道炎症反复发作、支气管上皮细胞分泌物大大增加，可造成支气管内膜增厚，瘢痕形成，导致气道狭窄，气道阻力增加，肺功能不同程度的下降，最终形成慢性阻塞性肺疾病（chronic obstructive pulmonary disease，COPD）。COPD是具有气流阻塞性特征的慢性支气管炎和（或）肺气肿。患者的气流阻塞呈进行性发展，但部分有可逆性，可伴有气道高反应性。

（2）影响心血管的功能　北京、太原和上海等地的研究显示，大气污染特别是颗粒物污染与心脑血管死亡率和发病率增加有关。对美国哈佛等六个城市进行的队列研究首次提出，大气污染的长期暴露与心血管疾病死亡率增加有关，还与心律不齐、心力衰竭的危险度升高有关。

（3）影响机体免疫功能　大量研究资料表明，在大气污染严重的地区，居民唾液溶菌酶和分泌型免疫球蛋白A（sIgA）的含量均明显下降，血清中的其他免疫指标也下降，表明大气污染可使机体的免疫功能降低。近年来的流行病学研究提示，大气污染与婴幼儿急性呼吸道感染（acute respiratory infection，ARI）的死亡率和发病率的增高有关。据估计，大气$PM_{2.5}$的日平均浓度每升高$20\mu g/m^3$，急性下呼吸道感染的危险将增加8%。

（4）引起变态反应　大量研究证据表明，大气污染可诱发并加剧哮喘患者的症状，大气中的SO_2、O_3、NO_X等污染物会引起支气管收缩、气道反应性增强以及加剧变态反应。日本四日市发生的四日市哮喘（Yokkaichi asthma）事件就是环境污染物诱发机体发生变态反应性疾病的典型例证。

（5）导致肺癌　近几十年，国内许多研究表明，大气污染程度与肺癌的发生和死亡率呈正相关关系。与农村人群相比，城市人群的肺癌死亡率高，提示大气污染是肺癌发生的危险因素之一。上海曾对居住在不同大气污染程度的市中心、近郊以及远郊的22万成人按吸烟习惯分组，进行了为期5年的前瞻性研究。结果发现，三个地区非吸烟者的肺癌死亡率没有明显的差异，但大气污染与男性吸烟者的肺癌死亡率之间有剂量-反应关系。这项研究提示，吸烟与大气污染可能有协同作用，即在大气污染严重的地区，吸烟的肺癌危险度比一般情况下更高。

（6）其他　大气颗粒物中可含有多种有毒元素，如铅、镉、铬、氟、砷、汞等。美国的28个大城市调查发现，大气中的镉、锌、铅以及铬浓度的分布与这些地区的心脏病、动脉硬化、高血压、中枢神经系统疾病、慢性肾炎等疾病的分布趋势一致。一些工厂如铝厂、磷肥厂和冶炼厂排出的废气中含有高浓度的氟，可引起当地居民的慢性氟中毒。

（二）大气污染对健康的间接危害

主要有温室效应、臭氧层破坏、酸雨。

1. 温室效应　由于人为活动使大气中某些能吸收红外线等长波辐射的气体浓度大量增加，直接影响地表热量向大气中发散，而使地球表面气温升高的现象，称为温室效应（greenhouse effect）。这些气体统称为温室气体（greenhouse gas），主要包括二氧化碳（CO_2）、甲烷（CH_4）、氧化亚氮（N_2O）和氯氟烃（chlorofluorocarbons，CFCs）等。研究表明，各种温室气体对温室效应的贡献率不同，CO_2为55%、CFCs为24%、CH_4为15%、N_2O仅6%。可见，CO_2增加是造成全球变暖的主要原因。

气候变暖对人类健康产生多种有害影响。可使受温度影响较大的病媒昆虫栖息范围扩大，活动时间延长，有利于病原体及有关微生物的繁殖，从而引起生物媒介传染病的分布发生变化，扩大其流行的程度和范围，加重对人群健康的危害；也可导致与暑热相关疾病的发病率和死亡率增加；还会使空气中的一些有害物质如真菌孢子、花粉等浓度增高，导致人群中过敏性疾患的发病率增加。

2. 臭氧层破坏　平流层中的臭氧层几乎可全部吸收来自太阳的短波紫外线和宇宙射线，保护人类和其他生物免遭紫外线辐射的伤害。尽管臭氧层损耗的原因和过程还有待进一步阐明，但人们一致认为人类活动排入大气的某些化学物质与臭氧作用，是导致臭氧耗损的重要原因。消耗臭氧层的物质主要有 N_2O、CCl_4、CH_4、溴氟烷烃类（哈龙类，Halons）以及 CFCs 等，破坏作用最大的是 CFCs 和哈龙类物质。臭氧层被破坏形成空洞（ozone hole）以后，减少了臭氧层对短波紫外线和其他宇宙射线的吸收和阻挡功能，造成人群皮肤癌和白内障等发病率的增加，对地球上的其他动、植物也有杀伤作用。据估计，平流层臭氧浓度减少 1%，UV-B 辐射量将增加 2%，人群皮肤癌的发病率将增加 3%，白内障的发病率将增加 0.2%～1.6%。

3. 酸雨　当降水的 pH 小于 5.6 时称为酸雨（acid precipitation，acid rain）。降水包括雨、雪、雹、雾等。酸雨形成的机制很复杂，受多种因素的影响，其主要前体物质是 SO_2 和 NO_x，其中 SO_2 对全球酸沉降的贡献率为 60%～70%。SO_2 和 NO_x 可被热形成的氧化剂或光化学产生的自由基氧化转变为硫酸和硝酸。在酸雨的作用下土壤 pH 值降低，土壤中的营养元素如钾、钠、钙、镁会被溶出，导致土壤贫瘠，农作物减产，并可使土壤生态环境遭受破坏，影响森林植被的正常生长，严重时可使森林大片死亡；酸雨能使水体酸化，影响水生生态平衡，造成水生物种群和数量减少，严重时可使鱼类绝迹。此外，酸雨还可腐蚀建筑物、文物古迹，可造成地表水 pH 值下降而使输水管材中的金属化合物易于溶出等。

知识链接

大气棕色云团

　　大气棕色云团（atmospheric brown clouds，ABC）是指区域范围的大气污染物，包括颗粒物、煤烟、硫酸盐、硝酸盐和飞灰等。ABC 的棕色就是黑炭、飞灰、土壤粒子以及二氧化氮等对太阳辐射的吸收和散射所致。世界目前有五大 ABC 热点区，包括东亚、南亚的印度中央平原、东南亚、南部非洲以及亚马逊流域。鉴于 ABC 的广泛分布以及暴露人口数巨大，ABC 可能带来的健康影响受到了国际组织以及各国政府的高度关注。ABC 的多种组分对人群健康可直接产生不良影响。此外，ABC 中的颗粒物可吸收太阳的直射或散射光，影响紫外线的生物学活性。因此，在大气污染严重的地区，儿童佝偻病的发病率较高，某些通过空气传播的疾病易于流行。大气污染还能降低大气能见度，使交通事故增加。ABC 的组分不仅会直接影响人体健康，还会影响世界的水资源、农业生产和生态系统，威胁人类的生存环境。

4. 其他　大气污染能影响居民的生活卫生条件，例如灰尘使环境污秽，恶臭或刺激性气体可影响居民开窗换气，以及晾晒衣物等。

三、室内空气污染与健康

近 30 年来，室内空气质量一直是国内外学者极为关注的环境卫生问题之一。室内环境是人类生活的重要组成部分，"室内"主要指住宅居室内部环境，但从广义上已经包括了室内办公场所和各种室内公共场所。当前，室内空气污染问题和室内空气质量研究已经成为环境卫生学领域中的一个新的重要部分，室内环境质量直接关系到每个人的健康。

（一）室内空气污染的来源

室内空气污染的来源很多，根据污染物形成的原因和进入室内的途径，可将室内空气主要污染源分为室外来源和室内来源。

1. 室外来源

（1）室外空气　室外大气污染源排放的废气可通过机械通风系统和自然通风渗入室内空气中，常见的如二氧化硫、氮氧化物、一氧化碳、铅、颗粒物等。这类污染物主要来自工业企业、交通运输以及住宅周围的各种小锅炉等多种污染源。另外，还有植物花粉、孢子、动物毛屑、昆虫鳞片等变应原物质。

（2）建筑材料　建筑材料是指用于建筑物的承重和建造围护结构的材料、如砖、石、水泥、钢筋等。随着化学工业的发展，有的建筑物自身含有某些可逸出和可挥发的有害物质。一种是建筑施工过程中加入了化学物质，另一种是地基的地层和建筑物石材、地砖、瓷砖中的放射性氡及其子体。

（3）人为带入室内　当人们每天进出居室，室外或工作环境中的污染物很容易被带入室内，这类污染物主要有大气颗粒物和工作环境中的铅、粉尘等。

（4）生活用水污染　生活用水若受到致病菌或化学污染物污染，可通过淋浴器、空气加湿器、空调机等途径将病原菌带到室内空气中，这类污染物主要有军团菌、苯和机油等。

2. 室内来源

（1）生活炉灶和烹调油烟　生活炉灶使用的燃料大多为煤和管道煤气、天然气、液化石油气等，其燃烧产物（combustion products）可含有二氧化碳、一氧化碳、氮氧化物、二氧化硫及悬浮颗粒物等。有些地区出产的烟煤在燃烧过程中产生的烟尘，可含有较高浓度如苯并（a）芘等的多环芳烃，对人体健康造成很大威胁。烹调油烟（cooking fume）也是室内空气污染的重要来源之一。研究表明，烹调油烟冷凝物具有致突变性，并成为诱发肺癌的重要危险因素。油烟中的致突变物质来源于油脂中不饱和脂肪酸的高温氧化和聚合反应。

（2）室内人的活动　人体排出大量代谢废弃物以及谈话、咳嗽时喷出的飞沫等都是室内空气污染物的来源。吸烟更是室内有害物质的重要来源。吸烟的烟草烟气中至少含有 3800 种成分，其中致癌物质不少于 44 种，其中 10 多种如苯并（a）芘等为极强的致癌物。呼吸道传染病患者和带菌（毒）者都可将流感病毒、SARS 病毒、结核杆菌、链球菌等病原体随飞沫喷出，污染室内空气。这类污染物主要有内源性气态物如呼出的 CO_2、水蒸气、氨类化合物等，以及外来物或外来物在体内代谢后的产物可能含有 CO、甲醇、乙醇、苯、二硫化碳、硫化氢、甲醛等。

（3）室内装饰材料和建筑材料　装饰材料主要是指用于建筑材料表面起保护、防护或美化作用的材料如涂料、粘胶剂、石灰浆、地板砖等。此类污染是目前造成室内空气污染的主要来源，如油漆、涂料、胶合板、刨花板、泡沫填料、塑料贴面等材料中均含有甲醛、苯、甲苯、乙醇、三氯甲烷等挥发性有机物（volatile organic compounds，VOCs）；建筑材料砖块、石板等本身成分中含有镭、钍等，氡的母元素较高时，室内氡的浓度会明显增高。这些污染物的致癌性越来越为人们所关注。

（4）室内生物性污染　由于居室密闭性好，室内小气候稳定，温度适宜，湿度大，通风差，使空气中有的病原体如流感病毒、SARS 病毒、结核杆菌、链球菌等可存活较长时间而使易感人群发生感染。此外，家庭花卉释放的花粉、宠物粪便毛屑、昆虫鳞片、尘螨、真菌孢子等均可成为生物性变应原，使易感者发生变态反应。

（5）家用电器　近年来，大量的家用电器如电视机、微波炉、个人电脑、空调机、电饭煲等正在进入千家万户，由此产生的空气污染、噪声污染、电磁辐射干扰给人们的身体健康带来不可忽视的影响，这些问题正受到人们越来越多的关注。

（二）室内空气主要污染物及其危害

室内空气污染物种类繁多，效应各异，往往表现为慢性、潜在的不良影响。此外，室内空气中往往同时存在多种有害因素（包括化学性、物理性、生物性及放射性），可综合作用于机体而产生不良影响。常见的室内污染物如下。

1. 化学性污染物

（1）甲醛及其他挥发性有机化合物

1）来源　甲醛（formaldehyde）是一种挥发性有机化合物，是室内的主要污染物之一。存在于多种装饰材料、建筑材料、化妆品、清洁剂、防腐剂、印刷油墨、纸张、纺织纤维等。通常室温在19℃以上，物体中的甲醛就容易释放出来。在北京和杭州分别对居室内空气进行抽样检测显示：甲醛浓度超标的分别达到73.3%和79.1%。厨房在使用煤炉和液化石油气时，甲醛可达0.4mg/m³以上。

2）危害　人的甲醛嗅觉阈为0.06～0.07mg/m³，但个体差异很大。甲醛有刺激性，0.15mg/m³可引起眼红、眼痒、流泪、咽喉干燥发痒、喷嚏、咳嗽、气喘、声音嘶哑、胸闷、皮肤干燥发痒、皮炎等刺激作用。还可以引起过敏性哮喘、过敏性紫癜等变态反应；长期接触可出现神经衰弱症状、肝功能异常、呼气性肺功能障碍等。2004年国际癌症研究机构（International Agency for Research on Cancer，IARC）将甲醛列为人类确定的致癌物（carcinogenicity to humans）。

（2）二氧化碳

1）来源　正常空气中二氧化碳含量为0.03%～0.04%。室内CO_2的主要来源：人体呼出气及含碳物质的充分燃烧等。

2）危害　CO_2是单纯窒息性气体，当空气中CO_2浓度含量不同时，可引起人体不同程度的症状。CO_2升高时，往往同时伴有缺氧，也是引起致死的一个原因。

（3）燃烧产物

1）来源　各种燃料以及烟草等在燃烧后会产生多种污染物。这类污染物主要包括燃烧物自身的杂质成分、燃烧物经高温后发生热解或合成反应的产物以及吸烟产生的烟草燃烧产物。

2）危害　燃烧产物对人体产生的危害主要有：燃料所含有杂质的污染，如氟、砷含量高的煤燃烧，造成的室内空气污染和食品的氟、砷污染，引起氟中毒、砷中毒；燃烧产物SO_2、NO_x可对机体皮肤、黏膜具有刺激作用，进入肺组织的颗粒物可引起肺通气功能下降和肺泡换气功能障碍以及烟草燃烧产物对机体呼吸、神经、循环、内分泌、生殖系统以及免疫功能均有明显的损伤作用。

（4）烹调油烟

1）来源　食用油在加热烹调时产生的油烟，约有200余种成分。

2）危害　研究表明，中国妇女肺癌发病率高，排除吸烟因素外，烹调油烟是其主要危险因素之一。油烟成分的种类及毒性与油的品种、加工技术、变质程度、加热温度、加热容器的材料和清洁度、燃料种类、烹调物种类和质量等因素有关。

2. 物理性污染物

（1）噪声

1）来源　室内噪声的来源主要有3个方面：①生产噪声，主要来自住宅周围的工矿企业和建筑工地产生的噪声；②生活（社会）噪声，主要来自人类生活活动产生的噪声；③交通噪声，来自机动车辆、火车、飞机和轮船等交通工具运动中产生的噪声。

2）危害　室内噪声的危害主要有3点：①影响休息和睡眠，30～40dB（A）的声音是比较安静的正常环境，超过50dB（A）就会影响睡眠和休息。②影响生活质量和工作效率，40dB（A）的噪声环境一般对生活和工作影响并不大。70dB（A）的噪声干扰谈话，造成精神不集中、心烦意乱，影响学习和工作效率，生活质量下降，容易出现差错或发生事故。③对健康的影响，噪声对健康的危害分特异性危害与非特异性危害两方面，其特异性危害是指噪声对听觉系统的损伤作用，而非特异性危害是由于噪声作用于机体，引起听觉以外的反应。

（2）非电离辐射

1）来源　室内非电离辐射主要有两个来源：①室外环境的非电离辐射源，这类辐射主要来自调频和电视、广播（54~806MHz），但不包括短波广播（0.535~1.605MHz）；②室内环境的非电离辐射源，这类辐射主要来自各种家用电器，如家用微波炉、电视机、电冰箱、空调器、移动电话等。

2）危害　非电离辐射强度大于$10mW/cm^2$时引起机体体温升高，呈现致热效应。流行病学研究发现，长期接触电磁辐射的人群易出现头晕、疲乏、记忆力衰退、食欲减退、烦躁易怒、血压变化、白细胞减少等症状。

3. 生物性污染物

（1）军团病（legionnaires disease, LD）

1）来源　致病菌为一类革兰阴性、无芽孢、有鞭毛、需氧水生菌群，现已报道有50个菌种70多个血清型，以嗜肺军团菌最常见。主要存在于集中空调系统、淋浴设施、游泳池及喷泉等人工水环境中，其中空调系统冷却塔水中检出率最高，阳性率可达到50%左右。

2）危害　人主要通过吸入被军团菌污染的气溶胶而导致军团病。机体受感染后，轻者一般无明显临床症状；重者引起军团菌肺炎，主要表现为以肺部感染为主的全身多脏器损害。

（2）尘螨（dust mite）

1）来源　普遍存在于人类居住和工作的环境中，尤其是在室内潮湿、通风不良的情况下，床垫、被褥、枕头、地毯、挂毯、窗帘、沙发罩等纺织物内极易孳生，尤其在床褥和纯毛地毯下面尘螨孳生最多。

2）危害　尘螨及其分泌物和排泄物均为室内重要的生物性变应原，可通过空气传播进入人体，反复接触此类致敏原，可引起过敏性哮喘、过敏性鼻炎、皮肤过敏等。

4. 放射性污染物（氡及其子体）

（1）来源　居室的氡污染具有普遍性，一般来说，室内的氡若来自地基土壤，则氡的浓度随住房的层数升高而降低；如果氡来自建筑材料，在靠近建筑材料处的氡浓度高，远离建筑材料处则低，与建筑材料的距离有关。

（2）危害　氡及其短寿命子体（^{218}Po 至 ^{214}Po）对人体健康的危害，主要是引起肺癌，其潜伏期为15~40年。有人认为除吸烟外，氡比其他任何物质都更容易引起肺癌。流行病学和其他研究资料表明，吸入室内含氡空气引起的肺癌占4%~12%，美国估计每年约2万例肺癌患者与室内氡的暴露有关。

（三）室内空气污染的主要评价指标

1. 二氧化碳（CO_2）　室内CO_2的浓度可以反映出室内有害气体的综合水平，也可以反映出室内通风换气的实际效果，在一定程度上可作为居室内空气污染的一个指标。中国《室内空气质量标准》（GB/T 18883—2002）规定要求，居室内CO_2浓度日平均值≤0.1%。

2. 微生物和悬浮颗粒　由于室内空气中可生存的致病微生物种类繁多，以病原体作为直接评价的指标在技术上尚有一定的困难，目前仍以细菌总数作为最常用的居室空气细菌学的评价指标。中国《室内空气质量标准》（GB/T 18883—2002）规定要求，室内细菌总数≤$2500CFU/m^3$。

室内可吸入颗粒物浓度与房间结构、卫生条件、通风方式、居住人口和居住者活动情况有关，同时还与室内外的风速和湿度有关。中国《室内空气质量标准》（GB/T 18883—2002）

规定要求，室内可吸入颗粒物 PM_{10} 浓度日平均值 $\leq 0.15mg/m^3$。

3. 一氧化碳（CO） 中国《室内空气质量标准》（GB/T 18883—2002）规定，室内 CO 浓度1小时均值 $\leq 10mg/m^3$。

4. 二氧化硫（SO_2） 中国《室内空气质量标准》（GB/T 18883—2002）规定，室内 SO_2 浓度1小时均值 $\leq 0.50mg/m^3$。

四、空气污染的防护措施

（一）大气污染的防护措施

1. 合理安排工业布局和城镇功能分区 应结合城镇规划，全面考虑工业的合理布局。工业区一般应配置在城市的边缘或郊区，位置应当在当地最大频率风向的下风侧。居住区不得修建有害工业企业。

2. 加强工业措施 ①加强工艺过程：采取以无毒或低毒原料代替毒性大的原料，采取闭路循环以减少污染物的排除等；②加强生产管理：防止一切可能排放废气污染大气的情况发生。

3. 控制燃煤污染 ①采用原煤脱硫技术，可以除去燃煤中40%～60%的无机硫，优先使用低硫燃料，如含硫较低的低硫煤和天然气等；②改进燃煤技术，减少燃煤过程中 SO_2 和氮氧化物的排放量；③开发新能源，如太阳能、风能、核能、可燃冰等。

4. 交通运输工具废气的治理 减少汽车废气排放，主要是改革发动机的燃烧设计和提高油的燃烧质量，使燃料充分燃烧，减少有害物质的排放。另外，开发新型燃料，如甲醇、乙醇等含氧有机物、植物油和气体燃料，降低汽车尾气污染排放量。

5. 区域集中供暖供热 设立大的电热厂和供热站，实行区域集中供暖、供热。

6. 加强绿化 绿化除美化环境外，还具有调节气候，阻挡、滤除和吸附灰尘，吸收大气中的有害气体等功能。

（二）室内空气污染的防护措施

1. 建立、健全室内空气质量标准 近年来国家先后制定了《公共场所卫生标准》《室内空气中污染物卫生标准》《室内装饰装修材料有害物质限量标准》《室内空气质量卫生规范》《民用建筑工程室内环境污染控制规范》以及《室内空气质量标准》（GB/T 18883-2002）等。

2. 加强室内建筑和装修材料的质量管理 室内建筑和装修材料以及室内用品不应对人体健康产生危害，也不应释放影响室内空气质量的污染物。室内建筑和装修材料应符合卫生标准和规范的要求。室内板材应符合《木制板材甲醛卫生规范》，室内涂料应符合《室内用涂料卫生规范》。

3. 加强能源的利用和管理 改造炉灶和采暖设备，提高燃料的燃烧效率，可有效降低烟尘等有害物质的产生；改进能源的结构，推广燃气、风能、太阳能等清洁能源。大力发展集中供热系统。

4. 加强室内通风，合理使用空调 保持室内空气清洁，尽量采用自然通风，室内的排气烟道要保持通畅。安装排风扇和抽油烟机，使室内的废气排出室外。设有空调装置的室内，应保证空调使用后能进入一定的新风量，空调过滤装置应定期清洗或更换，及时维修，以保证其效率，保证清洁空气循环进入室内，使室内空气接近室外大气的正常组成。

5. 加强卫生宣传教育 加强卫生宣传教育工作，增强卫生意识，纠正个人不良卫生习惯，提倡不吸烟，禁止室内吸烟。坚持合理的清扫制度，养成清洁卫生的习惯。

第二节 水环境与健康

 案例讨论

案例 2007 年 5 月 29 日江苏无锡市城区大批居民家中自来水突然发生变化，并伴有难闻的气味，无法正常饮用。市民纷纷抢购纯净水和面包。而自来水公司已经用了所有的过滤和净化手段，几乎不计成本，但还是难以从根本上去除臭味。

无锡的取水来自太湖，入夏太湖水位出现 50 年以来最低水位，天气高温少雨。

问题 此次水污染的原因是什么？如果让你开展本次调查，你该如何组织开展？

一、水源的种类及其卫生学特征

水是自然界一切生命过程必需的基本物质，在人类生活和生产活动中具有极其重要的作用。水资源（water resources）是指全球水量中对人类生存发展可用的水量，主要是指逐年可以得到更新的部分淡水量。地球表面 70% 被水覆盖，但多为海水，能够直接取用的淡水比例并不高，陆地上淡水的资源仅占地球总量的 2.53% 左右，其中 70% 是固体冰川，主要分布在两极与高海拔山区。真正比较容易利用的水资源约占全球淡水资源的 0.3%，主要分为降水、地表水和地下水三大类。

（一）降水

降水（precipitation water）是指雨、雪、雹水，水质较好，矿物质含量较低，但水量无保证。中国的降水量地区分布极不平衡，季节分配也很不均匀，不同年份差别较大。北方雨季短，南方雨季长，通常夏季多，冬春少。一般来说，年降水量由东南沿海向西北内陆递减，呈现明显多雨区（年降水量可达 4000～6000mm）和干旱区（年降水量小于 200mm）。

降水的水质主要受大气和降水来源的影响。降水在降落的过程中因与大气接触而使大气物质溶解在降水中，若大气受 SO_2、NO_x 等污染，则该地区降水中因含有硫酸、硝酸等物质而形成酸雨；降水的水质也会受到水源地环境的影响，如沿海地区的降水就含有较多的盐分和碘。

（二）地表水

地表水（surface water）是降水在地表径流和汇集后形成的水体，包括江河水、湖泊水、水库水等。地表水以降水为主要补充来源，此外，与地下水也有相互补充关系。地表水水质一般较软，含盐量较低。地表水的水量与水质受流经地区地质状况、气候、人为活动等因素有关。当降水大量进入江河湖泊，水量达最大时称为丰水期，一年中水量最小、水位最低的时期称枯水期。地表水按水源特征可分为封闭型和开放型两大类。封闭型水体由于四周封闭，水无法流动，如湖泊水、水库水等；开放型水体四周未完全封闭，依靠水位的落差，水自高处向低处流动，如江河水等。

地表水的水质主要受地质环境和人类活动的影响，使河流水的化学特征有所不同。由于河水流经地表，能将大量泥沙及地表污染物冲刷携带至水中，故其浑浊度较大，细菌含量较高，但盐类含量较低，且因其暴露于大气，流速快，故水中溶解氧含量也较高；湖水由于流动较慢，湖岸冲刷较少，水中杂质完全沉淀，因此水质较清；人类活动导致人为污染，是影响地表水水质的最主要因素，如汞中毒公害事件。

（三）地下水

地下水（ground water）是由于降水和地表水经土壤地层渗透到地表以下而形成。地层由透水性不同的黏土、砂石、岩石等构成。根据透水性能的差异分为透水层和不透水层。透水层是由颗粒较大的砂、砾石组成，能渗水与存水；不透水层则由颗粒细小致密的黏土层和岩石层构成。地下水水质直接受地表水水质和地质环境的影响。地下水可分为浅层地下水、深层地下水和泉水。

1. 浅层地下水 潜藏在地表以下第一个不透水层以上的地下水，水质物理性状较好，细菌数较地表水少，但在流经地层和渗透过程中，可溶解土壤中各种矿物盐类使水质硬度增加，水中的溶解氧由于被土壤中生物化学过程消耗而减少。

2. 深层地下水 在第一个不透水层以下的地下水，其水质无色透明，水温恒定，细菌含量很少，但矿物质含量高，硬度大。由于深层地下水水质较好，水量较稳定，常被用作城镇或企业集中式供水的水源。

3. 泉水 泉水（spring water）指通过地表缝隙自行涌出的地下水。因地质构造不同，可分为潜水泉和自流泉。两者的水质、水量特点分别与浅层和深层地下水相似。

二、生活饮用水的基本卫生学要求

为了贯彻"预防为主"的方针，向居民提供安全卫生的饮用水，保证人民的身体健康，2006年，由国家标准委员会和原卫生部联合发布的《生活饮用水卫生标准》（GB 5749—2006）。饮用水的基本卫生要求可归纳为以下几个方面。

《生活饮用水卫生标准》既适用于各类集中式供水的生活饮用，又适用于分散式供水的生活饮用水。生活饮用水水质标准和卫生要求必须满足四项基本要求：①保证流行病学上的安全，饮用水不应含有各种病原体，包括致命微生物与寄生虫卵，以保证不传播介水传染病。②感官性状良好，应无色、透明、无臭、无异味，如水中有异味，则可能是水被污染，当水质受到某种污染时，可呈现出特定的颜色。③化学性状良好，水中所含化学性质及放射性物质，不得对人体健康产生危害，并保证终身饮用安全。④水量充足，取水方便。饮用水水质除了应符合上述国家规定的卫生标准以外，水量也应满足城镇居民用水量的要求。根据部分省、市居民用水量的调查，集中式供水的居民每人平均日生活用水需要量为40~80L，而且取用要方便。

三、生活饮用水的水质标准

生活饮用水水质标准是保证饮用水安全，保护人民身体健康的一项标准，是卫生部门开展饮水安全工作、监测和评价饮用水水质的依据。随着社会经济的发展和人民生活水平提高，以及科学技术的迅猛发展，对生活饮用水的质量要求越来越高。2006年底，国家出台了《生活饮用水卫生标准》（GB 5749—2006）。生活饮用水水质常规指标及限值见表4-1。

表4-1 水质常规指标及限值

指　标	限　值
1. 微生物指标[①]	
总大肠菌群（MPN/100ml 或 CFU/100ml）	不得检出
耐热大肠菌群（MPN/100ml 或 CFU/100ml）	不得检出
大肠埃希菌（MPN/100ml 或 CFU/100ml）	不得检出
菌落总数（CFU/ml）	100

续表

指　　标	限　　值
2. 毒理指标	
砷（mg/L）	0.01
镉（mg/L）	0.005
铬（六价，mg/L）	0.05
铅（mg/L）	0.01
汞（mg/L）	0.001
硒（mg/L）	0.01
氰化物（mg/L）	0.05
氟化物（mg/L）	1.0
硝酸盐（以 N 计，mg/L）	10（地下水源限制时为20）
三氯甲烷（mg/L）	0.06
四氯化碳（mg/L）	0.002
溴酸盐（使用臭氧时，mg/L）	0.01
甲醛（使用臭氧时，mg/L）	0.9
亚氯酸盐（使用二氧化氯消毒时，mg/L）	0.7
氯酸盐（使用复合二氧化氯消毒时，mg/L）	0.7
3. 感官性状和一般化学指标	
色度（铂钴色度单位）	15
浑浊度（NTU-散射浊度单位）	1（水源与净水技术条件限制时为3）
臭和味	无异臭、异味
肉眼可见物	无
pH（pH 单位）	不小于6.5且不大于8.5
铝（mg/L）	0.2
铁（mg/L）	0.3
锰（mg/L）	0.1
铜（mg/L）	1.0
锌（mg/L）	1.0
氯化物（mg/L）	250
硫酸盐（mg/L）	250
溶解性总固体（mg/L）	1000
总硬度（以 $CaCO_3$ 计，mg/L）	450
耗氧量（COD_{Mn}法，以 O_2 计，mg/L）	3（水源限制，原水耗氧量>6mg/L 时为5）
挥发酚类（以苯酚计，mg/L）	0.002
阴离子合成洗涤剂（mg/L）	0.3
4. 放射性指标[②]	指导值
总 α 放射性（Bq/L）	0.5
总 β 放射性（Bq/L）	1

注：①MPN 表示最可能数；CFU 表示菌落形成单位。当水样检出总大肠菌群时，应进一步检验大肠埃希菌或耐热大肠菌群；水样未检出总大肠菌群，不必检验大肠埃希菌或耐热大肠菌群。②放射性指标超过指导值，应进行核素分析和评价，判定能否饮用。

四、水污染与疾病

（一）水污染概况

2010年是中国第11个五年计划的最后一年，由于国民经济处于快速增长阶段，经济发展与环境保护的矛盾仍然十分严峻，为此，中国适时制定了单位GDP能源消耗、节能减排等系列环境保护措施。2010年，全国废水排放总量为617.3亿吨，比上年增加4.7%；化学需氧量排放量为1238.1万吨，比上年下降3.1%；氨氮排放量为120.3万吨，比上年下降1.9%。

2010年，中国七大水系总体为轻度污染，湖泊（水库）富营养化问题突出，近岸海域水质总体为轻度污染。长江、黄河、珠江、松花江、淮河、海河和辽河七大水系总体为轻度污染。其中，长江、珠江水质良好，松花江为轻度污染，黄河、淮河为中度污染，海河为中度污染。

三峡库区水质总体为优。库区6个国控断面中，2个断面水质为Ⅰ类，其余均为Ⅱ类，南水北调东线工程沿线总体为轻度污染。10个国控监测断面中Ⅰ～Ⅲ类、Ⅳ类和劣Ⅴ类水质的断面比例分别为60%、30%和10%。主要污染指标为高锰酸钾盐指数、五日生化需氧量和石油类。与上年相比，质有好转。

2010年，全国主要城市的地下水水质情况与上年相比以稳定为主。全国113个环保重点城市共监测395个集中式饮用水源地，其中地表水源地245个，地下水源地150个。检测结果表明，重点城市年取水总量为220.3亿吨，达标水量为168.5亿吨，占76.5%；不达标水量为51.8亿，占23.5%。

四大海区近岸海域中南海和黄海水质良好，渤海水质差，东海水质极差。北部湾和黄河口水质为优。胶州湾为一般，辽东湾为差，渤海湾、长江口、杭州湾、闽江口和珠江口为极差。

（二）水的评价指标

天然水的水质如何，是否受污染以及污染的来源、性质和程度如何，可根据以下水质性状指标的检测结果做出评价。水的评价指标一般分为物理性指标、化学指标和微生物学指标。

1. 物理性状指标

（1）色度　纯净的水是无颜色的，多数清洁的天然水色度在15～25度。由于自然环境中有机物的分解和所含的无机物导致天然水经常出现各种不同的颜色，饮用水的颜色可由带色有机物（主要是腐殖质）、金属或高色度的工业废水造成。天然有机物的分解产生的有机络合物的颜色，水中腐殖质过多呈现棕黄色，黏土使水呈黄色。藻类大量繁殖使静水水体水面呈现不同的颜色：小球藻使水呈绿色，硅藻呈棕绿色，甲藻呈暗褐色，蓝绿藻呈绿宝石色等。工业废水污染水体后使水体呈现不同的颜色。

（2）浑浊度　水的浑浊度表示水中悬浮物和胶体物对光线透过时的阻碍程度。浑浊度（turbidity）主要取决于胶体颗粒的种类、含量、大小、形状和折射指数等。浑浊现象是常用来判断水是否遭受污染的一个表观特征。清洁的水应该是透明的，若水含有大量悬浮物时，则可使水产生浑浊，当浑浊度为10度时，则可使人感到浑浊，水质标准规定浑浊度不超过1度。

（3）臭和味　清洁的水无任何臭气和异味，水中异臭和异味主要是水中化学污染物和藻类代谢产物引起的。臭和味是人们评价饮用水质量的最早参数之一，也是人们对饮用水的安全性最为直接的参数，如水中带有异臭和异味，则可能是水被污染或含其他物质。标准规定饮用水不得有异臭和异味。

（4）水温　温度是水的一个很重要的物理特性，它可影响到水中生物、水体自净和人类对水的利用。水温随季节和气候条件的改变而变化。大气温度变化在前，水温变化在后，其变化范围在 0.1~30℃。地下水的温度比较恒定，一般变化为 8~12℃。地下水温如果突然发生变化，可能是地表水大量渗入所致。

2. 化学性指标

（1）pH　为了使饮用水既不影响饮用者的健康也不影响氯化消毒的效果，且使自来水管道不受腐蚀，天然水的 pH 范围以 7.2~8.5 为宜。当人体受到有机污染时，其分解出的二氧化碳可使水的 pH 降低。当废水中含有大量酸性或碱性物质，并排入水体，水的 pH 可发生明显的变化。

（2）总固体和硬度　总固体是指水样在一定温度下缓慢蒸发至干后的残留物总量，包括水中的溶解性固体和悬浮性固体。总固体越少，水越清洁，当水受污染时，其总固体增加。硬度是指溶于水中的钙、镁等盐类的总量，以 $CaCO_3$（mg/L）表示。水的硬度可分为暂时硬度和永久硬度，暂时硬度经煮沸可去除，永久硬度经煮沸不可去除。

地下水的硬度一般高于地表水。水的硬度过高，可以引起暂时性胃肠功能紊乱。硬水还易形成水垢，影响茶味，消耗肥皂，给日常生活带来不便。当地表水受硬度高的工矿废水污染时或排入水中的有机污染物分解出 CO_2，可使水的硬度增高。

（3）含氮化合物　包括有机氮、蛋白氮、氨氮、亚硝酸盐氮和硝酸盐氮。当水中有机氮和蛋白氮显著升高时，说明水体新近受到明显的有机性污染；水中氨氮升高时表示新近可能有人畜粪便污染；亚硝酸盐氮是氨硝化过程的中间产物，若氨氮亚硝酸氮均升高时，提示该水体过去和新近均有污染。

（4）耗氧量　代表水中可被氧化的有机物和还原性无机物的总量，为有机污染物的主要化学指标之一，饮用水中耗氧量高说明有机物含量较多，经加氯消毒后产生的有害副产物亦增多。水质标准规定水中耗氧量不得超过 3mg/L，特殊情况下不超过 5mg/L。

1）化学耗氧量（chemical oxygen demand，COD）　在一定条件下，用强氧化剂如高锰酸钾、重铬酸钾等氧化水中有机物所消耗的氧量。COD 虽然是测定水体中有机物含量的间接指标，也可代表水体中可被氧化的有机物和还原性无机物的总量，但是不能反映有机污染物的化学稳定性及其在水中降解的实际情况，因为有机物的降解主要靠水中微生物的作用。

2）生化需氧量（biochemical oxygen demand，BOD）　水中有机物在有氧条件下被需氧微生物分解时消耗的溶解氧量。水中有机物愈多，生化需氧量愈高。它是评价水体污染状况的一项重要指标。清洁水生化需氧量一般小于 1mg/L。BOD 能反映水体中微生物分解有机物的实际情况，所以经常在水体污染及治理中被采用。

（5）有害物质　主要指水体中重金属与难分解的有机物，如汞、镉、砷、铬、铅、酚、氰化物、有机氯和多氯联苯等。有害物质的种类和数量主要受工业废水排放有关。

3. 微生物性指标

（1）细菌总数（bacteria count）　指 1ml 水在普通琼脂培养基中，经 37℃ 培养 24 小时后生长的细菌菌落数。它可以反映水体受生物性污染的程度，水体污染越严重，水的细菌总数越多。细菌总数是评价水质清洁度和考核净化效果的指标。水质标准规定每 100ml 水样中不得检出总大肠菌群。

（2）耐热大肠菌群（thermotolerant coliforms）　即粪大肠菌群，是一群在 44.5℃ 培养，24小时能产酸、产气的细菌。粪大肠菌群来源于人和温血动物粪便，是判断饮用水是否受粪便污染的重要微生物学指标。耐热大肠菌标准规定每 100ml 水样中不得检出耐热大肠菌群。

（三）微生物污染的危害

1. 介水传染病　介水传染病（water-borne infectious disease）是由于饮用水或接触受病原体污染的水或食用被这种水污染的食物而传播的疾病，又称水性传染病，最常见的疾病包括霍乱、伤寒、痢疾、血吸虫病和阿米巴痢疾等。

（1）介水传染病的病原体分类　①细菌，如伤寒沙门菌、副伤寒沙门菌、霍乱弧菌、痢疾志贺菌等；②病毒，如甲型肝炎病毒、柯萨奇病毒、脊髓灰质炎病毒和腺病毒等；③原虫，如溶组织阿米巴原虫、贾第鞭毛虫、血吸虫等。它们主要来自人畜粪便、生活污水、医院以及畜牧屠宰、皮革和食品工业等废水。

（2）介水传染病的流行特点　①水源被污染后可呈暴发流行，短期内突然出现大量患者，且多数患者发病日期集中在同一潜伏期内。若水源经常受污染，其发病者可终年不断。②病例的分布与供水范围的一致性。绝大多数患者都有饮用同一水源水的历史。③一旦对污染源采取净化和消毒措施后，疾病的流行能迅速得到控制。

由于饮用同一水源人较多，发病患者数往往很多，且病原体在水中有较强的生存能力，一般都能存活数日甚至数月，有的还能繁殖生长，一些肠道病毒和原虫包囊等不易被常规消毒杀灭，所以，介水传染病一旦发生，危害极大。据报道，大约有40多种传染病可通过水传播，一般以肠道传染病多见，可能导致严重的疾病，甚至危及生命。隐孢子虫会通过其卵囊在原水及饮用水中传播而引起介水寄生虫病，患隐孢子虫病（cryptosporidiosis）的人或动物的粪便如果污染了饮水或饮水水源，可导致该病的介水流行。

2. 藻类对水体的危害　指水体中磷、氮含量过高，使藻类等浮游生物大量繁殖、生长、死亡，藻类在代谢过程中，产生藻毒素，以致水质恶化，生物种群组成发生改变，生态环境受到破坏，甚至危及水生生物和人群健康。当含有大量氮、磷等营养物质的污水进入湖泊、河流、海湾等缓流水体，引起藻类及其他浮游生物迅速繁殖、水体溶解氧量下降、水质恶化、鱼类及其他生物大量死亡的现象，称为水体富营养化（eutrophication）。这种现象出现在江河湖泊中称为水华（algalbloom），出现在海湾中称为赤潮（redtide）。近年来，水体富营养化的危害已引起人们的广泛关注。在富营养化水体中藻类大量繁殖聚集在一起，浮于水面可影响水的感观性状，使水质出现异臭、异味。

（四）化学性污染的危害

化学性污染主要来源于消毒副产物和工业废水的违规排放，其次是农业污水和生活污水。水源受污染后，各种有毒化学物质可通过饮水或食物链传递，使人体发生急、慢性中毒。化学性污染造成的危害程度，可因污染物在饮用水中的浓度以及持续污染的时间等有关。造成饮用水化学性污染中毒的物质很多，常见有氰化物、硝酸盐、铬、砷等。

1. 氰化物

（1）来源　氰化物是常见的水体污染物，天然水不含氰化物，水源中的氰化物主要来自炼焦、电镀、选矿、化工及合成纤维等工业排放的废水。

（2）危害　氰化物污染水体引起人群、家畜及鱼类急性中毒的事例，国内外均有报道。由于中枢神经系统对缺氧特别敏感，氰化物急、慢性中毒主要表现为中枢神经系统症状。氰化物急性中毒分为四期，即前驱期、呼吸困难期、惊厥期和麻痹期，主要表现为中枢神经系统的缺氧症状和体征，如呼吸困难、痉挛和呼吸衰竭，严重者可突然昏迷、死亡等。慢性中毒主要表现为神经衰弱综合征、运动肌的酸痛和活动障碍等，长期饮用含高氰化物的水，还可出现头痛、头晕、心悸等神经细胞退行性变的症状。

2. 硝酸盐

（1）来源　水源中的硝酸盐主要污染来源于生活污水和工业废水、施肥后的地表径流和渗透、大气中的硝酸盐沉降以及土壤中含氮有机物的生物降解等。

（2）危害　硝酸盐摄入后，在胃肠道某些细菌作用下，由本身相对无毒硝酸盐还原成为亚硝酸盐，又因为亚硝酸盐与血红蛋白结合形成高铁血红蛋白，后者不再有输氧功能，所以可造成机体缺氧，严重时可引起窒息死亡。婴幼儿特别是6个月以内的婴儿对硝酸盐尤为敏感，摄入过量硝酸盐时易患高铁血红蛋白血症（methemoglobinemia），也称蓝婴综合征，即可出现发绀等缺氧症状，亚硝酸盐的含量大于 50% 时，极易窒息死亡。亚硝酸盐能够透过胎盘屏障，对胎儿有致畸作用。为保护敏感人群，中国《生活饮用水卫生标准》规定，饮用水中硝酸盐含量应低于 10mg/L。

亚硝胺是一种在动物实验中已经确认的致癌物质，同时对动物还具有致畸和致突变作用。流行病学资料表明，人类的某些癌症，如胃癌、食管癌、肝癌、结肠癌和膀胱癌等的发病率都可能和亚硝胺有关。目前，中国某些地下水源中硝酸盐的含量有增高趋势，其原因除污染加重外，还与地下水水位不断下降有关。

3. 汞和甲基汞

（1）来源　汞是构成地球元素之一，自然界中主要是以硫化汞的形式存在于岩石中。常见的汞污染源主要为化工、仪表、冶炼等工业废水；此外，医院废水、使用含汞农药也是常见污染源。

（2）危害　甲基汞进入人体后分布很广，除肾、肝等脏器蓄积外，尚可通过血-脑屏障在脑组织内蓄积，也可通过血流经过胎盘组织，发挥胚胎毒性。已有调查报告显示，甲基汞污染区内的畸胎率及染色体畸变率增加。

（五）物理性污染的危害

1. 热污染的危害

（1）来源　水体热污染主要来源于工业冷却水，特别是发电厂的冷却水。

（2）危害　主要表现为：①增加水中化学反应速度；②降低水中溶解氧含量；③水温升高造成的水环境改变，可影响某些鱼的产卵和孵化；④加剧原有的水体富营养化；⑤加速水体中悬浮物的沉降速度。

2. 放射性污染的危害

（1）来源　水中的放射性污染包括天然放射性污染和人为放射性污染两大类。水中放射性物质可通过饮水、摄取各种被放射性污染的食物进入机体，并通过食物链和生物富集作用使其在体内蓄积、浓缩浓度逐渐增高。人体接触到含高浓度放射性物质的水可引起外照射，而饮水或食品受放射性污染后可造成内照射。

（2）危害　对人体健康的影响主要有：①核素本身毒性；②辐射损伤；③恶性肿瘤发生率增高；④致畸及生长发育障碍；⑤人体放射性负荷增加。

（六）水污染的防治措施

1. 推行"清洁生产"，开展水污染源头预防　清洁生产是指能够节约能源，减少资源消耗，有效地控制和预防污染物及其他废物生成的工艺技术过程，包括清洁的能源、清洁的生产过程和清洁的产品。

国家建立饮用水水源保护区制度。饮用水水源保护区分为一级保护区和二级保护区。在饮用水水源保护区内，禁止设置排污口。禁止在饮水水源保护区内新建、改建、扩建与供水设施和保护水源无关的建设项目。

2. 全面规划，合理布局，进行区域性综合治理　在制定区域规划、城市建设规划、工业区规划时都要考虑水体污染问题，对可能出现的水体污染，要采取预防措施；对水体污染源进行全面规划和综合治理；杜绝工业废水和城市污水任意排放，规定标准；同行业废水应集中处理，以减少污染源的数目，便于管理；有计划地治理已被污染的水体。

3. 减少和消除污染物排放的废水量

（1）优化生产工艺，减排甚至不排废水，或者降低有毒废水的毒性。

（2）通过采用重复用水及循环用水系统，使废水排放减至最少或将生产废水经适当处理后循环利用。

（3）控制废水中污染物数量与浓度，回收可利用产品。尽量使流失在废水中的原料和产品与水分离，就地回收，这样既可减少生产成本，又可降低废水浓度。

（4）处理好城市垃圾与工业废渣，避免因降水或径流的冲刷、溶解而污染水体。

4. 加强监测管理，制定法律和控制标准 设立国家级、地方级的环境保护管理机构，执行有关环保法律和控制标准，协调和监督各部门和工厂保护环境、保护水源；颁布有关法规、制定保护水体、控制和管理水体污染的具体条例。

五、改良饮用水水质的卫生对策

饮用水水质如未能达到标准要求时，应找出原因并采取相应的卫生对策，以改善水质，使之达到水质标准要求，一般可采取改进或另选水源及加强其卫生防护，以及采取必要的净化或消毒处理等措施。

（一）水源选择及卫生防护

1. 水源选择及卫生要求

（1）水质良好 ①只经过加氯消毒即供作生活饮用的水源水，每100ml水样中总大肠菌群MPN（the most possible number）值不应超过200；经过净化处理及加氯消毒后供生活饮用的水源水，每100ml水样中总大肠菌群MPN值不应超过2000。②水源水的感官性状和一般化学指标经处理后，应符合《生活饮用水卫生标准》的要求。③水源水的毒理学指标和放射性指标，必须符合《生活饮用水水质标准》的要求。④当水源水中含有害化学物质时，其浓度不应超过所规定的最高允许浓度。⑤水源水中耗氧量不应超过4mg/L，五日生化需氧量不应超过3mg/L。⑥饮水型氟中毒流行区应选用含氟化物量适宜的水源。当无合适的水源而不得不采用高氟化物的水源时，应采取除氟措施，降低饮用水中氟化物的含量。⑦当水源水碘化物含量低于100g/L时，应根据具体情况，采取补碘措施。

（2）水量充足 水源水量应能满足城镇或居民点的总用水量，并考虑到近期和远期的发展，选用地表水时，一般要求95%保证率的枯水流量大于总用水量。

（3）便于防护 目的在于保证水源水质不致因污染而恶化。要保证饮用水水源能经常符合水质卫生标准，除了要完善自来水厂的净化设备外，更应该选择卫生状况较好、取水点防护条件优越的水源、有条件的地区宜优先考虑选用地下水作为饮用水水源。采用地面水作水源时，取水点应设在城镇和工矿企业的上游。

（4）技术和经济上合理 选择水源时，在分析比较各个水源的水量、水质后，可进一步结合水源水质和取水、净化、输水等具体条件，考虑基本建设投资费用最小的方案。

2. 水源水的卫生防护 饮用水的给水方式有两种，即集中式给水和分散式给水。集中式给水（central water supply）通常称为自来水（tap water），是指由水源集中取水，对水进行净化和消毒，并通过输水管和配水管网送到给水站和城镇用户；分散式给水是指居民直接从水源分散取水，是广大农村居民的主要取水方式。

（1）集中式给水的卫生防护 采用地表水水源作饮用水应设置卫生防护带。具体要求在河流取水点上游1000m至下游100m水域内，不得排入工业废水和生活污水，其沿岸不准堆放污染水源的废渣、垃圾、有毒物品等。采用地下水作饮用水源时，要注意井壁的结构应当严密不漏水，且周围应有一定距离的卫生防护带，在这个区域内不得有污染源存在。

（2）分散式给水的卫生防护

1）井水卫生防护 用井水作水源时，应注意井址的选择和井的结构。井应设在污染源的上游、地势较高不易积水处，周围不得有可造成井水污染的污染源（如厕所、粪坑、污水坑、畜圈等）。井的结构要合理：井壁上部距地面2～3m范围内应以不透水材料构筑；井周以黏土或水泥填实，以防附近污水渗入井内；井底用砂、石铺装；井口应用不透水材料做成高出地面 0.2m 左右的井台，井台向四周倾斜，周围设专门的排水沟，以防井台上污水倒流入井；井台上应在井口围建成高于台面 0.1 ~ 0.2m 的井栏；井口设盖，配备公用吊桶并保持桶底清洁。

当前中国南北方农村均推广密封水井，用压水机抽水或筑管井以手压式或脚踏式抽井壁水机取水，既方便取水又可防止污染，是一种较好的井水防护方法。

2）地面水卫生防护 ①取水点周围半径 100m 水域内，严禁捕捞、停靠船只、游泳和从事其他可能污染水源的任何活动；江河水应采用分段或分时用水；水库、湖水可分区用水；多塘水地区可分塘用水；②在河流取水点上游 1000m 至下游 100m 水域内，不得排入工业废水和生活污水，其沿岸不准堆放污染水源的废渣、垃圾、有毒物品等；③以河流为给水水源的集中式供水，可把取水点上游 1000m 以外的一定范围河段划为水源保护区，严格控制上游污染物排放量；④受潮汐影响的河流，其生活饮用水取水点上游及其沿岸的水源保护区范围部分水域或整个水域及其沿岸划分为水源保护区；⑤对生活饮用水水源的输水明渠、暗渠，应重点保护，严防污染和水量流失。

3）地下水水源卫生防护 采用地下水作饮用水应禁止在用水区洗涤、养殖或从事其他可能污染水源的活动，以保证饮用水清洁。有条件地区可建设岸边自然渗井或砂滤井并进行过滤抽水，人工回灌的水质应符合生活饮用水水质要求。

（二）水的净化

各种天然水源水，一般情况下水质不能满足生活用水水质标准的要求，为此需要经过净化和消毒等处理。生活饮用水净化处理有常规净化、深度净化、特殊净化三种。常规净化工艺过程包括混凝沉淀（或澄清）→过滤→消毒。目的是除去原水中的悬浮物质、胶体颗粒和细菌等。

1. 混凝沉淀 天然水中的细小颗粒，特别是胶体颗粒，难以自然沉淀，是水浑浊的主要根源。因此需加混凝剂进行混凝沉淀，能加以去除，此过程称为混凝沉淀（coagulation precipitation）。关于混凝原理目前尚未完全清楚，主要为压缩双电层作用、电性中和作用、吸附架桥作用。

（1）混凝剂的种类和特性

1）铝盐 铝盐是最常用的混凝剂，其中有明矾 $[Al_2(SO_4)_3 \cdot K_2SO_4 \cdot 24H_2O]$、硫酸铝 $[Al_2(SO_4)_3 \cdot 18H_2O]$、铝酸钠 (Na_3AlO_3) 和三氯化铝 $(AlCl_3 \cdot 6H_2O)$ 等。铝盐易溶于水，在水处理中投入的浓度大致为 $10^{-5} \sim 10^{-3}$ mol/L（含 Al 量 0.27 ~ 27mg/L）。优点是：腐蚀性小，使用方便，混凝效果好，且对水质无不良影响。缺点是：水温低时，絮状体形成慢且松散，效果不如铁盐。

2）铁盐 包括三氯化铁 $(FeCl_3 \cdot 6H_2O)$ 和硫酸亚铁 $(FeSO_4 \cdot 7H_2O)$ 等。三氯化铁是具有金属光泽的黑褐色结晶，易溶于水，含杂质少。优点：适应的 pH 范围较广（5 ~ 9），絮状体大而紧密，对低温、低浊水的效果较铝盐好。缺点：腐蚀性强，易潮湿，水处理后含铁量高。硫酸亚铁混凝效果差，且残留于水中的亚铁会使水显色，因此使用时需将亚铁氧化成三价铁。

3）聚合氯化铝 化学式有多种。中国常用的是聚合氯化铝 $[Al_2(OH)_nCl_{6-n}]_m$（$n = 1 \sim 5$，$m \leqslant 10$），其优点：①对低浊度水、高浊度水、严重污染的水和各种工业废水都有良好的混凝效果；②用量比硫酸铝少；③适用的 pH 范围较宽（5 ~ 9）；④凝聚速度非常快，凝聚颗粒大，沉淀速度快，过滤效果好；⑤腐蚀性小，成本较低。但产品多为土法生产，质量不易保证。

4）聚丙烯酰胺 一种具有吸附架桥作用的非离子型线型高分子聚合物。其优点是对低浊和高浊水效果均好，其缺点是价格昂贵，产品中常含有微量未聚合的单体，毒性高。因此建议：饮水中丙烯酰胺的浓度经常使用（每年1个月以上）时不应超过0.01mg/L，非经常使用时，不应超过0.1mg/L。

（2）影响混凝效果的主要因素　①水中微粒的性质、粒度和含量；②水温低时，絮凝体形成慢且细小、松散；③水的pH和碱度；④混凝剂的种类、质量和用量等；⑤水中有机物和溶解盐含量；⑥混凝剂的投加方法、搅拌强度和反应时间等。

（3）助凝剂　有些混凝剂本身在澄清浑水中只起辅助作用，称为助凝剂或助沉剂。助凝剂的作用：一是调节或改善混提条件，如原水碱度不足，可加石灰用氯将亚铁氧化成高铁；二是改善絮状体结构，如铝盐产生的条状体细小而松散时，可用聚丙烯酰胺或活性硅酸等助凝。

（4）混凝设备

1）混凝剂投加方式　混凝剂投加的关键是选择合适的控制方式，如比例投加控制法、流动电流法等。

2）混凝反应设施　中国以水力絮凝池为主，欧、美、日以多挡变速机械搅拌为主。

（5）沉淀和澄清　水中悬浮颗粒依靠重力作用，从水中分离出来的过程称为沉淀。其设施有平流式沉淀池和斜板与斜管沉淀池，其作用是去除反应后产生的絮状体。澄清池的特点：一是利用积聚的泥渣和水中的脱稳颗粒相互接触、吸附；二是将混合、反应和泥水分离等过程放在同一池内完成，从而使水得到澄清。

2. 过滤　过滤（filtration）是指浑水通过石英砂等滤料层，以截留水中悬浮杂质和微生物等的净水过程。

（1）过滤的净水原理

1）筛除作用　水通过滤料时，比滤层孔隙大的颗粒被截留，随着过滤的进行，被截留的颗粒增多，滤层孔隙越来越小，较小的颗粒也被截留。

2）接触凝聚作用　水在滤层孔隙内的流动一般是层急状态，而层流产生的速度梯度会使细小絮状体和脱稳颗粒不断旋转，并跨越流线向滤料表面运动，当它们接近滤料颗粒表面时，就会产生接触吸附，当滤料吸附絮状体后，其接触凝聚作用会进一步加强。

（2）滤池的类型和工作周期　常用的滤池有普通慢滤池、双层和三层料滤池等。滤池工作可分三期：成熟期、过滤期、清洗期。

（3）过滤装置　集中式给水系统中使用各种形式的砂滤池。分散式给水的过滤装置可因地制宜，就地取材，采用砂滤井、砂滤池和砂滤缸等。砂滤井多用作河水及塘水的过滤，建在河岸边或池塘边，使河、塘水经过滤料层渗入井中备用。

（4）影响过滤效果的主要因素　①滤层厚度和粒径：滤层过薄，水中悬浮物会穿透滤料层而影响出水水质；过厚会延长过滤时间。滤料粒径大，筛滤、沉淀杂质的作用小。②滤速：滤速过快会影响滤后水质，滤速过慢过滤效果好，但会影响出水量。③进水水质：进水的浑浊度、色度、有机物、藻类等对过滤效果影响很大，其中影响最大的是进水的浑浊度，要求浑浊度低于10度；④滤池类型：慢滤池因滤料粒径小，过滤效果好，去除微生物的效果一般在99%以上；有时甚至远低于90%。

（三）水的消毒

消毒（disinfection）是指杀灭外环境中病原微生物的方法。水经过净化处理后，尚不能保证完全去除全部病原微生物，为了使水质符合饮用水各项细菌学指标的要求，为防止介水传染病的发生和传播，必须进行水的消毒。目前中国用于饮用水消毒的方法主要有氯化消毒、二氧化氯消毒、紫外线消毒和臭氧消毒等。

1. 氯化消毒　氯化消毒（chlorination）是氯或氯制剂进行饮用水消毒的一种有效的方法：

供消毒的化合物主要有液氯，漂白粉［$Ca(ClO)Cl$］和漂白粉精［$Ca(ClO)_2$］等。含氯化合物中具有杀菌能力的有效成分称为有效氯，一般指含氯化合物分子团中氯的价数大于 -1 者。漂白粉含有效氯 $28\% \sim 33\%$，漂白粉精含有效氯 $60\% \sim 70\%$，优氯净含有效氯 $60\% \sim 64\%$。

（1）氯化消毒的基本原理　氯溶于水后的化学反应：

$$Cl_2 + H_2O \longrightarrow HClO + H^+ + Cl^-$$

$$HClO =\!=\!= H^+ + ClO^-$$

漂白粉和漂白粉精在水中均能水解成次氯酸：

$$2Ca(ClO)Cl + 2H_2O \longrightarrow Ca(OH)_2 + 2HClO + CaCl_2$$

$$Ca(ClO)_2 + 2H_2O \longrightarrow Ca(OH)_2 + 2HClO$$

氯的杀菌作用机制是由于次氯酸体积小，电荷中性，易于穿过细胞壁；同时，它又是一种强氧化剂，能损害细胞膜，使蛋白质、RNA 和 DNA 等物质释出，并影响多种酶系统（主要是磷酸葡萄糖脱氢酶的巯基被氧化破坏），从而使细菌死亡。由于水中常含有一定量的氨氮，当氯加入水中时，除产生次氯酸外，还可产生一氯胺（NH_2Cl）和二氯胺（$NHCl_2$）。氯胺为弱氧化剂，有杀菌作用，但需要较高的浓度和较长的接触时间。

（2）影响消毒效果的因素

1）加氯量和接触时间　用氯及含氯化合物消毒饮用水时，氯不仅与水中细菌作用，还要氧化水中的有机物和还原性无机物，其需要的氯的总量为"需氯量"。为保证消毒效果，加氯量须超过水的需氯量，使在氧化和杀菌后还能剩余一些有效氯，称为"余氯"。余氯（residual chlorine）有两种，游离性余氯如 $HClO$、ClO^- 和化合性余氯如 NH_2Cl、$NHCl_2$。一般要求氯加入水中后，接触 30 分钟，有 $0.3 \sim 0.5mg/L$ 的游离性余氯，而对化合性余氯则要求接触 $1 \sim 2$ 小时后有 $1 \sim 2mg/L$ 余氯。

2）水的 pH　次氯酸（$HClO$）是弱电解质，其离解程度与水温和 pH 有关。当 pH<5.0 时，$HClO$ 呈 100% 形式存在于水中，随着 pH 的增高，$HClO$ 逐渐减少，而 ClO^- 逐渐增多，pH>9 时，ClO^- 接近 100%。根据对大肠埃希菌的实验，$HClO$ 的杀菌效率比 ClO^- 高约 80 倍。因此，消毒时应注意控制水的 pH 不宜太高。

3）水温　水温高，杀菌效果好。水温每提高 $10℃$，病菌杀灭率提高 $2 \sim 3$ 倍。

4）水的浑浊度　用氯消毒时，必须使 $HClO$ 和 ClO^- 直接与水中细菌接触，方能达到杀菌效果。如水的浑浊度很高，悬浮物质较多，细菌多附着在这些悬浮颗粒上，则氯的作用达不到细菌本身，使杀菌效果降低。

5）水中微生物的种类和数量　不同微生物对氯的耐受性不同，一般来说，大肠埃希菌抵抗力较低，病毒次之，原虫包囊抵抗力最强。水中微生物的数量过多，则消毒后水质较难达到卫生标准的要求。

（3）常用的氯化消毒方法

1）普通氯化消毒法　是对混凝沉淀及砂滤后的水加氯消毒，加氯量为 $0.5 \sim 2.0mg/L$，加氯接触时间 $30 \sim 60$ 分钟。本法适用于水源水质变动小、污染轻、不含酚的水，对污染较重的水加氯量可达 $3 \sim 5mg/L$。加氯量的多少要以游离性余氯为标准，水质标准要求加氯接触 30 分钟后水中游离性余氯不应低于 $0.3mg/L$，管网末梢水中游离性余氯不应低于 $0.05mg/L$。

2）过量加氯消毒法　用于严重污染的水源水，加氯量大大高于通常加氯量，可达 10 倍以上，使余氯量达到 $1 \sim 5mg/L$。此种消毒后的水需用亚硫酸钠、亚硫酸氢钠、硫代硫酸钠或活性炭脱除过高的余氯。

3）持续加氯消毒法　由于在井水或缸水一次加氯消毒后，余氯仅可维持数小时，消毒持续的时间较短。如反复进行消毒，则又较繁琐。所以一些地区在实际工作中采用各种持续消毒法，例如可用竹筒、塑料袋、广口瓶或青霉素玻瓶等，容器上面打孔多个，里面放入一次消毒用量 20～30 倍的漂白粉或漂白粉精，将其以绳悬吊于水中，容器内的消毒剂借水的振荡由小孔中漏出，可持续消毒 10～20 天。持续消毒器上孔的大小和数目多少可根据余氯测定结果确定。

4）折点氯消毒法　当氯量超过折点，在水中形成适量的游离氯。优点：消毒效果可靠；降低臭味和色度；明显降低铁、锰、酚。缺点：耗氯多，能产生较多的氯化副产物。

2. 二氧化氯消毒　ClO_2 在常温下为橙黄色气体，带有刺激性辛辣味，易溶于水，但不和水起化学反应，在水中极易挥发，其水中溶液呈黄绿色，敞开存放时能被光解成氯气、氧气、六氧化二氯、七氧化二氯的混合物，因此不宜存放，故需临时就地配制。当空气中二氧化氯浓度大于 10% 或水中浓度大于 30% 时，都具有爆炸性。因此，在产生时常用空气来冲淡二氧化氯气体，使其浓度低于 8%～10%。将此气体溶于水时，水中二氧化碳浓度为 6～8mg/L。在碱性溶液中二氧化氯可发生歧化作用。

ClO_2 是极为有效的饮水消毒剂，对细菌病毒及真菌孢子的杀灭能力均很强。对微生物的杀灭原理是：ClO_2 对细胞壁有较好的吸附性和渗透性，可有效地氧化细胞内含巯基的酶；可与半胱氨酸、色氨酸和游离脂肪酸反应，快速控制蛋白质的合成，使膜的渗透性增高并能改变病毒衣壳，导致病毒死亡。ClO_2 对于水中残存的有机物的氧化作用比 Cl_2 优越，经氧化的有机物多降解为含氧基团（羧酸）为主的产物，无氯代产物的出现。ClO_2 的强氧化性还可将致癌物 BaP 氧化成无致癌性的醌式结构。

ClO_2 在水中的消毒有其独特的优点：杀菌效果好、用量少，消毒作用时间长，可以保持剩余消毒剂量；可减少水中三卤甲烷等氯化副产物的形成；当水中含氨时不与氨反应，其氧化和消毒作用不受影响；氧化性强，能分解细胞结构并杀死芽孢；消毒作用不受水质酸碱度的影响；消毒后水中余氯稳定持久，防治再污染的能力强；可除去水中的色和味，不与酚形成氯酚臭；对铁、锰的除去效果较氯强；ClO_2 的水溶液可以安全生产和使用。其缺点是：ClO_2 具有爆炸性，故必须在现场制备，立即使用；制备含氯低的 ClO_2 较复杂，其成本较其他消毒方法高；ClO_2 的歧化产物对动物可引起溶血性贫血和变性血红蛋白血症等中毒反应。

3. 紫外线消毒　波长 200～295nm 的紫外线具有杀菌作用，其中以波长 254nm 的紫外线杀菌作用最强。紫外线对病原微生物杀灭作用的原理是：当微生物被照射时，紫外线可投入微生物体内作用于核酸、原浆蛋白与酶，使 DNA 上相邻的胸腺嘧啶键合成双体，致 DNA 失去转录能力，阻止蛋白质合成而不能繁殖，造成病原微生物死亡。用紫外线消毒设备有两种：套罐进水式（浸入式）和反射罩式（水面式）。套管进水式是灯管外有石英套管，水从灯管旁流过而消毒；反射罩式是利用表面抛光的铝质反射罩将紫外线辐射到水中，所处理的水为无压流（指液体表面相对压强为零的液体流动）。不管何种消毒形式，消毒时要求原水色度和浊度要低，水深最好不要超过 12cm。

紫外线消毒的优点是接触时间短、杀菌效率高、对致病微生物有广谱消毒效果；对隐孢子虫有特殊消毒效果；不产生有毒、有害物质；能降低臭、味和降解微量有机污染物；消毒效果受水温和 pH 影响小。缺点是没有持续消毒效果，需与氯配合使用；价格较贵。

4. 臭氧消毒　臭氧（O_3，ozone）是极强的氧化剂，在水中的溶解度比 O_2 大 13 倍。O_3 极不稳定，需在临用时制备，并立即通入水中。

O_3 加入水后即放出新生态氧［O］，［O］具有很大的氧化能力，可氧化细菌的细胞膜而使其渗透性增加，细胞内容物漏出，也可影响病毒的衣壳蛋白，导致病毒死亡。因此 O_3 的杀菌和除病毒以及氧化有机物作用均很强。O_3 用于饮水消毒的投加量一般不大于 1mg/L，要求接触 10～15 分钟，剩余 O_3 为 0.4mg/L。

O_3 消毒的优点是：消毒效果较 ClO_2 和 Cl_2 好；用量少；接触时间短；pH 在 6～8.5 内均有效；对隐孢子虫和贾第鞭毛虫有较好的灭活效果；不影响水的感官性状，同时还有除臭、色、铁、锰、酚等多种作用；不产生三卤甲烷；用于前处理时尚能促进絮凝和澄清，降低混凝剂用量。缺点是：投资大，费用较氯化消毒高；水中 O_3 不稳定，控制和检测 O_3 需一定的技术；消毒后对管道有腐蚀作用，故出水常无剩余 O_3，因此需要第二消毒剂；与铁、锰、有机物等反应，可产生微絮凝，使水的浊度提高。

5. 其他消毒方法

（1）煮沸消毒　这是一种最古老而又最常用的消毒方法之一，其消毒效果可靠，对一般肠道传染病的病原体和寄生虫卵，经煮沸 3 ~ 5 分钟均可全部杀灭。因此，为预防肠道传染病的介水传播应大力提倡喝开水。

（2）碘消毒　用于小规模一时性的饮水消毒和战时军用水壶消毒。优点是效果可靠，使用方便，一般接触 10 ~ 15 分钟即可饮用。缺点是价格较贵，消毒后水呈淡黄色。具体方法有：①5% 碘酒，50kg 水中加 20ml，即含碘 10mg/L，10 分钟后即可饮用。②有机碘化合物，有机碘消毒剂溶解快，杀菌效率高，对人无害。在军队中用作饮水消毒的有机碘消毒剂主要有三碘化硫酸六脲铝与三碘化二硝酸六脲铝。有机碘化合物也可与碘酸钠、氯化钠等压成有机碘片剂。

第三节　土壤环境与健康

案例讨论

> **案例**　权威部门提供的资料显示，目前，中国农药使用量已达 130 万吨，是世界平均水平的 2.5 倍，受农药污染的耕地土壤面积达 1.36 亿亩；地膜使用量达 63 万吨，白色污染相当严重；中国畜禽养殖业始终保持高速发展的势头，畜、禽存栏量每 10 年增加 1 ~ 2 倍，近年来畜禽粪便产生量已达到工业固废量的 3.8 倍，在畜禽养殖业主产区，当地畜禽粪便及废弃物产生量往往超出当地农田安全承载量数倍乃至百倍以上，造成严重的土壤重金属和抗生素、激素等有机污染物的污染。
>
> **问题**　目前中国主要的土壤污染有哪些？对于治理材料中污染有何建设性的意见？

一、土壤的状况及其卫生学意义

土壤是指地壳表面的岩石经过长期风化和生物学作用而形成的由矿物质、有机质、水分和空气等组成的地球陆地表面的疏松部分，是陆地生态系统的核心及食物链的首端，是生物圈的重要组成部分，它与人类的日常生活密切相关。人类在生产和生活过程中将有害物质排放到土壤中，使土壤中原有的背景化学元素成分发生改变，造成土壤污染，从而影响农作物生长发育，直接或间接危害人畜健康。因此，土壤的卫生状况与人类健康有着重要的联系。

（一）地质环境的特征及其卫生学意义

地质环境主要是指固体地球表层地质体的组成、结构和各类地质作用与现象给人类所提供的环境。人类所有生产和生活的消费物资，都是直接或间接地取自地质环境，如矿物开采、能源开发、建筑材料来源、土地开垦和使用、地质景观资源和地质空间资源利用等。这些地质资源，构成了地质环境系统内可供人类利用的一切物质。相对人类生存时间来说，绝大多数地质资源是不可更新资源，所以，滥采、滥用地质资源，必将带来严重后果。另外，人类在生产和生活过程中产生的一切废弃物，又都直接或间接地排放到地质环境之中。地质环境对人类排放的有害废弃物的容纳能力，取决于地下水、土壤和岩石对污染物的净化能力。水体、土壤、岩石对污染物质具有自净功能，通过这种自净功能，地质环境对外来的污染物质进行内部消化，起到自动调节的作用。当这种内部消化超负荷时，就会使环境状况发生恶化。

地质环境质量的好坏，对人类的生活、社会经济发展及人类健康都会有很大的影响。地质环境质量包括自然地质条件的稳定性、原生地球化学背景、抗人类活动干扰的能力、受污染或受破坏的程度等。当地质应力或人类活动而导致地质环境发生变化时，会产生各种危害或严重灾害，造成生态环境破坏以及人类生命财产遭受损失，如地震、火山喷发、滑坡、泥石流、地面沉降等。

（二）土壤的特征及其卫生学意义

土壤是由固相（包括矿物质和有机质等固体物质）、液相（土壤水分）和气相（土壤空气）物质组成。

1. 土壤的物理学特征　天然土壤自上而下可分为覆盖层、淋溶层、淀积层、母质层和风化层。土壤的这种垂向分层特征也称为土壤的发生剖面。各个土层，都是由许多大小不同的土壤颗粒（土粒）按不同的比例组合而成的，各种大小的颗粒在土壤中所占的比例或质量分数称为土壤的机械组成。

（1）土壤的粒级分组　土壤中的矿物质由岩石风化和成土过程中形成的不同大小的矿物颗粒组成，其直径差别很大（从几微米到几厘米）。大颗粒常由岩石、矿物碎屑和原生矿物组成，细颗粒主要由次生矿物所组成，性质和成分有相当大的差异。

（2）土壤的质地分类　中国将土壤质地划分为砂土、壤土（砂壤土、轻壤土、中壤土、重壤土）和黏土。土壤质地与土壤的理化性质有密切关系，并且影响土壤孔隙状况，因此对土壤水分、空气、热量的运动和养分转化均有很大的影响，质地不同的土壤表现出不同的性状。

（3）土壤的孔隙度　土壤是极为复杂的多孔体，由固体土粒和粒间孔隙组成，在自然状态下，单位容积土壤中孔隙容积所占的百分率，称为土壤孔隙度（soil porosity）。土壤孔隙对土壤性质有多方面的影响。①土壤容水量：是指一定容积的土壤中含有水分的量。土壤颗粒越小，孔隙也越小，其孔隙总容积就越大，容水量也越大。土壤腐殖质多，其容水量也大，土壤容水量大，其渗水性和透气性不良，不利于建筑防潮和有机物的无机化。②土壤渗水性：是指水分渗透过土壤的能力。土壤颗粒越大，渗水越快，土壤容易保持干燥。若渗水过快，地面污染物容易渗入地下水中，不利于地下水的防护。③土壤的毛细管作用：土壤中的水分沿着孔隙上升的作用，称为土壤的毛细管作用。土壤孔隙越小，其毛细管作用越大。建筑物地面和墙壁的潮湿现象等都和土壤的毛细管作用有关。

2. 土壤的化学特征　构成土壤的化学元素主要与地壳成土母岩成分有密切的关系。以沉积岩为主形成的土壤中含有人类生命必需的各种元素；以火成岩为主形成的土壤则往往缺少某些必需的微量元素，以致对健康产生不利的影响。人体内的化学元素和土壤中化学元素保持着动态平衡，分布却存在着地区间的差异。当地球化学元素的变化超出人体的生理调节范围，就会对健康产生影响，甚至引起生物地球化学性疾病。因此，各地区土壤中各种化学元素的背景值及其环境容量与居民健康之间有着非常密切的关系。

（1）土壤背景值（background level）　是指该地区未受或少受人类活动影响的天然土壤中各种化学元素的含量。土壤中各种元素的背景值是评价化学污染物对土壤污染程度的参照值；是确定土壤环境容量，制订土壤中有害化学物质卫生标准的重要依据；是评价土壤化学环境对居民健康影响的重要依据；也是土地资源开发利用和地方病防治工作的科学依据。由于各地区成土母岩、土壤种类和地形地貌的不同，造成不同地区土壤背景值差别很大。

（2）土壤环境容量（soil environmental capacity）　又称土壤负载容量，是一定土壤环境单元在一定时限内遵循环境质量标准，维持土壤生态系统的正常结构与功能，保证农产品的生物学产量与质量，在不使环境系统污染的前提下，土壤环境所能容纳污染物的最大负荷量。另外，不同土壤其环境容量是不同的，同一土壤对不同污染物的环境容量也是不同的，这与土壤的净化能力有关。土壤的环境容量是充分利用土壤环境的纳污能力，实现污染物总量控制，合理制定环境质量标准和卫生标准、防护措施的重要依据。

（3）土壤有机质（soil organic matter） 指土壤中各种含碳有机化合物的总称，包括腐殖质、生物残体及土壤生物。它与土壤矿物质一起共同构成土壤的固相部分。土壤有机质的含量一般仅占百分之几，最高也不过10%左右。腐殖质（humus）即进入土壤的植物、动物及微生物等死亡残体经分解转化形成的物质，是土壤特有的有机物质，占土壤有机质总量的85%～90%。腐殖质通常带有电荷并具有较强吸收、缓冲性能，对土壤的理化性质和生物学性质有重要影响。

土壤的化学特性包括土壤的吸附性、酸碱性和氧化还原性等。这些性能对土壤的结构、质量及土壤中污染物的转归都有重大影响。

3. 土壤的生物学特征 土壤生物是土壤形成、养分转化、物质迁移、污染物降解、转化和固定的重要参与者。其中土壤微生物（包括细菌、放线菌、真菌、藻类和原生动物等）是土壤中重要的分解者，对土壤自净具有重要的卫生学意义。

（1）土壤细菌 土壤细菌（soil bacteria）是土壤中分布最广的生物体。主要特点是菌体小，生长繁殖速度快，20～30分钟就能重复分裂1次。根据土壤中细菌的营养方式可分为自养型和异养型。根据它们对空气条件的要求，可分为需氧性和厌氧性两类。土壤中多数细菌属兼性厌氧细菌，在氧气充足或缺氧的条件下均能生存。

土壤受人畜排泄物和尸体等污染后可含有病原菌，如肠道致病菌、炭疽芽孢杆菌（*Bacillus anthracis*，俗称炭疽杆菌）、破伤风梭菌、产气荚膜梭菌、肉毒梭菌等，分别引起肠道传染病、炭疽、破伤风、气性坏疽、肉毒中毒。许多病原菌在土壤中可存活数十天，有芽孢的病原菌可在土壤中存活数年。

（2）土壤藻类 土壤藻类（soil alga）是含有叶绿素的低等植物。主要分布在土壤表面及以下几厘米的表层土壤中。土壤中的藻类主要是绿藻和硅藻，其次是黄藻。

（3）土壤原生动物 在土壤中生存或栖居的动物物种有上千种，多为节肢动物，也有非节肢土壤动物。节肢动物主要有螨类、蜈蚣、跳虫、白蚁等。非节肢土壤动物主要有线虫和蚯蚓等。

二、生物地球化学性疾病

由于地壳表面化学元素分布的不均匀性，使某些地区的水和（或）土壤中某些元素过多或过少，当地居民通过饮水、食物等途径摄入这些元素过多或过少而引起某些特异性疾病，称为生物地球化学性疾病（biogeochemical disease），也称为地方病（endemic disease）。中国常见的生物地球化学性疾病有碘缺乏病、地方性氟中毒和地方性砷中毒等。

（一）碘缺乏病

碘（iodine）是人体必需微量元素，主要来源于食物（占80%～90%），其余来源于水（10%～20%）和空气（5%）。广泛分布于自然界中，岩石、土壤、空气、水以及动、植物体内都含有碘，并以碘化物形式存在。由于碘化物随水迁移，因此，山区碘低于平原碘，平原碘低于沿海碘。

碘缺乏病（iodine deficiency disorders，IDD）是指因地区性环境缺碘，机体长时间碘摄入量不足而影响甲状腺激素合成所导致的多种功能损害的一种慢性疾病。根据不同的生长发育阶段，碘缺乏病主要包括地方性甲状腺肿、地方性克汀病等。

1. 流行病学特征

（1）地区分布 明显的地区性是本病的主要流行特征。碘缺乏病是世界上分布最广泛、危害人数最多的一种地方病。据统计，全世界有110个国家流行此病，每年约有12万新生儿发生不同程度的智能和体能损害。目前病区主要分布在亚洲、非洲、南美和大洋洲的大部分经济不发达国家，成为这些国家严重的公共卫生问题。

中国是碘缺乏病较严重的国家之一，除上海市外，在各省、市、自治区均有不同程度的流行，主要分布在东北的大小兴安岭、华北燕山山脉、西北的秦岭、西南云贵高原和华南的十万大山等地区。地方性克汀病多发生在水土流失严重的内陆山区，也有少数严重的地方性克汀病流行于冲积平原及河谷地带。碘缺乏病地区分布的总规律是：山区高于丘陵，丘陵高于平原，平原高于沿海。内陆高于沿海，内陆河的上游高于下游，农业地区高于牧区。

（2）人群分布 在流行区任何年龄的人都可发病。在青春期，生长发育旺盛，身体对甲状腺素的需要量增大，摄入的碘不能满足生理的需要量，因而发病率最高，发病高峰女性多12～18岁，男性9～15岁。成人的患病率，女性高于男性。

（3）时间趋势 采取补碘干预后，可以迅速改变碘缺乏病的流行状况。1980～1988年，采取食盐加碘为主的综合性防制措施后，患病率下降到2%左右。

（4）病区划分标准 中国制定的碘缺乏病病区划分标准（GB 16005—1995）包括：①尿碘中位数低于 $100\mu g/L$（50名男女各半）；水碘低于 $10\mu g/L$。②8～10岁儿童甲状腺肿大发病率大于5%（触诊法）或7～14岁儿童甲状腺肿大发病率大于10%（B超法）。

2. 临床表现

（1）地方性甲状腺肿（endemic goiter） 主要为甲状腺肿大。早期甲状腺轻度肿大，一般无自觉症状。中、晚期患者常因肿大的甲状腺压迫气管和食管、喉返神经引起呼吸困难及吞咽困难，以及声音嘶哑而就诊，严重者出现霍纳综合征（眼球下陷、瞳孔变小、眼睑下垂）。

（2）地方性克汀病（endemic cretinism）

1）智力低下 是地方性克汀病的主要症状，其程度可轻重不一。轻者可生活自理，做些简单劳动，但劳动效率低下。重者生活不能自理，甚至白痴，神经运动障碍较明显。

2）聋哑 聋哑是地方性克汀病（尤其神经型患者）的常见症状，多为感觉神经性耳聋，同时伴有语言障碍。

3）生长发育障碍 主要表现为身材矮小、性发育落后、婴幼儿生长发育落后、克汀病面容（头大，额短，眼裂呈水平状，眼距宽，塌鼻背，鼻翼肥厚，鼻孔向前，唇厚，舌伸出口外，流涎等）。

4）黏液水肿型甲状腺功能低下症状 表现为皮肤干燥、弹性差，皮脂腺分泌减少。精神及行为改变，表现为反应迟钝，表情淡漠，嗜睡，对周围事务不感兴趣。

3. 诊断

（1）地方性甲状腺肿

1）诊断标准 ①居住在地方性甲状腺肿病区；②甲状腺肿大超过本人拇指末节，或小于拇指末节而有结节；③排除甲状腺功能亢进、甲状腺炎、甲状腺癌等其他甲状腺疾病；④尿碘低于 $50\mu g/g$ 肌酐。

2）临床分型 ①弥漫型：甲状腺均匀增大，摸不到结节，此型儿童青少年多见。②结节型：在甲状腺上摸到一个或几个结节。此型多见于成人，尤其是妇女和老年人。③混合型：在弥漫肿大的甲状腺上，可摸到一个或几个结节。

3）分度标准 国内统一的分度标准为：①正常，甲状腺看不见，摸不着。②Ⅰ度，头部保持正常位置时，甲状腺可看到。由超过本人拇指末节大小到相当于1/3拳头大小，特点是"看得见"。甲状腺不超过本人拇指末节大小，但摸到结节时也算Ⅰ度。③Ⅱ度，由于甲状腺肿大，颈部明显变粗，大于本人 1/3 个拳头到相当于 2/3 个拳头，特点"脖根粗"。④Ⅲ度，颈部失去正常形状，甲状腺大于本人 2/3 个拳头，特点是"颈变形"。⑤Ⅳ度，甲状腺大于本人一个拳头，多带有结节。

（2）地方性克汀病　地方性克汀病的诊断标准如下。

1）必备条件　①出生、居住在碘缺乏地区；②有精神发育不全，主要表现在不同程度的智力障碍。

2）辅助条件　①神经系统症状，有不同程度的听力障碍、语言障碍、运动神经功能障碍；②甲状腺功能低下症状，不同程度的身体发育障碍以及克汀病面容；甲状腺功能低下的表现有出现黏液性水肿、皮肤毛发干燥。

有上述的必备条件，再具有辅助条件中神经系统症状或甲状腺功能减退症状任何一项或一项以上，即可诊断为地方性克汀病。

4. 防治措施　合理补碘是防治碘缺乏病的根本措施。

（1）补碘措施

1）碘盐　食盐加碘是预防碘缺乏病的首选方法。

碘盐是把微量碘化物（碘化钾）与大量食盐混匀后食用的盐。通常，每人每天平均碘的生理需要量为 150μg，成人摄入量的安全范围为 50～500μg。食盐加碘是最易坚持的有效措施，简便、经济、安全可靠是其他方法无法替代的。

2）碘油　有些病区地处偏远，食用不到供应的碘盐，可选用碘油。国内采用碘化核桃油或豆油。碘油分肌内注射和口服两种。1 周岁以内的婴幼儿注射 0.5ml（含量 237μg），1～45 岁注射 1.0ml，每 3 年注射 1 次，注射后半年至一年随访 1 次，观察有无甲状腺功能亢进或减退。口服碘油的剂量一般为注射量的 1.5 倍左右，每两年重复给药一次。尽管碘油是防治碘缺乏病的有效措施，但是不能代替碘盐。

3）其他　对患者可口服碘化钾，但用药时间长，不易坚持。还有碘化面包、碘化水，加工的富碘海带、海鱼等。

（2）预防碘中毒　碘盐和碘油若用量过多，可引发碘中毒和高碘性甲状腺肿。所以补碘要适量，且在高碘地区应供应无碘盐。

（二）地方性氟中毒

地方性氟中毒（endemic fluorosis）又称地氟病，是指由于人体经饮水、食物和或空气等途径长期暴露于高氟环境，摄氟量超过其生理饱和度而导致的一种以氟斑牙（dental fluorosis）和氟骨症（skeletal fluorosis）为主要特征的全身慢性中毒性疾病。

1. 流行病学特征

（1）地区分布　中国是地氟病发病最广、波及人口最多、病情最重的国家之一。除上海市以外，全国各省、市、自治区均有地方性氟中毒的发生和流行。根据 2008 年统计资料，高氟暴露人口 12185 万，分布在 1313 个病区县、131203 个自然村。

1）饮水型病区　是最重要的病区类型。由于居民长期饮用高氟水所致。饮水型病区分布最广，其特点是饮水中氟含量高于国家饮用水标准 1.0mg/L，最高甚至可达 17mg/L。氟中毒患病率与饮水氟含量呈明显正相关。

2）燃煤污染型病区　由于居民燃用含高氟煤做饭、取暖，敞灶燃煤，灶上无烟囱，并用煤火烘烤粮食、辣椒等，造成室内空气和食品严重污染，居民吸入污染的空气和摄入污染的食品而引起的地方性氟中毒病区。燃煤型病区是中国 20 世纪 70 年代后确认的一类病区。主要分布在陕西、四川、湖北、贵州、云南、湖南和江西等地区。以西南地区最重，北方也有少数面积不大的病区。

3）饮茶型病区　由于长期饮用含氟过高的砖茶而引起。根据世界卫生组织报道，世界茶平均氟含量为 97mg/kg，中国的红茶、绿茶及花茶平均氟含量约 125mg/kg，砖茶可高达 493mg/kg，最高 1175mg/kg。中国砖茶含氟量卫生标准，砖茶含氟应≤300mg/kg。

中国氟中毒病区分布特点，北方以饮水型为主，南方以燃煤污染型为主，交汇区大致在长江以北，秦岭、淮河以南。饮茶型主要在中西部和内蒙古等习惯饮茶民族聚居区。

（2）人群分布

1）氟斑牙 高氟地区幼儿乳牙发生氟斑牙的机会很小，氟斑牙主要发生在正在生长发育中的恒牙，且无性别差异。恒牙形成后再迁入高氟地区一般不患氟斑牙。因此，氟斑牙的发病与在病区居住的年限无关。

2）氟骨症 多侵犯成年人，尤其青壮年，并随年龄增加患病率增高，且病情严重。由于女性妊娠、哺乳等特殊生理现象，氟骨症患者常多于男性，多以骨质疏松软化型为主。

3）影响发病的其他因素 地方性氟中毒的发生主要与体内摄入氟的总量有关，但也受其他因素影响。其中主要为饮食营养因素。研究表明，蛋白质、维生素类、钙、硒和抗氧化物具有拮抗氟毒性作用。

（3）病区确定 国家地方性氟中毒病区划分标准（GB 17018—1997）规定了中国地方性氟中毒病区的确定和病区程度的划分。病区确定：①当地出生成长的 8～12 周岁儿童氟斑牙患病率大于 30%。②饮水型地方性氟中毒病区，饮水含氟量大于 1.0mg/L；燃煤污染型地方性氟中毒病区，由于燃煤污染总摄入量大于 3.5mg。

2. 临床表现 地方性氟中毒是一种全身慢性中毒性疾病，临床上主要表现为氟斑牙和氟骨症。

（1）氟斑牙 氟斑牙是地方性氟中毒最早出现而又最易识别的症状，表现为牙齿釉面光泽度改变、釉面着色、釉面缺损等。有氟斑牙者不一定发展为氟骨症，而氟骨症患者也不一定同时患有氟斑牙。

（2）氟骨症 主要表现为腰腿痛。疼痛为持续性，多为酸痛，少数严重者可有刺痛或刀割样痛，局部无红、肿、热现象，也无游走性。疼痛晨起最重，活动后可稍缓解。部分患者可出现神经系统症状，如肢体麻木、蚁走感。随着病情的加重，患者可有关节活动障碍、肢体变形、驼背及行走困难。由于骨质及韧带广泛增生，可有椎管狭窄并出现神经根压迫症状，甚至可发生骨髓或马尾神经压迫而致瘫痪。

1）氟骨症的 X 射线表现 X 射线检查是目前公认的唯一可靠的氟骨症客观诊断方法。

①骨结构改变 a. 骨密度增高（硬化）：主要表现为骨小梁均匀变粗、密，骨皮质增厚，骨髓腔变窄或消失，尤以腰椎、骨盆明显。b. 骨密度减低（疏松）：主要表现为骨小梁均匀变细、变小，骨皮质变薄，骨髓腔扩大。混合型则兼有硬化和疏松两种改变，多为脊柱硬化和四肢骨的吸收及囊性变。

②骨周改变 主要表现为韧带、肌腱附着处和骨膜及关节周围软组织钙化，有骨棘形成。这是氟骨症特征性表现之一，多见于躯干骨和四肢长骨，尤以胫腓骨和尺桡骨骨膜钙化最为明显，对诊断有特殊意义。

③关节改变 关节软骨退变坏死，关节面增生凸凹不平，关节间隙变窄，关节边缘呈唇样增生，关节囊骨化或有关节游离体，多见于脊椎及髋、膝、肘等大关节。

2）氟骨症临床分度

①轻度 有持续性腰腿痛及其他关节疼痛的症状，而无其他阳性体征者（当地出生者可有氟斑牙），能从事正常体力劳动。

②中度 除上述症状加重外，兼有躯干和四肢大关节运动功能受限，劳动能力受到不同程度的影响。

③重度 一个或多个大关节屈曲、强直、肌肉挛缩或出现失用性萎缩。脊柱、骨盆关节

发生骨性粘连，患者有严重的弯腰驼背，基本无劳动能力或成为残废。

3. 诊断

（1）氟斑牙　按照氟斑牙诊断标准，具有以下1项，可诊断为氟斑牙。①白垩样变：牙表面部分或全部失去光泽，出现不透明的云雾状或粗糙似粉笔样的条纹、斑点、斑块，或整个牙面呈白色粉笔样改变。②釉质着色：牙表面出现点、片状的浅黄色、黄褐色、深褐色病变，重者呈黑褐色，着色不能被刮除。③釉质缺损：牙釉质破坏、脱落，牙面出现点状甚至地图样凹坑，缺损呈浅蜂窝状，深度仅限于釉质层，严重者釉质大片缺失。

（2）氟骨症　诊断原则：①生活在高氟地区，并有饮高氟水、食用被氟污染的粮食或吸入被氟污染的空气者。②临床表现有氟斑牙（成年后迁入病区者可无氟斑牙），同时伴有骨关节痛，肢体或躯干运动障碍及变形者。③X射线表现，骨及骨周软组织具有氟骨症X射线表现。④实验室资料，尿氟含量多超过正常值。

4. 治疗　目前尚无针对地方性氟中毒的特效治疗方法。治疗原则主要是减少氟的摄入量，减低氟吸收量，拮抗氟的毒性，加速机体排出，改善营养状况以及必要的支持和对症等综合疗法。

（1）控制和减少氟摄入量　针对不同病区和病区类型，通过改水、改灶等预防措施减少高氟暴露机会。

（2）合理调整饮食和推广平衡膳食　提倡蛋白质、钙、镁、维生素丰富的饮食，以增强体质提高抗氟能力和排氟能力。

（3）药物治疗　适量给氟骨症患者补钙、维生素C和维生素D，以调整钙、磷代谢，拮抗氟吸收，改善神经细胞正常代谢，减少氟的毒性作用。

（4）氟斑牙治疗　可采用涂膜覆盖法、药物（过氧化氢或稀盐酸等）脱色法、修复法等治疗。

（5）氟骨症治疗　其对症疗法主要是止痛，对手足麻木、抽搐等症状可给予镇痛药。有椎管狭窄氟骨症的患者应进行椎板切除减压。对已发生严重畸形者，可进行矫形手术。

5. 预防　地方性氟中毒病因，主要为摄入过量氟所致，同时与特定的自然地质环境和不良的生产、生活习惯等相关，因此，本病的根本预防措施是减少氟的摄入量。

（1）饮水型氟中毒

1）改换水源　总原则是改水、除氟。①打低氟深井水：中国大部分干旱地区浅层地下水氟含量高，而深层地下水氟含量低，适宜饮用，符合防病要求。②引用低氟地面水：将病区附近低氟的江、河、湖和泉水等地面水引入病区作为水源。③收集降水：在缺水地区修建小型水库或水窖，蓄积天然降水。

2）饮水除氟　本法适用于无低氟水源可供利用的病区。可以采用如活性氧化铝吸附法、骨炭吸附法、铝盐或磷酸盐混凝沉淀法以及反渗透等除氟技术。

（2）燃煤污染型氟中毒

1）改良炉灶　改造落后的燃煤方式，炉灶应有良好的炉体结构并安装排烟设施，将含氟烟尘排出室外。

2）减少食物氟污染　改进食物干燥方法，用自然条件烘干粮食，或用烤烟房、火炕烘干，避免烟气直接接触食物。

3）不用或少用高氟劣质煤　更换燃料或减少用煤量，最大限度地降低空气中的氟含量。

（3）饮茶型氟中毒　研制低氟砖茶和降低砖茶中氟含量，并在饮砖茶习惯病区增加其他低氟茶种代替砖茶。

三、土壤污染与疾病

(一) 土壤的污染

土壤污染（soil pollution） 在人类生产、生活活动中排放的有害物质进入土壤，直接或间接地危害人畜健康的现象。由于土壤污染的组成、结构、功能以及在自然生态系统中的特殊地位和作用，使土壤污染比大气污染、水体污染要复杂得多。

1. 土壤污染的特点

（1）隐藏性 当土壤将有害物质输送给农作物，再通过食物链而损害人畜健康时，土壤本身可能还会继续保持其生产能力。土壤对机体健康产生的危害以慢性、间接危害为主。所以，土壤污染具有隐蔽性。

（2）累积性 重金属和放射性元素都能与土壤有机质或矿物质相结合，并且不断积累达到很高的浓度，长久地保存在土壤中，表现为很强的累积性、地域性特点，成为顽固的环境污染问题。

（3）不可逆转性 重金属污染物对土壤环境的污染基本上是一个不可逆转的过程。同样，许多有机化合物对土壤环境的污染也需要较长的时间才能降解，尤其是那些持久性有机污染物不仅在土壤环境中很难降解，而且可能产生毒性较大的中间产物。

（4）长期性 土壤环境一旦被污染，仅仅依靠切断污染源的方法往往很难自我修复，只有采用有效地治理技术才能消除现实污染。但是，就目前的治理方法，仍然存在治理成本较高和周期较长的矛盾。

2. 土壤污染的来源 按照污染物进入土壤的途径，可将土壤污染物分为以下几类。

（1）农业污染 主要是指出于农业自身的需要而施入土壤的化肥、化学农药以及其他农用化学品和残留于土壤中的农用地膜等。施肥是维持土壤生产力和提高作物产量的关键措施之一，也是导致土壤污染的重要来源之一。农业发展对农药需求量的快速增长使农药更为直接地导致土壤环境的污染。

（2）工业污染 是指工矿企业排放的废水、废气和废渣等，是土壤污染最重要的来源之一。该类污染源对土壤环境系统带来的污染可以是直接的，也可以是间接的。工业废渣在陆地环境中的堆积以及不合理处置，将直接引起周边土壤中污染物的累积，进而引起动物、植物等生物体内污染物的累积。一般来讲，直接由工业"三废"引起的土壤污染仅限于工业区周围数十公里范围之内，属于点源污染。

（3）生活污染 人粪、尿及畜禽排泄物长期以来被看作是重要的土壤肥料来源，对农业增产起着重要作用。将这种未经处理的肥源施于土壤，会引起土壤严重的生物污染。城市垃圾的不合理处置是居民生活引起土壤污染的另一个主要途径。

（4）交通污染 交通工具对土壤的污染主要体现在汽车尾气中的各种有毒物质通过大气沉降造成对土壤的污染，以及事故排放所造成的污染。研究表明，土壤中 Zn 主要来源于轮胎的磨损、Cr 主要来源于沥青、Pb 污染主要来源汽车尾气以及汽车涂料。

（5）灾害污染 强烈火山喷发区的土壤、富含某些重金属或放射性元素的矿床附近地区的土壤，由于矿物质（岩石、矿物）的风化分解和播散，可使有关元素在自然力的作用下向土壤中迁移，引起土壤污染。战争灾害可对战区的生态环境造成严重影响，贫铀弹对土壤的污染主要是含有放射性的爆炸物和空气中灰尘的沉降所致。

（6）电子垃圾污染 电子垃圾（electronic waste）可以来自工业生产，也可以来自日常生活的电子、电器产品的废弃物，是目前深受人们关注的危害极大的重要污染源。电子垃圾含有铅、镉、汞、六价铬、聚氯乙烯塑料、溴化阻燃剂等大量有毒、有害物质，比一般的城市生活垃圾危害大得多。

3. 污染物污染土壤的方式

（1）气型污染　是由大气中污染物沉降至地面而对土壤造成的污染。主要污染物有铅、镉、砷、氟等，还包括汽车废气对土壤的污染。

（2）水型污染　主要是工业废水和生活污水通过污水灌田而对土壤的污染。污水灌田的农作物容易受到污染，有的作物能大量吸收富集某些有害物质，甚至引起使用者中毒，如含镉污水灌田而富集到稻米中引起镉中毒。

（3）固体废弃物型污染　是工业废渣、生活垃圾粪便、农药和化肥等对土壤的污染，其特点是污染范围比较局限和固定，也可通过风吹雨淋而污染较大范围的土壤和水体。

（二）土壤污染对健康的危害

1. 重金属污染的危害

（1）镉污染的危害　镉（cadmium，Cd）是一种分布于自然界中的重金属，与氧、氯、硫等元素形成无机化合物。镉对作物生长和人体发育均属非必需元素。土壤中镉含量一般为 $0.05 \sim 0.2mg/kg$。研究证明，在土壤中生长的植物镉含量随着土壤中镉含量的增加而增加。土壤和农作物的镉含量增加又会影响人群的镉暴露水平。一般居民的镉暴露主要来自食物和烟草。由于水稻、烟草等作物对镉具有较强的富集能力，当土壤受到镉污染时，其镉含量可显著增加。例如，水稻中的镉含量可高达 $2.0mg/kg$，当大米中的镉含量大于 $0.4mg/kg$ 时，即被认为是毒米，不可食用。

镉是人体非必需的有毒元素，由于其在体内具有很强的蓄积性，长期暴露可发生慢性镉中毒。慢性镉中毒最早发生在日本富山县神通川两岸地区，由于神通川上游某铅锌矿的含镉选矿废水和尾矿渣污染了河水，使下游用河水灌溉的稻田受到镉污染，造成稻米含镉量大大增加。当地居民长期食用含镉量高的稻米，使镉在体内大量蓄积而引起慢性中毒。

长期患病最终导致骨质疏松或软化出现多发性骨折，患者全身剧烈疼痛，日夜喊痛，故又称为"痛痛病"。痛痛病患者多为 40 岁以上多胎生育妇女。主要临床表现早期为腰背痛、膝关节痛，以后遍及全身的刺痛，镇痛药无效。患者易在轻微外伤的情况下发生多发性病理性骨折，甚至在咳嗽、打喷嚏时也引起骨折。患者四肢弯曲变形，脊柱受压缩短变形，骨软化和骨质疏松，行动困难，被迫长期卧床。该病多在营养不良的条件下发病，最终患者多因极度衰弱及并发其他疾病而死亡。"痛痛病"发病缓慢，是镉在体内蓄积达到一定量才引发的，其最短潜伏期为 $2 \sim 4$ 年。本病无特效疗法，死亡率很高。世界卫生组织建议成人每周摄入的镉不应超过 $400 \sim 500\mu g$。给动物皮下注射镉，能引起注射部位、肝、肾和血液系统的癌变。1993 年国际癌症研究机构（IARC）将镉确定为 1A 类致癌物，即人类致癌物。

（2）铊污染的危害　铊（thallium，Tl）是一种高度分散的稀有贵金属，呈银白色，像铅一样软而且具有延展性，在空气中很不稳定，室温下易氧化，易溶于硝酸和硫酸。由于铊的剧毒性，各国已限制其使用，但资源开发带来的铊污染日趋严重，这些地区植物和水体沉积物中铊含量远高于背景值，成为一种重要的环境污染源。如在广东云浮某硫酸厂的焙烧渣堆放区土壤中的 Tl 含量达到 $4.99 \sim 15.2mg/kg$。

铊可以在各种环境介质中转移，在土壤中的分布和迁移，表现在矿坑废水和冶炼废水中高度聚集，导致矿化区附近的河流湖泊中铊的含量通常很高，在含铊矿床附近的植物中富集。由于铊的化合物多数具高挥发性，在冶炼过程中能以气态形式在大气中运移。德国某水泥厂附近的蔬菜地，生长的蔬菜作物中 Tl 含量 $9.5 \sim 45mg/kg$，而未受污染土壤上的植物中 Tl 含量变化范围为一般在 $0.01 \sim 0.25mg/kg$。铊对土壤微生物毒性很大，可抑制硝化菌的生长而影响土壤的自净能力等。铊对植物、哺乳动物的危害性高于镉、铅、铜和锌的危害，因此被美国环境保护署列为优先控制的有害污染物之一。

一般情况下，铊对成人最小致死量约为 $12mg/kg$，人摄入后 2 小时，血铊达到最高值，

24~48小时血铊浓度明显降低。在人体内以肾中含量最高，其次是肌肉、骨骼、肝、心、胃肠、脾、神经组织，皮肤和毛发中也有一定量铊。铊主要通过肾和肠道排出。

铊对人体的危害主要表现为急性铊中毒和慢性铊中毒。急性铊中毒主要发生在皮肤接触或口服铊盐后。环境中铊污染对人体的影响主要为慢性危害：①周围神经损害，早期表现为双下肢麻木，疼痛过敏，很快出现感觉、运动障碍。②视力下降甚至失明，可见视网膜炎、球后视神经炎及视神经萎缩。③毛发脱落，呈斑秃或全秃。④男性还可见性欲丧失、睾丸萎缩、精子生成障碍等。此外，铊还具有致畸和致突变性。动物实验表明，当铊浓度为0.83~2.5mg/kg时可使小鼠致畸，表现为胚胎吸收率增高，胸骨和枕骨缺失。实验还表明，铊化合物能在骨髓中蓄积，并抑制骨髓的有丝分裂。铊化合物还引起CHO细胞染色体畸形和断裂以及姊妹染色单体交换率升高，小鼠骨髓多染红细胞微核和精子畸形率增高。

（3）电子垃圾污染的危害　近年来，中国电子垃圾产量迅猛增加，且还接受全世界70%的电子垃圾，使中国的电子垃圾污染危害日趋严重。中国处理电子垃圾的手段落后，通常采用破碎、焚烧、倾倒、酸洗等比较原始的方法提取贵重金属，致使电子垃圾中的重金属、化学阻燃料、二噁英等释入环境，对当地的土壤和水体造成严重污染，进而危害人体健康。电子垃圾对人群健康影响的研究显示，电子垃圾拆解从业人员出现头痛、头晕、皮疹瘙痒、恶心、失眠、记忆力下降、结膜充血等症状。电子垃圾拆解地区已形成以重金属和POPs为主要特征的高污染暴露环境，已对当地人群特别是新生儿和学龄前儿童身心健康造成严重影响。

2. 农药污染的危害　农药种类繁多，全世界已开发出的农药原药1200多种，其中常用的有200余种。主要有有机氯、有机磷、有机砷、有机汞、氨基甲酸酯、菊酯类化合物等几大类。据统计，使用农药可挽回年粮食减产损失的30%，相当于因使用农药每年可增加3亿~3.5亿吨的粮食。但是，由于不少农药具有高毒性、高生物活性，在土壤环境中残留的持久性以及农药滥用引发的问题，已引起人们的高度关注。农药污染土壤后即使土壤中农药的残留浓度很低，通过食物链和生物浓缩作用（bio-concentration）可使体内浓度高数千倍甚至上万倍，而对人体健康造成危害。农药污染对人体造成的危害是多方面的，如急性、慢性中毒和致癌、致畸、致突变作用等。

3. 持久性有机污染物的危害　持久性有机污染物（persistent organic pollutant，POPs）能持久存在于环境中，并可借助大气、水、生物体等环境介质进行远距离迁移。通过食物链富集，对环境和人类健康造成严重危害的天然或人工合成的有机污染物质。POPs是一类对全球环境和人类健康影响非常巨大的化学物质，已引起全世界的广泛关注。

POPs可通过多种途径进入机体，在体内的脂肪组织、肝等器官、组织及胚胎中积聚，产生毒性。动物实验表明，POPs可对包括肝、肾等脏器及神经系统、内分泌系统、生殖系统、免疫系统等产生急性和慢性毒性，并具有明显致癌、致畸、致突变等作用。不少POPs物质具有内分泌干扰作用，能够从多个环节上影响体内天然激素正常功能的发挥，影响和改变免疫系统和内分泌系统的正常调节功能，引发女性乳腺癌、子宫内膜异位等，男性发生睾丸癌、前列腺癌、性功能异常、生精功能障碍、精子数量减少和生育障碍等。POPs干扰机体的生殖内分泌功能，引起雌性动物卵巢功能障碍，抑制雌激素的作用，使雌性动物不孕、胎仔减少、流产等，低剂量的二噁英能使胎鼠产生腭裂和肾盂积水。POPs还可通过胎盘和授乳传递给胎儿和婴儿，而影响其发育。二噁英类化合物可引起严重的出生缺陷，如越南有数以万计的儿童，因受战争毒剂的危害在身体上和智力上存在明显缺陷。

4. 生物性污染的危害　人体排出的含病原体的粪便未经无害化处理，即进行农田施肥可污染土壤，人生吃这种土壤中种植的蔬菜瓜果等可感染患病（人—土壤—人）。携带钩端螺旋体的动物如牛、羊、猪、鼠等的粪便可污染土壤，人接触后可受到感染。炭疽芽孢杆菌在土壤环境可存活1年以上，家畜一旦感染了炭疽病并造成土壤污染，会在该地区相当长时间内传播此病。天然土壤中常含有破伤风杆菌和肉毒杆菌而使人感染（土壤—人），这两种病菌抵抗力很强，在土壤中能长期存活。

 本章小结

　　大气、水和土壤是人类赖以生存的三大介质，三者的卫生状况与人类健康有着非常重要的关系。大气是生活在地球上生命体所必需的，对人体的生命、健康、疾病以及生活等方面均具有重要的卫生学意义；水是自然界一切生命过程必需的基本物质，在人类生活和生产活动中具有极其重要的作用，生活饮用水水质标准和卫生要求对保障人体的健康也非常重要；土壤是陆地生态系统的核心及食物链的首端，是生物圈的重要组成部分，它与人类的日常生活密切相关。通过学习本章内容，掌握影响健康的各种生活环境因素，充分认识到改善和利用大气环境、水环境及土壤环境是预防疾病、促进健康、提高生命质量的重要措施。

 思考题

1. 什么叫环境污染？环境污染的种类有哪些？
2. 室内空气污染的主要来源有哪些？
3. 简述生活饮用水的卫生学要求。
4. 简述影响氯化消毒的因素。
5. 简述地方病的判定依据。

（齐宝宁）

第五章 食物与健康

民以食为天，食物（food）是人类赖以生存的物质基础。人体通过不断从食物中获得营养成分来保持人体和外界环境的能量平衡和物质代谢的平衡，以维护人体的健康水平。营养（nutrition）是指人体通过摄取、消化、吸收和利用食物中营养成分，以维持生长发育、组织更新和良好健康状态的生物学过程。合理营养可以保证机体正常的生理功能，促进健康和生长发育，提高机体的抵抗力和免疫力，有利于预防疾病，增强体质。不合理营养，如营养不足、过量或食物被污染，可以发生营养性疾病或食源性疾病。

案例讨论

案例 2007年3月，某研究小组在陕西省某国家级贫困县调研，发现某镇中心小学的学生可能存在较高的营养不良发生率，遂对该校部分师生进行了深入的走访。征得学生及家长的同意，对四年级某班的学生进行体检和血常规分析。结果表明，52人中有36人存在不同程度的营养缺乏，表现为低体重和消瘦、面色苍白、头发枯黄、皮肤干燥、指甲呈匙状、牙龈出血、疲乏无力、心悸紧张、注意力不集中等症状。其中1人因为过度紧张导致采血不成功，1人血量过少不满足检查要求，50人中13人的血红蛋白低于参考值，1人白细胞计数异常。

问题 该校学生存在哪些营养问题？贫血诊断标准是什么？确诊需要考虑哪些因素？贫血有哪些类型？缺铁性贫血的高危人群有哪些？

第一节 营养素与能量

一、人体需要的主要营养素及其参考摄入量

（一）营养素的生理需要量

营养素（nutrients）是指食物中能够被人体消化、吸收和利用的各种有机和无机物质，可给机体提供能量、构成组织及调节生理功能的化学成分，包括蛋白质、脂质、糖类、无机盐、维生素和水六大类，其主要功能包括以下三个方面：①供给机体基础代谢活动和劳动所需的热能；②构成机体组织成分；③调节生理功能。

营养素的生理需要量是指能保持人体健康，达到应有发育水平和能充分发挥效率地完成

各项体力和脑力活动的、人体所需要的热能和各种营养素的必需量。这是根据长期的膳食调查、生理与生化试验，结合机体的不同生理情况和劳动条件而制定的。

(二) 营养素的供给量标准

营养素的供给量标准是指为满足健康人群中几乎所有人的需要，每日需由膳食提供各种营养素的量，也称为每日膳食营养素供给量。

为预防营养缺乏病的发生，中国在 1955 年首次公布"推荐的膳食营养素供给量"(recommended dietary allowance，RDA) 指标，此后又做了多次修订。随着居民生活水平提高，膳食结构发生改变，与膳食有关慢性病逐渐成为主要死因，因而制定新的膳食营养素供给量势在必行。中国于 2000 年 10 月提出了新时期中国人需要的膳食营养素参考摄入量 (dietary reference intakes，DRIs)，并在 2013 年颁布了修订版本——《中国居民 DRIs 2013》。

膳食 DRIs 是在 RDA 基础上发展起来的一组每日平均膳食营养素摄入量的参考值，包括 4 类营养素摄入量指标，即估计平均需要量 (estimated average requirement，EAR)、推荐摄入量 (recommended nutrient intake，RNI)、适宜摄入量 (adequate intake，AI) 和可耐受最高摄入量 (tolerable upper intake level，UL)。2013 年修订版增加与非传染性慢性病 (noninfectious chronic disease，NCD) 有关的三个参数：宏量营养素可接受范围 (acceptable macronutrient distribution ranges，AMDR)、预防非传染性慢性病的建议摄入量 (proposed intakes for preventing non-communicable chronic diseases，PI-NCD，简称建议摄入量，PI) 和某些膳食成分的特定建议值 (specific proposed levels，SPL)。

1. 估计平均需要量 EAR 系可以满足某一特定性别、年龄及不同生理状况群体中 50% 个体需要量的估计摄入水平。它是根据个体需要量的研究资料制订的。这一摄入水平不能满足群体中另外 50% 个体对该营养素的需要。EAR 是制订推荐摄入量的基础。

2. 推荐摄入量 RNI 系可以满足某一特定性别、年龄及不同生理状况群体中绝大多数 (97%~98%) 个体需要量的摄入水平，相当于传统使用的每日膳食营养素供给量。长期摄入 RNI 水平，可以满足身体对该营养素的需要，保持健康和维持组织中有适当的储备。RNI 的主要用途是作为个体每日摄入该营养素的目标值。RNI 是以 EAR 为基础制订的。如果已知 EAR 的标准差，则 RNI 定为 EAR 加两个标准差 (SD)，即 RNI = EAR+2SD。如果关于需要量变异的资料不够充分，不能计算标准差时，一般设 EAR 的变异系数为 10%，这样 RNI = 1.2×EAR。

《中国居民 DRIs 2013》提出 EAR 和 RNI 的营养素有蛋白质、总糖类、维生素 A、维生素 D、维生素 B_1、维生素 B_2、维生素 B_6、维生素 B_{12}、维生素 C、烟酸、叶酸、钙、磷、镁、铁、锌、碘、硒、铜、钼、水、膳食纤维。

3. 适宜摄入量 基于对健康人群营养素大致摄入量的观察或试验研究而确定的推荐每日摄入量，称 AI。在个体需要量的研究资料不足不能计算 EAR，而不能求得 RNI 时，可设定 AI 来代替 RNI。例如纯母乳喂养的足月产健康婴儿，从出生到 4~6 个月，他们的营养素全部来自母乳。母乳中供给的营养素量就是他们的 AI 值。AI 与 RNI 相似之处在于都能满足目标人群中几乎所有个体的需要，与 RNI 的区别则是准确性不如 RNI，量值可能大于 RNI。制定 AI 时不仅考虑到预防营养素缺乏的需要，而且纳入了减少慢性病风险的功能。根据营养"适宜"的某些指标制定的 AI 值一般都超过 EAR。

《中国居民 DRIs2013》提出 AI 的营养素有亚油酸、亚麻酸、EPA+DHA、维生素 E、泛酸、生物素、钾、钠、氯、氟、锰、铬。

4. 可耐受最高摄入量 UL 是平均每日摄入营养素的最高量，这个摄入量对一般人群中几乎所有个体不致引起有害的健康效应。当摄入量超过 UL 而进一步增加时，损害健康的危险性随之增大。"可耐受"指这一剂量在生物学上大体是可以耐受的，但并不表示可能是有益的。鉴于营养素强化食品和膳食补充剂的日渐发展，需要制定 UL 来指导安全消费。如果某营养素的有害效应与摄入总量有关，则该营养素的 UL 应依据食物、饮水及补充剂供给的总量而定。如果有害效应仅与强化食物和补充剂有关，则 UL 依据其来源而不是总摄入量来制定。对许多营养素来说，还没有足够的资料来制定其 UL。所以某些营养素未确定 UL 并不意味着过多摄入就没有潜在的危害。

《中国居民 DRIs2013》提出 UL 的营养素及膳食成分有维生素 A、维生素 D、维生素 E、维生素 B_6、维生素 C、叶酸、烟酸、胆碱、钙、磷、铁、锌、硒、氟、锰、钼、叶黄素、大豆异黄酮、番茄红素、原花青素、植物甾醇、L–肉碱、姜黄素。

5. 宏量营养素可接受范围　AMDR 指蛋白质、脂肪和糖类理想的摄入量范围，该范围可以提供这些必需营养素的需要，并且有利于降低发生 NCD 的危险，常用占能量摄入量的百分比表示。蛋白质、脂肪和糖类都属于在体内代谢过程中能够产生能量的营养素，因此称为产能营养素（energy source nutrient）。它们属于人体的必需营养素，三者的摄入比例影响微量营养素的摄入状况。另一方面，当产能营养素摄入过量时又可能导致机体能量储存过多，增加 NCD 的发生风险。因此有必要提出 AMDR，以预防营养素缺乏，同时减少摄入过量而导致 NCD 的风险。传统上 AMDR 常以某种营养素摄入量占摄入总能量的比例来表示，其显著的特点之一是具有上限和下限。如果个体的摄入量高于或低于推荐范围，可能引起必需营养素缺乏或罹患 NCD 的风险增加。

6. 预防非传染性慢性病的建议摄入量　膳食营养素摄入量过高导致的 NCD 一般涉及肥胖、高血压、血脂异常、脑卒中、心肌梗死以及某些癌症。PI–NCD 是以 NCD 的一级预防为目标，提出的必需营养素的每日摄入量。当 NCD 易感人群某些营养素的摄入量达到 PI 时，可以降低发生 NCD 的风险。此次提出 PI 值的有维生素 C、钾、钠。

7. 特定建议值　近几十年的研究证明传统营养素以外的某些膳食成分，具有改善人体生理功能、预防 NCD 的生物学作用，其中多数属于植物化合物，特定建议值（SPL）是指膳食中这些成分的摄入量达到这个建议水平时，有利于维护人体健康。此次提出 SPL 值的有大豆异黄酮、叶黄素、番茄红素、植物甾醇、氨基葡萄糖、花色苷、原花青素。

（三）人体需要的主要营养素

1. 蛋白质　蛋白质（protein）是构成人体组织、调节各种生理功能不可缺少的物质，可促进机体生长发育，参与机体内重要物质的转运，并供给热能。蛋白质缺乏时可导致机体易疲劳、易感染、贫血、生长发育迟缓、病后恢复缓慢等；严重缺乏时可致营养不良性水肿；过多时则可增加肾负担。

（1）氮平衡　成人体内蛋白质含量稳定，占体重的 16% ~ 19%。人体内蛋白质每天有 3% 左右进行更新，处于不断分解又不断合成的动态平衡之中，借此达到组织蛋白不断更新和修复的目的。其中大部分重新合成新的蛋白质分子，有一小部分分解成为尿素及其他代谢产物，经尿液、粪便或皮肤排出体外。其丢失部分，必须每天从膳食蛋白质得到补充而保持平衡，当机体摄入氮的数量与排出氮的数量相等，称零氮平衡。氮平衡是衡量机体蛋白质营养的重要指标。为安全起见，一般当摄入氮比排出氮高 5% 才能确认处于氮平衡状态。

$$氮平衡 = 摄入氮 - （尿氮 + 粪氮 + 经皮肤排出的氮）$$

生长发育期的婴幼儿和青少年或疾病康复阶段的成年人，为满足新增或修复组织的需要，有一部分摄入的氮将储留体内，即摄入氮大于排出氮，称为正氮平衡。反之，当膳食中蛋白质长期不足或患消耗性疾病，由于组织氮损耗或大量组织细胞分解，机体排出的氮将超过摄入的氮，称为负氮平衡。

（2）食物蛋白质营养价值　食物中蛋白质的营养价值主要从食物的蛋白质含量、被消化吸收程度和被人体利用程度等三方面进行综合评价。

1）蛋白质含量　是评价食物蛋白质营养价值的基础。一般以凯氏定氮法测定食物中含氮量，再乘以 6.25 即得出食物粗蛋白含量。氮占蛋白质的百分比约为 16%，取其倒数即为 6.25。食物中粗蛋白的含量以大豆最高为 30%~40%，鲜肉类 10%~20%，粮谷类含量低于 10%。

2）蛋白质消化率　是指蛋白质可被消化酶分解的程度，以吸收氮量与摄入氮量的比值表示。吸收氮量以摄入氮量减去粪氮量求得。粪氮并不完全等于食物中未吸收的氮，其中还包括消化道脱落上皮细胞、消化液以及肠道微生物等所含的氮。消化率高表明该蛋白质被吸收利用的可能程度大。蛋白质消化率可分真消化率（net digestibility）和表观消化率（apparent digestibility）。

$$蛋白质真消化率=\frac{摄入氮-（粪氮-粪代谢氮）}{摄入氮}\times100\% \tag{5-1}$$

$$蛋白质表观消化率=\frac{摄入氮-粪氮}{摄入氮}\times100\% \tag{5-2}$$

一般来说，动物蛋白质的消化率一般高于植物蛋白质。因为植物性食品蛋白质被纤维包围，不易与消化酶接触。若将食品加工烹调软化或去除纤维，亦可提高蛋白质的消化率。如乳类为 97%~98%、肉类为 92%~94%、蛋类为 98%、馒头为 79%、米饭为 82%、马铃薯为 74%、玉米窝窝头为 66%、大豆为 60%、豆腐为 90%。

3）蛋白质利用率　衡量蛋白质利用率的指标有很多，最常用的是生物学价值（biological value，BV）。BV 是指蛋白质经消化吸收后，进入机体可以储留和利用的部分，可用氮储留法测得。各种食物蛋白质 BV 不一致，常用食物蛋白质 BV 见表 5-1。

$$蛋白质的生物学价值=\frac{储留氮}{吸收氮}\times100\% \tag{5-3}$$

$$吸收氮=摄入氮-（粪氮-粪内源氮）$$

$$储留氮=吸收氮-（尿氮-尿内源氮）$$

表 5-1　常用食物蛋白质的 BV

蛋白质	BV	蛋白质	BV	蛋白质	BV
鸡蛋黄	96	牛肉	76	玉米	60
全鸡蛋	94	白菜	76	花生	59
牛奶	90	猪肉	74	绿豆	58
鸡蛋白	83	小麦	67	小米	57
鱼	83	豆腐	65	生黄豆	57
大米	77	熟黄豆	64	高粱	56

一般动物性蛋白质的 BV 比植物性蛋白质高，蛋白质 BV 的高低主要取决于必需氨基酸（essential amino acid，EAA）的含量和比值。

EAA 指人体内不能合成或合成数量不足，必须每日由膳食供给才能满足机体生理需要的氨基酸，如缬氨酸、亮氨酸、异亮氨酸、苏氨酸、苯丙氨酸、色氨酸、甲硫氨酸、赖氨酸。对婴幼儿而言，组氨酸亦为 EAA。能在体内合成的则称为非必需氨基酸，酪氨酸与半胱氨酸虽属非必需氨基酸，但在体内可分别由苯丙氨酸和甲硫氨酸转变而成，所以称为条件必需氨基酸或半必需氨基酸。人体每日 EAA 需要量见表 5-2。

表5-2 人体每日必需氨基酸需要量及比值

不同人群需要量及比值	缬氨酸	亮氨酸	异亮氨酸	苏氨酸	苯丙氨酸+酪氨酸	色氨酸	甲硫氨酸+半胱氨酸	赖氨酸	组氨酸
成人：需要量（mg/kg）	10.0	14.0	10.0	7.0	14.0	4.0	13.0	12.0	-
比值	2.8	4.0	2.8	2.0	4.0	1.0	3.7	3.4	
儿童：需要量（mg/kg）	33.0	45.0	30.0	35.0	27.0	4.0	27.0	60.0	-
比值	8.3	11.3	7.5	8.8	6.8	1.0	6.8	15.0	
婴幼儿：需要量（mg/kg）	93.0	161.0	70.0	87.0	125.0	17.0	58.0	103.0	28.0
比值	5.5	9.5	4.1	5.1	7.4	1.0	3.4	6.0	1.6

食物蛋白质在EAA的种类和含量上存在着差异，食物蛋白质中各种EAA的比例称为氨基酸模式。当该种食物蛋白质EAA比值与人体EAA需要量比值愈接近，该食物蛋白质BV愈高。在人体合成蛋白的过程中，各种氨基酸要有适宜的比例，如果某一氨基酸过少，就要影响其他氨基酸的利用，营养学上称这种氨基酸为限制氨基酸（limiting amino acid）。若两种以上都不足，以不足程度称为第一、第二限制氨基酸，例如谷类缺少赖氨酸、豆类缺少甲硫氨酸，谷豆混合食用可补充不足。由于各种蛋白质中EAA的含量和比值不同，故可将富含某种EAA的食物与缺乏该种EAA的食物互相搭配而混合食用，使混合蛋白质的EAA成分更接近合适比值，从而提高蛋白质的BV，称为蛋白质的互补作用。

除了上述评价指标外，尚有一些其他的蛋白质评价指标，譬如蛋白质净利用率、蛋白质功效比值、蛋白质化学分等。

（3）蛋白质的来源和参考摄入量　优质蛋白质主要存在于动物性食品、大豆及其制品中，每天摄入的优质蛋白质应占RNI的1/3以上。粮谷类含蛋白质较少为8%～10%，畜禽类和鱼类含蛋白质较高，为10%～20%，鲜奶类为1.5%～3.8%，蛋类为11%～20%，大豆类为20%～40%，大豆是植物性食品中含量最高的，且含赖氨酸较多，对粮谷类蛋白质有较好的互补作用。

理论上成人每天摄入约30g蛋白质就可满足氮平衡，但从安全性和消化吸收等其他因素考虑，成人按0.8g/（kg·d）摄入蛋白质为宜。中国由于以植物性食物为主，所以成人蛋白质RNI为1.16g/（kg·d）。按能量计算，蛋白质摄入占膳食总能量的10%～12%，儿童青少年蛋白质摄入占膳食总能量的12%～14%。蛋白质营养正常时，人体内有关反映蛋白质营养水平的指标也应处于正常。常用的指标主要为血清白蛋白、血清运铁蛋白等。

2. 脂质　脂质（lipids）包括脂肪（fat）和类脂（lipoid）。脂肪是由一分子甘油和三分子脂肪酸结合而成的三酰甘油（甘油三酯）。组成天然脂肪的脂肪酸种类很多，可分为饱和脂肪酸（saturated fatty acid，SFA）、单不饱和脂肪酸（monounsaturated fatty acid，MUFA）和多不饱和脂肪酸（polyunsaturated fatty acid，PUFA）三种。类脂包括磷脂和固醇类。固醇类为一些类固醇维生素和激素的前体，胆固醇是人体中主要的固醇类化合物。

脂肪的消化率与其熔点有关。进入十二指肠的脂肪必须是液体乳糜状才能吸收，故熔点越高、消化率越低。

（1）脂质的主要生理功能

1）供能与储能　1g脂肪在体内彻底氧化可产生大约9kcal（37.7kJ）热能。成年人脂肪占体重的14%～20%，肥胖者可达30%～60%，绝大部分以甘油三酯的形式储存于脂肪组织内。研究发现，安静状态下空腹的成年人，维持其所需要的能量，大约25%来自游离脂肪酸，15%来自葡萄糖的代谢，而其余则由内源性脂肪提供，可见储存脂肪在供能中所占比例较大。

2）提供脂溶性维生素并促进其消化吸收。

3）增加食物美味，促进食欲，增强饱腹感，延缓胃排空。

4）供给必需脂肪酸（essential fatty acid，EFA）　EFA是指人体不能合成而又不可缺少、必须通过食物供给的脂肪酸。严格地说，是指ω-6系的亚油酸（linoleic acid，LA，C 18：2，n-6）与ω-3系的α-亚麻酸（α-linolenic acid，ALA，C 18：3，n-3）。亚油酸作为其他ω-6系脂肪酸的前体可在体内转变生成γ-亚麻酸、花生四烯酸（arachidonic acid，AA，C 20：4）等ω-6系脂肪酸；仅α-亚麻酸则作为ω-3系脂肪酸的前体，可转变生成甘碳五烯酸（eicosapentaenoic acid，EPA，C 20：5）与廿二碳六烯酸（docosahexaenoic acid，DHA，C 22：6）等ω-3系脂肪酸。它们的主要功能如下：①合成前列腺素（prostaglandin，PG）、血栓素（thromboxane，TXA）、白三烯（leukotriene，LT）等体内活性物质的原料；②合成磷脂与胆固醇酯化的必需原料，有利于脂质的利用和代谢；③参与生物膜的结构，是膜磷脂具有流动性特性的物质基础，对膜的生物学功能有重要意义。

胆固醇与磷脂都是脂蛋白与细胞膜的组成成分。脂蛋白是与脂质包括部分脂溶性维生素的吸收、运输、代谢及利用密切相关的物质。胆固醇是增强生物膜坚韧性的有关成分，磷脂则是与膜的流动性相关的成分，且与信息传递功能有关。胆固醇是体内合成类固醇激素与内源性维生素D的原料。胆固醇的代谢产物胆酸能乳化脂质，帮助膳食脂质吸收。此外，神经组织含有脑苷脂、神经节苷脂（属糖脂）及神经鞘磷脂等，与神经的功能密切相关。

（2）脂质的来源和参考摄入量　一般来说，动物脂肪含40%～60%的SFA，30%～50%的MUFA，PUFA含量极少。相反，植物油含10%～20%的SFA和80%～90%的MUFA，而多数含PUFA较多，也有不少植物油含MUFA较多，如茶油和橄榄油中油酸含量达79%～83%，花生油、芝麻油等含40%以上MUFA。据报道，淡水鱼富含十八碳的PUFA，海水鱼富含二十碳、二十二碳的PUFA，是EPA和DHA的良好来源。ω-3系的α-亚麻酸在豆油、麻油、亚麻子油、紫苏籽油以及绿叶蔬菜的叶绿体中含量较多。一般而言，植物油中EFA主要是亚油酸含量较多（椰子油除外），动物油含EFA较少（鱼油例外）。含EFA较多的植物油，含量从多至少依次为葵花籽油、豆油、玉米油、花生油、菜籽油。常用食用油脂中主要脂肪酸组成见表5-3。

表5-3　常用食用油脂中主要脂肪酸组成（%）

食用油脂	饱和脂肪酸	不饱和脂肪酸			其他脂肪酸
		油酸（C 18：1）	亚油酸（C 18：2）	亚麻酸（C 18：3）	
橄榄油	10	83	7	–	–
花生油	19	41	38	0.4	1
豆油	16	22	52	7	3
葵花籽油	14	19	63	5	3
玉米油	15	27	56	0.6	1
棕榈油	42	44	12	–	–
猪油	43	44	9	–	3

食入高胆固醇后，肝内胆固醇含量升高，可反馈抑制关键性酶使肝合成胆固醇减少，但不能降低肝外组织的合成，因此，大量进食仍可增高血浆胆固醇水平。故防治高脂血症与动脉粥样硬化，仍需控制胆固醇摄入量，不宜过多进食富含胆固醇的食物，如动物内脏、蛋黄等。植物性食物含谷固醇、麦角固醇及豆固醇等，能干扰食物胆固醇的吸收。膳食纤维能吸

附胆汁酸，促进肝中胆固醇代谢为胆汁酸排出，有降低血胆固醇作用。卵磷脂、胆碱、甲硫氨酸因参与磷脂或脂蛋白合成，与脂肪转运有关，所以称抗脂肪肝因子。

大豆蛋白属优质蛋白，含丰富的磷脂与赖氨酸，还含豆固醇与 PUFA，因此也是良好的脂质营养食品。大豆还富含铁、钙和 B 族维生素。

3. 糖类 又称碳水化合物（carbohydrate），是由碳、氢、氧三种元素组成的一类化合物。一般将其分为四类：单糖、双糖、寡糖和多糖。单糖是不能被水解的最简单的糖类，食物中的单糖主要是葡萄糖、果糖和半乳糖，糖醇是单糖还原后的产物；双糖是由两分子单糖缩合而成，常见的有蔗糖、乳糖和麦芽糖；寡糖是指由 3～10 个单糖分子通过糖苷键构成的聚合物，又称低聚糖，如异麦芽低聚糖、低聚果糖、大豆低聚糖等；多糖为带有 10 个以上糖单位的聚合物，由许多单糖分子通过糖苷键结合的方式相连。

多糖分为淀粉和非淀粉多糖两类，前一类是可以被人体消化吸收与利用的多糖；后一类是人体不能消化吸收，但对人体有益的膳食纤维，如纤维素、半纤维素、果胶、藻类多糖和芳香族的木质素等。前者是人体的必需营养素，后者是人体的膳食必需成分，对人体健康都具有重要意义。

淀粉经淀粉酶作用后消化吸收率为 97%～99%，人体可分解淀粉为葡萄糖供机体利用。葡萄糖可迅速在肠黏膜吸收；果糖在肠道吸收较缓慢，但它是形成糖原的主要原料，可利用程度大于葡萄糖；乳糖是婴幼儿生长所必需的，由葡萄糖和半乳糖结合而成，其主要存在于奶及奶制品中。糖原是存在于肝和肌肉中的动物淀粉，成人体内储存的糖原约 370g，其中肌肉 245g（17g/kg 肌肉）、肝 108g、血及细胞外液 17g（0.8g/kg）。

（1）糖类的生理功能与代谢特点

1）供给热能 是人体主要的供能营养素，1g 糖类彻底氧化可供热能 4kcal（16.8kJ）。大脑、血细胞、皮肤、睾丸等组织都以葡萄糖为能源。大脑活动需有相对恒定的血糖供能，如果摄入不足，则需由氨基酸进行糖异生，故供糖充足可节约蛋白质。膳食中摄入过多可致肥胖和高甘油三酯血症。

2）为其他有机物代谢提供条件 三羧酸循环不仅是糖彻底氧化的途径，也是脂肪酸、甘油、氨基酸等有机物氧化的途径，如机体利用脂肪供能需要糖的支持。脂肪酸在肝中氧化分解（β-氧化）时，会产生中间产物酮体，它们要在外周组织经三羧酸循环彻底氧化，此过程需糖代谢支持。

3）参与构成重要的生命物质 RNA 中的核糖、DNA 中的脱氧核糖，多种酶、多种血清蛋白等属于糖蛋白，滑液、玻璃体、结缔组织、皮肤、血管等组织中有非常丰富的蛋白多糖，脑苷脂是一类存在于神经组织中的糖脂。此外，还可参与受体结构、细胞间信息传递、解毒反应等。

（2）糖类的来源和参考摄入量 糖类主要来源于粮谷类。粮谷类含量达 70%～80%，根茎类含量也较高，叶菜类和动物性食物含量很少。蔬菜和水果是膳食纤维的主要来源。每天糖类摄入量应占总能量的 55%～65%。

（3）膳食纤维的概念分类和来源 膳食纤维是指不能被人体消化道分泌的消化酶消化、不能被吸收、利用的非淀粉多糖和木质素。总膳食纤维（total dietary fibers，TDF）包括所有组分的膳食纤维，如非淀粉多糖、木质素、抗性淀粉以及美拉德反应产物（食物中的杂环香味化合物）等。

1）可溶性膳食纤维（soluble dietary fibers，SDF），主要是植物细胞壁内的储存物质和分泌物、部分半纤维素、部分微生物多糖和合成类多糖，如果胶、魔芋多糖、瓜儿胶、阿拉伯胶等。

2）不可溶性膳食纤维（insoluble dietary fibers，IDF），包括纤维素、不溶性半纤维素和木质素，还包括抗性淀粉、一些不可消化的寡糖、美拉德反应的产物、虾、蟹等甲壳类动物表皮中所含的甲壳素、植物细胞壁的蜡质与角质和不被消化的细胞壁蛋白。

常见的膳食纤维及其来源

纤维素：由多个葡萄糖以 $\beta-1,4-$ 糖苷键呈线性聚合而成的。燕麦、全豆中含量多。纤维素因具有吸水性且不溶于水的特性，因此可以增加肠内容物的体积。

半纤维素：许多戊糖和己糖聚合而成的杂多糖。谷类中可溶的半纤维素被称为戊聚糖，可形成黏稠的水溶液并具有降低血清胆固醇的作用。

木质素：不是真正的多糖结构，是酚核结构物质的高分子聚合物，植物细胞壁的成分，草食动物也不能消化。

果胶与藻胶：果胶主要是由半乳糖醛酸经 $\alpha-1,4-$ 糖苷键聚合而成的多糖，水果和某些蔬菜中含量较多。藻胶是几种多糖的混合物，主要由半乳糖通过 $\alpha-1,3$ 和 $\alpha-1,4-$ 糖苷键聚合而成，海带等水生植物中含量较多。

抗性淀粉：抗性淀粉是指健康人小肠不吸收的淀粉及其降解产物，包括改性淀粉（根据需要对原淀粉进行变性处理所得到的淀粉）和经过加热与冷却处理的淀粉。抗性淀粉可用作葡萄糖的缓释剂，用于降低餐后血糖以及促进益生菌的生长作用。

（4）膳食纤维的生理作用

1）通便防癌　膳食纤维对肠壁有刺激作用，能促进肠蠕动，还具有很强的吸水性，以增大粪便体积，因此利于排便。膳食纤维能吸附由细菌分解胆酸等生成的致癌、促癌物质。植酸可结合过多 Fe^{2+}，防止羟自由基的生成，避免氧自由基对黏膜的损伤。此外，肠道中的膳食纤维被微生物降解产生的短链脂肪酸如丁酸可防止大肠黏膜细胞的癌变。增加膳食纤维的摄入对于憩室病患者可减轻症状，对痔及肛门疾病的防治也有利。

2）降低血清胆固醇　膳食纤维可吸附胆酸，减少胆酸的重吸收，从而促进肝内胆固醇代谢转变为胆酸排出。果胶、燕麦、豆类、水果、蔬菜有降低血浆胆固醇的作用，故对于心脑血管疾病与胆石症的防治均有帮助。

3）降低餐后血糖，辅助防治糖尿病　膳食纤维增加食糜的黏度使胃排空速度减慢，并使消化酶与食糜的接触减少，使餐后血糖升高较平稳。临床研究报道，含可溶性膳食纤维22.8%的麸皮面包可使 2 型糖尿病患者餐后血糖降低。

4）吸附化学物质　能吸附某些食品添加剂、农药、洗涤剂等化学物质，对健康有利。

目前尚未制定膳食纤维的供给量。成人 $15 \sim 35g/d$ 为宜。膳食纤维摄入过多，影响食物消化吸收率，也影响其他营养素如钙、锌、铁等元素的吸收。

4. 无机盐与微量元素　体内各种元素除碳、氢、氧、氮主要以有机化合物形式存在外，其余元素无论含量多少，统称为无机盐，亦称矿物质（minerals），占人体重量的4%～5%。其中含量较多的有钙、镁、钾、钠、磷、硫和氯等，占无机盐总量的99.9%，称常量元素或宏量元素。此外，还有很多种含量占人体总重量 0.01% 以下的微量元素，其中部分为必需微量元素。

（1）钙（calcium）　成人体内含钙量占体重的 1.5%～2.0%，其中约99%集中在骨骼和牙齿中，是构成骨骼和牙齿的主要成分；1% 的钙是维持正常生理状态所必需。例如心脏搏动、神经和肌肉兴奋性的正常传导和正常感应性的维持，都必须有一定量钙的存在。若血清钙降低，可使神经、肌肉兴奋性增高引起抽搐；反之，过高会抑制神经、肌肉的兴奋性。钙参与凝血过程，使凝血酶原变成凝血酶；钙参与维持体内酸碱平衡及毛细血管渗透压；此外，钙还是各种生物膜的组成成分，对维持生物膜正常通透性有重要作用。

1）钙的吸收与利用　钙的吸收率随着年龄增长而下降，儿童骨骼中钙代谢极为活跃，母乳喂养婴儿的钙吸收率可达 60% ~ 70%，成年人则只有 25% 左右，一般 40 岁以后，钙吸收率逐渐下降。户外活动可促进钙的吸收。

钙在消化道的吸收，受很多因素影响：钙离子与草酸、植酸、脂肪酸、过量的磷酸盐均可形成不溶性钙盐而影响吸收；一些碱性药物如抗酸药、肝素等可使胃肠道 pH 升高，使钙吸收降低；蛋白质含量不足亦可妨碍钙的吸收。维生素 D、乳糖、某些氨基酸(赖氨酸、色氨酸、精氨酸等) 则有利于钙的吸收利用。低磷膳食可升高钙的吸收率。

2）钙的缺乏与过量　钙缺乏主要影响骨骼的发育和结构，表现为婴儿的佝偻病和成年人的骨质软化症及老年人骨质疏松症。

钙过量增加肾结石的危险性，发生奶碱综合征（长期进食大量奶、钙与碱而引起的高钙血症、碱中毒和肾功能障碍等）以及干扰其他矿物质的吸收利用。

3）钙的来源与参考摄入量　中国食物中钙的良好来源是奶和奶制品，某些蔬菜、海带、虾皮、芝麻酱中含钙量亦很丰富。儿童可食用骨粉或鱼粉补充钙。成年人（不分性别）钙的 RNI 为 800mg/d；孕妇、乳母及儿童需要量增加。

（2）铁（iron）　成人体内有 3 ~ 5g 铁，60% ~ 70% 存在于血红蛋白中，在体内主要参与氧的运输，组织呼吸，促进生物氧化还原反应，其余 26% ~ 30% 为储备铁。

1）铁的吸收与利用　膳食铁以血红素铁和非血红素铁两种形式存在。血红素铁主要来自肉、禽、鱼的血红蛋白和肌红蛋白，其吸收受膳食成分和胃肠道分泌物影响很小，它的摄入量仅占膳食铁的 5% ~ 10%，但吸收可达 25%。非血红素铁占膳食铁大于 85%，吸收率仅 5%。非血红素铁必须在十二指肠和空肠上段才能被吸收。高价铁不能吸收，必须还原成二价铁时才能吸收。

影响非血红素铁吸收的膳食因素有食物中的还原性物质，如维生素 C 及含巯基蛋白质等可帮助铁吸收。人奶含铁量低，但母乳中的乳清蛋白占总蛋白的比例要比牛奶大得多，乳清蛋白有促进铁吸收的作用。胃内酸度也可提高铁的溶解性，促进食物中铁的吸收。

植酸过多可妨碍铁吸收，因植酸能螯合铁，从而降低铁的吸收。植酸主要存在于小麦、大米、玉米、核桃、花生的糠皮和植物木质素中。含少量（5 ~ 10mg）植酸的面包，即能使非血红素铁吸收降低 50%。锌和铁盐同时服用也能降低人对铁的吸收。植酸、磷酸和单宁酸可与铁结合而抑制其吸收，足量的钙则可去除这三种酸。增加小肠蠕动性，减少食糜与肠道的接触时间，并使之从小肠最高酸度区域迅速移走，可以减少铁的吸收。脂肪消化不良导致脂肪痢，也减少铁吸收。

铁吸收率还受人体需要的控制。生理状态如妊娠和生长可刺激铁的吸收；机体缺铁时铁吸收增加，如正常成人食物中的铁仅 5% ~ 15% 被吸收，而缺铁者对铁的吸收率可高达 50%。胃酸缺乏可影响铁吸收。

铁从体内丢失主要通过出血，经粪便、汗液以及正常毛发、皮肤脱落所排出的量则非常小。

2）铁的缺乏与过量　铁缺乏可导致小细胞低色素性贫血，世界各地缺铁性贫血发病率仍然较高，尤其是早产儿、儿童、女青少年及孕妇，主要是由于体内需要量增加而摄入不足或慢性失血及铁吸收障碍造成。患者早期表现为疲倦、乏力、头晕、记忆力减退、学童注意力不集中，轻度活动后即有呼吸急促。中度贫血可出现缺氧代偿性改变，如心搏加快、心搏增强、收缩期杂音，可见心电图改变。

长期高水平摄入铁或经常输血能引起肝中铁的异常蓄积。含铁血黄素沉积症是一种铁储过量存状况，发生在摄取异常大量铁的人或有基因缺陷者。如果含铁血黄素沉积症伴有组织损伤，则称为血红蛋白沉着症。

3）铁的来源与参考摄入量　膳食中铁的良好来源为动物肝、全血和肉类，海带、木耳中含量亦高，绿色蔬菜含铁量亦较多。蛋黄含铁较高，但吸收率低。一般动物性食品铁利用率高于植物性食品。

酱油、谷物、面粉和面包的铁强化，可使摄入铁量增加。强化的婴儿谷类食品对 12 个月前的婴儿是良好的铁来源。中国营养学会建议铁的 RNI 成年男子 12mg/d，成年女子 20mg/d，孕妇和乳母 25 ~ 35mg/d。

（3）碘（iodine）　碘是合成甲状腺激素的主要原料，其主要的作用是维持机体的正常代谢，促进生长发育，促进三羧酸循环中的生物氧化过程，维持脑正常发育、骨骼生长以及影响各种营养素的代谢。

1）碘的吸收与利用　食物中的碘经肠上皮细胞吸收进入血浆后，一部分被甲状腺摄取供合成甲状腺激素之用，一部分由肾排出。在机体稳定条件下，人体排出碘等于摄入碘。碘主要从尿液中排出，尿碘来自于血中的无机碘，其排出量占 80% 以上。

2）碘的缺乏与过量　碘缺乏可导致碘缺乏症，地方性甲状腺肿和地方性克汀病是其严重病症。碘过量主要见于过量补充碘制剂或食用大量海产品，可引起甲状腺疾病包括甲状腺肿。

3）碘的来源与参考摄入量　碘的主要食物来源为海产品，如海带、紫菜、海鱼等。中国用加碘食盐补充碘。碘的 RNI：成年人 120μg/d，婴儿、儿童按不同年龄 50 ~ 120μg/d，孕妇为 230μg/d。碘的安全剂量为成人 600μg/d。

（4）锌（zinc）　主要存在于肌肉、骨骼、皮肤、头发、视网膜、前列腺、精子等组织器官。血液中的锌主要以含锌金属酶形式存在，而血浆中的锌则主要与白蛋白及 α-球蛋白结合。锌是许多金属酶的结构成分或激活剂，蛋白质、核酸的合成和代谢，骨骼的正常骨化，生殖器官的发育和功能都需要锌。锌能维护正常的味觉功能和皮肤的健康，另外，对视觉、听觉、嗅觉的功能也是必需的。

1）锌的吸收与利用　锌的吸收主要在小肠，通过粪便、尿、汗、头发排泄。植酸、半纤维素、木质素影响锌的吸收；亚铁、铜、钙、镉抑制锌的吸收；蛋白质、组氨酸、半胱氨酸、枸橼酸盐、还原型谷胱甘肽、维生素 D_3 促进锌的吸收。某些药物如青霉胺可干扰锌的吸收。一般食物锌的吸收率为 20% ~ 30%。

2）锌的缺乏与过量　缺锌主要表现为：食欲减退，生长发育停滞，性发育迟缓，味、嗅觉下降，伤口愈合不良等。孕妇缺锌，胎儿可发生中枢神经系统先天性畸形。锌缺乏的原因：食物缺乏锌、偏食、酗酒、早产儿、严重肝病、肾病、脂肪痢、烧伤、糖尿病等。

急性锌过量引起胃部不适、眩晕和恶心；慢性锌过量可损害免疫器官和免疫功能，并影响体内铜、铁代谢。

3）锌的来源与参考摄入量　动物性食品是锌的主要来源。牡蛎、鱼贝类、肝、肉、蛋等含锌量丰富；干豆、粮食亦含有多量的锌，但吸收率较低。锌的生物利用率一般是动物性食物大于植物性食物，前者为 35% ~ 40%，后者为 1% ~ 20%。锌的 RNI：成人男性 12.5mg/d，女性 7.5mg/d。全胃肠外营养患者应注意补充锌。

（5）铜（copper）　人体含铜量为 100 ~ 150mg，其中 50% ~ 70% 在肌肉和骨骼，20% 在肝，5% ~ 10% 在血液。以肝、肾、心、头发和脑中含量最高。铜主要以金属-蛋白质复合物的形式贮存于肝。铜参与铁的代谢，铜是体内氧化还原体系中的催化剂，铜具有维护神经系统完整性的重要作用，铜还具有抗生育作用，使精子活力下降。

1）铜的吸收与利用　铜的吸收主要在胃和小肠上部，吸收率约为 40%。经胆道排泄、少量由尿及汗液中排出。

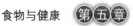

2）铜的缺乏与过量　缺铜时，导致小细胞低色素性贫血。缺铜时影响胶原的正常结构，导致骨骼生成障碍、骨质疏松、心血管受损等。铜过量可以引起急、慢性铜中毒。

3）铜的来源与参考摄入量　含铜丰富的食物有牡蛎、动物肝、肾、龙虾、坚果类、谷类胚芽和豆类等。建议中国成人 RNI 为 0.8mg/d。

（6）硒（selenium）　成人体内含硒 14~20mg，肝、肾中最高，肌肉、骨骼和血液次之，脂肪组织最低。血硒水平与膳食中硒摄入量相关。硒是谷胱甘肽过氧化物酶的重要组分，具有清除自由基和过氧化氢的作用，与维生素 E 的抗氧化作用具有协同作用。硒参与辅酶 A 和辅酶 Q 的合成，在机体代谢、电子传递中起重要作用。硒还与非特异性免疫、体液免疫及细胞免疫有关。

1）硒的吸收与利用　硒主要在十二指肠吸收，吸收后的硒与蛋白质结合并在血液中运输到组织，且以硒半胱氨酸和硒甲硫氨酸的形式结合到组织蛋白中去。硒主要从尿液和粪便排出，少量从汗或肺呼气排出。

2）硒的缺乏与过量　缺硒时各种免疫功能下降，中国科学家首次证实，缺硒是发生克山病的重要原因。另外，大骨节病、儿童恶性营养不良等也与缺硒有关。癌症死亡率与血硒水平以及该地区饮食硒水平呈负相关。补硒对肝癌有预防效果。另外，心血管疾病发病可能与低硒有关。

硒过量可抑制免疫功能，也可引起中毒，其症状为头发与指甲脱落，皮肤损伤及神经系统异常。

3）硒的来源与参考摄入量　硒的主要来源为动物肝、肾、海产品、大蒜及肉类等。食物中硒的营养价值不仅与食物中硒含量有关，而且与其生物利用度有关。不同食物中硒的生物利用度也有很大不同，主要取决于食物中硒的化学形式以及影响吸收利用的各种因素。甲硫氨酸、维生素 A、维生素 E、维生素 C 和维生素 B_2 可增加硒的利用，汞、铅、锌、铜、镉、砷、铁等可干扰硒的吸收利用。一般来说，植物中的硒生物利用度高于动物性食物。影响植物性食物中硒含量的主要因素是其栽种土壤中的硒含量和可被吸收利用量。人类不存在限制硒吸收的平衡机制，硒的日需要量和中毒量之间的安全范围比较窄，膳食补充或临床应用时应慎重。成人硒的 RNI 为 60μg/d，UL 为 400μg/d。

5. 维生素　维生素（vitamin）是人体必需的一类微量的低分子有机化合物，以本体或可被人体利用的前体形式存在于天然食品中。在体内维生素既不供给热能，也不构成人体组织。人体每日需要量很少，但体内不能合成或合成数量不能满足生理需要，必须由食物供给。

维生素参与机体重要的生理过程，是生命活动不可缺少的物质，许多维生素是辅酶的组成成分或是酶的前身物。维生素的种类很多，自然界存在的常见重要维生素大约有十几种。这些维生素的理化性质差别较大，故很难以它们的特征来分类。目前仍然根据其溶解性分为脂溶性维生素和水溶性维生素两大类。脂溶性维生素有维生素 A、维生素 D、维生素 E 和维生素 K 四类，又因结构的差异各自有两种或数种同类物质，如维生素 A 有维生素 A_1 和维生素 A_2 两种；维生素 D 有维生素 D_2、维生素 D_3、维生素 D_4 和维生素 D_5 四种；维生素 E，又名生育酚，有 α、β、γ、δ 等数种；维生素 K 有维生素 K_1 和维生素 K_2 两种。

水溶性维生素有维生素 B 族和维生素 C 两大类。硫胺素（维生素 B_1）、核黄素（维生素 B_2）、烟酸（维生素 B_3，PP）、吡哆素（维生素 B_6）、钴胺素（维生素 B_{12}）、叶酸、泛酸（维生素 B_5）和生物素（维生素 H）8 种都属 B 族维生素。

（1）维生素 A 及胡萝卜素　维生素 A 包括视黄醇、视黄醛、视黄酸等物质，存在于动物体内。植物中不含已形成的维生素 A，而含有类胡萝卜素，其中可在体内转变成维生素 A 的类胡萝卜素称为维生素 A 原，如 α-胡萝卜素、β-胡萝卜素、γ-胡萝卜素等。

维生素 A 参与视网膜内视紫红质的合成与再生以维持正常的视力；维持上皮细胞的正常

发育与分化；促进生长发育并维持正常的生殖能力；调节机体免疫功能。β-胡萝卜素与维生素 A 实验室研究显示，具抗癌作用，但对降低人群癌症（如肺癌、胃癌）死亡或发病的效能有待进一步研究。

维生素 A 缺乏可致暗适应能力降低，甚至夜盲；结膜干燥，出现毕脱斑（Bitot's spot），角膜软化穿孔而致失明；毛囊角化、皮肤干燥如鱼鳞；儿童发育迟缓，易患呼吸道感染。由于维生素 A 排泄率较低，长期过量摄取则可引起维生素 A 过多症。多见于儿童过量补充维生素 A，主要表现为厌食、恶心呕吐、过度激动、毛发稀少、肝大等症。停止补充可逐渐恢复。

血浆中视黄酸结合蛋白含量可反映机体维生素 A 的营养水平，亦可直接测定血浆中维生素 A 的含量；暗适应能力降低及生理视野盲点扩大亦可作为维生素 A 缺乏的早期诊断指标。

膳食或食物中具有视黄醇活性物质常用视黄醇活性当量（retinol activity equivalent，RAE）表示。RAE 是指膳食和食物中全部具有视黄醇活性的物质，包括已形成的维生素 A 及维生素 A 原（类胡萝卜素）的总量（μg）。维生素 A 的 RNI：成年男子 800μg RAE/d，成年女子 700μgRAE/d。维生素 A 的主要来源为肝、鸡蛋、鱼肝油、牛奶；胡萝卜素的主要来源为胡萝卜、红薯及雪里蕻、菠菜等深绿色或红黄色蔬菜及水果。

（2）维生素 D　包括维生素 D_2（麦角钙化醇，ergocalciferol）与维生素 D_3（胆钙醇，cholecalciferol），分别由麦角固醇和 7-脱氢胆固醇经紫外线照射转变而成。维生素 D 在肝中被氧化为 25-羟维生素 D_3，再于肾转化为 1,25-二羟维生素 D_3 方有生理活性。其主要生理功能是促进钙、磷吸收，调节钙、磷代谢和促使骨骼及牙齿硬化。缺乏维生素 D 影响牙齿钙化，延缓牙齿萌出。严重缺乏时儿童可患佝偻病；成人患骨质软化症，促进或加剧骨质疏松症，增加骨折的危险。近年来发现，维生素 D 严重缺乏可能与结肠癌、前列腺癌、乳腺癌等癌症危险度增高有关。

血清中 25-羟维生素 D_3 浓度可用来评价维生素 D 营养水平。一般认为，血清 25-羟维生素 D_3 低于 20ng/ml，即可认为维生素 D 缺乏。

过量摄取维生素 D 可在体内蓄积，引起维生素 D 过多症。长期摄入维生素 D（儿童 1mg/d，成人 2.5mg/d）可致中毒，表现为食欲缺乏、无力、恶心呕吐、腹泻、多尿、血清钙、磷增高，广泛性的软组织钙化和不同程度的肾功能损伤，停服维生素 D 可恢复。

维生素 D 的 RNI：成人 10μg/d，儿童 10μg/d，成人 UL 值为 50μg/d。维生素 D 的主要来源为鱼肝油、蛋黄、肝、鱼等。

（3）硫胺素（thiamine）　即维生素 B_1，白色晶体，溶于水，易因受热和氧化而遭到破坏，尤其在碱性环境中更是如此，酸性比较稳定，由十二指肠吸收，主要作用于糖代谢。在体内被磷酸化形成硫胺素焦磷酸（thiamine pyrophosphate，TPP）才能发挥其活性。主要功能为构成脱羧辅酶参与糖类代谢；促进乙酰胆碱合成和维持神经、消化、肌肉、循环的正常功能。

维生素 B_1 缺乏时发生脚气病（维生素 B_1 缺乏症）。干脚气病有多发性神经炎症状；湿脚气病因血管通透性增加而有水肿；急性暴发性脚气病以心血管系统症状为主。缺乏原因：长期摄入碾磨过分的精白米和面粉、缺乏其他杂粮和多种副食的补充、吸收障碍以及需要量增加等。

营养状况评价方法最常用的有：尿负荷试验，即口服一定量的维生素后，收集一定时间内的尿液，测定该维生素的排出量，根据排出量的多少判定机体该维生素的营养状况。也可以通过红细胞转酮醇酶活性（E-TKA）、空腹尿硫胺素和肌酐含量比值来评价硫胺素营养状况。

硫胺素的需要量与糖类代谢有关，一般认为 0.5mg 的硫胺素即能满足 4.2MJ（1000kcal）热量的需要。硫胺素的 RNI：成年男性 1.4mg/d，女性 1.2 mg/d。

硫胺素的主要来源是谷类、豆类、干果、酵母、绿色蔬菜、动物内脏及瘦肉，蛋类中含量亦较多。硫胺素含量较高的食物有动物内脏，如肝、肾、脑等，在肉类中，猪肉含量比较丰富。

（4）核黄素（riboflavin） 即维生素 B_2。核黄素的性质比较稳定，耐酸、不易氧化。但在碱性和光中不稳定。核黄素主要由胃肠道吸收，在体内经磷酸化后形成黄素单核苷酸（flavin mononucleotide，FMN）及黄素腺嘌呤二核苷酸（ravin adenine dinucleotide，FAD），均为黄素酶的辅酶参与机体组织呼吸及氧化还原过程，并与视网膜感光作用、生长发育有关。

缺乏时引起代谢障碍和皮肤的炎症，包括口腔和生殖器部位的炎症。常见的临床表现有：①口角炎；②唇炎；③舌炎；④脂溢性皮炎；⑤阴囊炎；⑥眼部症状。也可引起生长受阻、生殖力下降。受孕早期缺乏核黄素，可能出现唇裂、白内障等先天畸形现象。

营养状况评价最常用的方法为尿负荷试验：成人口服 5mg 核黄素后，测定 4 小时内尿中核黄素量，排出量在 400μg 以下为不足；可以测定红细胞谷胱甘肽还原酶活性、红细胞中核黄素、空腹尿核黄素肌酐比评价核黄素营养状况。

核黄素的需要量与能量代谢有密切关系。成人按每 4.2MJ（1000kcal）需核黄素 0.5mg。核黄素的 RNI：男性 1.4mg/d，女性 1.2mg/d。

动物性食物一般含核黄素较高，尤其在肝、肾和心脏为最多，奶类及蛋类所含核黄素也较多。食物在阳光下晒 2 小时可损失 50% 的核黄素。蔬菜经炒煮后，能保持 60%～90% 的核黄素，而碾磨后的谷物可损失 60% 的核黄素。

（5）烟酸（niacin） 曾称尼克酸（nicotinic acid）、抗癞皮病因子、维生素 B_3，在体内还包括其衍生物烟酰胺。烟酸在体内主要以辅酶 I 及辅酶 II 的形式作为脱氢酶的辅酶，参与呼吸链组成，在生物氧化还原反应中起电子载体或递氢体作用，并与脂肪代谢和糖类代谢有关。缺乏时发生癞皮病，表现为腹泻、皮炎和神经性痴呆。

烟酸在食物中分布较广泛，豆类、粮食、肝、肾、瘦肉、鱼、酵母中含量较多。在发生癞皮病的地区可推广种植含色氨酸多的新品种玉米，或在玉米面中加碱使其中结合型烟酸释放出来以利吸收。

人体可从色氨酸合成烟酸，60mg 色氨酸相当 1mg 烟酸。摄入量和需要量一般以烟酸当量（niacin equivalent，NE）表示，即：

$$烟酸当量（mg）= 烟酸（mg）+色氨酸（mg）\times 1/60$$

玉米中缺乏色氨酸，且其中烟酸为结合型而不易释放，故以玉米为主食的地区易发生烟酸缺乏病。N'-甲基烟酰胺（N'-MN）是尿中烟酸的代谢产物，以空腹尿中 N'-MN 排出量、N'-MN 肌酐比及烟酸负荷尿试验来评价烟酸营养状况。成人按每 4.2MJ（1000kcal）热能需 5mg 计算，约为 14mg。烟酸的 RNI：成年男子 15mg 烟酸当量/d，成年女人 12mg 烟酸当量/d。

（6）抗坏血酸（ascorbic acid） 即维生素 C，无色无味的片状结晶，具有酸味，溶于水，稍溶于丙酮与低级醇类。结晶的维生素 C 稳定，水溶液易为大气中的 O_2 破坏，微量重金属离子可加速维生素 C 的氧化过程。维生素 C 在肠道通过扩散或依赖钠的主动转运吸收入血，主要随尿排出，粪及汗液也能排出少量的维生素 C。尿中排出的维生素 C 大多变成了其他代谢产物如草酸、苏氨酸等。

维生素 C 参与体内羟化反应，为形成骨骼、牙齿、结缔组织及一切非上皮组织细胞间黏结物所必需，可维持牙齿、骨骼、血管的正常功能，增加对疾病的抵抗力，促进外伤的愈合。维生素 C 还可与金属离子络合而减少铅、汞、镉、砷等毒物的吸收。促进食物中 Fe^{3+} 还原为 Fe^{2+}，有利于铁的吸收。具有较强的还原性，在体内起抗氧化作用，可阻断亚硝胺在体内合成的作用。

营养状况评价采用测定白细胞中的维生素 C 含量或负荷尿维生素 C 试验。人体缺乏维生素C可以引起坏血病，主要临床表现是毛细血管脆性增强、牙龈肿胀、出血、萎缩，常有鼻出血、月经过多以及便血，还可导致骨钙化不正常及伤口愈合缓慢等。这些临床症状都与缺乏维生素C使胶原不能正常形成有关。

维生素C的RNI：成人100mg/d。维生素C的主要来源是新鲜蔬菜和水果，特别是绿色蔬菜，野生植物中含量很高，中国西南部的刺梨、樱桃、枣类含量最丰富，枣类被人体利用率也可高达86%。

（7）其他　其他维生素简介列于表5-4中。

表5-4　其他维生素简介

维生素	主要功能	来源
维生素K	催化凝血酶原合成	苜蓿、菠菜、生菜、白菜、豆油、肠道细菌合成
维生素B_6	构成辅酶，参与色氨酸代谢，保护神经组织	蛋黄、肉、鱼、豆、蔬菜
钴胺素（维生素B_{12}）	增强叶酸利用，促进红细胞成熟	肝、肾、瘦肉、鱼
叶酸（维生素B_{11}）	参与蛋白质、核酸合成，促进红细胞、白细胞成熟	肝、酵母、绿色蔬菜
泛酸	辅酶A的功能，参与机体代谢、能量转化	肝、蛋、花生、酵母、马铃薯
肌醇	防止毛发脱落及肝脂肪变	肝、酵母、麦胚
胆碱	抗肝脂肪变	蛋黄、大豆、菠菜、卷心菜
生物素（维生素H）	参与羧化酶，与脂肪酸合成有关	蛋黄、肝、牛奶、酵母
生物类黄铜（维生素P）	维持血管正常通透性	柠檬、芸香、橘皮

二、能量平衡

蛋白质、脂肪、糖类在体内氧化后可产生能量，以满足生命活动对能量的需要。1g糖类可产生16.8kJ（4kcal）能量，1g脂肪可产生37.8kJ（9kcal）热能，1g蛋白质产生16.8kJ（4kcal）能量。上述三大物质又称为产能营养素，所产生的热能值又称为产热系数。

（一）人体对能量的需要

人体对能量的需要与其消耗是一致的。能量消耗包括基础代谢、劳动和活动需要、食物特殊动力作用以及生长发育所需能量。

1. 基础代谢的需要　是维持人体最基本生命活动所必需的能量消耗。在空腹12~14小时、睡醒静卧、室温保持20~25℃，无任何体力活动和紧张的思维活动、全身肌肉松弛、消化系统处于静止状态下进行测定，实际上是机体处于维持最基本的生命活动的状态下，即用于维持体温、心跳、呼吸、各器官组织和细胞基本功能等最基本的生命活动的能量消耗。基础代谢的水平用基础代谢率（basal metabolic rate，BMR）来表示，指单位时间内人体基础代谢所消耗的能量。BMR的表示单位可为$kJ/(m^2 \cdot h)$、$kJ/(kg \cdot h)$、MJ/d。

影响基础代谢率的因素：①体型和机体构成。体型影响体表面积，体表面积越大，机体向外界环境散热越大，基础代谢也越高。体内的瘦体质或称去脂组织（fat-free mass）是代谢的活性组织，其能量消耗明显大于脂肪组织。瘦高的人基础代谢率高于矮胖的人。②年龄。随年龄的增长，基础代谢率逐渐下降。③性别。女性瘦体质所占比例低于男性，脂肪的比例高于男性，故其基础代谢比男性低。妇女孕期或哺乳期因需要合成新组织，基础代谢率增加。④内分泌。许多激素对细胞代谢起调节作用，当腺体（如甲状腺、肾上腺等）分泌异常时，可影响基础代谢率。⑤应激状态。一切应激状态，如发热、创伤、心理应激等均可使基础代谢升高。此外，气候、种族、睡眠、情绪等因素都可能影响基础代谢。

2. 体力活动的能量消耗 除基础代谢外，体力活动消耗的能量是构成人体总能量消耗的重要部分。每日从事各种活动消耗的能量，主要取决于体力活动的强度和持续时间。体力活动一般分为职业活动、社会活动、家务活动和休闲活动等，其中职业活动消耗的能量差别最大。人体热能需要量的不同主要是由于体力活动的差别。中国成人体力活动水平（physical activity level，PAL）分级见表5-5。

表5-5 中国成人 PAL 分级

体力活动水平	职业工作时间分配	工作内容举例	PAL 男	PAL 女
轻	75%时间坐或站立 25%时间站着活动	办公室工作、修理电器钟表、售货员、酒店服务员、化学实验操作、讲课等	1.55	1.56
中	25%时间坐或站立 75%时间特殊职业活动	学生的日常活动、机动车驾驶、电工安装、车床操作、金工切割等	1.78	1.64
重	40%时间坐或站立 60%时间特殊职业活动	非机械化的农业劳动、炼钢、舞蹈、体育运动、装卸、采矿等	2.10	1.82

3. 食物特殊动力作用 食物特殊动力作用（specific dynamic action，SDA）也称食物热效应（thermic effect of food，TEF），是指人体摄食过程中引起的额外的能量消耗。这是摄食后一系列消化、吸收、合成活动以及营养素及营养素代谢产物之间相互转化过程中所消耗的能量。摄食不同的食物增加的能量消耗不同，其中蛋白质食物的特殊动力作用最大，相当于其本身产能的30%，糖类为5%~6%，脂肪为4%~5%。一般成人摄入混合膳食，每日由于食物特殊动力作用而额外增加的能量消耗，相当于基础代谢的10%。

4. 生长发育的需要 婴幼儿、儿童、青少年的生长发育需要能量，主要包括机体生长发育中形成新的组织所需要的能量，以及对新生成的组织进行新陈代谢所需要的能量。婴儿每增加1g体重约需20.9kJ（5 kcal）能量。孕妇的子宫、乳房、胎盘、胎儿的生长发育及体脂储备均需要能量，乳母合成和分泌乳汁也需要额外补充能量。

（二）能量来源和参考摄入量

机体能量来源主要取决于膳食摄入的蛋白质、脂肪和糖类含量的多少。上述三大产热营养素的能量供给应有适当的比例。合理的能量比建议为：糖类占50%~65%，脂肪占20%~30%，蛋白质占10%~15%。不同性别、年龄、生理状况、活动强度时的热能推荐量不同。

（三）能量平衡判断指标

健康成人摄入的能量应与消耗的能量经常保持平衡，能量摄入过少导致体重减轻；摄入过多引起体重超重或肥胖。能量摄入是否满足机体需要，常用的判断指标有如下。

1. 体质指数（body mass index，BMI） BMI是评价18岁以上成人群体营养状况的常用指标。它不仅较敏感地反映体型胖瘦程度，而且与皮褶厚度、上臂围等营养状况指标的相关性也较高。BMI的计算公式：$BMI = 体重（kg）/[身高（m）]^2$。中国成年人的标准：18.5~23.9为正常，17.0~18.4为轻度消瘦，16.0~16.9为中度消瘦，<16.0为重度消瘦，24.0~27.9为超重，≥28.0为肥胖。

2. 腰围（waist circuit，WC） 腰围测量是一种确定腹部脂肪分布的简便实用方法。

3. 腰臀比（waist to hip ratio，WHR） 是腰围与臀围的比值。正常成人 WHR 男性<0.9，女性<0.85，超过此值为向心性肥胖。

4. 脂肪含量 按体内脂肪的百分量计算，男性≥25%，女性≥30%则可诊断为肥胖病。

第二节　合理营养和膳食调查

一、合理营养的基本要求

合理营养是指全面而平衡的营养，即每日膳食中各种营养素种类齐全、数量充足、相互间比例恰当。各种营养素在机体代谢过程中，均有其独特功能，彼此间密切联系、相辅相成，但一般不能相互取代。食物只有合理搭配，机体才可得到合理营养。合理营养应满足以下基本要求。

1. 摄取的食物应供给适量的营养素和热能　满足本要求以保证机体活动和劳动所需要的能量；保证机体生长发育、修复组织、维持和调节体内的各种生理活动；提高机体的抵抗力和免疫功能，适应各种环境和条件下的机体需要。

2. 摄取的食物应保持各种营养素的平衡　包括各种营养素摄入量和消耗量以及各种营养素之间的平衡。某种营养素过多或过少，可影响其他营养素的吸收和利用。

3. 食物应通过合理的加工烹调　通过加工以减少营养素的损失，提高消化吸收率，并具有良好的色、香、味，引起食欲。

4. 食物应对人体无毒害　食物不应有致病微生物污染及腐败变质，无农药或其他化学物质污染，加入的食品添加剂应符合规定要求。

5. 合理的膳食制度和良好的饮食习惯　中国居民的饮食习惯为一日三餐，三餐能量的合理分配是，早餐∶中餐∶晚餐为 3∶4∶3。应养成良好的饮食习惯，纠正不吃早餐、晚餐过量的不良习惯。

二、食物的营养价值

食物的营养价值指其所含营养素和热能可满足人体营养需要的程度，包括营养素种类是否齐全，含量多少及相互比例是否合适，是否易于被人体消化、吸收和利用。各种食物中营养素含量受不同品系、部位、产地、成熟程度、储存、加工、烹调方法等影响，故应用中应全面衡量。了解它们各自的营养价值，合理选择，合理利用，组成平衡膳食。

（一）粮谷类

粮谷类包括小麦、稻米、玉米、高粱、小米等，是人体能量的主要来源。谷类中蛋白质含量 8% ~10%，约占膳食蛋白质来源的 50%，大部分谷类蛋白质所含的必需氨基酸中赖氨酸、苏氨酸较低；玉米色氨酸含量较低；小米色氨酸和甲硫氨酸含量较多。一般谷类蛋白质的生物学价值在 60% ~70%。谷类中脂肪含量 1% ~2%，其中小米和玉米含脂肪量稍高，在 4% 左右。

谷类中糖类含量达 70% ~80%，主要为淀粉。谷类还含有非淀粉多糖。谷类也是无机盐的良好来源，无机盐含量 1.5% ~3%；谷类含丰富的 B 族维生素，如维生素 B_1 及烟酸等，但玉米中的烟酸为结合型的。谷类不含维生素 A 和维生素 C，谷胚含有较多的维生素 E。

加工与烹调方法对粮谷类食物中营养素含量影响较大。谷类结构可分为谷皮、糊粉层、内胚乳与谷胚四部分，各部分所含营养素的相对密度不同。如无机盐、纤维素大量存在于谷皮，B 族维生素和维生素 E 多集中在谷胚部，而谷粒的主体即内胚乳则含有大量淀粉、较多的蛋白质、少量脂肪和无机盐。粗加工的粮食留下纤维素、半纤维素较多，妨碍消化吸收；碾磨加工过细使谷胚丢失，会损失较多营养素。八五面与九五米的精度较适当。小麦制粉时，如采取合适工艺，可得到小麦胚芽。麦胚芽是各种营养素最集中的部位，蛋白质、维生素和矿物质的含量明显高于小麦粉，尤其富含维生素 E、维生素 B_1、维生素 B_2、钙、锌、硒等，硒的含量约为小麦粉的 10 倍左右，脂肪酸多为不饱和脂肪酸。研究表明，麦胚芽具有增强细胞活力，改善人脑细胞功能，增强记忆，抗衰老和预防心血管疾病作用。小麦麸皮中也含有丰富的营养素，膳食纤维含量最为丰富，钙、铁、烟酸、锌的含量很高，但是由于受膳食纤维和植酸的影响，吸收率较低。在麦麸中还含有较多的类胡萝卜素。做米饭时用捞蒸去汤的方法可损失很多 B 族维生素，水煮或油炸也造成 B 族维生素损失。不合理贮存可使谷类霉烂变质，失去食用价值，故粮谷类应贮存于避光、通风、干燥、阴凉的环境。

（二）豆类

豆类含蛋白质较多，如黑豆含 50%，黄豆含 35%～40%，绿豆、赤豆含 20% 左右。豆类蛋白含甲硫氨酸不足而赖氨酸较高，与粮谷类混合食用可起蛋白质互补作用。豆类脂肪含量以黄豆、黑豆最高可达 18%，赤豆、绿豆仅 1% 左右。大豆中多不饱和脂肪酸含量较多，如豆油中亚油酸（C 18：2）占 51.7%，大豆的卵磷脂在 β 位上带有不饱和脂肪酸，在卵磷脂胆固醇酰基转移酶作用下，可使游离胆固醇酯化，使胆固醇不易在血管壁沉积或使血管壁上胆固醇经酯化后又移入血浆。故大豆卵磷脂有利于防止动脉粥样斑块的发生。大豆含糖类 20%～30%，其组成比较复杂，多为纤维素和可溶性糖，几乎完全不含淀粉或含量极微，在体内较难消化，其中的低聚糖如木苏糖、棉籽糖等在大肠内被细菌发酵产气，而引起肠胀气。绿豆、赤豆含糖类 55%～65%，还含有丰富的维生素和矿物质，其中 B 族维生素和钙的含量较高。

豆类制成豆制品可提高蛋白质消化率，如整粒熟大豆蛋白质消化率为 65.3%，豆腐蛋白质消化率为 92%～96%，豆浆为 85%，大豆经脱脂后可制成浓缩蛋白、分离蛋白及豆粕粉。生大豆中有抗胰蛋白酶因子可影响蛋白质消化，必须充分加热使其破坏后食用。干豆类几乎不含维生素 C，但经发芽成豆芽后，其含量明显提高。

（三）蔬菜、水果与菌藻类

蔬菜按其结构及可食部分不同，可分为叶菜类、根茎类、瓜茄类和鲜豆类，所含的营养成分按其种类不同，差异较大。水果可分为鲜果、干果、坚果和野果。菌藻类食物包括食用菌和藻类食物。前者有蘑菇、香菇、银耳、木耳等品种；后者有海带、紫菜、发菜等。它们都是维生素和矿物质的主要来源，还含有较多的纤维素、果胶和有机酸，能刺激胃肠蠕动和消化液的分泌，促进食欲，帮助消化。绿叶菜中核黄素与胡萝卜素含量较高，胡萝卜与红薯中胡萝卜素含量较高，黄瓜、萝卜、苤蓝及莴苣等维生素 C 含量虽不高，但可生吃，故为维生素 C 的良好来源。新鲜豆荚类蛋白质含量较一般蔬菜多。一般瓜茄类营养素含量低，但辣椒中有丰富的胡萝卜素、维生素 C 与维生素 P。有些水果是维生素 C 的良好来源，如红果、鲜枣等。菌藻类中的蘑菇含有较多的核黄素，木耳、海带中有较多的铁和钙。值得提出的是某些野菜如苜蓿、刺儿菜、灰菜、荠菜中胡萝卜素、维生素 C、核黄素、钙和铁含量高于普通蔬菜数倍。某些野果，如刺梨、酸枣、猕猴桃中含维生素 C 可比柑橘高数十倍。高温和日光暴晒可使食物中的维生素遭破坏，如小白菜和菠菜在 0～2℃储存 1 个月时胡萝卜素可保存 93%，在 26℃存放 3 天则仅保存 73%。烹调方法不当可使水溶性维生素损失较多，例如加碱可破坏 B 族维生素和维生素 C，炒菜时如温度在 0～70℃长时间不盖锅盖，菜中氧化酶可使维生素 C 氧化；如急火快炒，使温度骤升到 80℃以上，先将氧化酶破坏，可减少维生素 C 氧化。

菌藻类食物除了提供丰富的营养素外，还具有明显的保健作用。研究发现，蘑菇、香菇和银耳中含有多糖物质，具有提高人体免疫功能和抗肿瘤作用。香菇中所含的香菇嘌呤，可抑制体内胆固醇形成和吸收，促进胆固醇分解和排泄，有降血脂作用。黑木耳能抗血小板聚集和降低血凝，防止血栓形成，有助于防治动脉粥样硬化。海带因含有大量的碘，临床上常用来治疗缺碘性甲状腺肿。

（四）蛋、肉、禽、鱼和奶类

动物性食物包括畜禽肉、禽蛋类、水产类和奶类，是人体优质蛋白、脂肪、脂溶性维生素、B 族维生素和矿物质的主要来源。

鸡蛋蛋白质中必需氨基酸含量丰富，且其比值符合人体需要。蛋中脂肪绝大部分存在于蛋黄内，且分散成小颗粒易于吸收。蛋黄又为维生素 A、维生素 D 和核黄素的良好来源，并富含钙、磷、铁，但铁主要与卵黄高磷蛋白结合，故吸收率3%左右。蛋黄中胆固醇含量高达 1510mg/100g。生蛋中有抗生物素蛋白，能妨碍生物素的吸收；又有抗胰蛋白酶因子，可抑制胰蛋白酶活力，故必须熟食。

肉类食品包括牲畜的肌肉、内脏及制品，消化吸收率高，味美、饱腹作用强。肉类蛋白质含量为 10% ~20%，其赖氨酸、苏氨酸、甲硫氨酸高于粮谷类。肉类脂肪含量因品种、年龄、肥瘦程度及部位而异，一般在 10% ~30%，以饱和脂肪酸为主。肉类无机盐含量约 0.8% ~1.2%，为铁、磷的良好来源，其中铁主要为卟啉铁，消化吸收率高。B 族维生素含量较多，肝中富含维生素 A、维生素 D。肉类烹调后味道鲜美，鲜味主要来自含氮浸出物，包括肌凝蛋白原、肌肽、肌酸、肌酐、嘌呤碱、氨基酸等。成年动物肌肉中含氮浸出物较幼小动物多，因此成年动物肉汤味浓厚。

禽、鱼、虾、蟹蛋白质含量为 12% ~22%，必需氨基酸比值接近肉、蛋。一般鱼类脂肪含量 1% ~5%，个别品种含量较高，如鳗鱼 10.8%，鱼、贝类脂肪含多不饱和脂肪酸较多，尤其是 C 20：5 及 C 22：6。近年来国内外用鱼油的多不饱和脂肪酸防治心血管疾病收到一定效果。海鱼含碘较多，鱼肝中含大量维生素 A。

奶类所含营养成分齐全，组成比例合适，易于消化吸收，能满足婴幼儿生长发育的需要。鲜奶含蛋白质3%左右，消化率92%。牛奶脂肪含量为 2.5% ~7%，其颗粒小，易于消化吸收。乳中乳糖含量为 4.6% ~6.8%，乳糖有调节胃酸，促进胃肠蠕动和消化腺的分泌，并可促使乳酸杆菌繁殖，有助于胃肠道功能。但有人缺乏乳糖酶，不能利用乳糖，从而发生腹泻称乳糖不耐受症（lactose intolerance）。乳中含钙、磷较多，但含铁量很少，属贫铁食品。奶中维生素 B_2 和维生素 A 含量较多，维生素 D 含量不高。

 知识链接

乳糖不耐受

乳糖不耐受是由于乳糖酶分泌少，不能完全消化分解母乳或牛乳中的乳糖所引起的非感染性腹泻，又称乳糖酶缺乏症。乳糖酶缺乏是广泛存在的世界性问题，远东人群发生率高，大部分人群不出现症状，但在以乳汁为主要饮食的新生儿及婴幼儿中常发生腹泻等症状。

三、膳食结构

膳食结构也称食物结构，是指居民消费的食物种类及其数量的相对构成，它表示膳食中各种食物间的组成关系。一个国家居民的膳食结构，必须与其食用作物的生产、居民的经济收入、身体素质和饮食习惯相协调。

根据膳食中动物性、植物性食物所占的相对密度，以及能量、蛋白质、脂肪和糖类的供给量不同，将当今世界的膳食结构大体上可分为三种类型。第一种类型，是西方"三高"型膳食，高蛋白、高脂肪、高能量膳食，可导致冠心病、糖尿病、大肠癌和乳腺癌等发病率增加，严重威胁着居民的身体健康。此种膳食结构以欧美发达国家为代表，这些国家植物性食品消费量较少，动物性食品消费量很大，热能、蛋白质、脂肪摄入量均高，人均每日热能达14.7 MJ（3500kcal），蛋白质与脂肪达100g和150g。第二种类型是东方型膳食，以印度、印度尼西亚、巴基斯坦等多数发展中国家为代表。它们的膳食以植物性食品为主，能量基本上可满足人体需要，为8.37~9.62MJ（2000~2200kcal），蛋白质仅50g左右，脂肪仅30~40g，常可导致一些营养缺乏病。第三种类型：以日本为代表，它既保留了东方膳食的一些特点，又吸取了西方膳食的一些长处。植物性和动物性食品消费比较均衡，其中植物性食品占较大相对密度，但动物性食品仍有适当数量，动物性蛋白质占膳食蛋白质总量的50%，并有丰富的蔬菜、水果等，能量供给约为10.88MJ（2600kcal），蛋白质和脂肪均可达80g左右，食物结构比较合理，基本符合营养要求。不过动物性食品仍稍偏高，但营养失调轻微。

中国的膳食结构较接近东方型，居民的生活水平正由温饱型向小康型过渡，但是城乡之间、东西部之间居民的膳食结构存在较大差异，营养不良依然存在，"富贵病"呈现上升趋势。

四、中国居民膳食指南和膳食宝塔

膳食指南是营养工作者根据营养学原理提出的一组以食物为基础的建议，是针对世界各国各地存在的营养问题而提出的一个通俗易懂、简明扼要的合理膳食基本要求，是一个有效的宣传普及材料。中国营养学会根据国内经济与膳食结构的不断变化，曾经在1989年、1997年、2007年和2011年颁布了《中国居民膳食指南》指导中国居民的膳食营养。2016年5月13日，国家卫生和计划生育委员会正式发布了《中国居民膳食指南（2016）》，此指南由一般人群膳食指南、特定人群膳食指南和中国居民平衡膳食实践等三个部分组成。针对2岁以上的所有健康人群，2016版中国居民膳食指南核心推荐：①食物多样，谷类为主；②吃动平衡，健康体重；③多吃蔬菜、奶类、大豆；④适量吃鱼、禽、蛋和瘦肉；⑤少盐少油，控糖限酒；⑥杜绝浪费，兴新食尚。针对孕妇、乳母、2岁以下婴幼儿、2~6岁学龄前儿童、7~17岁儿童青少年、老年和素食人群等特定人群的生理特点及营养需要，在一般人群膳食指南的基础上对其膳食提出特殊指导。为便于居民理解和记忆，同时推出了修订版"中国居民平衡膳食宝塔"（图5-1）"中国居民平衡膳食餐盘"和"儿童平衡膳食算盘"等三个可视化图形，指导大众在日常生活中进行具体实践。

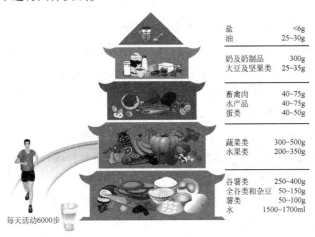

盐	<6g
油	25~30g
奶及奶制品	300g
大豆及坚果类	25~35g
畜禽肉	40~75g
水产品	40~75g
蛋类	40~50g
蔬菜类	300~500g
水果类	200~350g
谷薯类	250~400g
全谷类和杂豆	50~150g
薯类	50~100g
水	1500~1700ml

每天活动6000步

图5-1　中国居民平衡膳食宝塔（2016年）

宝塔建议：平均每人每日饮水 1500～1700ml，摄入谷薯类 250～400g，蔬菜类 300～500g，水果类 200～350g，畜禽肉类 40～75g，水产品 40～75g，蛋类 40～50g，奶类及奶制品 300g，大豆类及坚果 25～35g，油 25～30g，盐小于 6g，身体活动最好每天 6000 步。宝塔建议的大豆类和奶类的消费量比较高，是针对中国居民膳食中钙的供给普遍低等缺点提出的，并且把这两类不同的食物合并占据宝塔的一层，以引起重视。虽然它和大多数居民当前的膳食实际有相当距离，但这是改善中国居民膳食不可缺少的，应当采取特殊的措施推动豆类、奶类及其制品的生产和消费。

宝塔建议的各类食物的摄入量一般是指食物的生重。各类食物的组成是根据全国营养调查中居民膳食的实际情况计算的，所以每类食物的重量不是指某一种具体食物的重量。在应用平衡膳食宝塔时要注意几个要点：①确定你自己的食物需要；②同类互换，调配丰富多彩的膳食；③要合理分配三餐食量；④要因地制宜充分利用当地资源；⑤要养成习惯，长期坚持。

膳食营养的改进和合理调整，必须根据国情，包括历史经验、现实营养状况、经济水平、消费结构、饮食传统习惯、民族特点和整个国民经济发展规划，并吸取其他国家膳食营养的经验教训。

五、膳食调查

（一）营养调查的目的和内容

1. 营养调查的目的　通过调查，①可以了解各种人群（包括不同生理状况、生活环境以及特殊劳动条件下人群）营养是否合理，即膳食中营养素摄取情况与营养素供给量标准的符合程度；②了解营养状况与调查对象的身体素质及健康状况之间的关系；③及时发现营养不平衡的人群（包括营养缺乏及营养过剩特别是肥胖），从而对他们施加一些营养干预措施，以确保居民的健康，进而提高人民的身体素质。

2. 营养调查的内容　①膳食调查；②人体营养水平的生化检验；③营养不足或缺乏的临床检查；④人体测量资料分析，并在此基础上对被调查者个体进行营养状况的综合判定和对人群营养条件、问题、改进措施进行研究分析。营养调查既可用于人群社会实践，也用于营养学的科学研究。

（二）膳食调查的目的、内容和方法

1. 膳食调查的定义　是指通过某种方法了解调查对象每人每日主副食摄入量，利用食物成分表（或特定的计算机软件）计算出每人每日所摄入的能量和各种营养素，然后与供给量标准进行比较，以此来评定正常营养需要的满足程度。

2. 膳食调查的目的　了解在一定时间内调查对象通过膳食所摄取的能量和各种营养素的数量及质量，借此来评定正常营养需要能得到满足的程度。膳食调查是营养调查工作中的一个基本组成部分，它本身又是相对独立的内容。单独膳食调查结果就可以成为对所调查的单位或人群改善营养和进行咨询、指导的主要工作依据。

3. 膳食调查的内容　主要包括调查期间每人每日所吃的食物品种、数量；了解烹调加工方法对维生素保存的影响等；注意饮食制度、餐次分配是否合理；饮食史、饮食习惯等，以及调查对象生理状况，是否有慢性病影响等。

4. 膳食调查的方法　常用方法有询问法、记账法、称重法、化学分析法、食物频数法等。

（1）询问法（又称 24 小时回顾法）　即通过询问并记录调查对象每天 24 小时内的膳食组成情况，一般调查 3～7 天，然后计算平均每天营养素的摄入量并与供给量标准进行比较。此法工作简便，但结果出入较大。

（2）记账法　指对建立伙食账目的集体食堂，通过查阅过去一定时期食物消耗的种类和数量，并根据同一时期的就餐人日数，计算出平均每人每日各种食物的消耗量，再按食物成分表推算出每人每日所摄取的能量和各种营养素的量。特点：简便、快速，但不够精确。一般适用于集体单位，记账期间从数周到1年，通常2~4周。

（3）称重法（或称量法）　主要是对消耗食物量进行称重或估计，了解调查对象食物消耗的方法。此法可用于团体、家庭及个人的膳食调查。

（4）化学分析法　此法是在实验室中测定受试者进食的食物所含成分，准确地获得各种营养素摄入量。样品的收集常采用双份饭菜法，一份供食用，另一份作为分析样品。要求收集的样品在数量和质量上要与实际食用的食物一致。

（5）食物频数法　指在一定时期内，受试者食用某一种食物多少次。这一特定期间可短至几日、几周到超过1年。在实际使用中，可分为定性、定量和半定量的食物频数法。

5. 膳食调查的计算和步骤

（1）膳食资料的收集与整理　①记账法：记录被调查单位各种食物消耗量为期一个月，并仔细统计每日吃饭人数，以求出平均每人每日各种食物消耗量。②称量法：系将伙食单位（或个人）每日每餐各种食物的食部消耗的数量都另以称衡记录。一般烹调以前的生重、烹调后的熟重和剩余的熟食量须称量记录并求出生熟比例，然后将一天各餐的结果相加取得一日的各食物消耗量。须经分类综合，然后求得每人每日食物的平均消耗量（参用表5-6、表5-7）。

（2）资料的计算　以上方法取得的原始资料按食物成分表计算出每种食物所供给的能量和各种营养素（表5-8）。记账法可按每千克食品计算，称重法按100g食物计算，所求得总量即为调查期间该人群（或个人）平均每人每日热能和各种营养素摄入量。

（3）计算膳食中各类食物的重量及百分比　三大营养素的热能比及热能的三餐分配，蛋白质的食物来源分配（表5-9、表5-10）。

（4）评价　膳食调查的结果可以与中国颁布的营养素供给量标准进行比较。如果某种营养素的供给量长期低于标准的90%，则可能有营养不良发生；如长期低于标准的70%，则有发生营养缺乏病的可能。

表5-6　食物消耗量登记表（称重法）

日期	餐别	品名	总重量（kg）	可食量（kg）	熟后量（kg）	剩余量（kg）	净食量（kg）	备注

表5-7　食物量计算表

类别	品名	每日每种食品共计（kg）							总计（kg）	每人每日消耗食品净重量（kg）
		1	2	3	4	5	6	7		

表5-8　每人每日营养素摄入量计算表

食物名称	重量（g）	蛋白质（g）	脂肪（g）	糖类（g）	热量（kcal）*	钙（mg）	磷（mg）	铁（mg）	维生素A（IU）	胡萝卜素（mg）	硫胺素（mg）	核黄素（mg）	烟酸（mg）	维生素C（mg）	粗纤维（g）
总计															

注：1kcal=4.184kJ

表5-9 膳食成分、热能及蛋白质来源分配

项目		总数	谷类	豆类及豆制品	叶菜类	根茎类	瓜果类	肉类	鱼类	乳类	蛋类	植物油	纯糖	其他
膳食成分	重量（g）													
	%													
热量来源	重量（g）													
	%													
蛋白质来源	重量（g）													
	%													

表5-10 每人每日所得三大营养素发热量及其热能比

类别	摄入量（g）	所产热量（kcal）	热能比（%）
蛋白质			
脂肪			
糖类			
合计			

膳食调查的结果评价：通过膳食调查，可以确定平均每人每日各种食物摄入量；确定平均每人每日营养素摄入量，并对能量的来源和蛋白质、脂肪类的食物作出评价；与DRIs比较评价，可以用来计划和评价健康个体及群体的膳食；进行膳食模式分析，评价调查对象的营养是否符合理想的膳食模式。

（三）人体营养水平的鉴定

人体营养水平鉴定是借助生理、生化实验手段，发现人体临床营养不足症、营养储备水平低下或营养过剩，以便早期掌握营养失调征兆和变化动态，及时采取必要的预防措施。也可用于研究某些有关因素对人体营养状态的影响，也对营养水平进行研究测定。

（四）营养不足和缺乏的临床检查

根据症状和体征检查营养不足和缺乏症，是一种营养失调的临床检查。

1. 病史采集 膳食史：包括有无厌食、食物禁忌、吸收不良、消化障碍及能量与营养素摄入量等；疾病史：已存在的病理与营养素影响因子，包括传染病、内分泌疾病、慢性疾病；用药史及治疗手段；对食物的过敏及不耐受性等。

2. 体征检查 重点在于发现恶病质、肌肉萎缩、毛发脱落、肝肿大、水肿或腹水、皮肤改变、维生素缺乏体征、必需脂肪酸缺乏体征；常量和微量元素缺乏体征等。从身体形态和人体测量资料中可以反映营养状况。

（五）营养调查结果的分析评价

（1）居民膳食营养摄取量，食物组成结构与来源，食物生产加工，供应分配，就餐方式习惯。

（2）居民营养状况与发育状况，营养缺乏与营养过剩的种类、发病率、原因、发展趋势和控制措施等。

（3）营养方面一些值得重视的问题，如动物性食品摄入过多所致的过营养、肥胖症、心血管系统疾病，长期摄食精白米面所致的维生素不足，方便食品和快餐食品及滥用强化或其他不良食品的影响等。

（4）第二代发育趋势及原因分析。

（5）各种人群中有倾向的营养失调趋势。

（6）全国或地区特有的营养问题解决程度、经验和问题。如优质蛋白、维生素 B$_2$、维生素 A 不足问题；个别人群贫血问题；个别地区烟酸缺乏与维生素 C 不足问题；地方病、原因不明疾病与营养问题等。

第三节　特殊人群的营养

 案例讨论

案例　女，26 岁，工人，"停经 29 周，乏力 2 个月"之主诉入血液科。血红蛋白 3.2g，血小板 2.8。血液科进行骨髓穿刺，诊断为"巨幼细胞贫血，缺铁性贫血"胎儿双顶径 5.7cm，羊水 2.0，B 超提示羊水过少。

问题　该女性主要是由于缺乏何种物质所致疾病？对其应该做何种治疗？胎儿可能患何种疾病，如何减少相关并发症的发生？

一、孕妇及乳母营养

育龄妇女自妊娠开始到产后哺乳终止，均为需要加强营养的特殊生理过程。孕妇和乳母的营养要求：一要提供能满足胎体生长发育和乳汁分泌所必需的各种营养素；二要满足自身的营养素需求，达到预防可能出现的母体和胎体营养缺乏及某些并发症的目的。

（一）孕期营养对妇女健康的影响

1. 孕期营养不良易致营养缺乏病　妊娠妇女基础代谢增强，消化道蠕动降低，消化液分泌减少，易导致消化不良和便秘，再加上妊娠早期常有食欲缺乏、恶心、呕吐等现象，如不注意补充营养，易致营养不良。临床上最多见的有缺钙引起的骨质软化，缺铁引起的缺铁性贫血，缺乏叶酸或维生素 B$_{12}$ 引起的巨幼细胞贫血等。

2. 与妊娠高血压综合征有关　流行病学调查发现，贫血、低蛋白血症、缺钙以及超重均是妊娠高血压综合征的重要好发因素。近年研究提示，妊娠毒血症与蛋白质、多不饱和脂肪酸、钙、镁和某些维生素的缺乏有关，补充这些营养素可降低其发生率。

3. 孕妇营养不良与感染和产伤发生率增加有关　血锌低的孕妇比较容易感染，血浆蛋白低者则易发生宫颈或肛门周围撕裂伤，可能与低蛋白者组织比较脆弱有关。

（二）母体营养对胎儿与婴儿的影响

（1）母亲营养不良，胎儿在产期死亡率高，出生时体重低，智力与体格发育迟缓。孕妇补充足量的营养，可减少死产及婴儿死亡。

（2）孕期营养不良影响胎儿智力发育。妊娠最后 3 个月至出生后第 6 个月，不仅是胎儿、婴儿体格生长最迅速的时期，也是大脑发育的关键时刻，是大脑细胞增殖的激增期，此时营养不良，如蛋白质摄入不足，可致胎脑发生永久性解剖及生化方面变化，影响脑的发育成熟。

（3）孕母维生素缺乏可使胚胎发育受到影响。动物实验证明，孕鼠缺乏维生素 E、维生素 B$_1$ 或烟酸能引起幼鼠先天性异常；叶酸缺乏能引起神经管缺陷、心血管异常、骨畸形或尿道异常；维生素 A 缺乏可引起无眼畸形、脑积水、心血管及其他先天异常。

但孕妇营养摄入也不应过度，当胎儿体重大于 3500g 时易发生难产；孕妇体内积聚脂肪过多，易致产后肥胖等。

（三）妊娠各期的营养生理特点

妊娠早期是指怀孕期的前3个月（1~12周），是胎儿发生、发育的最重要时期，任何不利因素均可使胎儿发育不良或造成先天缺陷（畸形）。

妊娠中期是指怀孕的第13周至第28周，在这期间，胎儿和母体变化明显，胎儿各器官系统迅速增长发育，对各种营养素的需要量显著增加。

妊娠后期是指怀孕的第29周至第40周。此期最常见的病理变化之一是妊娠高血压综合征，病因尚不明。对该病的治疗，饮食方面要注意以下两点：①除了并发严重的肾炎者外，一般不要限制蛋白质的摄入。必需脂肪酸的缺乏往往会加重妊娠高血压综合征症状，故适当增加植物油。②限制水分和食盐的摄入，适当限制食用小苏打、发酵粉、味精等。

（四）孕期的营养需要

1. 适当增加热能　孕妇消耗热能是为了维持四个方面的需要，即基础代谢、食物特殊动力、劳动（活动）耗能、供给生长发育的需要（包括胎儿生长以及孕妇本身构成新组织）。可见在妊娠期对热能的需要将比平时增加。中国2000年修订的孕妇热能RNI是在原有的基础上增加0.84MJ（200kcal）。鉴于不同地区、不同民族及气候、生活习惯、劳动强度等的不同，对热能的供给主要可根据体重增减来调整，如孕前体重在标准范围内，孕中、晚期增重每周应控制在0.5kg，其变动范围以每周不超过0.33~0.60kg为宜。孕前体重轻者每周增重量可略高；而孕前超过正常范围者，孕期也不宜减肥，但如每周增重>0.5kg，则须注意水肿问题。如无水肿，则表示热能摄入过高。反之，每周增重<0.33kg，则表示热能摄入不足。

2. 充足的蛋白质　孕妇必须摄入足够数量的蛋白质以满足自身及胎儿生长发育的需要。足月胎儿体内含蛋白质400~800g，加上胎盘及孕妇自身有关组织增长的需要，共需蛋白质900余克，这些蛋白质均需孕妇在妊娠期间不断从食物中获得。孕期前4个月孕妇进食量少，所要的蛋白质主要从后5个月摄入。中国人膳食一般以摄入植物性蛋白为主，故营养学会建议：孕中期宜每日增加蛋白质15g，孕晚期每日增加20g，若经济条件允许，尽可能食用生物价高的动物蛋白质，其占总蛋白质量的2/3为好。

3. 丰富的无机盐与微量元素

（1）铁　孕期铁的需要量增加很多，除孕妇每日必须摄入一定量的铁以补充自身的消耗外，尚需储备相当数量的铁，以补偿分娩时由于失血造成铁的损失。同时，胎儿制造血液和肌肉组织需一定量的铁，还必须在肝内储存一部分铁，以供出生后6个月之内的消耗。孕妇铁摄入不足会影响胎儿铁的储备，使婴儿期较早出现缺铁及缺铁性贫血。孕妇重度贫血可引起早产或死胎，发生贫血性心脏病。贫血还容易并发妊娠期高血压疾病，降低机体的抵抗力，引起产后感染。建议孕妇孕中期和孕晚期铁的RNI分别为24mg/d和29mg/d。

（2）钙　胎儿从母体摄取大量的钙以供生长发育。中国人膳食中钙普遍不足，母体平时储存钙不多，故妊娠全过程都要补充钙。孕妇膳食钙摄入不足，会引起母体血钙下降，发生"小腿抽筋"或手足抽搐，产生骨质软化症，胎儿也可能产生先天性佝偻病及缺钙抽搐。建议孕妇钙的AI：孕中期为1000mg/d，孕晚期为1000mg/d，奶类摄入少者，宜增服钙制剂。

（3）锌　平均胎盘及胎儿每日需要锌0.75~1mg。动物实验发现，母鼠缺锌时，仔鼠骨骼发育不良，并发生畸形。孕后期缺锌造成仔鼠脑体积小且细胞数目少。建议孕妇锌的RNI为每天为9.5mg/d，一般成年妇女为7.5mg/d。

（4）碘　甲状腺激素合成与碘有关，碘能促进胎儿生长发育，因此孕期碘需要量增加。孕期缺碘，孕妇易发生甲状腺肿大，并影响胎儿的发育。建议孕妇碘的RNI为230μg/d。含碘丰富的食物有海产品，如海带、紫菜、海鱼之类。

4. 维生素 孕妇对维生素的需要量增加，母体的维生素可通过胎盘进入胎体。母体的脂溶性维生素可储存在肝内，需要时可自肝释放供给胎儿。但母体摄入过量脂溶性维生素，也可致胎儿中毒。水溶性维生素在体内不能储存，必须及时供给。另外，各种维生素之间要注意保持平衡，如当膳食中缺乏多种B族维生素时，若单给大量维生素B_1制剂，反而会加重其他B族维生素缺乏的症状。

维生素A摄入过少或过多都可以引起胎儿畸形。建议的孕妇RNI为700～770μgRAE/d。妊娠期间，对维生素D的需要量增高，除多晒太阳外，还应补充富含维生素D的食物或维生素D制剂，如动物肝、禽蛋、鱼肝油等。缺乏维生素D可致婴儿佝偻病和孕妇骨质软化症。但也不能摄入过量，以免导致婴儿产生高钙血症。建议孕妇维生素D的RNI为10μg/d。妊娠期间维生素B_1的需要量增高，用于维持食欲、正常的肠道蠕动和促进产后乳汁分泌。如果维生素B_1供给不足，易引起便秘、呕吐、倦怠、肌肉无力，以致分娩时子宫收缩缓慢，使产程延长，分娩困难。建议孕妇维生素B_1的RNI为1.2～1.5mg，应多食用酵母、粗粮、豆类、硬壳果类、瘦肉、蔬菜等富含维生素B_1的食物。维生素B_2和烟酸是机体中许多重要辅酶的组成成分，这些辅酶与热能代谢有密切关系。故建议孕妇维生素B_2和烟酸RNI分别为1.7mg/d和15mg/d。胎儿的生长发育对叶酸的需求量增加，缺乏叶酸会发生巨幼细胞贫血，并伴有呕吐、腹泻、舌炎等症状。另据报道，孕妇缺乏叶酸，胎儿发生神经系统缺陷的危险性增高。维持叶酸正平衡的量，一般妇女为50～100μg/d，孕期为150～300μg/d。考虑到个体差异和吸收率，故建议孕妇叶酸的RNI为600μg/d，应多吃富含叶酸的动物肝、肾及绿叶蔬菜。胎儿生长发育需要大量的维生素C，它对胎儿骨、齿的正常发育、造血系统的健全和机体的抵抗力等都有促进作用，孕妇缺乏维生素C时易患贫血、出血，也可引起早产、流产，新生儿有出血倾向。建议孕妇维生素C的RNI为100～115mg/d。

（五）乳母的营养需要

胎儿娩出后，产妇即进入产后期或哺乳期。一般来说，开奶时间越早，越有利于母乳的分泌。产后8周以内是母体生理变化最明显的时期，子宫缩小、恶露排出、乳腺开始分泌。产后皮肤排泄功能旺盛，出汗量较多，尤其在睡眠时更为明显，又由于产后卧床较多，腹肌和盆底肌松弛，易发生便秘。此外，因为活动较少，进食高蛋白、高脂肪的食物较多，故易发生产后肥胖。

1. 热量 哺乳期乳汁分泌量每日平均为800ml，每100ml乳汁含热能0.28MJ，母体热能转变为乳汁热能的转换率以80%计算，母体为分泌乳汁应增加热能2.80MJ（670kcal）左右。由于孕期储存了一些脂肪，可用以补充部分热量。考虑到以上各方面，2000年建议乳母能量的RNI较正常妇女增加热能2.09MJ（500kcal）。

衡量乳母摄入热能是否充足，应以泌乳量与母亲体重为依据。如在哺乳后婴儿有满足感，能安静睡眠，在哺乳后3～4小时内无烦躁现象，且生长发育良好的，表示乳汁质量适当。如在哺乳前后各称一次体重，可知道一次母乳量，如每次在150ml左右，则乳量比较充足。从母亲体重来看，如乳母较孕前消瘦，则表示热能摄入不足；如乳母储存脂肪不减则表示热能摄入过多。

2. 蛋白质 蛋白质摄入量的多少，对乳汁分泌的数量和质量的影响最为明显。每100ml母乳含蛋白质1.2g，膳食蛋白质转为乳汁蛋白质的有效率仅40%，故每日泌乳850ml，需要额外补充蛋白质25g。因此，推荐乳母蛋白质的RNI比正常妇女多20g，多吃蛋类，乳类，瘦肉类、肝、肾、豆类及其制品，使蛋白质在量和质上能得到较好的保证。

3. 脂肪 脂肪能提供较多的热能，且婴儿的生长发育也要求乳汁中有充足的脂肪。必需脂肪酸可促进乳汁的分泌。乳汁中必需脂肪酸对于婴儿中枢神经系统的发育和脂溶性维生素的吸收都有促进作用。每日脂肪的摄入量以占总热能的20%～25%为宜。

4. 无机盐和微量元素 乳汁中钙的含量较为稳定，每天从乳汁中排出的钙约为 300mg。当乳母的钙供给不足就会动用体内储备，导致产妇腰酸腿痛或者发生骨质软化症。建议哺乳期钙的 AI 为 1200mg/d。除多食用富含钙质的食物外，也可用钙剂、骨粉等补充。人乳中铁含量低，增加乳母铁的摄入可以补充母体分娩时的消耗，矫正或预防乳母贫血的状态。但对乳汁中铁的增加并不明显，故婴儿若要补充铁量还需从辅助食品中摄入。建议乳母铁的 RNI 为 24mg/d。乳汁中的碘含量可因摄入碘增加而迅速上升，故对乳母应用放射性核素碘要谨慎，避免累及婴儿。

5. 维生素 维生素 B_1 和维生素 E 有促进乳汁分泌的作用，尤其是体内处于缺乏状态时，大量补充，可使奶量增加。水溶性维生素大多数能自由通过乳腺。鉴于哺乳期对各种维生素的需要量都增加，建议乳母维生素的 RNI：维生素 B_1 为 1.5mg/d，维生素 B_2 为 1.5mg/d，维生素 C 为 150mg/d，维生素 D 为 10μg/d，维生素 A 为 1300μgRAE/d。

二、婴幼儿营养

婴儿是指从出生至 1 周岁的孩子。婴儿期是人一生中生长发育最迅速的阶段，一年内体重增长两倍（由 3kg 左右至 10kg 左右），生长快速，因此需要在营养上满足其快速生长发育的需求。幼儿指 1～3 岁儿童，学龄前期儿童指 4～6 岁儿童，学龄儿童指 6～12 岁儿童，12 岁也是青春期的开始。

世界卫生组织推荐的发展中国家和地区评定人群营养状况的最有用的指标有以下五种：①1～5 岁儿童按年龄分组的死亡率；②婴儿出生体重；③各年龄组儿童平均身高、体重；④母乳喂养及断乳营养状况；⑤血红蛋白测定。其中，至少有四项是针对儿童作为评价营养状况，可见儿童营养状况对整个国家或地区人群健康的重要意义。据世界卫生组织报道，亚洲 2 岁以下儿童缺铁性贫血的患病率高达 90%。中国对 22 个省市 11 万婴幼儿调查发现，缺铁性贫血患病率也高达 40%，佝偻病患病率为 32%，个别地区高达 50%。但是另一方面，由于营养过剩或膳食营养素不平衡而引起肥胖或其他疾病也日益增多。

（一）婴幼儿的营养需要

1. 能量 婴幼儿能量消耗在以下 5 个方面。

（1）基础代谢 婴幼儿基础代谢包括生长发育所需能量约占总能量消耗的 60%。1 岁以内为 230.12kJ/（kg·d）；7 岁以内为 184.1kJ/（kg·d）；12～13 岁与成人相似，约为 125.52kJ/（kg·d）。

（2）食物特殊动力作用 婴幼儿为总能量消耗的 7%～8%，较大儿童为 5% 左右。

（3）婴幼儿各种动作 包括吸奶、啼哭、手足活动等。

（4）生长所需 为婴幼儿所特有的能量消耗，它与生长速率成正比。如果能量供给不足，可导致生长发育迟缓。出生头几月，生长所需能量占总消耗的 1/4～1/3。

（5）排泄消耗 为部分未经消化吸收的食物排出体外所需能量，约占基础代谢的 10%。

推荐的婴幼儿能量摄入量：婴儿不分性别 397.48kJ/（kg·d）［95kcal/（kg·d）］；幼儿的摄入量，男性为 3.77MJ/d（900～1250kcal/d）；女性为 3.35～5.02MJ/d（800～1200kcal/d）。

2. 蛋白质 婴幼儿是儿童时期发育最快的阶段。婴儿愈小，生长过程进行得愈快，所需要的蛋白质也愈多。婴幼儿对各种氨基酸的需要量，按单位体重计算较成人高。在满足必需氨基酸需要量的同时，还必须有足够的非必需氨基酸来合成蛋白质。婴幼儿喂养不当，可发生蛋白质缺乏症，影响生长发育，特别是大脑的发育，常出现体重增长缓慢、肌肉松弛、贫血、免疫功能降低，甚至发生营养不良性水肿。

1 岁以内婴幼儿蛋白质摄入量为 1.5～3g/（kg·d）。母乳喂养每千克体重 2g 蛋白质即可满足婴儿的需要。

3. 脂肪 为婴幼儿能量和必需脂肪酸的重要来源。人乳与牛乳的脂肪能满足婴儿的需要，尤其是人乳的脂肪容易为婴儿消化吸收。婴幼儿缺乏必需脂肪酸，皮肤易干燥或发生脂溶性维生素缺乏。推荐的脂肪占总能量百分比为：0.5 岁以内占 45% ~50%，0.5 岁以上占 35% ~40%。

4. 钙　初生婴儿体内钙含量约占体重的 0.8%，到成人时为 1.5%。说明生长过程中体内需要存留大量的钙。母乳含钙 34mg/100ml，建议钙的 AI：0.5 岁以内为 200mg/d，0.5 岁以上为 250mg/d，幼儿为 600mg/d。

5. 铁　初生到 4 个月之内的婴儿，体内贮存铁，尤其是出生前 1 个月，体内贮存最高。由于母乳内含铁较低，故 4 个月后体内贮存的铁逐渐耗尽，即应开始添加含铁辅助食品。人工喂养婴儿 3 个月后即应补充。可选择含铁丰富的动物性食品，如肝、蛋黄等。建议婴儿及各年龄组儿童铁的 RNI 为 10 ~12mg/d。

6. 维生素　各类维生素对婴幼儿的生长发育极为重要，除了母乳可提供外，还必须通过食物的补充满足需要。维生素 A 缺乏可引起生长发育障碍，故婴幼儿膳食中应特别注意补充。由于婴幼儿对胡萝卜素的吸收利用能力差，应尽量供给维生素 A 或鱼肝油。其他维生素缺乏时，对幼小机体也往往比成年人更容易造成影响，因此，应注意补充维生素 B_1、维生素 B_2、维生素 C 等。维生素 D 可早期预防佝偻病的发生。早产儿产前维生素 K 储备不足，出生后肠道亦不能很好吸收，应适当补充维生素 K。

（二）喂养特点

1. 母乳喂养　母乳是婴儿天然最佳食品。近 10 年来，中国母乳喂养有下降趋势，特别是在大中城市母乳喂养率明显下降。因此，要大力宣传母乳喂养的优点。母乳喂养的优点如下。

（1）母乳蛋白质中总乳蛋白占 70%，在胃内可形成较稀软凝乳，因而易于消化吸收。

（2）母乳脂肪球较小，且含脂肪酶，使脂肪易于消化吸收；母乳含不饱和脂肪酸多。

（3）母乳中的糖类大部分是乳糖，除提供能量外，乳糖在小肠转变成乳酸，后者降低肠道酸碱度，有利于抑制致病菌生长和有利于钙吸收。

（4）母乳不含细菌并且很新鲜。

（5）母乳含多种抗感染因子和大量免疫物质。

（6）母乳是婴儿食品中最不易发生变态反应的。

（7）母乳喂养能促进母婴亲密接触。

（8）母乳喂养可预防儿童超重或肥胖。

（9）母乳喂养能预防母亲患乳腺癌。

2. 添加辅食　婴儿 4 ~6 个月后，单独母乳喂养已不能满足其生长发育的需要，必须添加辅助食品。8 个月后，减少喂奶次数，用牛奶或其他辅助食品替代。12 个月后可以逐渐断乳。

辅食添加的原则：从少到多，从细到粗，从稀到稠；习惯一个品种后，再添加另一种；在婴儿健康时添加；避免含高盐或辛辣调味品的食品；辅食应以小匙喂给婴儿。

断奶应是一个过程，是在逐渐添加辅食过程中逐渐断奶，逐渐减少母乳的喂哺次数直至以其他食品全部替代母乳而最终自然断奶。断奶过程中也应补充其他奶制品（如牛奶等）以满足婴儿的营养需要，其实"奶应伴随一生"。

3. 婴幼儿合理膳食原则　婴幼儿活泼好动，体内营养物质储备较少，咀嚼与胃肠消化能力尚未健全，喂养不当易发生消化紊乱，因此膳食调配应注意以下原则。

（1）食物选择要全面均衡。乳制品、肉、蛋、鱼、粮食、蔬菜、水果不可偏废。每日摄入奶或奶制品不少于 200 ~400ml。鱼肉含有蛋白质 16% ~19%，氨基酸比值优于畜肉，可用鱼肉泥或鱼粉补充乳蛋白的不足。

（2）养成不挑食、不偏食的良好饮食习惯，定时、定量、定点进餐。

（3）适当增加餐次，膳食应注意色、香、味、细软和多样化。

4. 人工喂养 母乳完全不能喂养时采用牛奶或其他代乳品喂养。人工喂养代乳品的要求：营养成分和热能应与母乳相似或接近；易于消化吸收；清洁卫生，安全无菌。

代乳品种类有配方奶粉、鲜牛奶、全脂奶粉，也可用黄豆粉、奶粉、米粉、骨粉等配制。

5. 混合喂养 用部分母乳加牛奶或奶粉补充。原则：先喂母乳，再喂牛乳或代乳品。每天必须喂乳 3 次以上。让婴儿按时吸吮乳头，刺激乳汁分泌。

三、儿童和青少年营养

儿童时期的营养状况对其成年后的体质及健康有密切关系，很多疾病的预防应从儿童时期的合理营养做起。

（一）儿童的营养需要

儿童处于迅速生长发育阶段，代谢旺盛，所需的热能和营养素相对比成年人高，按体重计应为每千克体重 0.27 ~ 0.40MJ （65 ~ 95kcal），随年龄增大，单位体重所需热能相对要少些。儿童肌肉系统发育较快，脑组织及内脏亦不断增重，故蛋白质需要亦较高。3 ~ 5 岁应供给45 ~ 55g，7 ~ 10岁应供给 60 ~ 70g，11 ~ 13 岁应供给 75 ~ 85g。蛋白质提供的能量应占膳食总能量的 12% ~ 14%。无机盐和微量元素中，钙、磷、铁、碘、锌、镁等均应重视，其供给量按体重计均应比成年人高。儿童中缺铁的现象较为普遍，可用提高动物性食品相对密度以及供给铁强化食品加以解决。碘缺乏对儿童生长及智力发育均有影响，中国有 30% 的儿童处于碘不足状态，已采用碘盐来预防。

维生素 A 可促进生长并提高儿童对传染病的抵抗力。中国儿童膳食中含丰富维生素 A 的食品较少，而胡萝卜素在体内利用率差，应注意补充。维生素 D、维生素 B_2 对生长期的儿童亦极为重要。

（二）青少年的营养需要

由于快速生长、性成熟、身体成分的改变、骨骼的矿化和体力活动的变化，青少年的营养需要高于儿童。与儿童不同的是，青春期的男、女对营养的需求有差别，这些与性别有关的差异一直持续到成年期。女青少年发育较早，故 13 ~ 15 岁女少年热能需要接近男少年；而16 ~ 18岁男青少年则明显高于女青少年，其热能需要均接近成年人的轻体力活动或中等体力活动者。如热能长期供给不足可出现疲劳、消瘦、抵抗力降低和影响学习效率。蛋白质供给量应超过成年人，为 1.6 ~ 1.9g/kg （体重）。无机盐和微量元素中特别应注意钙、铁、锌、镁、碘的补充以满足机体需要。为适应青春期的快速骨量增加，青少年对钙的需要量远远高于儿童和成人。由于血液容量和肌肉重量的增加，青春期对铁的需要量更高，月经使女孩对铁的需要进一步增加。锌与生长和性发育有关，锌缺乏可造成生长发育停滞和性腺功能减退，补锌可逆转上述临床表现。缺碘可引起青春期甲状腺肿。

青少年的饮食习惯常常不同于儿童和成人，追崇饮食时尚、自我意识增强，关注自身形象与体型，这一时期培养健康的饮食行为尤为重要，青春期是预防和治疗肥胖的关键时期。

青少年若参加体育运动训练时，应按运动项目的营养需要给予特殊补充。

（三）儿童和青少年合理膳食原则

1. 儿童和青少年的膳食应根据季节和当地供应情况 合理制订食谱，注意调配，供给合理而全面的营养，注意有规律的膳食制度，保证三餐中热能分配合理。

2. 儿童的营养配膳原则 保证吃好早餐，少吃零食，饮用清淡饮料，控制食糖摄入。

3. 青少年的营养配膳原则 多吃谷类，供给充足的能量；保证鱼、肉、蛋、奶、豆类和蔬菜的摄入；参加体力活动，避免盲目节食。

4. 儿童和青少年零食消费原则 在不影响正餐的前提下合理选择，适度消费，可促进生长发育。"中国儿童青少年零食消费指南"将零食分为下述三个级别。

（1）可经常食用的零食（每天食用） 低脂、低盐、低糖类食物，例如水煮蛋，纯鲜牛奶、酸奶或奶制品，全麦饼干、水果及蒸、煮、烤制玉米，红薯等。

（2）适当食用的零食（每周1~2次） 含中等量脂肪、盐、糖类食物，例如黑巧克力、牛肉片、火腿肠、酱鸭翅、鱼片、蛋糕、葡萄干、鲜奶或水果冰淇淋及咖啡或乳酸饮料等。

（3）限制食用的零食（每周不超过1次） 含高糖、高盐、高脂肪类食物，例如棉花糖、奶糖、炸鸡块、膨化食品、巧克力派、方便面、奶油蛋糕、可乐、雪糕、冰淇淋等。儿童和青少年应该多参加户外活动。

四、老年人营养

影响老年人健康和长寿而且与营养有关的疾病有恶性肿瘤、脑血管疾病、心血管疾病、糖尿病、痛风、骨质疏松症、阿尔茨海默症、老年慢性支气管炎等。营养因素在人体的健康、疾病和长寿中有着重要的作用，合理营养可以减少疾病，延缓衰老，延长寿命。

（一）影响老年人营养状况的因素

1. 生理因素 感觉功能减退，如老年人的味、嗅、视、听和触觉均随年龄增高而减退。对消化系统的影响有唾液分泌减少，牙齿松动脱落，胃酸分泌减少，胆汁分泌减少，胃肠道蠕动降低。对代谢能力的影响有葡萄糖耐量下降，基础代谢率降低10%~15%以上。老年人常患的慢性病能影响对营养的不同需要。由于体内代谢功能改变，营养素的消化吸收、利用和排泄均受到影响。

2. 心理因素 包括情绪抑郁，尤其独居，影响食欲；由于感觉减退，降低对进食的乐趣，导致消化腺分泌减少；长期养成的偏食或挑食的不良习惯，造成某些营养素摄入过多或不足。

3. 环境因素 包括经济收入减少，无力购买丰富的食物；食品的质量与烹调方法不当，影响老年人的进食与消化吸收；缺少良好的进膳环境，影响食欲；社会活动减少，又缺少进行体力活动的条件，使热量消耗减少，造成能量过剩而引起超重或肥胖。

（二）老年人的营养需要

老年人由于基础代谢降低和活动减少，机体所需能量减少，60岁以上可减少20%，70岁以上可减少30%。多食可使身体发胖，但也不应过度限食而导致营养不良。

蛋白质的供给量不能因能量减少而减少，应保证供给每千克体重1.2~1.5g。

蛋白质和氨基酸的供给应能维持正氮平衡，故应补充优质蛋白质，但也不宜过多，以免增加肾负担。糖类应随热能供给相应地减少。脂肪应以植物性脂肪为主，可占热能的20%~25%。胆固醇与心血管疾病有一定的关系，老年人应少吃胆固醇含量高的食物（如蛋黄、肝、肾、鱼子、奶油等），但也不必过分限食，因为适量胆固醇对机体有益。

维生素在调节和控制代谢、推迟衰老方面极为重要。人体衰老与免疫功能下降和自由基反应增强、过氧化物增多有一定的联系，而多种维生素与之有拮抗作用。维生素A能促进免疫耐受性、淋巴器官增生及增强自然免疫活力。维生素D可促进正常粒细胞诱导分化、增加巨噬细胞及T细胞的作用，并可防止骨质疏松症。维生素E是自由基清除剂，机体组织中维生素E可随年龄的增长而下降，导致抗氧化能力下降，促进衰老。维生素B_6缺乏时，易导致细胞免疫功能障碍，老年人又易患维生素B_6缺乏。维生素A、维生素C、谷胱甘肽过氧化酶均是生物膜上自由基清除剂。维生素C在体液免疫和细胞免疫中均有重要作用。

老年人应供给足够的钙和硒。钙可防止骨质疏松症，但不宜过高，以免不必要的钙化。硒是重要的抗氧化剂，且对心肌有保护作用。

(三) 老年人的合理膳食原则

(1) 控制总能量摄入，饮食饥饱适中，防止超重或消瘦，体质指数 (BMI) 维持在18.5~23.9。

(2) 控制脂肪摄入，脂肪供能占总能量的20%~30%，SFA : MUFA : PUFA = 1 : 1 : 1，ω-3系脂肪酸：ω-6系脂肪酸=1：(4~6)。

(3) 蛋白质应以优质蛋白质为主，多吃奶类、豆类和鱼类蛋白。每日宜饮牛奶500ml，进食大豆或其制品25~50g。

(4) 糖类以淀粉为主，重视膳食纤维和多糖类物质的摄入。

(5) 多吃新鲜蔬菜和水果，多食抗氧化营养素（β-胡萝卜素、维生素E、维生素C和硒等）。宜食新鲜蔬菜500g/d。

(6) 重视钙、铁、锌的补充；食盐宜<6g/d。

(7) 食物多样，烹调讲究色、香、味，细软易消化，不吃油炸、烟熏、腌制的食物。

(8) 少食多餐，不暴饮暴食。

(9) 不吸烟，不饮烈性酒。

(10) 心态乐观开朗，适量运动。

第四节　营养与疾病

 案例讨论

案例　某女性糖尿病患者，年龄67岁，身高158cm，体重70kg，糖尿病病史5年，口服二甲双胍，一次500mg，每日3次。空腹血糖5.8~6.2mmol/L，餐后2小时血糖多在7.8~8.2mmol/L，平时睡眠好。自认血糖控制较好，饮食控制尚可，主食每餐50~150g，肉类每天100~150g，不喜食用蔬菜，喜欢炸虾片和糕点。目前血甘油三酯7mmol/L，血胆固醇9mmol/L，血压156/92mmHg。

问题　如何确诊为糖尿病，其发生的原因有哪些？从三级预防角度考虑，如何防治糖尿病的发生？

营养性疾病是指因营养素摄入不足、消化吸收障碍和消耗增加引起营养素缺乏以及营养素过剩或营养代谢异常而引起的一类疾病。由于营养素摄入不足或其他原因不能满足人体正常营养需要可发生各种营养缺乏病，如蛋白质-热能营养不良、各种微量营养素缺乏病等。由于食物摄入不平衡导致某种或某些营养素摄入超过机体生理需要，而表现出体内超负荷的一种状态，称为营养过剩或中毒，如维生素A过多症、肥胖症等。由于遗传性因素或食物与药物的相互作用可致营养代谢障碍而发生疾病，如苯丙酮尿症、乳糖不耐受症、叶酸缺乏症等。还有一些疾病与营养因素密切有关，如代谢性疾病（肥胖病、糖尿病、痛风、骨质疏松症）、心血管疾病、肿瘤等。

一、蛋白质-热能营养不良

蛋白质-热能营养不良（protein-energy malnutrition, PEM）是由于热能和（或）蛋白质缺乏而引起的。此病主要发生于儿童，尤其在发展中国家，严重时可致生长发育障碍和智力迟钝。患儿抵抗力低、易感染，死亡率高。

1. 发病原因　原发性 PEM 是由于长期摄入蛋白质和热能不足所引起，常见于：①贫困、自然灾害或战争造成的食物严重缺乏；②喂养不当，喂食过少、不及时添加辅助食品、母乳不足、偏食、素食或禁食造成的食物摄入不足等；③由于妊娠和哺乳、婴幼儿生长发育等生理因素，使热能和蛋白质的需要量大大增加，而膳食却没有作出合理调整。此病多发于婴幼儿，成人中偶见于哺乳期妇女。

继发性 PEM 主要由于某些疾病引起的食欲下降、吸收不良和消耗增加或者分解代谢亢进，合成代谢障碍，或者大量出血等，使摄入的热能和蛋白质不能满足人体需要而发生。慢性胃炎、肠炎、消化不良、中毒性腹泻等使营养素不能正常消化吸收；长期发热或严重消耗性疾病而营养素未能及时补充；长期患有妨碍进食的疾患或食欲不良。

2. 临床表现　蛋白质-热能营养不良在临床上可表现为消瘦型营养不良和恶性营养不良，主要特征见表5-11。

表5-11　两种主要蛋白质-热能营养不良的特征

	发生原因	临床表现	易发生人群
消瘦型营养不良	膳食中长期缺乏蛋白质、热能和其他多种营养素所致	体重降低，皮下脂肪减少或消失，肌肉萎缩，但无水肿	婴幼儿
恶性营养不良	膳食中长期缺乏蛋白质而热能的供给基本足够	水肿、体重降低、肝肿大、毛发改变、腹泻、精神系统症状	儿童

临床上常见上述两型混合发生，或介于两者之间。混合型蛋白质-热能营养不良明显的表现是皮下脂肪消失、肌肉萎缩、明显消瘦、生长迟滞。体重和身高低于正常标准，尤其体重降低更为明显。患儿急躁不安或表情淡漠，有明显饥饿感或食欲缺乏，体温亦可降低，经常伴有腹泻，腹壁变薄，腹部凹陷呈舟状腹，或有肝脾肿大，易合并感染或同时有维生素缺乏症。

生化检查可见血清总蛋白和白蛋白水平明显降低，运铁蛋白和前白蛋白亦为敏感指标。血浆中非必需氨基酸与必需氨基酸比值升高，尿中羟脯氨酸排出量明显下降，尿肌酐排出量减少，肌酐-身高指数下降。可出现电解质不平衡。

3. 治疗　对患者应采取综合治疗，增加营养、注意护理及防止并发症等。

（1）增加营养　对婴儿应争取母乳喂养并及时添加辅食。人工喂养者应选用婴儿配方奶粉，蛋白质和热能供应应逐步增加，并注意供给维生素 A、硫胺素、核黄素、烟酸、维生素 C 等。

（2）加强护理　安排好患儿活动，注意个人卫生，防止压力性损伤或其他并发症的发生。

（3）药物及其他治疗　有腹泻和脱水者应及时纠正水和电解质紊乱。有肺和胃肠道感染，则给予抗生素。重症可输少量全血或血浆。必要时可给助消化的药物。促使红细胞生成，应补充硫酸亚铁。

（4）积极治疗并发症　营养不良引起的并发症，可使营养不良加重；有些疾病又往往是营养不良的原因，所以防治肺炎、消化不良、贫血、佝偻病、肠寄生虫病等亦是治疗的重要环节。

4. 预防　合理营养和平衡膳食是预防各种类型 PEM 的关键。应广泛宣传营养科普知识，学会合理选择食物和适当的烹调方法。鼓励母乳喂养，教会乳母正确的人工喂养或混合喂养方法，大力发展合乎营养要求的婴儿断奶食品。儿童膳食尽量增加动物性食品、奶与奶制品或豆类代乳粉等，并应有足够的维生素和矿物质。合理安排食谱，注意食物品种的多样化和合理调配。培养儿童良好的生活方式及饮食习惯，鼓励儿童经常参加户外活动，加强体格锻炼，增强体质。做好各种传染病和肠寄生虫病的防治。定期体格检查，注意对儿童生长发育的监测，对体重增长迟缓的儿童，查明原因，早期处理。应积极研究各种患者的特殊营养需要，及时给予适当的营养支持，防治 PEM 的发生和发展。

二、营养与代谢性疾病

（一）肥胖

肥胖（obesity）是机体能量摄入超过能量消耗，导致体内脂肪积聚过多达到危害健康程度的一种多因素引起的慢性代谢性疾病，也是引起慢性病和其他疾病状态的危险因素。

1. 病因　单纯性肥胖是最常见的肥胖，其发生与饮食过量、运动减少、营养过剩等外因（或称环境因素）密切相关，但也受内分泌、代谢、精神、遗传等内因的影响。继发性肥胖主要是某种疾病引起或遗传性疾病所致。

2. 对人体健康的危害　包括心理、社会和生理方面的影响。肥胖的最大危害是各种与肥胖病有关的并发症和合并症，包括如下危害。

（1）增加患 2 型糖尿病的危险性　肥胖者体内含有大量对胰岛素抵抗的脂肪细胞，对葡萄糖耐受障碍。肥胖，特别是合并其他危险因素可使患 2 型糖尿病危险明显增高。

（2）增加患心血管疾病的危险　肥胖既是心血管疾病的独立危险因素，也是高血压、高脂血症等的主要原因。肥胖可促进动脉粥样硬化形成，升高血压和血脂，从而加重心血管疾病。心血管疾病是肥胖患者的主要死因。随着肥胖程度加重，高血压患病率呈上升趋势。BMI≥24 者患高血压的危险度是正常人的 3 ~ 4 倍。高血压是脑卒中的主要危险因素，因此预防和治疗肥胖对预防脑卒中具有重要意义。

（3）增加患胆囊疾病的危险　肥胖病是胆石症的一个危险因素。

（4）增加患睡眠呼吸暂停综合征的危险。

肥胖还可合并下肢水肿、蜂窝织炎、手术易感染及创伤口不易愈合，以及表现出肌肉无力、体力差、耐久力差、动作迟缓、缺少活力以及精神和心理状态的异常。

3. 防治　控制能量摄入与增加能量消耗两者相结合是防治肥胖的基本原则。倡导良好的生活方式和饮食习惯，避免能量摄入过多和营养素摄入不平衡。

（1）饮食疗法　治疗肥胖的基础是控制饮食，根据肥胖严重程度可分别采用低能量饮食疗法、减食疗法、饥饿疗法。一般可按 RNI 减少 20% ~ 30% 供给能量。特别是限制每日总能量的摄入，使之略低于消耗量，以使体重逐步下降。低能量饮食会导致某些必需营养素的缺乏，应该注意补充适量的鱼、肉、牛奶、谷类及蔬菜、水果等，有利于营养的平衡。食物选择应采用高蛋白、低脂肪、低糖类，三者能量构成比可按 20：30：50 计算。三餐热能分配早、中、晚之比应为 30：40：30。同时应纠正不良的饮食习惯，不吃或少吃零食。

（2）运动疗法　运动可增加能量消耗，通过脂肪氧化以减少体脂。可进行大肌肉群的肌肉训练和进行耐力运动。运动量及强度应由小到大，循序渐进，且要持之以恒，并配合饮食控制。

（3）药物或手术疗法。

（二）糖尿病

糖尿病（diabetes mellitus，DM）是一组胰岛素分泌和（或）胰岛素作用障碍而引起的以高血糖为特征的疾病。可引起糖类、脂肪、蛋白质、水及电解质代谢紊乱。糖尿病以 2 型糖尿病为多见，临床表现有糖耐量降低、高血糖、尿糖，出现多饮、多食、多尿、消瘦乏力

（三多一少）的症状，易并发心血管、肾、眼部及神经系统等病变，重症病例可发生酮症酸中毒及糖尿病性昏迷。

1. 病因 糖尿病是一种原因不明的综合征，目前公认病因有遗传因素、生理病理因素、社会因素、环境因素等。环境因素中的饮食因素当属最重要，其关键在于营养过剩、热能摄入过多而导致肥胖，致使发病率增高。在缺乏膳食纤维或微量元素铬或锌的人群中，糖尿病的发病率也较高。

2. 膳食防治原则 饮食治疗是治疗糖尿病行之有效的基本措施。通过饮食治疗可以达到纠正代谢紊乱、防止并发症的目的，其治疗原则如下。

（1）合理控制总能量 控制能量摄入是糖尿病饮食调控的主要原则，其能量供给以维持或略低于理想体重为宜。

应根据个人身高、体重、年龄、劳动强度，并结合病情和营养状况来确定每日能量 RNI（表5-12）。年龄超过 50 岁者，每增加 10 岁，比规定值酌情减少 10% 左右。体重是检验总能量摄入量是否合理控制的简便有效的指标，建议每周称 1 次体重，并根据体重来调整食物摄入量和运动量。

表5-12　糖尿病患者每日能量推荐摄入量（RNI）（kcal/kg）

体型	卧床	轻体力	中等体力	重体力
消瘦	20～25	35	40	45～50
正常	15～20	30	35	40
肥胖	15	20～25	30	35

注：1kcal=4.184kJ

（2）糖类宜适当控制 糖类供给应占总能量的 50%～60%，如果血甘油三酯水平高，则糖类摄入应适当减少。但是，如果糖类摄入不足，体内供能时则需动用脂肪和蛋白质，一旦体内脂肪分解酮体产生增多而胰岛素不足，不能充分利用酮体时，可引发酮症酸中毒。糖类摄入量一般成人控制在 250～350g/d（相当于主食 300～400g）；对肥胖者可控制在 150～200g/d（相当于主食 150～250g）。

糖类的选择一般要考虑该食物的血糖生成指数（glycemic index，GI），糖尿病患者应多选用低血糖生成指数食物。杂粮如玉米、绿豆、荞麦、燕麦等血糖生成指数低于大米和面粉。注意适当增加粗粮和面食的比例。忌食单糖与双糖类食物，如蜂蜜、砂糖等（低血糖时例外）。另外，土豆、山药等块根类食物，因所含淀粉为多糖类（含量20%左右），可代替部分主食。水果类含糖量随水果种类、成熟度及含水量不同而异，一般含糖量在 10%～20%。水果中糖吸收较快，对空腹血糖控制不理想者应忌食，对空腹血糖控制较好者应限制食用。对米、面等谷类，糖尿病患者按规定量食用。蔬菜类含少量糖类，含纤维素较多，吸收缓慢，可适量多用。对于部分患者如喜欢甜食者可选用甜叶菊、木糖醇、糖蛋白或糖精等甜味剂。

（3）控制脂肪和胆固醇的摄入 脂肪的每天需要量为 0.6～1.0g/kg，占总能量的 20%～25%，每日胆固醇摄入量应低于 300mg，高胆固醇血症者应限制在 200mg 以下，控制饱和脂肪酸的摄入，不超过总能量的 10%，避免食用含饱和脂肪酸高的动物性食物，适量选用豆油、花生油、芝麻油、菜籽油等植物油。

（4）选用优质蛋白质 蛋白质每天需要量为 1g/kg，约占总热能的 15%，优质蛋白质占 1/3 以上，多选用奶、蛋、鱼、禽、瘦肉、大豆等食物。糖尿病肾病时，因尿中丢失蛋白质较多，在肾功能允许条件下酌情增加蛋白质摄入，但在氮质血症及尿毒症期，须减少蛋白质摄入，一般每日不超过 30～40g。

（5）提供丰富的维生素和无机盐　B族维生素是糖类和蛋白质等代谢过程中许多酶的辅酶，缺乏时可加重糖尿病的代谢紊乱。维生素 C 可预防因其缺乏而引起的微血管病变。锌参与构成人体的新生细胞和蛋白质合成，能协助葡萄糖在细胞膜上转运，并与胰岛素活性有关。补锌能加速老年糖尿病患者下肢溃疡的愈合。糖尿病患者出现尿糖或酮症酸中毒可使过量的镁从尿中丢失，导致低镁血症，引起胰岛素抵抗，补充镁后胰岛素分泌能力得到改善，缺镁与部分糖尿病视网膜病及缺血性心脏病有关。同时补充三价铬可以提高葡萄糖耐量因子的活性。酮症酸中毒时注意纠正电解质的紊乱。平时多吃粗粮及绿叶蔬菜，必要时可使用维生素矿物质补充剂。

（6）增加可溶性膳食纤维的摄入　建议每日膳食纤维摄入量为30g左右。

（7）限制酒和钠的摄入　长期饮酒对肝有损害，因每克乙醇虽可供29kJ（7.1kcal）热量，但它不含其他营养素，而且容易引起高甘油三酯血症，对于胰岛素治疗患者易诱发低血糖。糖尿病患者多数伴有高血压和肥胖症，应低钠饮食，每天钠盐摄入<6g。

（8）食物多样化并有合理的进餐制度　一般每日 3～6 餐，定时，定量，少量多餐。

糖尿病饮食治疗应以患者体重改变、健康状况、活动能力、发育状态等总体情况作为参考，强调个体化，随时进行必要的调整。目前常用的食谱计算方法有细算法、食品交换法等。

1）细算法　是糖尿病食谱计算中较经典的方法。此法以患者年龄、身高、体重、劳动强度等作参考。计算步骤严谨，数值准确，但在实际运用中则显繁琐。细算法一般有四个步骤：①确定每日总热量；②确定三大营养素的比例和重量；③确定用餐次数和每餐食物比例；④根据食物成分表和等值食物交换表制定一日食谱。

2）食品交换法　是普遍采用的方法，其以食物成分为依据，将各种食物分为六大类，订出了每一类食物的一个交换单位的重量、热量及所含各种营养素的数量。此方法还制定了各类食物的等值交换表，以便根据患者的具体情况，先确定全日所需的总热量及三大营养素的量，然后指导患者运用食品交换表，选择个人喜爱的食物品种，制定出自己的一日食谱。计算步骤与细算法相似。

（三）痛风

痛风（gout）是嘌呤代谢紊乱和（或）尿酸排泄减少所引起的一组疾病。嘌呤代谢紊乱可为遗传性，亦可为获得性。本症可累及多个脏器，临床表现取决于各脏器受累程度，其特点是：高尿酸血症，急性关节炎反复发作，痛风石形成，严重者可导致关节活动障碍和畸形，肾尿酸结石及痛风性肾实质病变。

1. 病因　分为原发性和继发性两类。原发性痛风属遗传性疾病，除 1%～2% 系嘌呤代谢的一些酶缺陷引起外，大多病因不清。原发性痛风常伴有高脂血症、肥胖、高血压、糖尿病和动脉粥样硬化等。继发性痛风可由肾病、血液病、药物、高嘌呤食物等因素引起。

人体尿酸有两个来源，外源性尿酸从富含嘌呤或核蛋白的食物中转化出来，约占体内尿酸20%；内源性尿酸由体内氨基酸、核苷酸及其他小分子化合物合成和核酸分解代谢而来，约占体内尿酸的80%。尽管高尿酸血症的发生主要为内源性代谢紊乱所致，高嘌呤饮食亦非痛风的致病原因，然而高嘌呤饮食可使血尿酸浓度升高，甚至达到痛风患者的水平，当食物中嘌呤从肠道大量吸收后，可使细胞外液尿酸浓度迅速变化，常常促使痛风性关节炎的急性发作。减少摄入富含嘌呤的食物，可使血尿酸浓度降低。饮食治疗是痛风患者治疗手段之一，目的在于控制外源性尿酸的摄入，降低体内尿酸的含量。

2. 膳食防治原则

（1）总热量的摄入　痛风患者半数超重或是肥胖，故其总能量应较理想体重的标准低10%～15%，以达到逐步减轻体重的目的。根据体力活动水平，每日每千克体重以104.6～125.52kJ（25～30kcal）计算为宜。因乳酸、β-羟丁酸、草酰乙酸等有机酸增加能竞争抑制肾小管尿酸的分泌，使血尿酸水平增高，故减肥者应避免饥饿性酮症的发生以及剧烈运动。

（2）限制嘌呤摄入　低嘌呤饮食是指每天嘌呤的摄入量应控制在 100～150mg 以内。急性期应选用低嘌呤饮食。烹调时先采用大汤生煮，可使 50% 的嘌呤溶解在汤内，然后弃汤食用，以减少食物中嘌呤的摄入量。嘌呤含量高的食物（每 100g 含嘌呤 150～1000mg）有小鱼干、凤尾鱼、沙丁鱼、牛肝、浓肉汁、牡蛎、白带鱼等；嘌呤含量较高的食物（每 100g 含嘌呤 75～150mg）有鲤鱼、虾、鸡肉、鳕鱼、淡菜、羊肉、鲈鱼、鳗鱼、鲭鱼、鳝鱼、猪肉、鹅、鸭、扁豆等；嘌呤含量较少的食物（每 100g 含嘌呤 10～75mg）有青鱼、红豆、豆干、鲱鱼、火腿、芦笋、鲑鱼、黑芝麻等；嘌呤含量很少的食物（每 100g 含嘌呤 <10mg）有牛奶、土豆、泡菜、酸奶、萝卜、咸菜、炼乳、卷心菜、茶、奶油、南瓜等。

（3）低脂饮食　痛风患者约有 3/4 伴有高脂血症，宜采用低脂饮食控制高脂血症为妥。此外，高脂饮食同样可使尿酸排泄减少而致血尿酸增高，故亦应限制脂肪的摄入。饮食设计要个体化，但一般每日脂肪摄入量限制在 40～50g 以内。

（4）低蛋白质摄入　痛风患者应限制蛋白质的摄入量，从而控制嘌呤的摄取。每日蛋白质供给量为 0.8～1.0g/kg，选择牛奶、鸡蛋及植物蛋白质为好。当肾受累出现蛋白尿时，应以患者血浆蛋白浓度和尿蛋白丢失量决定蛋白质的摄入量。若出现氮质血症，则采用低蛋白、低嘌呤饮食。

（5）低盐和增加碱性食物摄入　痛风患者大多伴有高血压，宜采用少盐饮食。有些食物含有较多的钠、钾、钙、镁等元素，在体内氧化生成碱性离子，故称为碱性食物，如各种蔬菜、水果、鲜果汁、马铃薯、甘薯、海藻、紫菜、海带等，增加碱性食物的摄入量，可使尿液 pH 值升高，有利于尿酸盐的溶解，西瓜与冬瓜不但属于碱性食物，且有利尿作用，对痛风治疗有利。

（6）补充无机盐及维生素　长期忌嘌呤、低嘌呤饮食，限制了肉类、内脏和豆制品摄入，故应适当补充铁剂及多种微量元素、维生素 B 族及维生素 C 等。

（7）增加水的摄入　保证每日饮水量 2000～3000ml，增加尿量，促进尿酸排泄。但是有肾功能损害者，不宜大量饮水。

（8）戒酒　因乙醇代谢使乳酸浓度增高抑制肾对尿酸的排泄，同时乙醇促进嘌呤的分解，使尿酸增高，故酗酒常为痛风急性发作的诱因。应严格限制饮酒。

（四）骨质疏松症

骨质疏松症（osteoporosis）是一种骨量降低和骨骼结构性退化，从而导致骨骼变脆和骨折危险性增加的流行性疾病。它是一种与年龄相关的非特异性代谢性疾病。可以通过测定骨矿密度（bone mineral density，BMD）来间接评价。BMD 低于同性别平均峰值骨密度 2.5 个标准差时可诊断为骨质疏松症。它与骨质软化不同，后者的骨基质可增多，但其钙化过程发生障碍。在多数骨质疏松症患者中，骨组织的减少主要由于骨质被吸收增多所致。

1. 病因　骨质疏松症的病因目前还不清楚，可能是多因素、多环节共同作用的结果。其中雌激素减少和钙代谢障碍可能是最主要的原因，其次是机械因素以及营养性骨质疏松，蛋白质缺乏可致有机基质生成不良。维生素 C 缺乏可影响基质形成，并使胶原组织的成熟发生障碍。饮食中如钙摄入不足（钙摄入量不足 400mg/d）导致钙吸收减少、血中离子钙浓度的轻微下降和甲状旁腺激素的分泌增加亦可致骨质疏松症。维生素 D 皮肤合成和摄入不足的受试者也会出现相同的结果。其他危险因素，包括过去几年中的跌倒史、甲状腺功能亢进史、抗惊厥药物的使用、消瘦和吸烟等。

2. 临床表现　周身骨痛（腰背部为甚）、乏力、自发性骨折等。骨质疏松症患者疼痛以脊椎与骨盆区及骨折处为主，在登楼或体位改变时尤甚，机体活动受到明显障碍，时间久后会造成下肢肌肉不同程度萎缩。若有脊椎压缩骨折，患者身长可缩短，严重时可累及脊髓神经根，可表现为坐骨神经痛，或因胸廓畸形使肺活量减少，从而影响心脏功能。

骨折易发部位：脊椎、臀部和前臂。发病率随年龄的增加而增加，女性多于男性，白人多于黑人，消瘦、钙营养不良的绝经后高龄妇女是高危人群。

3. 膳食防治原则

（1）在平衡膳食的基础上，适量补钙是预防骨质疏松症的简单易行的有效方法。多选用含钙丰富的食物，奶及奶制品不但含钙丰富，且易被身体吸收。牛奶中钙的含量为120mg/100g。

（2）多选用能促进钙吸收的食物。维生素D最丰富的来源是鱼肝油，维生素D能调节体内钙、磷的代谢，促进钙、磷的吸收和利用，以构成健全的骨骼，故服用适量的鱼肝油对改善骨质疏松症有辅助作用。降低干扰钙吸收的不利因素，如尽量避免食用含植酸、草酸、鞣酸较多的食物。

（3）适当的户外活动，增加日晒可以促进维生素D的体内合成。

（4）适量食用富含植物激素的食物，如豆类及其制品，尤其对中老年妇女防止骨质疏松症有益。

三、营养与心血管疾病

心血管疾病是人类主要死因之一，其中危害最严重的是冠心病。冠心病的基本病变是动脉粥样硬化。冠状动脉的粥样硬化可引起心肌梗死和心绞痛，即冠心病；脑动脉的粥样硬化则引起脑卒中。下面主要介绍营养与动脉粥样硬化性冠心病，也适用于脑卒中。本病病因复杂，除与遗传、年龄、吸烟、高血压等因素有关外，生活方式是主要原因，而膳食因素占重要地位，故合理膳食已成为防治心血管疾病的重要措施。

（一）与心血管疾病有关的营养因素

1. 脂肪 脂肪总摄入量与动脉粥样硬化发病率和死亡率呈显著正相关，膳食脂肪可促进胆固醇的吸收，使血胆固醇升高，饱和脂肪酸对血胆固醇的升高影响明显，而多不饱和脂肪酸及单不饱和脂肪酸有降低血胆固醇的作用。富含 $\omega-3$ 不饱和脂肪酸（主要为EPA、DHA）的食物可抑制血浆肾素活性，有降血胆固醇、甘油三酯的含量和抗血小板凝集、降低血压等作用。摄入反式脂肪酸可使血LDL胆固醇含量增加，同时引起HDL降低，HDL/LDL比例降低，增加动脉粥样硬化和冠心病的危险性。膳食胆固醇摄入量与动脉粥样硬化发病率呈正相关。

2. 热能与糖类 糖类对血脂的影响主要与种类有关，果糖的作用大于葡萄糖；膳食纤维有降低血胆固醇的作用，尤其是果胶作用明显。

3. 蛋白质 适当的蛋白质摄入不影响血脂。在动物实验中发现，高蛋白膳食可促进动脉粥样硬化的形成。

4. 维生素 维生素C有降低血胆固醇、减缓动脉粥样硬化的作用。维生素E有抗氧化的作用并可提高对氧的利用率，使机体对缺氧耐受力增高，增强心肌代谢及应激能力。烟酸有防止动脉硬化的作用。烟酸在药用剂量下有降低血清胆固醇和甘油三酯，升高高密度脂蛋白，促进末梢血管扩张等作用。维生素 B_6 与构成动脉管壁的基质成分酸性黏多糖的合成以及脂蛋白脂肪酶的活性有关，缺乏时可引起脂质代谢紊乱和动脉粥样硬化。

5. 无机盐 钙、镁等对心脏功能有利；镉、砷等可引起动脉壁脂质沉积或血脂升高。镁、钙与血管的收缩和舒张有关，钙有利尿作用，有降压效果，镁能使外周血管扩张。锌（铜）比值高时，冠心病发病率高；铜缺乏可影响弹性蛋白和胶原蛋白，引起心血管损伤，也可使血胆固醇含量升高。过多的锌则降低血中高密度脂蛋白含量。影响血压的膳食因素公认的有盐、乙醇和体重。钠盐过量可使血压升高，促进心血管疾病发生。钾能阻止高钠盐引起的血压升高，对轻型高血压还具有降压作用，其机制可能与肾素释放减少有关。增加钾摄入量有利于钠和水的排出。过量铁可引起心肌损伤、心律失常和心衰等，应用铁螯合剂可促进心肌细胞功能和代谢的恢复。体内铁贮存过多使冠心病危险性增高的可能机制是游离铁可催化氧自由基的形成，从而促进脂质的氧化修饰和心肌损伤。碘可减少胆固醇在动脉壁的沉着，硒对心肌有保护作用，钒有利于脂质代谢。可见膳食中种类齐全、比例适当的常量和微量元素有利于减少心血管疾病。

（二）膳食防治原则

（1）食物多样、谷类为主，多吃粗粮，粗细搭配，常吃奶类、豆类或其制品以及适量的禽、蛋、鱼类、瘦肉等。

（2）限制热能，控制体重，过重者减体重和避免肥胖是防治心血管疾病的关键策略。脂肪摄入量与总热能 25% 以下，增加多不饱和脂肪酸的摄入，降低饱和脂肪酸摄入量，P/S 比值维持在 1；控制膳食胆固醇摄入在每日 300mg 以下；适量补充优质蛋白。

（3）钠盐摄入每天低于 6g，适当补充钾的摄入量，少食甜食。

（4）多吃蔬菜和水果，注意补充钾、钙、镁、维生素 C、维生素 E 和 B 族维生素，保证每天有足够的膳食纤维。

（5）戒烟、限酒、多喝茶，建立健康的生活方式及饮食习惯，增加体力活动，减轻精神压力。

四、营养与肿瘤

肿瘤的发生是环境与遗传等因素共同作用的结果，其中膳食和生活方式是癌症发展中最重要的环境因素，膳食所占的相对密度为 20% ~ 60%。合理营养、平衡膳食可预防癌症，膳食中还有些成分可抑制癌症的发生。

（一）营养素与肿瘤

1. 脂肪 肿瘤流行病学研究表明，脂肪的总摄入量与乳腺癌、结肠癌、前列腺癌的发病率、死亡率呈正相关，而与胃癌呈负相关。动物实验表明：在总脂肪摄入量高的情况下，脂肪能增强化学致癌物对动物的致癌作用。其原因可能是脂肪促使胆汁分泌增多，胆汁中初级胆汁酸在肠道厌氧菌的作用下转变成脱氧胆酸及石胆酸，脱氧胆酸和石胆酸都是促癌物质。此外，高脂肪膳食使胆汁分泌增多的同时，也促使雌激素分泌增多，雌激素中的雌酮和雌二醇有致癌作用，故高脂膳食可促进乳腺癌的发生。

2. 膳食纤维 膳食纤维摄入量增加与结肠、直肠癌死亡率呈负相关，可能与其促进肠蠕动、减少肠道与致癌物的接触时间、影响肠道菌群的分布、改变胆酸的成分等有关。动物实验表明：麦麸、纤维素、果胶等能明显降低多种致癌物引起的动物肿瘤发生率，但仍需深入研究膳食纤维的各个成分的作用。

3. 维生素 流行病学调查认为，维生素 A 及 β-胡萝卜素摄入量和肺癌、胃癌、食管癌、膀胱癌、结肠癌等肿瘤呈负相关。这可能与其防止上皮细胞的转化、修复上皮细胞损伤的功能有关。有资料表明，食管癌、胃癌高发区居民维生素 C 摄入量不足，癌的发病率与人群维生素 C 摄入量呈负相关，其原因可能与其阻断体内 N-亚硝基化合物合成作用有关。也有调查发现，维生素 C 摄入量与喉癌、宫颈癌发生呈负相关。动物实验表明，维生素 E 能对抗多种致癌物作用，亦具有阻断 N-亚硝基化合物的作用。

4. 微量元素 流行病学调查发现，食管癌患者血清、头发、组织中锌低于正常人及其他患者，同时饮水、食物、血中锌量与发病率呈负相关。流行病学调查还发现，硒含量与癌死亡率呈负相关。动物实验表明，硒可抑制多种化学致癌物，饲料中硒含量高者小鼠自发性乳腺癌发生率低。硒可能通过抗氧化作用阻抑致癌物与宿主细胞结合，而增强机体的解毒作用。镁可减少肿瘤的发生，钼缺乏可增加食管癌的发病率，砷与皮肤癌发生有关。

5. 植物性食物中的其他生物活性化合物 叶绿素、黄酮类化合物、类萜化合物、茶多酚、大蒜素等可能有防癌作用。

（二）食物中的致癌物

某些食物中自然存在或受到污染而使食品含有的致癌物，例如某些真菌在适宜条件下大量生长并产生有致癌性的真菌毒素。食品在烹调加工中的热解产物也可形成能致人类肿瘤的致癌物。

（三）预防肿瘤的膳食原则

通过健康的生活方式和合理膳食措施，可使全球的癌症发病率减少30%～40%。综合世界癌症研究基金会和美国癌症研究所专家提出的膳食建议，预防肿瘤的膳食指导原则概括如下。

（1）控制总能量摄入，维持正常体重，并尽可能接近其下限。

（2）食物多样化，以植物来源的食物为主。

（3）限制摄入高能量密度食物（能量超过0.94～1.15kJ/100g的食物），避免含糖饮料。

（4）限制食用红肉（牛、猪及羊肉）及加工的肉制品。

（5）限制含乙醇的饮料。

（6）限制钠盐的摄入量（每天<6g）。

（7）不食用发霉的食物以及烧焦的肉或鱼，不高温烹饪食物。减少腌制和熏制食品的摄入。

（8）不吸烟，坚持体力活动。

（杨胜辉）

第五节 临床营养

临床营养（clinical nutrition）是医疗工作的重要组成部分，它是从治疗的角度研究饮食和临床疾病的关系，即各种营养素对疾病的发生、发展和预后的影响及饮食配方对疾病的预防和治疗作用。营养治疗是根据疾病的病理、生理特点，按不同的疾病制订符合其特征的营养治疗方案和特定的饮食配方，以增强机体抵抗力，促进组织修复和恢复代谢功能，达到纠正营养缺乏的目的。

一、患者营养风险筛查及营养状况评估

营养风险（nutrition risk）是指现存的或潜在的营养因素导致患者出现不良临床结局的风险，主要包括现存的、与手术或疾病相关的可能影响患者临床结局的潜在的代谢和营养改变；也可理解为现存的或潜在的营养因素导致患者出现不良临床结局的风险。有营养风险的患者由于营养因素导致不良临床结局风险会加大；有营养风险患者从营养支持中受益的机会大，改善临床结局才是临床营养的最终目的。

1. 原因 常见的营养风险有营养状态受损、疾病、手术、创伤等应急状态和年龄因素。

（1）营养状态受损 已有营养状态受损或营养不良（不足）的患者都具有营养风险。大量证据表明，营养不良是患者死亡率、并发症发生率增高的危险因素。判断患者有无营养不良的常用指标是体重、近期体重变化和体质指数等人体测量学指标，机体功能指标，以及生

化及免疫学实验室指标。临床上通常综合各种指标来判断患者营养状态。

（2）疾病、手术、创伤等应激状态　疾病导致的厌食、禁食、吞咽困难和疼痛等可造成营养物质的摄入减少和吸收障碍。手术、创伤、烧伤等严重应激状态下代谢率增加及营养物质需求量增加导致营养损耗是营养风险的主要原因。疾病的严重性和营养不良之间有着复杂的协同关系，两者互为因果关系而使患者存在营养风险。

（3）年龄因素　年龄是影响营养风险的重要因素。无论患者的营养状况和疾病状态如何，70 岁以上老年患者从营养支持中获益的可能性往往都比较大。

2. 筛查工具　营养风险筛查 2002（nutrition risk screening 2002，NRS 2002）是目前住院患者营养风险筛查的首选工具。

NRS 2002 的评估内容包括营养状态受损、疾病严重程度及年龄的调整评分（年龄≥70 岁则评为 1 分）。其中营养状态受损评分又分为 3 个亚项：BMI 值（患者 BMI 值<18.5kg/m²，结合患者一般临床状况后可评为 3 分）、近 3 个月体重变化情况以及近 1 周进食量的改变状况，亚项中的最高评分（最高为 3 分）即为营养状态受损最终评分。疾病严重程度评分的赋值范围为 0~3 分，根据患者主要疾病的种类不同而评估分值有所不同。当患者营养需要量轻度增加，如患者有一般恶性肿瘤或慢性阻塞性肺病时，则评为 1 分。当患者在入院 7 天内将行腹部大手术时，则应该评为 2 分，这意味着患者营养需要量会有中度的增加。

NRS 2002 的总评分=营养状态受损评分+疾病严重程度评分+年龄评分，分值范围为 0~7 分。若评分≥3 分，则说明患者目前存在营养风险，应该对其进行合理营养支持性干预；若评分<3 分，即意味着患者目前不存在营养风险，建议每周对该类患者进行 NRS 2002 筛查，一旦达到诊断为"营养风险"的标准，则也要适时对患者进行营养支持干预。

NRS 2002 通过评分系统来评估不同疾病对患者营养状况影响的大小。当患者被筛查出存在营养风险时，营养干预将能起到改善临床结局的显著效应，而对无营养风险患者实施营养干预，结果显示其改善效果不佳，甚至有可能增加患者住院期间的感染性并发症发生率。

其他筛查工具：主观全面评定法（subjective global assessment，SGA）、营养不良通用筛查工具（malnutrition universal screening tool，MUST）和微型营养评定（mini nutrition assessment，MNA）等，但这些工具一般不适用于住院患者。

临床实际工作中，除了要根据患者营养风险筛查的评估结果来判断是否应进行营养支持，还要结合患者当时的一般状况（如生命体征是否平稳、内环境是否紊乱等），最终作出综合评判。总之，只有进行适时、适度的营养支持才能使患者最终获益。

二、医院膳食

膳食是患者获取营养的主要途径。根据人体的基本营养需要和各种疾病的治疗需要而制定的医院患者膳食，可分为基本膳食、试验膳食和治疗膳食。各种膳食的食谱应按膳食常规要求进行设计和配制。

（一）基本膳食

基本膳食也称为医院常规饮食，包括普通膳食（normal diet）、软食（soft diet）、半流质（semi-liquid diet）和流质（liquid diet）。

1. 普通膳食

（1）适用对象　主要用于体温正常、咀嚼能力和消化功能无障碍、在治疗上无特殊要求及无需任何饮食限制的患者。

（2）配膳原则　平衡膳食，热能的供给应满足患者的基础代谢、食物特殊动力作用、体力活动和疾病的消耗；食物品种应多样化，选择易于消化吸收的食物，少用油煎、油炸烹调方法及不宜选用刺激性强的食物;科学调配与烹调,加强膳食的科学调配与烹调,使之色、香、味俱全,以便增进患者的食欲;全天食物的能量也要按早餐30%、午餐40%、晚餐30%进行分配。

2. 软食

(1) 适用对象 主要用于轻度发热、消化不良者,咀嚼不便的老年人,幼儿及口腔疾患患者;也可用于急性肠炎、痢疾等恢复期和结肠、直肠、肛门术后恢复期的患者。

(2) 配膳原则 软食是一种营养平衡的膳食,一般全日膳食含热能7.5~9.2MJ(1800~2200kcal),蛋白质60~70g;食物易于消化,要少选用含粗糙植物纤维及较硬的肌肉纤维食物或将其充分切碎、煮熟捣烂后再食用;足够的维生素和矿物质;应注意多补充蔬菜和水果的汁或泥等,从而保证足够的维生素和矿物质供给。

3. 半流质 半流质膳食是一种介于软食和流质之间的膳食。其特点是质地比较稀软,呈半流动状态,更易于咀嚼和消化吸收。

(1) 适用对象 主要用于消化道疾病患者,如腹泻、消化不良等患者;口腔疾患或咀嚼不便者;发热和手术后患者。

(2) 配膳原则 膳食应平衡合理,味美可口,食物品种尽可能多样化。全日供能量达5.86~8.4MJ(1400~2000kcal)。蛋白质40~60g。食物为半液体状态,如植物纤维含量较少的汤、汁、泥;易于咀嚼及消化的米粥、挂面、面条、藕粉、蒸蛋、小丸子、肉末、碎菜等。不宜食用刺激性调味品和不易消化的食物。应采用少量多餐,如一日5~6餐,两餐间隔2~3小时,以减轻消化器官负担。

4. 流质 流质膳食是呈液态或在口腔中能融化成液体状态,含渣极少比半流质更易吞咽和消化的一种膳食。

(1) 适用对象 主要用于高热、重症、极度衰弱、吞咽咀嚼极度困难及患消化道疾病以及大手术前后的患者。在肠外营养向肠内营养过渡的初期须选用清流质或不胀气流质;对于咽喉部手术后1~2天患者须选用冷流质;口腔、面、颈部手术后则宜选用浓流质膳食。

(2) 配膳原则 流质膳食要尽可能地选用营养价值较高的食物,所有食物都要制成液体状态;膳食制作应避免味道过咸或过甜,不选用刺激性强的调味品和饮食,口味适中;要根据病情需要调整流质的内容;少量多餐,如每餐200~250ml,一日中进食6~7次;由于流质膳食含水分较多,全天总能量仅为3.35~6.69MJ(800~1600kcal),蛋白质也小于30g,若在病情允许的情况下,可加入少量易消化的脂肪,如黄油、奶油、芝麻油、花生油等,以补充机体热能的不足;由于流质属于不平衡膳食,故只能短期或过渡性应用,必要时可辅以静脉营养,若需长期使用,需采用匀浆膳或添加要素膳等特殊流质膳食。

(二) 试验膳食

试验膳食是在临床诊断和治疗疾病过程中,主要用于协助检查、明确诊断或观察疗效的膳食。

1. 糖耐量试验膳食 测验人体对葡萄糖的耐量,协助诊断糖尿病。

(1) 适用对象 疑患糖尿病者、糖耐量异常患者。正常人体内有一套完善的调节血糖浓度的机制。即使一次摄入大量的糖,血糖浓度仅暂时升高,且于2小时内恢复到正常血糖水平。若调节功能失调,口服一定量葡萄糖后血糖急剧升高,短时间内难以恢复到原有血糖水平。因此可通过口服定量的葡萄糖观察血糖的变化,从而辅助诊断糖尿病。

(2) 配膳原则 试验前一天的晚饭后禁食,禁喝茶水或咖啡等含糖饮料;试验日应卧床休息,受试患者早上抽空腹血后口服75g葡萄糖(溶于250~300ml水中),或进食100g白面制成的馒头,5分钟内用完,然后分别于30分钟、60分钟、90分钟、120分钟测定血糖。

糖尿病患者,空腹血糖可正常或高于正常范围,进食试验膳食后血糖升高。高峰出现早,

2 小时后仍不能恢复到进食前的水平。空腹血糖明显增高的患者，不宜做该项试验。

2. 钙、磷代谢试验膳食

（1）适用对象 检测甲状旁腺功能者，观察肾小管重吸收功能者。

当机体甲状旁腺素的分泌增多时，可引起溶骨作用而使骨盐释出钙和磷进入血液，尿钙排出增多。同时，甲状旁腺素抑制肾小管对磷的重吸收，使尿磷增高，血磷随之降低。通过对膳食钙、磷及蛋白质摄入量的调节后，测定患者血和尿中钙、磷及肌酐等含量，协助诊断甲状旁腺功能亢进。

（2）配膳原则 低钙正常磷饮食：采用试验膳食 5 天，前 3 天为适应期，后 2 天为试验期。每天膳食中钙含量不超过 150mg、磷含量 600～800mg。在试验期最后 1 天收集 24 小时内全部尿，测定尿钙含量。尿钙值小于 150mg/d 为正常，大于 200mg/d 则可辅助诊断。

低蛋白、正常钙磷饮食。用于测定及检查肾小管磷重吸收的功能。每日膳食中蛋白质不超过 40g，钙含量 500～800mg、磷含量 600～800mg。试验的最后 1 天抽空腹血测定血肌酐和血磷含量，并留取 24 小时尿，测定尿肌酐和尿磷含量，计算肾小管磷重吸收率。正常值为80%，若低于此值则可辅助诊断。

（三）治疗膳食

治疗膳食是根据患者的病情，在常规膳食的基础上，对其膳食中营养成分或制备方法进行调整，从而起到控制病情、治疗疾病、促进康复作用的一种膳食。

1. 高能量膳食 高能量膳食是指能量供给高于正常膳食，可迅速补充机体能量，改善患者营养不良，满足疾病状态下高代谢需要的饮食。

（1）适用对象 消瘦、体重不足、贫血、结核病、严重创伤、肿瘤、手术前后、甲状腺功能亢进症等消耗性疾病患者。

（2）配膳原则 在营养平衡的原则下，应最大可能地鼓励患者增加主、副食的摄入量，并尽量制作容易增进患者食欲的菜肴；供给高热能，一般以每天增加 1.25MJ（300kcal）左右的能量，可用增加餐次的方法提高能量的供给量，如在一日 3 餐中再加 2～3 餐的点心；食物摄入量的增加应循序渐进，以免一次性大量给予，造成胃肠功能紊乱。

2. 低能量膳食 低能量膳食是通过限制产热营养素摄入量，以减少体脂贮存、减轻体重和机体能量代谢负担，控制病情，对其他营养素正常供给的膳食。

（1）适用对象 超重或肥胖症、为了控制病情需要降低机体代谢方面负担的患者，如高脂血症、冠心病、糖尿病等患者。

（2）配膳原则 在其他营养素满足机体的前提下，控制全天总热量供给在 4.2～6.3MJ（1000～1500kcal），而蛋白质供给不宜少于 1g/kg，且优质蛋白质要占到 1/2；糖类应占到总能量的 1/2，即在 100～200g，同时要限制纯能量的食物摄入，如精制糖、巧克力及酒等；膳食配置中应限制脂肪，尤其是动物性脂肪和胆固醇含量高的食物，但要保证必需脂肪酸的供给。

采取低能量膳食的患者，活动量不宜减少，否则难以达到预期的效果。低能量膳食不适用于妊娠肥胖者。

3. 高蛋白膳食 高蛋白膳食是指蛋白质供给量高于正常的一种膳食。因疾病引起机体蛋白质消耗增加，或机体处于康复期需要蛋白质进行再生、修复时，需要在原饮食的基础上额外增加蛋白质的供给量。为了使蛋白质更好地被机体利用，常需同时增加能量摄入，以减少蛋白质分解供能。

（1）适用对象 蛋白质营养不良、贫血、结核病、烧伤、创伤、肿瘤、手术前后及恢复期等患者。

（2）配膳原则 在供给充足能量的基础上，提高膳食中的蛋白质含量，100～120g/d 或按 1.5 ~ 2.0g/(kg·d) 供给,其中优质蛋白质要占到 1/2 ~ 2/3。避免食用易引起变态反应的食物,避免胆固醇及饱和脂肪酸摄入过多。

肝性脑病或肝性脑病前期、急性肾炎、急慢性肾功能不全、尿毒症患者,均不宜采用高蛋白质膳食。

4. 低蛋白膳食 蛋白质和氨基酸在肝分解产生含氮代谢产物,需经肾排出体外。肾等代谢器官功能下降时,排泄功能障碍,代谢废物在体内堆积会损害机体。低蛋白膳食是为减少机体氮的代谢产物、减轻肝和肾负担的一种蛋白质含量比正常膳食少的膳食。

(1)适用对象 急、慢性肾功能不全,急性肾炎,尿毒症及肝功能衰竭等患者。

(2)配膳原则 控制蛋白质总量,每日膳食中的蛋白质总量控制在 20 ~ 40g;选用优质蛋白质,以增加 EAA 摄入量,防止负氮平衡,特别是长期低蛋白质膳食的患者;每日饮食的能量应充足;适量维生素和矿物质。

5. 低脂膳食 低脂膳食又称限脂肪膳食或少油膳食,是限制每日膳食中各种类型脂肪摄入量的膳食。

(1)适用对象 肥胖症与高脂血症,肝、胆、胰腺疾病,与脂肪吸收不良有关的其他疾病,如肠炎、胃切除、短肠综合征等患者。

(2)配膳原则 限制脂肪含量,可根据实际情况分为:无脂肪膳食(烹调时不用油);严格限制脂肪膳食(脂肪总量<20g);中等限制脂肪膳食(脂肪总量<40g);轻度限制脂肪膳食(脂肪总量<50g)。食物配制宜清淡少刺激性,易于消化。

脂溶性维生素的吸收和运输与脂肪有关,严格限制脂肪易导致脂溶性维生素的缺乏,必要时可补充脂溶性维生素制剂。

6. 低胆固醇膳食

(1)适用对象 高胆固醇血症、高甘油三酯血症、动脉粥样硬化、冠心病、高血压、胆石症、肥胖症等患者。

(2)配膳原则 在低脂膳食的基础上,每日胆固醇的摄入量要限制在 300mg 以下,不选用高胆固醇食物,如动物脑、内脏、蛋黄、鱼子等;增加植物性食物,宜选用粗粮、杂粮、豆制品、蔬菜和水果等富含维生素、矿物质和膳食纤维的食物,以有助于降低血脂和胆固醇;减少 SFA 的摄入,尽可能选用植物油。

7. 低盐或无盐膳食

(1)适用对象 急、慢性肾小球肾炎,心功能不全,肝硬化腹水,水肿,高血压,先兆子痫等患者。

(2)配膳原则 低盐膳食应限制全日饮食中食盐量在 2 ~ 4g(或酱油 10 ~ 20ml),忌食咸肉、咸鱼、咸蛋、咸菜、酱菜及加盐的罐头和盐腌制的一切食品。无盐膳食指禁用食盐及一切含盐食品,一般只限在短期内使用。

8. 少渣膳食 少渣膳食也称低纤维膳食,是膳食纤维含量极少,易于消化的一种膳食。少渣膳食可以减少食物纤维对胃肠的刺激和梗阻,减慢肠蠕动,减少粪便量。

(1)适用对象 急、慢性肠炎,腹泻,伤寒,痢疾,直肠和肛门疾病患者;咽喉和消化道手术后、溃疡病恢复期及肝硬化、食管静脉曲张等患者。

(2)配膳原则 食物需质地细软、少渣,便于咀嚼和吞咽,尽量少用富含膳食纤维的食物,富含脂肪的食物不宜选用过多,适当加用果汁补充水溶性维生素。

9. 高纤维膳食 高纤维膳食是指在日常平衡膳食基础上增加膳食纤维含量的一种膳食。

(1)适用对象 无蠕动力的便秘,或误食异物需刺激肠道蠕动,使异物排出者;对冠心病、高脂血症、高胆固醇血症、糖尿病等患者均提倡用高纤维膳食。

(2)配膳原则 在普通膳食的基础上,增加膳食纤维丰富的食物,如各种粗粮、杂粮、韭菜、芹菜、卷心菜等蔬菜，新鲜水果、大豆及豆制品等。

三、营养支持

营养支持是促进疾病康复的重要手段，也是现代治疗学重要组成部分，其目的是预防和纠正患者可能出现或已经出现的营养不良，改善代谢，修复组织，积极地干预疾病的转归，促进患者早日康复。营养支持包括肠内营养（enteral nutrition，EN）支持和肠外营养（parenteral nutrition，PN）支持两种方法。

（一）肠内营养支持

肠内营养是指经口或胃肠道置管提供营养物质至胃肠道的方法。特点是充分利用了肠道的消化功能，节省费用，较易监护，较少引起感染和代谢异常等并发症，且由于膳食刺激消化道还可加速胃肠道功能的恢复。

1. 途径 胃肠内营养投予途径的选择，取决于疾病本身、投予时间长短、精神状态与胃肠道功能。喂养管可送至胃肠道适宜部位，常见的有鼻胃途径、鼻十二指肠或鼻空肠途径，也有使用手术造瘘给予营养制剂，如食管造瘘、胃造瘘和空肠造瘘等。

2. 肠内营养制剂 肠内营养制剂不同于通常的经口膳食，要求易消化、吸收或不需消化即能吸收。根据组成可将肠内营养制剂分为要素制剂、非要素制剂、组件制剂和特殊治疗用制剂4类。

（1）要素制剂 主要为低聚和单体配方膳。低聚和单体配方是由不同程度水解的宏量营养素组成，几乎不需要消化，基本可以完全被小肠吸收。配方中无乳糖和麸质，几乎不产生残渣。要素制剂又可分为高脂肪和低脂肪2种。高脂肪要素制剂脂肪含量达18%～30%，糖类和蛋白质含量分别为61%～74%和8%～17%；低脂肪要素制剂脂肪含量仅占0.2%～2.0%，糖类和蛋白质含量分别为80%～90%和8%～17%。

适应证：凡不能自行经口进食及昏迷患者；手术前后营养不良、食欲低下，但有一定消化吸收功能者；脑出血、偏瘫、重症肌无力等患者。

（2）非要素制剂 为多聚配方膳，主要包括混合奶、自制匀浆和市售成品匀浆制剂。非要素制剂有含乳糖和不含乳糖两种。非要素制剂以整蛋白或蛋白质水解物，如乳、乳蛋白、鸡蛋、肉泥，或大豆分离蛋白为氮源，同时配以一定量植物蛋白质，如大米、面粉、豆粉等，以及蔗糖、植物油、巧克力、可可粉、麦芽糖、葡萄糖、菜汁、肉汤、番茄汁、鲜果汁等。

适应证：同要素制剂。

匀浆膳是临床上非常常用的一种经鼻饲、胃或空肠置管滴入，或以灌注的方式给予的经肠营养剂。可根据患者病情配制成糊状、浓流体。匀浆膳食成分需经肠道消化后才能被人体吸收利用，且残渣量较大，故适用于肠道功能正常的患者。此种膳食一般包括两类，一类是商品匀浆膳，为无菌的均质液体，成分明确，应用方便，其缺点为营养成分不宜调整、价格较高；另一类是医院营养室自制匀浆，其营养素及液体量明确，可根据患者实际营养需要情况调整营养成分，价格低廉，制备方便。

（3）组件制剂 亦称不完全制剂，是仅以某种或某类营养素为主的肠内营养制剂。它可对完全制剂进行补充和强化，以弥补完全制剂在适应个体差异方面的不足。临床上亦可采用两种或两种以上的组件制剂构成组件配方，以适应患者的特殊需要。组件制剂主要包括蛋白质组件、脂肪组件、糖类组件、维生素组件和矿物质组件。

适应证：

1）糖类组件 主要补充糖类摄入不足、能量不足，如半乳糖血症。

2）脂肪组件 适用于肝、胆、胰疾患对脂肪消化吸收或利用不良者。

3）蛋白质组件 适用于营养不良、烧伤、手术前后蛋白质的补充。

以上各组件膳均可加入流质、半流质中补充营养，如米汤、藕粉、菜汁、果汁、糕点、饼干、面条、粥等，以提高能量及某种营养素的需要。

（4）特殊治疗用制剂 根据疾病的不同特点给予患者个体化的营养治疗，如肝功能衰竭用制剂、肾病专用制剂、婴儿应用制剂等。

1）肝功能衰竭用制剂 糖类占总能量70%，脂肪占20%，蛋白质占10%，适用于肝性脑病患者。

2）肾衰竭用制剂 糖类占总能量75%，脂肪占21%，蛋白质占4%，适用于急、慢性肾衰竭者。

3）婴儿应用制剂 糖类占总能量52%，脂肪占35%，蛋白质占13%。

3. 禁忌证 肠内营养的应用范围和适应证非常广泛，先决条件是肠道功能部分或完全正常，且远端肠道无梗阻。以下情况应慎用或推迟用肠内营养。

（1）出生不足3个月的婴儿 因消化道结构和功能尚未健全，不能耐受高渗的肠内营养。

（2）严重胃肠疾病 严重炎性肠病、腹泻急性期及肠梗阻患者，均不宜给予肠内营养；胃部分切除后，不能耐受高渗糖的肠内营养，易产生倾倒综合征；空肠瘘的患者，由于缺乏足够的小肠吸收面积，不能贸然进行管饲，以免加重病情。

（3）其他 处于严重应激状态、上消化道出血、顽固性呕吐及腹膜炎患者均不宜给予肠内营养；症状明显的糖尿病及接受高剂量类固醇药物的患者，不能耐受肠内营养的高糖负荷。

4. 并发症 肠内营养的疗效取决于肠内营养投予途径与方法的选择是否适当，否则可影响患者的耐受性及产生不良的并发症，主要有以下三方面并发症。

（1）机械性并发症 在临床常见的有鼻咽部和食管黏膜损伤、喂养管阻塞、移位等。吸入性肺炎则是一种潜在致命性的并发症，它可能是由于大管径饲管损伤食管下括约肌、移位或姿势不当所致。发生误吸后，患者突然发生呼吸道炎症或呼吸功能衰竭，患者有泡沫样、非脓性痰。此时应立即停用胃肠道内营养，将胃内容物吸尽，将气管内液体或食物颗粒吸出，治疗肺水肿和肺内感染。

（2）胃肠性并发症 包括恶心、呕吐、胃排空延迟和腹泻等，其中腹泻最为常见。腹泻的原因有：①抗生素的使用导致肠道菌群失调；②肠道对营养液的耐受性差，如营养液高渗透压和对某些营养素不吸收而引起腹泻；③营养液微生物污染；④输注速度过快或温度过低。对于腹泻患者，应查清原因，如一直不能有效地控制腹泻，可改用胃肠外营养。

（3）代谢性并发症 包括水、糖类、电解质、维生素和蛋白质代谢的异常。

1）水代谢异常 患者使用胃肠内营养支持时，应保持水分出入量的平衡。心力衰竭、肝肾功能不良的患者，对水、钠的摄入量有一定的限制，应避免水分输入过多。

2）高血糖 多见于高代谢、糖尿病和长期接受类固醇治疗的患者。由于输入速度过快或胰岛素供应不足，患者可出现高血糖反应，并导致脱水。当患者持续高血糖伴口渴、多尿、意识不清时，应警惕患者并发高渗性非酮症性昏迷，其死亡率高达40%。营养液的使用应从低浓度开始，逐渐增加浓度，降低灌注速度，并及时调整胰岛素用量。

3）高碳酸血症 肠内营养制剂中糖类含量较高时，氧化代谢过程中可产生大量二氧化碳，对伴肺功能不全的患者，可致高碳酸血症，将加速其肺功能衰竭；因此，应提供低糖类配方，同时必须监测肺功能。

（二）肠外营养支持

通过肠外途径提供机体代谢过程所需营养素的营养支持方法为肠外营养支持。目前采用的主要途径是静脉输给，又称静脉营养。当患者胃肠道功能不良，不能经肠营养或不允许经肠营养的情况下，通过静脉途径提供每天所需的完全和充足的营养素，包括水、葡萄糖、脂

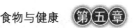
肪、氨基酸、电解质、维生素和微量元素等，以达到维持机体代谢的目的。静脉营养技术是 20 世纪临床医学的重大进步，在临床危重患者的救治中作用重大。

1. 途径 有周围静脉和中心静脉两种输注途径。

（1）周围静脉营养（peripheral parenteral nutrition，PPN） 即将营养物质由外周静脉输注体内，在技术上操作易行，也可减少对大静脉的损害。缺点是每天输入量有限，营养素的供给不能满足机体需求，如仅能提供 150～300g 葡萄糖，远不能满足机体对热能的需要；此时若输入蛋白质，则只能作为热能消耗掉，不能用于校正负氮平衡、促进创口的愈合。在临床多作为营养补充，采用的时间不应超过两周。

（2）中心静脉营养（central venous nutrition，CVN） CVN 是以微创手术将导管置入中心静脉，利用大血管输注营养素的方法，适用于长期无法由肠胃内营养途径提供足够营养，且周边静脉营养无法提供大量营养素时使用。中心静脉管径大且血流快，适合高浓度营养液的输入，其血流快速地将营养素带至全身，也可以降低静脉炎和血栓的发生率。由于 CVN 的容量大，使完全胃肠外营养成为可能，故 CVN 在临床上又称为完全静脉营养（total parenteral nutrition，TPN）。合理使用该技术，可减少体内蛋白质消耗，维持正氮平衡，促进伤口愈合，体重增加。近年来，经外周中心静脉插管（peripherally inserted central catheters，PICC）技术得到广泛使用。它是采用无菌技术通过肘前窝的头静脉或贵要静脉置入导管而达到中心静脉，可有效避免血胸和气胸等并发症，副作用较小。

2. 肠外营养制剂 肠外营养制剂没有统一配方，但必须含有人体所需的全部营养物质。应根据患者的年龄、性别、体重或病情需要等制备。肠外营养制剂的组成成分包括蛋白质（氨基酸）、脂肪、糖类、维生素和矿物质等，并提供足够的水分。

（1）氨基酸 氨基酸主要作为氮源提供人体合成蛋白质和其他生物活性物质。在输给氨基酸溶液时，必须同时输注非蛋白质能量（葡萄糖和脂肪乳剂）。复方氨基酸溶液系根据一定模式配成，主要分为平衡型氨基酸溶液和不平衡型氨基酸溶液。前者多用于营养支持，后者系根据某种疾病特点设计，具有营养支持和治疗的双重作用。如高支链、低芳香族复方氨基酸，适用于肝功能障碍或肝性脑病患者；以必需氨基酸为主的复方氨基酸溶液，适用于肾衰竭患者。

（2）脂肪 因脂肪不溶于水，需用乳化剂将脂肪乳化成乳糜微粒，才能由静脉输入。静脉输注脂肪有两方面作用：一是作为 EFA 来源，以避免因 EFA 缺乏而引起的术后伤口愈合不良；二是作为能量来源，具有容量小而能量高、等渗，可经周围静脉输注等优点，减少了氨基酸配方和糖对周围静脉的刺激。当患者伴有脂代谢紊乱或高脂血症时，不宜应用脂肪乳剂。

（3）糖类 糖类是静脉营养中能量的主要来源，占热量 70%～80%，常用的是葡萄糖。葡萄糖来源方便，输入人体后具有明显的节氮效果，能直接为大脑和红细胞所利用。而超量则可引起高血糖和尿糖，甚至转化为脂肪沉积在内脏，故每天的供给量不宜超过 300～400g。葡萄糖的充分利用必须依赖胰岛素，但创伤应激时机体会出现一系列内分泌和代谢紊乱，主要表现为胰岛素分泌抑制，周围组织胰岛素抵抗和胰高血糖素分泌增加，使糖代谢发生紊乱，因此对创伤应激和糖尿病患者需要加用外源性胰岛素。

（4）维生素 水溶性维生素在体内无储备，接受 TPN 的患者，应常规提供。脂溶性维生素在体内有一定量的储备，短期 TPN 者不致缺乏，但长期 TPN 支持的应补充脂溶性维生素。

（5）矿物质 矿物质的补充，在静脉营养中占据重要的地位，其补充的种类和数量并非恒定不变，应根据生化监测的数值及时调整。

3. 适应证 凡需要维持或加强营养而又不能从胃肠道摄入足够营养的患者，均可接受静脉营养。胃肠道梗阻，如贲门癌、幽门梗阻、高位肠梗阻、新生儿胃肠道闭锁等；胃肠道吸收功能障碍，如短肠综合征，放射性肠炎，严重腹泻，顽固呕吐，大剂量放疗、化疗或接受骨髓移植患者；中、重症急性胰腺炎；肿瘤患者手术前后、放疗或化疗期间胃肠道反应过重时也可应用；高分解代谢状态，如大面积烧伤、严重复合伤、破伤风、大手术、败血症等。

4. 禁忌证 无复活希望而继续盲目延长治疗者，如已广泛转移的晚期恶性肿瘤伴恶病质的患者；患者胃肠道功能正常或可适应肠内营养者。

5. 并发症 肠外营养不同于肠内营养，其强制性的营养支持手段不同于正常经口摄食时的生理过程，故更易出现各类并发症。

（1）与静脉穿刺置管有关的并发症 此类并发症的发生与患者的病情、体位、穿刺者的技术熟练程度和导管质量等因素有关，包括气胸、血胸、胸腔积液、血管神经损伤、胸导管损伤、纵隔损伤、静脉内血栓形成、导管栓塞、空气栓塞、心脏损伤和导管错位等。

（2）感染性并发症 最严重并发症是导管性感染和肠源性感染。

1）导管性感染 原因有营养液或输液管道污染、导管插入部位皮肤护理不严格、更换输液装置时忽略无菌操作等。感染一旦发生，往往病程凶险，如不及时处理，可致患者死亡。

2）肠源性感染 长期禁食，胃肠道黏膜缺乏代谢原料和食物刺激，腺体分泌减少，黏膜萎缩变薄，绒毛变短；肠黏膜结构和屏障功能受损、通透性增加而导致肠道内细菌易位、并发全身性感染。谷氨酰胺能改善患者的营养状态，还可降低因肠黏膜受损所致的肠道内菌群紊乱。

（3）代谢性并发症 多与对病情监测不够、治疗方案选择不当或未及时纠正有关。如糖代谢紊乱，常表现为低血糖反应、高血糖反应、高渗性非酮性昏迷；高脂血症及脂肪超载综合征：脂肪乳剂输入速度过快或输入总量过多时，可发生高脂血症，临床表现为急性消化性溃疡、血小板减少、溶血、肝脾肿大等。

第六节　常见食物中毒的预防

 案例讨论

> **案例** 某年8月，家住某市小区的张某出现发热、腹痛、腹泻、恶心、呕吐等症状而急诊入院。体检发现：体温39.5℃。腹部有压痛，水样便，带有黏液。此后，居住其周围的一些居民因同样的症状体征入院就诊。到次日夜间12时，同小区内共有61户、115人因相似的症状体征到医院住院和门诊观察治疗。
>
> **问题** 常见食物中毒分为哪几类？案例中食物中毒如何调查，以确定分类？如何做到常见食物中毒的预防工作？

一、食物中毒的概念及其特点

（一）食物中毒的定义、特征与分类

1. 食物中毒的定义 食物中毒（food poisoning）是指摄入了含有生物性、化学性有毒有害物质的食品或将有毒有害物质当作食品摄入后所出现的非传染性（不属于传染病）的急性、亚急性疾病。食物中毒属食源性疾病的范畴，并且是最常见的一类疾病。

食物中毒不包括暴饮暴食所引起的急性肠胃炎、食源性肠道传染病和寄生虫病，也不包括进食本身有胃肠道疾病或因过敏体质等摄入食物后发生的疾病。有毒食物导致的慢性毒性损害（如致癌、致畸、致突变）亦不属此范畴。

2. 食物中毒的特征 虽然食物中毒的原因不同、症状各异，但通常具有共同发病特征。

（1）潜伏期短，发病突然，呈暴发性。集体性暴发的食物中毒在短期内很快形成发病高峰。

（2）中毒患者有类似的临床表现，以恶心、呕吐、腹痛、腹泻等胃肠炎症状为主。因为这些患者进食的是同一种有毒食品，病原相同，因此患者的临床症状相似，但由于个体差异，其临床症状可能存在某些差异。

（3）发病者均与进食某种食物有明确的关系，即近期内都食用过同样的食物，而且发病范围局限在食用该类有毒食物的人群，未吃者不发病。

（4）中毒患者对健康人无传染性，停止食用有毒食品，发病很快停止。发病曲线呈突然上升、又迅速下降的趋势，无传染病流行的余波。

（5）从中毒食品和中毒患者的生物样品中检出能引起中毒临床表现相一致的病原。

3. 食物中毒的分类

（1）微生物性食物中毒　包括细菌性、真菌及其毒素食物中毒。细菌性食物中毒是指因被致病菌或其毒素污染的食物引起的，急性或亚急性疾病，是食物中毒中最常见的一类。具有明显的季节性，多发生在气候炎热的夏秋季。常见的致病菌有沙门菌、副溶血性弧菌、肉毒梭状芽孢杆菌、葡萄球菌、致病性大肠埃希菌、变形杆菌、韦氏杆菌、空肠弯曲菌等。

真菌及其毒素食物中毒是指食用含有产毒真菌污染并产生大量真菌毒素的食物而引起的中毒。具有发病率和病死率较高，且有较明显的地区性和季节性的特点。

（2）有毒动、植物中毒　指误食有毒动、植物或摄入因加工、烹调不当未除去有毒成分的动植物而引起的中毒，如河豚、有毒贝类、毒蕈、四季豆、发芽马铃薯等引起的食物中毒。发病率较高，病死率因动、植物种类的不同而不同。

（3）化学性食物中毒　误食有毒化学物质或食用被其污染的食物而引起的中毒，如金属及其化合物、亚硝酸盐、农药等有害化学物质引起的食物中毒。发病率较高，病死率亦较高。

二、细菌性食物中毒

细菌性食物中毒是指因摄入被致病菌或其毒素污染的食品而引起的急性或亚急性疾病，是食物中毒中最常见的。全年皆可发生，但在夏秋季发生较多。这是由于气温高适合于微生物生长繁殖，以及人体肠道的防御功能下降，易感性增强。引起细菌性食物中毒的食品主要为动物性食品，如肉、鱼、奶、蛋类等及其制品；其次为植物性食品，如剩饭、糯米凉糕等。细菌性食物中毒，一为感染型食物中毒，由于食品被致病性微生物污染后，在适宜的温度、水分、酸碱度和营养条件下，微生物急剧大量繁殖。大量活菌随食物进入人体，侵犯肠黏膜，引起胃肠炎症状。二为毒素型食物中毒，细菌污染食品后在食品上繁殖并产生有毒的代谢产物（外毒素），达中毒量的外毒素随食物进入人体，经肠道吸收而发病。

细菌性食物中毒常为集体突然暴发，发病率较高，特别是抵抗力较弱的患者、老人、儿童，症状较重；病死率较低（除肉毒中毒）。如能及时抢救，一般病程短，恢复快，预后较好。

（一）沙门菌属食物中毒

沙门菌属（Salmonella）食物中毒在中国城乡都有发生，在细菌性食物中毒中占有较大的比重，是预防食物中毒的重点之一。

1. 病原　沙门菌属为具有鞭毛、能运动的革兰阴性杆菌。种类繁多，有2500多个血清型，其中曾引起食物中毒的有鼠伤寒沙门菌、猪霍乱沙门菌、肠炎沙门菌等。沙门菌在外界生活力较强，在水中可生存2~3周，在粪便和冰水中生存1~2个月，在冰冻土壤中可过冬，在含盐12%~19%的咸肉中可存活75天。沙门菌无芽孢，对热抵抗力不强，在100℃立即死亡，70℃经5分钟，65℃经15分钟可被杀死。水经氯化消毒5分钟可杀灭其中的沙门菌。沙门菌属不分解蛋白质，被污染的食品无感官性状的变化，易被忽视。

2. 流行特点 沙门菌属食物中毒全年皆可发生，多见于夏季，引起中毒的食品主要是动物性食品，如肉类（特别是病死畜禽肉）、蛋类、家禽水产类和乳类。

沙门菌污染肉类食品的来源有两方面：一是生前感染，家畜生前已感染沙门菌（牛肠炎、猪霍乱），或动物宰前由于过度疲劳消瘦以及患有其他疾病，抵抗力降低，肠内原带有的沙门菌便可通过血液系统进入肌肉和内脏，使肌肉和内脏含有大量活菌；二是宰后污染，家畜在宰杀后其肌肉、内脏接触粪便、污水、容器或带菌者而污染沙门菌。此外，蛋类可因家禽带菌而污染；水产品可因水体污染而带菌；带菌的牛、羊所产的奶中亦可有大量沙门菌，所以鲜奶和奶制品，如果消毒不彻底，也可引起沙门菌属食物中毒。

3. 临床表现 沙门菌不产生外毒素，主要是食入活菌而引起食物中毒，属于感染型食物中毒。人体摄入沙门菌污染的食品后是否发病，取决于食入的菌量和身体的健康状况。食入菌量较多，健康状况较差的，发病率高，且症状重。一般认为，随同食物吃进 10 万 ~ 10 亿个沙门菌才会发病。沙门菌在小肠和结肠中繁殖，然后附着于黏膜上皮细胞并侵入黏膜下组织，使肠黏膜出现炎症，抑制水和电解质的吸收。

沙门菌属食物中毒的临床表现有不同的类型，一般可分为五种类型，多见为急性胃肠炎型。其潜伏期一般为 12 ~ 36 小时，短者 6 小时。突然恶心、呕吐、腹痛、腹泻黄绿色水样便，有时有恶臭，带脓血和黏液。多数患者体温可达 38℃ 以上，重者有寒战、惊厥、抽搐和昏迷；病程 3 ~ 7 天，一般预后良好，但老人、儿童及病弱者，如不及时急救处理，也可导致死亡。

除上述胃肠炎型外，沙门菌属食物中毒还可表现为类霍乱型、类伤寒型、类感冒型和败血病型。

4. 预防措施 包括防止食品被沙门菌污染、控制细菌繁殖和杀灭病原菌三方面：①应采取积极措施控制沙门菌的病畜肉流入市场，宰前严格检疫。凡属病死、毒死或死因不明的畜、禽、兽的肉及内脏，一律禁止出售和食用。家庭与集体餐饮业，刀、菜墩、盆等要生熟分开，防止污染。②低温储藏食品是预防食物中毒的一项重要措施。沙门菌繁殖的最适温度为37℃，但在 20℃ 以上即能大量繁殖。因此，食品工业、集体食堂、食品销售网点均应有冷藏设备，并低温储藏食品，以控制细菌繁殖。③对污染沙门菌的食品进行彻底加热，是预防沙门菌食物中毒的关键措施。一般高温处理后可供食用的肉类，肉块大小应在 1kg 以下，持续煮沸 3 小时，或肉块深部温度至少达到 80℃，并持续 12 分钟。

（二）大肠埃希菌食物中毒

大肠埃希菌（E.coli）食物中毒是近年来新发现的危害严重的食物中毒。自 1982 年 O_{157}：H_7，在美国首次被分离并确认为食物中毒新型致病菌以来，此菌在世界范围内发生过多次暴发，造成严重危害。1999 年 8 月 29 日，美国华盛顿发生了一起由肠道出血性大肠埃希菌 O_{157}：H_7 引起的 116 人的食物中毒事件，其中 65 人住院治疗，11 名儿童出现溶血性尿毒综合征，2 人死亡。后相继在英国、加拿大、日本等多个国家引起腹泻暴发流行。中国自 1997 年开展监测工作以来，已从市售食品、进口食品、家畜家禽、腹泻病患者等分离出肠出血性大肠埃希菌 O_{157}：H_7。2001 年，江苏、安徽等地发生了 2 万人的 O_{157}：H_7 食物中毒，177 人死亡。

1. 病原 埃希菌属（Escherichia），俗称大肠杆菌，是革兰阴性杆菌，能发酵乳糖及多种糖类，产酸产气。该菌属在自然界中生存力很强，能在土壤、水中存活数月。大肠埃希菌存在于人和动物的肠道中，为人和动物肠道中的正常菌群，一般不致病。当人体抵抗力减弱或食入大量被致病性菌污染的食品时，能引起以急性胃肠炎、发热为主要表现的感染性食物中毒。致病性大肠埃希菌有肠致病性大肠埃希菌（Enteropathogenic E.coli，EPEC），肠产毒性大肠埃希菌（Enterotoxigenic E.coli，ETEC），肠侵袭性大肠埃希菌（Enteroinvasive E.coli，EIEC），肠出血性大肠埃希菌（Enterohemorrhagic E.coli，EHEC）。大肠埃希菌的抗原结构复杂，主要由菌体（O）抗原、鞭毛（H）抗原、被膜（K）抗原三部分组成，K抗原又分为A、B、L三类。引起食物中毒的致病性大肠埃希菌的血清型主要有 O_{157}：H_7、O_{111}：B_4、O_{55}：B_5 和 O_5 和 O_{26}：B_6 等，其中大肠埃希菌 O_{157}：H_7，被认为是 20 世纪 90 年代最重要的食源性病原菌之一。

2. 流行特点　大肠埃希菌食物中毒同沙门菌类似，夏、秋季节高发，引起中毒的食品主要是动物性食品。致病埃希菌存在于人和动物的肠道中，随粪便排出而污染水源、土壤。受污染的土壤、带菌者的手均可污染食品，或被污染的器具再污染食品。中毒可发生于各年龄组，但重者最常见于儿童和老年人。

3. 临床表现　不同的致病性埃希菌有不同的致病机制，临床表现也不同。

（1）急性胃肠炎型　潜伏期一般为 10～15 小时，短者 6 小时，主要由 ETEC 引起，具有致病性大肠埃希菌食物中毒的典型症状。表现为腹泻、上腹痛和呕吐。粪便呈水样或米汤样，每日 4～5 次。部分患者腹痛较为剧烈，可呈绞痛。吐、泻严重者可出现脱水，乃至循环衰竭。发热，体温 38～40℃。病程 3～5 天。

（2）急性菌痢型　潜伏期 48～72 小时。主要由 EIEC 引起，表现为血便、脓便，里急后重、腹痛。部分患者有呕吐、发热，体温 38～40℃，可持续 3～4 天。病程 1～2 周。

（3）出血性肠炎型　潜伏期 3～4 天。主要由 O_{157}：H_7 引起，表现为突发性剧烈腹痛、腹泻，先水样便后血便，甚至全为血水。可有低热或不发热、呕吐。重者可出现溶血性尿毒综合征、血小板减少等。老人、儿童多见。病程 10 天左右，病死率为 3%～5%。

大肠埃希菌食物中毒治疗一般采用对症治疗和支持治疗，部分重症患者应使用抗生素治疗。

4. 预防措施　因其主要经动物性食品传播，牛、羊、鸡为贮存宿主，故与沙门菌食物中毒的预防基本相同。

（三）副溶血性弧菌食物中毒

1. 病原　副溶血性弧菌（V. parahaemolyticus）为分布极广的一种近海细菌，海产品带菌率可高达 90% 以上，海港及鱼店附近的蝇类带菌率也很高。在含盐 3%～4% 的培养基中生长最为旺盛，无盐时不生长，但含盐达 12% 以上也不易繁殖。生长繁殖最适温度为 30～37℃。副溶血性弧菌抵抗力较弱，56℃ 加热 10 分钟，或 90℃ 加热 1 分钟可被杀灭；对醋酸敏感，1% 食醋处理 5 分钟即可灭活。副溶血性弧菌嗜盐，在海水中可存活近 50 天，在淡水中存活不超过 2 天。大多数致病性副溶血性弧菌能使人或家兔的红细胞发生溶血，使血琼脂培养基上出现 β 溶血带，称为神奈川试验阳性。

2. 流行特点　多发生于沿海地区，高峰期为 7～9 月，主要与食用海产品有关。经常暴露于该菌者，可获得一定的免疫力。新来沿海地区的人如进食受副溶血性弧菌污染的食物，发病率往往高于本地居民。副溶血性弧菌是中国近年细菌性食物中毒的首要致病菌。

引起中毒的食品多集中在海产品，其次为受到该菌污染的肉类及咸菜；沿海居民带菌率较高，也可发生带菌者传播。中毒的原因主要是食品的污染和加工不当。烹调食物时没有烧熟煮透，未能彻底杀灭病原菌，或烹调后的食品重新受污染以及带菌蝇类污染食品。

3. 临床表现　潜伏期 11～18 小时，多以剧烈腹痛开始，并有腹泻、呕吐、发热。腹痛多在脐部附近，呈阵发性胀痛或绞痛；腹泻每日几次或十几次，开始是水样便，后转为脓血便和黏液血便；呕吐多为胃内容物，次数不多，持续时间较短；患者可能发热，温度在 38～40℃，重者出现脱水、虚脱、血压下降。病程一般 3～4 天，预后一般良好，大部分患者发病后 2 ~ 3 天恢复正常，少数严重患者由于休克、昏迷而死亡。

4. 预防措施 注意食品的烹调加工方法。海产品和其他肉类要煮熟煮透，海产品蒸煮时需 100℃，持续 30 分钟，防止半生不熟，外熟内生，以致深部细菌未能完全杀灭，放置后细菌大量繁殖；对凉拌的海产品要置食醋内浸泡或在沸水中漂烫，以杀灭副溶血性弧菌。食品要当餐吃完，不宜在室温下放置过久，剩余食物食前应再彻底加热，防止生熟食品交叉污染。养成良好的饮食习惯，不生吃海产品及盐腌不当的贝壳类，不吃腐败变质的食物。

（四）葡萄球菌食物中毒

摄入含有大量葡萄球菌肠毒素污染的食物所引起的毒素型食物中毒。

1. 病原 葡萄球菌是革兰阳性兼性厌氧菌，环境抵抗力较强，在干燥条件下可生存数月；对热具有较强抵抗力，80℃加热 30 分钟才能被杀死。产肠毒素的葡萄球菌有金黄色葡萄球菌（*Staphylococcus aureus*）和表皮葡萄球菌（*Staph. epidermidis*）。葡萄球菌肠毒素（enterotoxin）是单链蛋白质，按其抗原性和等电点的差异分为 A、B、C_1、C_2、C_3、D、E、F 等 8 个血清型，均能引起食物中毒。各型肠毒素耐热性及毒性强弱不同，A 型毒性最强，B 型耐热性最强，100℃加热 30 分钟仍保持部分活性，因此破坏食物中存在的葡萄球菌肠毒素须加热 100℃持续 2 小时。能产生肠毒素的葡萄球菌血浆凝固酶试验呈阳性反应。

肠毒素形成的条件：①食物受污染的程度，食物中葡萄球菌污染越严重，繁殖越快亦越易形成毒素；②温度，在 37℃范围内，温度越高，产生肠毒素需要的时间越短；③食品，富含蛋白质与水分，且含一定淀粉的食物（如奶油糕点、冰淇淋、剩米饭、凉糕）或含油脂较多的食物（如油炸鱼罐头、油煎荷包蛋）受葡萄球菌污染后易形成毒素；④环境条件，当通风不良、氧分压低时，肠毒素易于形成，如污染葡萄球菌的剩饭在通风不良的条件下存放，极易形成毒素。

2. 流行特点 全年皆可发生，但多发生于夏秋季。人体对肠毒素的感受性高，发病率可达 90%以上。引起中毒的食品主要是营养丰富并含水分较多的食品，如剩饭、糕点、凉糕、冰激凌、奶及奶制品，其次是熟肉类，偶见于鱼类及其制品、蛋制品等。

3. 临床表现 潜伏期短，一般为 2 ~ 5 小时。主要症状为突然恶心，反复剧烈呕吐，呕吐物中常有胆汁、黏液和血，同时伴有上腹部痉挛性疼痛及腹泻，腹泻物呈水样便。以呕吐为其主要特征，一般不发热。由于剧烈吐泻，常导致严重失水和休克。儿童对肠毒素比成年人更为敏感，故其发病率较高，病情也更重。病程短，一般 1 ~ 2 天，预后良好。

轻者一般无需治疗；严重失水者可补充水和电解质，一般不需用抗生素。

4. 预防措施 关键是防止葡萄球菌对食品的污染和肠毒素的形成。防止食品受到污染，应定期对食品加工和饮食行业的从业人员、保育员进行健康检查，对患局部化脓性感染（疖疮、手指化脓）、上呼吸道感染（鼻窦炎、急性咽炎、口腔疾病等）的食品加工人员、饮食从业人员、保育员，应暂时调换工作；应经常对奶牛进行兽医卫生检查，对患有乳腺炎、皮肤化脓的奶牛，应及时给予治疗，患乳腺炎奶牛挤下的奶不宜直接食用；剩饭应放在通风、阴凉和干净的地方或冰箱内，以避免污染，食用时应彻底加热。

（五）肉毒梭菌食物中毒

肉毒梭菌（*Clostridium botulinum*）食物中毒是由肉毒梭菌在食物中生长繁殖所产生的外毒素引起的神经型食物中毒。此类中毒发病急，病情重，病死率高，危害严重。

1. 病原 肉毒梭菌是革兰阳性厌氧菌，具有芽孢，广泛分布于自然界，特别是土壤中；肉毒梭菌的芽孢对热抵抗力强，干热 180℃经 5 ~ 10 分钟，湿热 100℃经 5 小时或高压蒸汽

121℃经30分钟，才能将其杀死；在缺氧条件下和含水分较多的中性或弱碱性的食品上适合生长，并产生外毒素，即肉毒毒素。肉毒毒素是一种强烈的神经毒素，是目前已知的化学毒物和生物毒物中毒性最强的一种，毒性比氰化钾强1万倍，对人的致死剂量约为0.1μg。根据毒素抗原性质不同，将肉毒毒素分为A、B、C_α、C_β、D、E、F、G共8型，A、B、E、F四型毒素对人有不同程度的致病性，可引起食物中毒，C、D型对人不致病，仅引起禽、畜中毒。各型毒素有其特异的抗原性，只能与相应的抗毒素中和，无交叉免疫。肉毒毒素不耐热，100℃经10~20分钟即可完全破坏。

2. 流行特点 肉毒梭菌食物中毒一年四季皆可发生，大部分发生在3~5月，1~2月也有发生。引起中毒的食品与人们的饮食习惯密切相关，中国多为植物食品，其中大部分是家庭自制的发酵食品，如豆豉、豆酱、臭豆腐，也见于肉类和其他食品。在国外，欧洲主要的中毒食品多为火腿、腊肠及肉类罐头；美国主要为家庭自制的水果、蔬菜罐头；日本主要因鱼、鱼子制品引起中毒。如果这些食品及其原料污染了肉毒梭状芽孢杆菌或芽孢，加热的温度及压力均未能将芽孢杀死，随后又在厌氧条件贮存，芽孢生长繁殖，并产生毒素。食用前不加热或加热不彻底是造成肉毒梭菌食物中毒的主要原因。

3. 临床表现 潜伏期较长，一般为12~48小时。潜伏期越短，病死率越高，潜伏期长，病情进展缓慢。

肉毒毒素进入体内被胰蛋白酶活化释放出神经毒素，后者主要作用于中枢神经的颅脑神经核、神经肌肉接头处以及自主神经末梢，抑制乙酰胆碱释放，引起肌肉麻痹和神经功能不全。肉毒梭菌食物中毒的临床表现出现的顺序依次为头晕、无力、眼肌麻痹症，继之张口、伸舌困难，进而发展为吞咽困难，最后出现呼吸肌麻痹等。

（1）前驱症状 早期出现恶心、呕吐、全身无力、头痛等，继之出现腹胀、腹痛、便秘或腹泻等。体温一般正常或稍低，但脉搏加快。体温和脉搏成反比是该食物中毒重要的标志。

（2）主要症状 随着症状进展表现为眼症状、延髓麻痹和分泌障碍。

1）由于视神经麻痹，出现视力减弱、视物模糊、眼球震颤。动眼神经、展神经、内外眼肌麻痹为该食物中毒特有的症状，如复视、斜视、眼睑下垂、眼球固定、瞳孔散大、对光反射迟钝或消失等。

2）由于延髓麻痹，出现软腭肌肉、舌肌、咽肌、喉肌麻痹而致言语障碍、声音嘶哑直至失声、咀嚼障碍、舌运动不灵活或舌硬、吞咽困难；面部肌肉瘫痪，患者颜面苍白、无表情；耳神经障碍出现耳鸣、耳聋；膈神经麻痹致呼吸困难；肌肉运动神经麻痹，患者颈软、不能抬头、头倒向前方或侧方，四肢软瘫。

3）由于腺体分泌障碍，唾液分泌显著减少而变黏，口腔和咽喉干燥，舌面上呈现污秽的灰白舌苔，非常口渴，胃液和胆汁分泌减少，汗液分泌亦显著减少。

4）继续发展可出现呼吸肌麻痹症状，胸部有压迫感，呼吸困难，最后引起呼吸功能衰竭而死亡。患者一般体温正常，意识清楚，有恐惧感。在无肉毒抗毒素治疗的情况，病死率较高。

4. 治疗原则 早期使用抗肉毒毒素血清及支持疗法，预防呼吸肌麻痹和窒息。

5. 预防措施 首先要防止食物污染。肉毒梭状芽孢杆菌及其芽孢常随泥土或动物粪便污染食品，因此，必须严格操作规程，减少食品原料在运输、贮存和加工过程中受到污染。制作发酵食品，其原料应充分蒸煮，制作罐头应严格执行灭菌方法。加工后的熟制品应低温保存，防止细菌繁殖并产生毒素。肉毒梭菌毒素不耐热，对可疑食品应作加热处理，100℃持续10~20分钟可破坏各型毒素。

其他细菌性食物中毒见表5-13。

表5–13　其他常见的细菌性食物中毒

名　称	病源	中毒食品	临床表现	预防措施
利斯特菌食物中毒	主要为单核细胞增生利斯特菌，能致病，并产生毒素	乳及乳制品、肉类制品、水产品，特别是冰箱中保存时间较长的乳制品、肉类制品	胃肠炎、脑膜炎及败血症，发热，孕妇流产或死胎	对冰箱冷藏的熟肉制品、直接入口的方便食品、牛乳，食用前要彻底加热
空肠弯曲菌食物中毒	大量活菌侵入肠道引起感染性食物中毒，还与热敏性肠毒素有关	动物性食品、牛乳和肉类制品	婴幼儿为易感人群，急性肠胃炎，体温38~40℃	空肠弯曲菌不耐热，食用前要彻底加热
志贺菌食物中毒	宋内志贺菌、福氏志贺菌和肠毒素	肉、奶及其熟制品，冷盘、凉拌菜	剧烈腹痛、腹泻，水样、血样或黏液样便，里急后重，高热	同沙门菌食物中毒，重点为食品从业人员的带菌检查
椰毒假单胞酵米面亚种食物中毒	外毒素，为米酵菌酸和毒黄素	谷类发酵制品	肠胃炎、肝肾等脏器损害、神经综合征，预后不良，病死率为30%~50%	不食用酵米面
产气荚膜梭菌食物中毒	耐热肠毒素，在体内经胰蛋白酶作用，毒性增强	动物性食品	急性肠胃炎，多为稀便和水样便，少有恶心、呕吐	低温贮存食品，食前彻底加热
蜡样芽孢杆菌食物中毒	腹泻毒素和呕吐毒素	乳及乳制品、肉类制品，特别是米饭、米粉	恶心、呕吐、腹泻	含淀粉多的食品如剩饭、香肠应防止污染，食前加热100℃，持续20~60分钟

三、有毒动、植物中毒

　　食入有毒的动物性和植物性食品引起的食物中毒称为有毒动、植物中毒，多见于以下3种情况：①某些动、植物在外形上与可食的食品相似，但含有天然毒素，如河豚引起的食物中毒；②某些动、植物食品由于加工处理不当，没有去除或破坏有毒成分，如苦杏仁、未煮熟的豆浆等引起的食物中毒；③保存不当产生毒素，如发芽马铃薯产生龙葵素引起的食物中毒。有毒动、植物中毒一般发病快、无发热等感染症状，不同的中毒食品往往有不同的特征性症状，通过进食史的调查和食物形态学的鉴定较易查明中毒原因。

（一）河豚中毒

　　1. 有毒成分　河豚是一种味道鲜美但有剧毒的鱼类，淡水、海水中均能生活，中国沿海及长江下游均有出产，其有毒成分为河豚毒（tetrodotoxin，TTX）。TTX主要存于河豚的内脏、血液及皮肤中，以卵巢毒性最大，肝次之。新鲜洗净的鱼肉一般不含毒素，但鱼死后较久，毒液及内脏的毒素可渗入肌肉组织；有的河豚品种鱼肉也具毒性。TTX为无色针状结晶，微溶水，易溶于稀醋酸；对热稳定，需220℃以上方可分解；盐腌或日晒不能破坏，但pH>7时可被破坏。TTX是一种神经毒素，毒作用靶器官主要是神经系统，可使末梢神经和中枢神经发生麻痹。首先是感觉神经麻痹，然后是运动神经麻痹；还可导致外周血管扩张及动脉压急剧下降等血管系统症状。

　　2. 流行特点　河豚中毒多发生于春季。每年2~5月为卵巢发育期。毒性最强，6~7月产卵后，卵巢萎缩，毒性减弱。

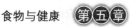

3. 临床表现 河豚中毒的特点为发病急速并剧烈，潜伏期10分钟到3小时。早期有手指、舌、唇刺痛感，然后出现恶心、发冷、口唇及肢端知觉麻痹，后发展至四肢肌肉麻痹、瘫痪，逐渐失去运动能力，以致瘫痪。心血管系统出现心律失常，血压下降。最后因呼吸中枢和血管运动中枢麻痹而死亡。一般认为，若由食用鱼类引起，出现从唇、舌、咽喉开始到肢体末端的进展性麻痹时，即应考虑到河豚中毒。目前尚无特效解毒剂，对患者应尽快排出毒物和给予对症处理。

4. 预防措施 最有效的方法是将河豚集中加工处理，禁止零售。新鲜河豚应去除头、内脏及鱼皮，充分放血，肌肉经反复冲洗，加2%$NaHCO_3$处理24小时，经鉴定合格后方准出售。同时应大力宣传教育，使群众认识河豚、了解河豚对人体的毒性作用，以防中毒事故的发生。

（二）麻痹性贝类中毒

1. 有毒成分 贝类在吸食有毒藻类后，其所含的有毒物质即进入贝体内，产生石房蛤毒素。此毒素呈结合状态，对贝类本身没有损害，但人食入这种贝类后，毒素可迅速从贝肉中释放出来，产生毒性作用。石房蛤毒素是一种白色、溶于水、耐热、分子量较小的非蛋白质毒素，易被胃肠道吸收；该毒素耐热，一般烹调温度很难将其破坏；毒素为神经毒性，主要的毒性作用为阻断神经传导，作用机制与河豚毒素相似，毒性很强，对人的经口致死量为0.84~0.9mg。

2. 流行特点 太平洋沿岸地区有些贝类在3~9月可使人中毒，中毒的发生往往与水域中藻类大量繁殖、集结形成"赤潮"有关。所有人群对贝类中毒均易感，中毒食品主要有贝类、蛤类、牡蛎、螺类等。

3. 临床表现 潜伏期短，仅数分钟至20分钟。开始为唇、舌、指尖麻木，随后腿、颈部麻痹，然后运动失调。患者可伴有头痛、头晕、恶心和呕吐，最后出现呼吸困难。膈肌对此毒素特别敏感，重症者常在2~24小时因呼吸麻痹而死亡，病死率为5%~18%。病程超过24小时者，则预后良好。

目前尚无特效解毒剂，以对症治疗为主，采取催吐、洗胃、导泻等尽早排除体内毒素。

4. 预防措施 加强预防性监测，定期对贝类生长水域进行采样检查，如发现水中藻类细胞增多，即有食用中毒的危险；限定贝类毒素最高允许浓度，美国和加拿大对冷藏鲜贝肉含石房蛤毒素的限量为不超过$80\mu g/100g$；做好卫生宣教，介绍安全食用贝类的方法。贝类毒素主要积聚于内脏，如除去内脏、洗净、水煮，捞肉弃汤，可使毒素降至最小程度。在赤潮多发季节，海鲜一次不宜吃得太多，一旦误食有毒贝类，出现舌、口、四肢发麻等症状，首先要进行人工催吐，同时要到医院进行洗胃、灌肠等治疗，防止呼吸麻痹。

（三）鱼类引起的组胺中毒

1. 有毒成分 鱼类引起的组胺（histamine）中毒是由于食用了不新鲜或腐败的鱼类（含有一定数量的组胺），加上人体过敏体质而导致的过敏性食物中毒。这类鱼体中含有较多的组氨酸，当鱼体不新鲜或腐败时，污染鱼体的细菌如组胺无色杆菌、摩氏摩根菌所产生的脱羧酶，作用于组氨酸形成组胺。组胺可使毛细血管扩张、支气管收缩，导致一系列的临床症状。

2. 流行特点 引起此类中毒的大多是含组胺高的鱼类，主要是海产鱼中的青皮红肉鱼类，如金枪鱼、秋刀鱼、竹荚鱼、沙丁鱼、青鳞鱼、金线鱼、鲐鱼等。

3. 临床表现 潜伏期很短，一般为0.5~1小时。表现为面部、胸部及全身皮肤潮红，眼结膜充血，并伴有头痛、头晕、胸闷、心跳加快和血压下降。有时可出现荨麻疹，咽喉烧灼感，个别患者出现哮喘。一般不发热，患者在1~2天内恢复健康，偶有死亡病例报道。

临床上可采用抗组胺药物及对症治疗的方法。常用药物为口服盐酸苯海拉明、盐酸氯苯那敏，静脉注射10%葡萄糖酸钙。

4. 预防措施 不吃腐败变质的鱼，特别是青皮红肉的鱼类。市售鲜鲐鱼等应冷藏或冷冻有较高的鲜度，其组胺含量应符合国家卫生规定。有过敏性疾病患者，以不吃此类鱼为宜。

（四）毒蕈中毒

蕈即蘑菇，已知毒蕈（toxic mushroom）有100多种，其中剧毒的有10多种。常因误食中毒，中毒症状复杂，如不及时抢救，病死率较高。

1. 有毒成分　毒蕈的毒性主要是由其含有的毒素所致，一种毒蕈可含有多种毒素，一种毒素可分布于数种毒蕈中，毒蕈毒素可单独或联合作用，引起复杂的临床表现。常见的毒素有毒肽（主要为肝毒性，毒性强，作用缓慢）、毒伞肽（肝肾毒性，作用强）、毒蝇碱（作用类似乙酰胆碱）、光盖伞素（引起幻觉和精神症状）、鹿花毒素（导致红细胞破坏）等。

2. 流行特点　多发生于夏秋季采蘑菇的季节。

3. 临床表现　根据毒蕈毒素成分、中毒症状可分为五型。

（1）胃肠炎型　潜伏期10分钟到6小时。主要症状为剧烈恶心、呕吐、腹痛、腹泻等。经过适当对症处理可迅速恢复，病程2~3天，预后好。其毒性成分可能是类树脂物质、胍啶或毒蕈酸等。

（2）神经精神型　中毒症状除有胃肠炎外，主要表现为副交感神经兴奋症状，可引起多汗、流涎、流泪、瞳孔缩小、缓脉等；重者有神经兴奋、精神错乱和精神抑制等。引起中毒的毒素有毒蝇碱、蟾蜍素等。此型中毒用阿托品类药物及时治疗，可迅速缓解症状。病程短，1~2天可恢复，无后遗症。

（3）溶血型　潜伏期为6~12小时，除急性胃肠炎症状外，可有贫血、黄疸、血尿、肝脾肿大等溶血症状，严重者可致死亡。其毒性成分是鹿蕈素、马鞍蕈毒等，给予肾上腺皮质激素治疗，可很快控制病情。

（4）脏器损害型　依病情发展可分为6期，依次为潜伏期、胃肠炎期、假愈期、内脏损害期、精神症状期及恢复期。主要由毒伞七肽、毒伞十肽等毒素引起，该毒素耐热、耐干燥，一般烹调加工不能被破坏。患者在发病后2~3天出现肝、肾、脑、心脏等内脏损害。以肝损害最严重，可出现肝大、黄疸、氨基转移酶水平升高，严重者出现肝坏死、肝性脑病。毒素损伤肾时可出现少尿、无尿或血尿，甚至肾衰竭。该型中毒症状凶险，如不及时积极治疗，病死率很高。临床上可用二巯基丁二酸钠或二巯基丙磺酸钠解毒，并采用血液透析法清除进入体内的毒素。

（5）光过敏性皮炎　可因误食胶陀螺（猪嘴蘑）引起，患者身体暴露部位，出现肿胀、疼痛。

4. 预防措施　宣传教育，提高鉴别毒蕈的能力，防止误食。可以借鉴一些传统的经验，如色泽鲜艳，菌盖上长疣子，不生蛆、不被虫咬，有腥、辣、苦、酸、臭味，碰坏后容易变色或流乳状汁液的多是毒蕈；有些毒蕈煮时能使银器或大蒜变黑。为防止毒蕈中毒的发生，最根本的方法是切勿采摘不认识的蘑菇食用，毫无经验者，禁止自采蘑菇。

知识链接

含氰苷类、发芽马铃薯和四季豆中毒

（1）含氰苷类食物中毒　因食用苦杏仁、桃仁、枇杷仁和木薯等含氰苷类食物而引起的食物中毒。其有毒成分为氰苷，含氰苷类食物中毒以散发为主。

（2）发芽马铃薯中毒　马铃薯又称土豆，是中国家庭常食用的蔬菜。虽然营养丰富，但如食用未成熟或发芽的马铃薯，可产生较高毒性的生物碱龙葵素，从而导致中毒。马铃薯中毒多发生在春季及夏初季节。

（3）四季豆中毒　四季豆，又称菜豆，含有植物血凝素和皂素。中毒多因进食炒、煮不透的四季豆所致，一年四季皆可发生，多发生于秋季。

四、化学性食物中毒

化学性食物中毒是指由于食用了受到有毒有害化学物质污染的食品所引起的食物中毒。化学性食物中毒一般发病急、潜伏期短，多在几分钟至几小时内发病，病情与中毒化学物剂量有明显的关系，临床表现因毒物性质不同而多样化，一般不伴有发热，也没有明显的季节性、地区性的特点，也无特异的中毒食品。化学性食物中毒一旦发生，病死率很高，后果严重。引起化学性食物中毒死亡的主要化学物质多是国家明令禁止生产使用的剧毒鼠药以及亚硝酸盐和有机磷农药。

引起化学性食物中毒的食品主要有 4 种：①被有毒、有害的化学物质污染的食品，如食用绿叶蔬菜造成的有机磷农药中毒，使用有毒化学品的包装物盛装猪油引起的有机锡中毒。②被误认为食品、食品添加剂、营养强化剂的有毒有害化学物质。把非食品、食品原料，当作食品或食品添加剂，如用工业乙醇兑制白酒引起甲醇中毒，把砷化物误认为是发酵粉造成砷中毒，把桐油误认为是食用油等。③食品中非法添加非食品添加剂或添加非食品级的食品添加剂、营养强化剂的食品，以及超量使用食品添加剂的食品。④营养素发生化学变化的食品，如油脂酸败引起的食物中毒。

（一）亚硝酸盐食物中毒

又称肠源性青紫病、发绀症，是指食入含亚硝酸盐类食物而引起的中毒。

1. 中毒原因 硝酸盐广泛存在于自然界中，在一定条件及某些微生物硝基还原酶的作用下，硝酸盐可转化为亚硝酸盐，随同食物进入人体，引起中毒。如蔬菜中的小白菜等含有较多的硝酸盐，大量食用后肠道内硝酸盐还原菌可将硝酸盐还原为亚硝酸盐，如数量过多，可引起肠源性青紫。腌制不充分的咸菜，存放过久的蔬菜，亚硝酸盐会增高。加工咸肉、腊肠、火腿等食品时，为了使肉色鲜红而加入亚硝酸盐，如用量过多，食入后也可造成中毒。误将硝酸盐或亚硝酸盐作食盐食用也可引起中毒。个别地区的井水，含有较多的硝酸盐，当用该水煮粥或制作食物，并存放过久，亚硝酸盐的含量会增加。

2. 中毒机制 亚硝酸盐进入血液后，可将血红蛋白中 Fe^{2+} 氧化成 Fe^{3+}，血红蛋白变为高铁血红蛋白而失去携氧能力，引起组织缺氧、发绀。摄入 0.3 ~ 0.5g 可引起中毒，3g 可引起死亡。

3. 临床表现 潜伏期较短，如误食纯亚硝酸盐引起的中毒，10 分钟左右发病；大量食用蔬菜所致中毒，潜伏期为 1 ~ 3 小时。主要症状为口唇、指甲以及全身皮肤出现发绀等组织缺氧表现，并有头晕、头痛、心率加速、嗜睡、烦躁不安、呼吸急促等症状。严重中毒者起病急，发展快，病情重，若不及时抢救治疗，可因呼吸困难、缺氧窒息或呼吸麻痹、循环衰竭而死亡。

在中毒抢救中采用还原物质，促使高铁血红蛋白还原成血红蛋白是治疗的关键。常用的有亚甲蓝和维生素 C。

4. 预防措施 硝酸盐、亚硝酸盐运输和贮藏要有明显标志，严格管理，防止污染食品和误食误用；腌制肉食食品及肉类罐头加入的亚硝酸盐量，应严格按照国家标准添加；要加强蔬菜运输贮存过程中的卫生管理，不吃腐败变质蔬菜及腌制不充分的蔬菜；加强水质监测，不饮用硝酸盐和亚硝酸盐含量高的井水。

（二）甲醇中毒

1. 中毒原因 甲醇，又叫木醇或木精，是一种常用的化工原料，与乙醇相似，具有醇的芳香。饮用由甲醇或甲醇含量较高的工业乙醇兑制的假酒，或因酿酒原料和工艺不当致蒸馏酒中甲醇超标的酒，都可中毒。

2. 中毒机制　甲醇是一种毒性很强的物质，人体摄入 4～10g 即可引起中毒，30g 可致人死亡。甲醇在体内氧化速度较慢，有蓄积作用，会产生毒性更强的甲醛和甲酸，这两种物质的毒性超过甲醇 6～30 倍，且不易排出。甲醇是一种剧烈的神经毒物，直接损害中枢神经系统和视神经，甲酸可导致代谢性酸中毒。

3. 临床表现　急性中毒主要表现为中枢神经系统损害、眼部损害和代谢性酸中毒。甲醇主要作用于神经系统，对神经细胞有直接毒作用。在饮酒后先兴奋、后抑制，出现嗜睡，进一步发展可出现意识丧失、瞳孔散大、呼吸不规则、休克，最后因呼吸循环衰竭而死亡。甲醇对视神经、视网膜有特殊的损害作用，致盲剂量为 7～8ml，经抢救康复者几乎都遗留不同程度的视力障碍。由于甲酸的蓄积，加上甲醇本身可抑制某些氧化酶系统，引起乳酸和其他有机酸蓄积，可导致代谢性酸中毒。酸中毒是甲醇中毒导致患者死亡的重要原因。

目前尚无特效解毒药。首先清除毒物，常规洗胃、导泻和血液透析，加速甲醇排出。代谢性酸中毒可用 5% 的 $NaHCO_3$ 纠正，还应配合采用其他对症处理。

4. 预防措施　最好的预防措施是加强对白酒生产的监督、管理，检测酒中各种毒物的含量。加强法制宣传，杜绝甲醇中毒的发生。

（三）毒鼠强中毒

毒鼠强，俗称"一步倒""闻到死"，化学名为四亚甲基二砜四胺（tetralmine tetramethylene disulfotetramine），系无色无味的白色粉末或结晶体。因其具有制作工艺简单、生产成本低廉、起效快等特点，在农村及城乡结合部有一定市场需求。由于毒性大、不能降解，对生态环境易造成严重破坏，对人类健康和生命安全有着致命的威胁。

1. 中毒原因　毒鼠强对所有温血动物都有剧毒，其毒性相当于 KCN 的 100 倍，砒霜的 300 倍，5mg 即可致人死亡。毒鼠强中毒多系误食含有毒鼠强制作的杀鼠饵料和被毒鼠强污染的食物引起。

2. 中毒机制　毒鼠强可经消化道和呼吸道吸收，能迅速通过口腔黏膜和咽部黏膜吸收，通过血液进入中枢神经系统，产生神经毒性。主要表现为兴奋中枢神经，具有强烈的致惊厥作用，但对周围神经、骨骼肌及神经-肌接头无明显的影响。如不及时治疗，中毒者可因剧烈的强直性惊厥导致呼吸衰竭而死亡。主要经肾以原型从尿中排出。

3. 诊断及分级　①诊断要点：毒鼠强接触史；以癫痫大发作等中枢神经系统兴奋为主的临床表现；血、尿和呕吐物等生物样品中检出毒鼠强。②鉴别诊断：除外其他以癫痫大发作为主要临床表现的疾病，如原发性癫痫、中枢神经系统感染性疾病、脑血管意外、亲神经毒物中毒等，特别要与氟乙酰胺中毒进行鉴别。③分级诊断：轻度中毒可出现头痛、头晕、恶心、呕吐和四肢无力等症状，可有肌颤或局灶性癫痫性发作，生物样品中检出毒鼠强。中度中毒为在轻度中毒基础上，具有下列之一者：癫痫样大发作；精神病样症状（幻觉、妄想等）。重度中毒为在中度中毒基础上，具有下列之一者：癫痫持续状态；脏器功能衰竭。

4. 临床急救　毒鼠强中毒目前尚无特效解毒药，只能对症处理。首先应清除体内毒物，可采取催吐、洗胃方法，轻度洗胃后给予活性炭，重者行血液灌流。以苯巴比妥钠镇静解痉；地西泮治疗癫痫大发作和癫痫持续状态；同时对症治疗。

5. 预防措施　国家已加强执法力度，严禁生产、销售和使用毒鼠强。

五、食物中毒的调查与处理

（一）食物中毒事故报告

发生食物中毒或者疑似食物中毒事故的单位和接收食物中毒或者疑似食物中毒患者进行治疗的单位应当及时向所在地人民政府卫生行政部门报告发生食物中毒事故的单位、地址、时间、中毒人数、可疑食物等有关内容。

县级以上地方人民政府卫生行政部门接到食物中毒或者疑似食物中毒事故的报告，应当及时填写《食物中毒事故报告登记表》，并按要求报告同级人民政府和上级卫生行政部门。中毒人数较多的食物中毒事故实施紧急报告制度。

中毒人数超过30人的，应当于6小时内报告同级人民政府和上级人民政府卫生部门；中毒人数超过100人或者死亡1人以上的，应当于6小时内上报国家卫生和计划生育委员会，并同时报告同级人民政府和上级人民政府卫生行政部门；中毒事故发生在学校、地区性或者全国性重要活动期间的应当于6小时内上报国家卫生和计划生育委员会，并同时报告同级人民政府和上级人民政府卫生行政部门。任何单位和个人不得干涉食物中毒或者疑似食物中毒事故的报告。

（二）食物中毒的调查

主要目的是及时查明中毒原因和性质，抢救患者，制止中毒的继续发生，提出切实可行的预防措施。

1. 一般调查　了解中毒发生的时间及经过情况，中毒人数及严重程度，初步确定引起中毒的可疑食品。详细询问中毒患者在发病当天与前两天所吃食物，筛出全部患者均吃过而健康者未吃过的食物，确定可疑食品。在初步确定可疑食物的基础上封存一切剩余的可疑食物，禁止出售或食用。

2. 救治患者　查明患者的发病时间及主要临床表现，积极抢救、治疗患者，促使毒物尽快排出，并采取对症处理和特效治疗。如食入中毒食物不久，立即催吐洗胃，食物过胃后用导泻、灌肠的方法。如患者已有剧烈呕吐与腹泻或消化道损伤，则不宜做此处理。

3. 采样检查　应认真、快速、准确地采样送检，以明确中毒的性质。对可疑食品的剩余部分，患者的吐泻物及其他可疑物品应采样送检。采样时被检样品的重量固体为100～150g，液体为100～200ml。采样后应避免发生变质和再污染，细菌样品应在无菌条件下采样和低温下保存运送，有挥发性样品更应注意密封，样品中不得加入防腐剂。同时根据中毒症状及可疑原因提出检验重点和目的，力求缩小检验范围。

（三）食物中毒的处理

1. 控制措施　经过初步调查，确认为疑似食物中毒后，调查人员要依法采取行政控制措施，防止食物中毒范围扩大。

控制范围包括封存可疑食物及其原料和被污染的食品加工用具、加工设备、容器，并责令其清洗、消毒；行政控制实施方式是使用加盖卫生行政部门印章的封条，并制作行政控制决定书，在紧急情况或特殊情况下，调查人员可到现场封存并制作笔录，然后报卫生行政部门批准，补送行政控制决定书；卫生行政部门应在封存之日起15日内完成对封存物的检验或作出评价，并作出销毁或解封决定，因特殊原因需延长封存期的，应作出延长控制限期的决定。

2. 追回、销毁导致中毒的食物　经过现场调查与检验结果，对确认的中毒食物，卫生部门可直接予以销毁，也可在卫生行政部门监督之下，由肇事单位自行销毁，对已售出的中毒食物要责令肇事者追回销毁。

3. 中毒场所处理　根据不同性质的食物中毒，调查人员应指导发生中毒的单位和个人，对中毒场所采取相应措施。对接触细菌性、真菌性食物中毒的餐具、用具、容器等物品，用2%碳酸钠煮沸消毒或用150～200mg/L的氯制剂溶液浸泡、擦拭消毒；对接触化学性食物中毒的物品，应彻底清洗，消除污染。

4. 行政处罚　卫生部门收集违法事实、证据，制作执法文书，按执法程序进行行政处罚。在追究引起中毒的当事人的法律责任之外，应重视卫生宣传与指导工作，并提出具体改进意见和措施。针对中毒原因总结经验教训，制定严格的卫生制度和预防措施，以免同类事件再次发生。

第七节　其他常见的食品卫生问题

一、食品添加剂及其安全性

（一）食品添加剂的定义和分类

1. 食品添加剂的定义　食品添加剂（food additives）是指为改善食品品质和色、香、味以及防腐和加工工艺的需要而加入食品中的化学合成或者天然物质。在中国，营养强化剂也属于食品添加剂。

2. 食品添加剂的分类　食品添加剂按其来源可分为天然和化学合成两大类。天然食品添加剂是指利用动、植物或微生物的代谢产物等为原料，经提取所获得的天然物质，但其品种少，工艺性能差。化学合成食品添加剂是指采用化学手段，使元素或化合物通过氧化、还原、缩合、聚合、成盐等合成反应而得到的物质，其工艺性能好，用量少，但毒性往往大于天然添加剂，特别是混有有害杂质或用量过大时易造成危害。

按不同的功能中国食品添加剂（代码）分为：酸度调节剂（01）、抗结剂（02）、消泡剂（03）、抗氧化剂（04）、漂白剂（05）、膨松剂（06）、胶姆糖基础剂（07）、着色剂（08）、护色剂（09）、乳化剂（10）、酶制剂（11）、增味剂（12）、面粉处理剂（13）、被膜剂（14）、水分保持剂（15）、营养强化剂（16）、防腐剂（17）、稳定和凝固剂（8）、甜味剂（19）、增稠剂（20）、食品用香料、食品工业用加工助剂及其他（00）共23类。

（二）食品添加剂的使用要求

（1）不应当掩盖食品腐败变质。

（2）不应当掩盖食品本身或者加工过程中的质量缺陷。

（3）不以掺杂、掺假、伪造为目的而使用食品添加剂。

（4）不应当降低食品本身的营养价值。

（5）在达到预期的效果下尽可能降低在食品中的使用量。

（6）食品工业用加工助剂应当在制成最后成品之前去除，有规定允许残留量的除外。

（三）食品添加剂的使用条件

（1）保持或提高食品本身的营养价值。

（2）作为某些特殊膳食用食品的必要配料或成分。

（3）提高食品的质量和稳定性，改进其感官特性。

（4）便于食品的生产、加工、包装、运输或者贮藏。

（四）食品添加剂的卫生问题

滥用食品添加剂已成为食品污染的重要来源，主要有如下表现。

1. 使用未经国家批准使用或禁用的品种　中国允许生产、经营和使用的食品添加剂必须是《食品添加剂使用卫生标准》和《食品营养强化剂使用卫生标准》所列的品种。但有些生产单位违法使用未经批准的污染物，给食品造成新的污染，如将次硫酸氢钠甲醛（吊白块）用于面粉漂白、甲醛用于海产品防腐等。

2. 添加剂使用超出规定限量　如超量使用亚硝酸盐等。

3. 添加剂使用超出规定范围　国家食品药品监督管理总局明确规定各种食品添加剂的使

用范围，若不按规定范围添加，即作为违法食品处理，如婴儿食品中不准添加人工合成色素、糖精和香精。

4. 使用工业级代替食品级的添加剂 国家规定食品加工必须使用食品级规格的食品添加剂，不准使用工业级产品，因其杂质多、毒性大而危及人类健康。

5. 其他 以掩盖食品腐败或以掺杂、掺假、伪造为目的使用食品添加剂。

（五）中国常用的食品添加剂

1. 防腐剂（preservative） 是指防止食品腐败变质，延长食品保存期，并抑制食品中微生物繁殖的物质。防腐剂能使微生物的蛋白质凝固变性，干扰其生存和繁殖；或改变胞质膜的渗透性，使微生物体内的酶类和代谢产物失活；干扰微生物体的酶系，破坏其正常代谢，抑制酶的活性，达到防腐败的目的。常见的有苯甲酸及其钠盐、山梨酸及其钾盐、二氧化硫、焦亚硫酸钠、焦亚硫酸钾、丙酸钠、丙酸钙、对羟基苯甲酸乙酯、对羟基苯甲酸丙酯、脱氢醋酸。防腐剂的毒性较低，其中苯甲酸、山梨酸参与机体的正常代谢，以马尿酸和葡萄糖苷酸的形式从尿排出。

2. 抗氧化剂（antioxidant） 指能延缓食品氧化变质，提高食品的稳定性并延长贮存期的一类物质。抗氧化剂只能阻碍、延缓食品的氧化，一般应当在食品新鲜状态或未发生氧化变质之前使用；在食品已经发生氧化变质后再使用，则不能改变已经变坏的结果。

3. 护色剂（colour fixative） 中国允许使用的护色剂有硝酸钠（钾）和亚硝酸钠（钾），只能用于肉类罐头和肉类制品。硝酸盐在肉类腌制过程中经亚硝基化菌作用，还原成亚硝酸盐，与组织中乳酸作用生成亚硝酸，再与肉中肌红蛋白反应生成鲜红色亚硝基肌红蛋白，使肉类制品具有良好的感官性状；并有增强肉制品风味和抑菌作用，特别对肉毒梭菌抑菌效果更好。

4. 甜味剂（sweetener） 凡能产生甜味的物质统称为甜味物质或甜味剂。甜味剂分为两大类：一类是天然甜味剂，有蔗糖、果糖、葡萄糖、麦芽糖、麦芽糖醇、山梨糖醇、木糖醇、甜菊糖苷和甘草等。它们可按正常生产需要加入食品中，安全无毒害。另一类是人工合成甜味剂，无任何营养价值，但甜度比蔗糖高数十倍甚至数百倍，如糖精钠、甜蜜素（环己基氨基磺酸钠）和阿斯巴甜（天冬酰苯丙氨酸甲酯）等。

5. 增味剂（flavour enhancer） 指补充、增进、改善食品中原有的口味或滋味及提高食品风味的物质，又称为鲜味剂或品味剂。它能使食品呈现鲜味，使食品的风味增加而引起强烈的食欲。增味剂按化学性质不同，分为氨基酸系列和核苷酸系列两种。氨基酸系列有L-谷氨酸钠、L-天冬氨酸钠、氨基乙酸、DL-氨基丙酸；核苷酸系列有5′-鸟苷酸钠、5′-肌苷酸钠。最常用的鲜味剂是谷氨酸钠（俗称味精），是世界上除食盐外耗用量最多的调味剂。

6. 着色剂（colour） 指通过使食品着色后改善其感官性状，增进食欲的一类物质。本身有色泽并可将食物染上颜色的物质，又称为食用色素。着色剂分为天然和人工合成两大类。天然着色剂有红曲色素、姜黄、高粱红、胡萝卜素等，主要来自动、植物组织或微生物代谢产物，多数安全，但色泽不稳定，且价格较贵；人工合成着色剂一般较天然色素鲜艳、稳定、着色力强，可任意调色，价格低廉，使用方便，但其多属于焦油染料，并在合成过程中易受砷、铅等污染，无营养价值，对机体有害。中国允许使用的人工合成着色剂有苋菜红、胭脂红、赤藓红、诱惑红、新红、柠檬黄、日落黄、靛蓝、亮蓝以及它们的铝色淀和叶绿素铜钠盐、β-胡萝卜素、二氧化钛等。

二、转基因食品及其安全性

转基因食品（genetically modified foods，GMF）是指利用基因工程技术改变基因组构成的动物、植物和微生物生产的食品和食品添加剂。

依照 GMF 的类型和特征不同，可分为三类：①转基因动植物、微生物产品；②转基因动植物、微生物产品直接加工品；③以转基因动植物、微生物或其直接加工品为原料生产的食品和食品添加剂。

GMF 作为新兴的食品品种，主要具有以下几个方面的优势：①增加食物产量，解决粮食危机，通过转基因技术可以培育出高产、优质的生物新品种，增加粮食作物和动物性食品的产量；②改善食物品质，控制成熟期，以适应市场需求；③生产食品配料，发展功能性食品；④抗病、抗虫、抗除草剂：利用 DNA 重组、细胞融合等基因工程技术将抗病毒、抗虫基因导入小麦、番茄、辣椒等植物，降低了生产成本，提高了产量，同时也减少了因使用农药、化肥等造成的环境污染。

（一）GMF 的安全问题

GMF 的安全问题主要涉及环境安全性和食品安全性两方面。

1. 环境安全性 转基因植物释放到田间后，是否会将所转基因移到野生植物中，是否会破坏自然生态环境，打破原有生物种群的动态平衡。

（1）转基因植物演变成农田杂草可能性。如果转基因高产作物一旦通过花粉导入方式将高产基因传给周围杂草，会引发超级杂草出现，对天然森林造成基因污染并对这些地区的其他物种带来不可预见的后果。

（2）如果转基因不育品种的不育基因在种植地大量传播，会导致当地农业崩溃。为了保护世界食品的供给，许多国家和组织纷纷要求禁止"终止子"技术。

（3）对生物类群的影响。如果毒蛋白能在花蜜中表达，则可能引起蜜蜂等传粉昆虫和植物群落的崩溃，甚至有可能危及其他动物以及人畜的生存环境和身体健康。

（4）如果用于食品的植物通过基因改良成为药用植物，那么通过异花授粉会使食用植物产生药性，从而污染人类的食品供应。从以上可以看出，GMF 对生态环境的影响远比对人类健康的直接影响更大。

2. 食品安全性

（1）食品毒性 导入的基因来自不同类、种或属的其他生物，包括各种细菌、病毒和生物体，其产物可能含有对人体有毒害作用（如致癌）的物质。

（2）食品过敏性 导入基因的来源、序列及其表达的氨基酸可能与传统食品不同，对人体产生致敏反应。

（3）食物的营养价值及对其他营养素的影响 转基因食品的营养价值可能与非转基因食品具有显著不同，长期食用可能对人体健康产生某些不利影响，影响人体抵抗疾病的能力；转基因食物还可能影响其他营养素，使体内营养素紊乱。

（4）产生对抗生素的抗药性 由于转基因植物中有 90% 以上都使用卡那霉素抗性基因作为标志基因，因此该标志基因表达蛋白可能对人体肠道中的正常菌群造成不利影响，使肠道中大量滋生具有抗药性的致病菌。

（二）GMF 的安全性评价与管理

GMF 作为一种新型食品，世界各国对其安全性评价普遍应用了"实质等同性（substantial equivalence）"原则。即如果一种新食品或食品成分与已存在的食品或食品成分实质等同，就安全而言，它们可以同等对待，新食品或食品成分能够被认为与传统食品或食品成分一样安全。

运用实质等同性原则评价 GMF 安全性可得到以下三种结论：

（1）GMF 与传统对照食品或原料实质等同，该类转基因食品不需要更深入的资料即可作出安全性评价。

（2）GMF 与传统对照食品或原料十分相似，但某些性质有差别。进一步评估的重点应放在已确定的差别上。

（3）GMF 与传统对照食品或原料既不等同也不类似，这类转基因食品或原料需作深入的安全性评价。

中国目前将 GMF 归入新资源食品管理范畴，国家颁布了《转基因食品卫生管理办法》，规定中国对转基因作物实行安全评价审批和标识申报制度，并实施严格的安全管理，以保障消费者的健康和安全。要求 GMF 应符合《中华人民共和国食品卫生法》及其有关法规、规章、标准的规定，不得对人体造成急性、慢性或其他潜在性健康危害；食用安全性和营养质量不得低于对应的原有食品。

 知识链接

绿色食品、有机食品和无公害食品

1. 绿色食品　绿色食品标志由三部分构成，即上方的太阳、下方的叶片和中心的蓓蕾。标志为正圆形，意为保护。整个图形描绘了一幅明媚阳光照耀下的和谐生机，告诉人们绿色食品正是出自纯净、良好生态环境的安全无污染食品，能给人们带来蓬勃的生命力。绿色食品标志还提醒人们要保护环境，通过改善人与环境的关系，创造自然界新的和谐。

2. 有机食品　有机食品是一种国际通称，是从英文 organic food 直译过来的，其他语言中也有叫生态或生物食品等。这里所说的"有机"不是化学上的概念，而是指采取一种有机的耕作和加工方式。有机食品是指按照这种方式生产和加工的；产品符合国际或国家有机食品要求和标准；并通过国家认证机构认证的一切农副产品及其加工品，包括粮食、蔬菜、水果、奶制品、禽畜产品、蜂蜜、水产品、调料等。

3. 无公害食品　无公害农产品是指产地环境、生产过程、产品质量符合国家有关标准和规范的要求，经认证合格获得认证证书并允许使用无公害农产品标志的未经加工或初加工的食用农产品；也就是使用安全的投入品，按照规定的技术规范生产，产地环境、产品质量符合国家强制性标准并使用特有标志的安全农产品。

三、食物过敏

食物过敏（food allergy）是指食物进入人体后，机体对之产生异常免疫反应，导致机体生理功能的紊乱和（或）组织损伤，进而引发一系列临床症状。食物过敏反应的一个共同特点是必须有变应原（过敏原）的预先接触及前接触，使机体处于致敏状态，当再次接触该致敏原时，才诱发变态反应。食物过敏是临床上最常见、最重要的过敏性疾患之一，其带来的食品安全问题受到广泛关注。

食物过敏通常是一种免疫作用介导的食物不耐受反应。其主要症状有口周红斑、唇肿、口腔疼痛、舌咽肿、恶心以及呕吐等，严重者甚至出现过敏性休克而死亡。

（一）常见的过敏性食物

1. 鸡蛋　鸡蛋含有丰富的营养物质，是提供膳食蛋白的主要食物之一。对鸡蛋过敏以未成年人常见。鸡蛋中的主要过敏原是卵类黏蛋白、卵白蛋白、卵运铁蛋白和溶菌酶。鸡蛋过敏主要表现为腹痛、恶心、呕吐、皮肤瘙痒及突然疲倦、胀气和失眠等。

2. 花生　花生过敏原主要是花生球蛋白和伴花生球蛋白，属于球蛋白家族，是一种种子贮藏蛋白，包括多种高度糖基化的蛋白质组分。目前发现 9 种蛋白质成分能够与花生特异性

IgE 结合。花生过敏在使机体某一组织、器官甚至全身出现功能失调或组织损伤等反应的同时，常会出现咽喉水肿、腹痛、荨麻疹、哮喘和过敏性休克等。

花生过敏通常在儿童时期引发，并伴随终生。对花生过敏的人，哪怕是吃下极为微量的花生或花生油都会引发严重的变态反应。同时，花生过敏也是食物过敏中导致死亡人数最多的一种，90%因食物过敏引发的死亡都是由花生导致的，仅在美国，每年就有约 100 人死于花生过敏引发的过敏性休克。

3. 牛乳 牛乳过敏是由牛乳中蛋白质过敏原所引起的食物不良反应，与非过敏性食物不良反应（如乳糖不耐症）不同，它是由免疫机制调节的。牛乳过敏主要是 IgE 介导的超敏反应，也有非 IgE 介导的。症状主要表现为皮肤、呼吸道、胃肠道症状及全身性的症状（如过敏性昏厥等）。

乳及乳制品是儿童重要的膳食蛋白来源，牛乳过敏会严重危害儿童健康。牛乳中主要过敏成分有酪蛋白、β-乳球蛋白、α-乳白蛋白等。酪蛋白是乳蛋白的主要组分，也是其中的主要过敏原，文献报道大约 65%的牛乳过敏者对酪蛋白过敏。牛乳中的微量蛋白，如牛血清蛋白、乳铁结合蛋白及免疫球蛋白在牛乳过敏中也起着非常重要的作用，有 35%～50%的过敏患者对这些微量蛋白过敏，而且其中一些患者只对这些微量蛋白过敏。

4. 大豆 大豆过敏原含量高达 26.7%。作为蛋白质，这类过敏原受热后变性，可被破坏，大豆过敏比花生过敏的发生率要低。潜伏后期症状突然发作，表现出剧烈腹痛、呕吐、水泻、干渴等。

5. 小麦 小麦中主要过敏原是储藏蛋白、抗氧化蛋白、可溶性蛋白等，大多数具有酸性等电点。清蛋白和球蛋白也是小麦皮炎过敏患者的主要过敏原。小麦过敏会影响皮肤、内脏、呼吸道，引起运动激发过敏症、职业哮喘、鼻炎、接触性荨麻疹和乳糜泻肠炎等。小麦是被报道最多的一种食物依赖运动激发过敏症食物，其中不溶于水和盐的蛋白质部分被认为是导致这种过敏症最主要的过敏原。

6. 坚果 坚果类食品蛋白质含量较高，多数在 15%～30%，接近于干豆类。但过量食用也会造成负面影响，如引起过敏，产生诸如面部有红斑、刺痒难受、眼角充血、耳根部渗液等过敏症状。

7. 鱼贝类 鱼类过敏原是一种钙结合蛋白，为热稳定、水溶性的糖蛋白。多种鱼类含硫胺素酶，如鲫鱼、鲱鱼以及蛤，能将硫胺素水解而破坏，使肥大细胞释放组胺等过敏介质，产生过敏反应。贝类中的主要过敏原是原肌球蛋白。

8. 食品添加剂 见本节第一部分内容。

9. 转基因食品 见本节第二部分内容。

（二）食物过敏反应的免疫学机制

食物过敏可分为 IgE 介导和非 IgE 介导两大类。

1. IgE 介导的食物过敏反应 食物过敏引起的 I 型变态反应包括食物过敏原的致敏阶段、激发阶段和效应阶段。在致敏阶段，机体接触过敏性食物后，产生反应性 IgE 抗体。在婴幼儿时期，由于胃肠道尚不健全，通透性高，食物中的过敏原进入到体液中，可以选择性诱导抗原特异性 B 细胞产生 IgE 抗体应答，然后抗体的 Fc 段与肥大细胞或嗜碱性粒细胞表面的 IgE 受体结合完成致敏过程。正常状态下的人群，对摄入的过敏原可以产生免疫耐受，而过敏体质的人群，摄入的过敏原可使机体处于致敏阶段。在激发阶段，相同的抗原再次进入机体时，通过与致敏肥大细胞/嗜碱性粒细胞表面 IgE 受体特异性结合，使之脱颗粒，释放出组胺、5-羟色胺、白三烯、前列腺素及嗜酸性粒细胞趋化因子等大量活性介质，作用于效应组织和器官，引起局部或全身过敏反应。

2. 非 IgE 介导的食物过敏 食物过敏的临床表现中一系列胃肠道紊乱，包括食物蛋白刺激的结肠炎、过敏性嗜酸性粒细胞胃肠炎、乳糜泻等主要是非 IgE 介导的。在这类变态反应中，释放 Th2 细胞因子及缺乏调节 T 细胞的细胞因子是导致食物过敏的重要因素。

(三) 食物过敏的主要影响因素

食物过敏的主要影响因素包括遗传因素、喂养情况及孕期饮食。

1. 遗传因素 遗传因素在过敏性疾病中起主要作用。父母中一方有过敏性疾病，其子女食物过敏患病率为 30% ~ 40%；若父母双方均患有过敏性疾病，其子女患病率则高达 60% ~ 80%。

2. 喂养及辅食添加情况 母乳喂养时间过短和辅食添加不当与食物过敏关系密切。研究发现，纯母乳喂养 4 个月以上和部分母乳喂养 6 个月以上的婴儿患哮喘、过敏性皮炎和过敏性鼻炎的危险性显著降低。母乳喂养保护婴儿免受过敏性疾病的困扰作用可持续到 2 岁以上。4 个月内添加辅食的婴幼儿发生食物过敏的危险性是晚加辅食者的 1.35 倍，食物可能是婴幼儿接触的最主要环境过敏原。

3. 孕产期情况 食物过敏患者如在怀孕期间摄食含有可致敏食物的膳食，其新生儿发生食物过敏的危险性增加；孕期吸烟者所产婴儿患食物过敏的危险性增加。早产儿、足月小婴儿由于免疫屏障发育不完善，更易发生食物过敏。

(四) 食物过敏的预防措施

目前，治疗食物过敏唯一有效的措施是严格避免特定食物抗原的摄入。明确食物变应原的患者应禁食该种食物及含该种食物成分的一切食品。若为牛奶过敏的小婴儿，则选用酪蛋白水解的低敏奶粉或豆类蛋白奶粉作为替代食品。有过敏史的家族中，妇女在孕期及哺乳期应注意限制饮食，少食容易引起过敏的食物。对于父母一方或双方有特应性疾病史的婴儿，出生 3 ~ 6 个月鼓励母乳喂养，婴儿、哺乳母亲均应禁止食用主要过敏原性食物，如牛奶、鸡蛋，延迟增加辅食，以减少或延迟食物变态反应的发生。

目前，为减少食物过敏的发生或减少其危害，许多国家相继出台相应的措施，通过法律强制要求食品生产经营商对含有过敏原的食品进行标注；通过食品加工消除已知食物过敏原；建立过敏原数据库，通过生物信息技术对可疑蛋白质的过敏性进行预测；对食物过敏原疾病进行预防和治疗；开发新型低过敏性食品替代过敏性食品等。

 本章小结

营养素是人类维持健康的物质基础。人体需要的营养素包括蛋白质、脂质、糖类、无机盐、维生素和水等六大类。不同食物的营养价值各不相同，为了满足人体对各种营养素的需要，合理营养至关重要，中国居民成年人在日常生活中可参照"中国居民膳食指南"和"膳食宝塔"进行膳食实践，以摄取合理营养素、促进健康，同时为了解居民的膳食结构和营养状况，需定期开展营养调查工作。孕妇及乳母、婴幼儿、儿童青少年和老年人等特殊人群，由于其生理特点不同，其合理营养要求有别于一般成年人。许多疾病的发生和发展与营养关系非常密切，如蛋白质-热能营养不良、肥胖、糖尿病、痛风、骨质疏松症、心血管病以及恶性肿瘤等慢性病。目前，营养治疗已成为临床综合治疗中不可缺少的部分，通过医院基本膳食、试验膳食和治疗膳食等来改善患者的营养状况，降低发病率，提高治愈率，延长患者寿命。食品安全关系到每个公民的生命和健康，为了确保食品安全，必须预防食品的生物性污染、化学性污染和物理性污染的发生，加强和规范食品添加剂的使用，对转基因食品做好安全性评价。同时，要通过综合措施，防治食物中毒和食物过敏等疾病。

思考题

1. 简述营养和营养素的概念以及营养素的分类。
2. 简述膳食纤维的功能。
3. 简述合理营养的基本要求。
4. 何为膳食结构？分析不同膳食结构对健康的影响。
5. 简述孕期营养不良对母体胎儿的影响。
6. 简述母乳喂养的优点。
7. 简述食物中毒的概念及特点。
8. 食物中毒如何进行调查处理？

（陈伶利）

第六章 生产环境与健康

学习要求

1. **掌握** 职业性有害因素的概念及类型，职业病的概念、特点，职业病的管理。
2. **熟悉** 职业性病损的类型，职业健康监护，常见职业病的病因、临床表现及处理。
3. **了解** 职业病的预防与控制。

职业卫生与职业医学是研究生产环境与健康的一门学科，是预防医学的一个分支。职业卫生以卫生学的观点出发，着重研究劳动条件及其对职业人群健康影响的规律，主要以人群和作业环境为对象，其任务主要是进行生产、工作环境条件及职业人群健康调查、评价，并依法提出防制建议，以达到确保职业人群健康的目的；而职业医学则从临床的角度出发，以个体为主要对象，着重研究职业病在个体上的发生、发展规律，旨在对受到职业有害因素损害或存在潜在健康危险的个体进行早期检测、诊断、治疗和康复处理。职业卫生与职业医学具有共同的预防医学观念、知识和技能，只是工作范围有所区分，两者的目标是统一的，即促进和保护职业人群在躯体、精神和社会适应的完美状态。职业卫生与职业医学的主要任务是识别、评价、预测和控制不良劳动条件对职业人群健康的影响，目的都是为了改善劳动条件，保护劳动者的健康，促进国民经济可持续发展。

劳动条件包括生产工艺过程、劳动过程、生产环境三个方面。生产工艺过程是对原材料进行一系列加工而制成成品的过程。劳动过程是劳动者为完成某项生产任务而进行的各种操作的总和，不同工种的劳动者的劳动过程不同。生产环境是劳动者进行生产劳动时所处的环境，包括室内作业环境、周围大气环境和户外作业的自然环境。这三个构成要素相互联系，但生产工艺过程是工作的最基本程序，起着主导作用。

第一节 职业性有害因素与职业性损害

一、职业性有害因素

（一）职业性有害因素的概念

职业性有害因素（occupational hazards）是指存在于生产环境中对作业者身心健康和劳动能力可能造成危害的各种不良因素的统称。

（二）职业性有害因素的分类

职业性有害因素按性质分为5类，包括化学性有害因素、物理性有害因素、生物性有害因素、生理性有害因素和心理性有害因素。

1. 化学性有害因素 包括毒物和粉尘。作业者在生产中接触到的原料、中间产品、成品和生产过程产生的废气、废水、废渣中的化学性毒物或粉尘均可对健康产生危害，是职业性有害因素中最多的一类。

2. 物理性有害因素 物理因素本身是生产环境中构成的要素，如微小气候、声音、光源等，但一旦这些因素出现异常（包括超过或低于一定的范围）即构成不良的物理因素，如异常气象条件、噪声、振动、电磁辐射（非电离辐射、电离辐射）等可对作业者产生危害。

3. 生物性有害因素 指在生产原料和作业环境中存在的致病微生物或寄生虫及动植物、昆虫等及其所产生的生物活性物质，但严格意义上的职业性生物有害因素指能够归入中国职业病名单中的职业性生物有害因素，仅有炭疽杆菌、布鲁杆菌、森林脑炎病毒、伯氏疏螺旋体和仅限于医疗卫生人员及人民警察的艾滋病病毒5种。

4. 生理性有害因素 指作业者在劳动过程中由于人体工程问题而引起的个别器官或系统紧张、长时间处于不良体位、姿势或使用不合理的工具等。如果劳动工具与机器设备不科学，工作中不能合理用力，活动范围受限或者长时间处于某种不良体位等，均可导致个别器官或系统过度紧张，对机体造成损伤。如劳动过程中的强迫体位可能引起下肢静脉曲张、脊柱变形等；视觉器官过度紧张可能引起视力障碍等。

5. 心理性有害因素 指当职业或工作的需要与作业者的完成能力、适应能力和认识之间出现不平衡时，作业者可产生不适应的心理和生理反应，主要表现为职业紧张，如劳动组织不合理、人际关系或组织关系不融洽等。职业紧张因素长期过度作用于人体可引起紧张反应，包括心理反应（如抑郁、焦虑）、生理反应（如血压升高）及行为表现（如敌对行为、自杀）等，并可导致一些心身疾病，如高血压、消化性溃疡、紧张性头痛等。

在实际劳动过程和生产环境中，上述几方面职业性有害因素常常不是单一的，而是多种有害因素同时存在，且相互作用和影响，产生联合效应，最终引起单独作用时的效应强度和作用性质发生改变。因此，对作业者健康的损害往往是多因素作用的结果，对职业性有害因素应全面综合治理，以保障作业者的健康。

二、职业性损害

职业性损害也称职业性病损，是指职业性有害因素作用于职业人群超过作业者的代偿能力时所引起的健康损害，包括职业病（occupational disease）、工作有关疾病（work-related disease）和职业性外伤（occupational injury），其中职业病是最重要的一类职业性损害。

（一）职业病

1. 广义的职业病 是指作业者在职业活动中由于过量接触职业性有害因素，机体不能代偿而引起的疾病。与职业性有害因素有直接的因果关系。

2. 狭义的职业病 是由政府主管部门用法令的形式明文规定的法定职业病，具有立法意义。《中华人民共和国职业病防治法》（以下简称《职业病防治法》）中对职业病的定义为：职业病是指企业、事业单位和个体经济组织等用人单位的劳动者在职业活动中，因接触粉尘、放射性物质和其他有毒、有害因素而引起的疾病。中国于1957年首次公布了14种国家法定职业病，几经修改与扩充，至2013年12月23日新修订的《职业病分类和目录》中规定，中国的职业病目前共有10类132种，分别是：第一类职业性尘肺病及其他呼吸系统疾病，包括13种尘肺病和6种其他呼吸系统疾病；第二类职业性皮肤病，有9种；第三类职业性眼病，有3种；第四类职业性耳鼻喉、口腔疾病，有4种；第五类职业性化学中毒，有60种；第六类物理因素所致职业病，有7种；第七类职业性放射性疾病，有11种；第八类职业性传染病，有5种；第九类职业性肿瘤，有11种；第十类其他职业病，有3种。

3. 职业病的特点

（1）病因明确 职业性有害因素是职业病的唯一病因，具有明确的因果关系，不同的职业性有害因素导致不同的职业病。消除或减少接触病因，职业病的发病可得到控制。

（2）具有接触剂量-反应（效应）关系　职业病的病因多数是可以检测和识别的，并且存在一定的接触剂量-反应（效应）关系，即有害因素的作用强度越大，患职业病的可能性就越大，反之亦然。

（3）群体发病　在同一生产环境工作、接触相同的职业有害因素的作业人群很少出现单一病例，而是具有一定的发病率。

（4）强调早诊早治　多数职业病缺乏特效治疗方法，但如能早发现、早诊断，在疾病的早期或轻度损害时期给予及时治疗，则预后较好；发现越晚，损害越重，治疗效果越差。

（5）重在预防　职业病是病因明确的疾病，是可防而难治的疾病，要减少疾病的发生，必须从病因即职业性有害因素进行控制。除职业性传染病外，治疗疾病本身无助于控制人群发病。

（二）工作有关疾病

工作有关疾病是一类发生在职业人群中的由多因素引起的疾病，与职业因素有关，但职业因素不是直接的致病病因，没有直接的因果关系，不是法定职业病，不具立法意义。它们在普通人群中也有一定的发病率。病因与劳动组织不佳、劳动条件差或工作中接触有毒、有害物质等职业危害因素有关，也与其他的致病因子、社会心理因素或个人的易感性及生活习惯有关，职业因素仅是致病因素中的一类因子。例如由于工作中过度紧张和缺少活动而引起的高血压和冠心病；生产环境的空气中存在二氧化硫、氯气、氮氧化物等刺激性气体及粉尘污染，加上严寒、过度劳累和吸烟等因素可引起慢性阻塞性肺病；高温环境中，由于工作过度紧张，生活不规律或饮食不规则而引起的消化性溃疡等。

特点：①工作有关疾病属于多因素疾病，非职业人群也常有发生，而某些职业人群中发病率增高；②有些工作有关疾病虽非职业因素引起，但职业因素能促使该病发作或恶化；③工作有关疾病患病率较高，许多职工遭受痛苦，且因其不属法定职业病范围，不享受职业病相关法律规定的工伤待遇，所致病休、缺勤较多，给职工的健康和经济造成损失；④工作有关疾病是可以预防的，通过早期发现，及时治疗，并改善劳动条件，进行健康教育，使劳动者保持良好的生活方式，增强自我保护意识，常能收到良好的效果。

（三）职业性外伤

职业性外伤亦称职业性损伤或工伤。一般系指生产过程中存在的危险因素使人体组织结构受到损伤或使某些器官功能异常，并使受伤人员立即中断工作的一切伤亡。其特点是在工作时间和工作场所内，因工作原因发生意外事故所造成作业者的健康伤害。属于工作中的意外伤害。

知识链接

职业性外伤发生的原因

职业性外伤发生的原因分直接和间接原因两大类。直接原因是指直接导致伤亡发生的原因，其又可分为物的原因（如设备、设施、工具等有缺陷，生产或施工场地环境不良等）和人的原因（人的不安全行为，如违章指挥、违章操作、违反劳动纪律等）。间接原因则是使直接原因得以产生和存在的原因，包括技术和设计上有缺陷、安全教育和培训不够、劳动组织不合理或管理不严等。

（四）职业性损害的致病模式

职业性有害因素对健康的影响是有害因素与个体危险因素相互作用的结果，因此即使在同样的职业环境中，接触相同的职业性有害因素，也不一定都发生职业性损害。职业性损害的致病模式由有害因素的性质、有害因素的作用条件和个体的危险因素 3 个方面组成三角形模式，缺少其中的任何一个因素，都不会导致职业性损害的发生。

1. 有害因素的性质　职业性有害因素的性质决定了作业者发生的职业性损害的类型和损害的严重程度。如甲烷的存在可导致环境处于缺氧状态，而丙烷却具有麻醉作用；不同结构的石英，以结晶型的致肺组织纤维化的能力最强，而无定型的最弱；噪声对人体的损伤，取决于噪声的强度和频率。

2. 有害因素的作用条件　仅有职业性有害因素的存在而未达到一定的程度不可能导致职业性损害的发生。有害因素的作用条件包括接触机会、接触强度（接触浓度或水平）、接触时间（每天或工作年限累计接触的时间）、接触途径（经呼吸道、皮肤、消化道或其他途径进入人体）、接触方式（手工或机械）等，决定了职业性有害因素作用于人体的暴露程度。当职业性有害因素作用于人体的强度和时间超过机体代偿的限度时即可引起职业性损害。

3. 个体的危险因素　不同的个体在同一作业条件下发生职业性损害的机会和程度是有差异的。个体危险因素主要包括遗传因素、健康状况、营养状况、生活习惯、体育锻炼、生理因素等。而遗传特征是个体易感性差异的决定因素，如葡萄糖-6-磷酸脱氢酶缺陷的人，对溶血性毒物（砷化氢、二硝基苯）较敏感，容易发生溶血性贫血，而携带铅易感基因（ALAD2）的人比 ALAD1 者更易发生铅中毒等。

三、职业病的预防与控制

（一）职业病的预防原则

职业病的预防遵循预防医学三级预防的核心策略，《职业病防治法》指出，职业病防治工作坚持预防为主、防治结合的方针，建立用人单位负责、行政机关监管、行业自律、职工参与和社会监督的机制，实行分类管理、综合治理。

1. 第一级预防　即病因预防，是从根本上消除或控制职业性有害因素对人的作用和损害。其主要措施是改进生产工艺和生产设备，合理利用防护设施及个人防护用品，对高危个体进行职业禁忌证检查，以减少或消除作业者接触有害因素的机会。

2. 第二级预防　即"三早"预防，是早发现、早诊断、早治疗作业者受到职业性有害因素所致的健康损害。主要措施是根据《职业病防治法》及其配套规章的要求定期开展职业性有害因素的监测和对接触者进行定期健康检查，以早期发现病损和诊断，并予及时治疗和处理。

3. 第三级预防　即临床预防，是患病后给予的积极治疗、防止并发症和促进康复的措施。其主要措施是对已有健康损害的作业者调离原有工作岗位，并合理治疗，促进患者康复，预防并发症的发生发展。

三级预防体系相辅相成，缺一不可。第一级预防针对整个职业人群，从源头消除、控制职业病，是最重要的；第二级和第三级预防是第一级预防的延伸和补充，可根据作业者受到健康损害的原因，对生产环境和工艺过程进行改革，既治疗患者，又加强第一级预防。

（二）职业病的预防控制措施

1. 法律措施　《职业病防治法》是开展职业病防治工作的法律依据，于 2002 年 5 月 1 日起颁布实施。根据 2011 年 12 月 31 日十一届全国人大常委会第 24 次会议"关于修改《中华人民共和国职业病防治法》的决定"修正，修正后的《职业病防治法》于 2012 年 5 月 1 日起实施。其宗旨是保护广大劳动者健康权益，规定了中国在预防、控制和消除职业病危害、防治职业病中的各种法律制度。为更好地贯彻实施《职业病防治法》，也制订了与之相配套的法规与规章。

2. 组织措施 是用人单位为贯彻《职业病防治法》及其配套法规和保障职工身心健康所采取的一系列措施，包括提高单位领导对严格执行法律法规、切实保障职工"人人享有职业安全与卫生"的认识；加强对专业人员做好职业安全管理、职业病危害控制和职业病防治知识的培训；开展职工有关职业病防治知识的健康教育以及建立健全合理的职业卫生和劳动管理制度等。

3. 技术措施 是控制和消除职业性有害因素的关键所在。

（1）改革工艺流程 采用无毒的或低毒的物质代替有毒的或高毒的物质，消除或减少职业性有害因素对作业者的健康危害。如油漆生产中用锌白或钛白代替铅白，喷漆作业用无苯稀释剂等。

（2）革新生产设备 尽可能密闭生产，采用机械化、自动化和管道化生产过程，减少作业者的接触机会。

（3）合理设置通风排毒和除尘设备 通过局部抽出式通风和净化装置排出毒物和粉尘，降低生产环境空气中有害因素的浓度。

（4）合理布局生产工序 为减少有害因素影响的范围，产生有害物质的工序应尽量与其他车间、工段隔开，并布置在下风侧；如在同一建筑物内，应布置在建筑物的上层。

（5）其他措施 如安装消声器、悬挂吸声设备等的降噪措施，矿山掘进采用水风钻、宝石加工的水磨等降低粉尘浓度措施。

4. 卫生保健措施 是保护作业者、及时发现职业健康损害不可或缺的重要措施。

（1）职业健康监护 是近20多年来在职业卫生领域中开展起来的一项工作，是对职业人群的健康状况进行各种检查，了解并掌握人群健康状况，早期发现作业者健康损害征象的一种健康监控方法和过程。结合生产环境监测和职业流行病学资料的分析，可以观察职业病及工作有关疾病在人群中发生、发展规律，疾病的发病率在不同工业及不同地区之间随时间的变化；掌握对健康危害的程度；鉴定新的职业危害、职业性有害因素和可能受危害的人群，并进行目标干预；评价防护和干预措施效果，为制订、修订卫生标准及采取进一步控制措施提供科学依据，达到一级预防的目的。

职业健康监护的内容包括医学监护、接触控制和信息管理。

1）医学监护 是指对职业人群进行医学检查和医学实验以确定处于职业危害中的职业人群是否出现职业性疾患，通过职业健康检查完成。职业健康检查包括上岗前、在岗期间（定期）、离岗时和应急的健康检查。职业健康检查的结果应当客观、真实，体检机构对健康检查结果承担责任。开展医学监护的依据及健康检查的项目和周期应按照国家颁布的《职业健康监护技术规范》（GBZ 188—2014）中的有关规定执行。

①就业前健康检查 就业前健康检查（pre-employment health examination）即上岗前健康检查，是指用人单位对准备从事某种作业的人员在参加工作以前进行的健康检查。目的在于掌握其就业前的健康状况及有关健康基础资料和发现职业禁忌证（occupational contraindication），防止对某种有害因素敏感发生职业病，或在生产劳动过程中接触某种有害因素而致原有疾病加重，属于第一级预防的范畴。例如，对拟从事铅、苯作业的工人着重进行神经系统和血象的检查，对拟从事粉尘作业的工人进行胸部 X 射线检查，以确定工人的健康状况能否适合从事该项作业，其健康资料还可作为今后定期健康检查的对照基础。在《职业健康监护技术规范》中，对有关职业性有害因素的职业禁忌证做出了明确的规定。

②定期健康检查 定期健康检查（periodical health examination）是指用人单位按一定时间间隔对已从事某种作业的工人的健康状况进行检查，属于第二级预防，是职业健康监护的重要内容。其目的是及时发现职业性有害因素对工人健康的早期损害或可疑征象，检出高危

人群，为生产环境的防护措施效果评价提供依据。

③离岗或转岗时健康检查　离岗或转岗时健康检查是指职工调离当前工作岗位时或改换为当前工作岗位前所进行的检查，属于第二级预防，也是健康监护的一个重要内容。其目的是为了掌握职工在离岗或转岗时，职业性有害因素对其健康有无损害或损害的可疑征象，为离岗从事新工作的职工和接受职工新工作的业主提供健康与否的基础资料。

④应急健康检查　应急健康检查是指当发生急性职业危害事故时，对遭受或可能遭受急性职业病损害的作业者进行的及时的健康检查。在事故发生后立即开始。

⑤职业病的健康筛检　健康筛检属于第二级预防措施，它是指应用医学检查及医学实验对群体进行筛选性医学检查，目的是早期发现职业性疾患的可疑患者或发现过去没有认识的可疑的健康危害，并进一步确诊，早期采取干预措施或治疗措施；评价暴露控制措施和其他初级预防措施效果。

2）接触控制　包括职业环境监测和接触评定。

①职业环境监测　即作业环境监测，是识别、评价职业性有害因素的一项措施，是职业卫生的重要常规工作，通过对作业环境进行有计划、系统的检测，分析作业环境中有毒有害因素的性质、强度及其在时间、空间的分布及消长规律，达到评价作业环境的卫生质量，判断是否符合职业卫生标准的要求；估计在此环境下劳动的接触水平，为研究接触–反应或效应关系提供基础数据，进而确认安全的接触限值。

②接触评定　是通过询问调查、环境监测、生物监测等方法，对接触的职业性有害因素进行定性和定量评价。主要通过分析接触人群特征、接触途径及方式评定接触水平。目的是估测社会总体人群或不同亚群（如接触某化学物的职业人群）接触该有害因素的程度或可能程度，为评价接触–反应（效应）关系及危险度评定提供可靠的接触数据和接触情况。

3）信息管理　要求从组织实施、体检报告的形成以及筛检职业病患者等操作程序化、规范化和信息化。其内容有：①建立健康监护档案，包括生产环境监测和健康检查；②健康状况分析；③档案管理。

（2）个体防护　是预防职业病的重要辅助措施，在接触职业性有害因素时应注意加强自我防护意识，正确选用个体防护用具。个体防护用品包括呼吸防护器、防护帽、防护眼镜、防护面罩、防护服、防护手套和皮肤防护用品等，用人单位应按规定给作业者提供足够有效的防护用品，并进行培训。在有毒尘作业的场所，还应设置必要的卫生设施，为作业者提供盥洗设备、淋浴室、更衣室等。

四、职业病的管理

职业病的管理是应用临床医学、职业卫生和职业医学等多学科的方法，对职业病的病因、临床表现、诊断、治疗和劳动能力鉴定等进行研究，并依据《职业病防治法》及相关法律、法规等进行职业病诊断、鉴定和防治的管理。

职业病的管理主体包括各级政府卫生行政部门、安全生产监督管理部门和劳动保障部门。《职业病防治法》及其配套法规《职业病诊断与鉴定管理办法》是职业病管理的国家法律。职业病的管理主要包括职业病诊断的管理、职业病报告的管理及职业病患者的治疗与康复、处理办法等内容。

（一）职业病诊断的管理

由于法定职业病的特殊性，职业病诊断与一般疾病的诊断有明显的不同，职业病诊断具有很强的政策性和科学性，是一项很严肃的工作。

1. 职业病诊断的资质　不是任何医疗机构和医生都可以开展职业病诊断工作，只有获得相应的职业病诊断资质，才能从事职业病诊断工作，是职业病诊断政策性的体现。

（1）职业病诊断机构 《职业病诊断与鉴定管理办法》规定职业病诊断工作应当由省级卫生行政部门批准的医疗卫生机构承担，从事职业病诊断的医疗卫生机构，应当具备以下条件：持有《医疗机构执业许可证》；具有与开展职业病诊断相适应的医疗卫生技术人员；具有与开展职业病诊断相适应的仪器、设备；具有健全的职业病诊断质量管理制度。

医疗卫生机构要从事职业病诊断，应当向省级卫生行政部门提出申请，获得批准后才能开展职业病诊断工作，并履行职业病诊断机构的职责。

（2）职业病诊断医师 从事职业病诊断的医师必须具备一定的条件，并取得省级卫生行政部门颁发的资格证书，才有资格进行职业病诊断，并且职业病诊断医师应当依法在其资质范围从事职业病诊断工作，不得从事超出其资质范围的职业病诊断工作。应具备的条件：具有执业医师资格；具有中级以上卫生专业技术职务任职资格；熟悉职业病防治法律规范和职业病诊断标准；从事职业病诊疗相关工作3年以上；按规定参加职业病诊断医师相应专业的培训，并考核合格。

2. 职业病的诊断

（1）职业病诊断机构 可依法独立行使诊断权，并对其做出的诊断结论承担责任。劳动者可以选择用人单位所在地、本人户籍所在地或经常居住地的职业病诊断机构进行职业病诊断。

（2）职业病诊断原则 应根据申请者（劳动者或用人单位）提供的资料，结合劳动者的职业史及职业病危害接触史、工作场所职业病危害因素检测与评价、临床表现和辅助检查结果等资料，依据国家职业病诊断标准，进行综合分析诊断。不能确诊的疑似职业病患者，须进行随访观察，定期复查后再做出诊断。

（3）职业病诊断的基本要素 ①职业史及职业病危害接触史：是职业病诊断的重要前提，包括劳动者现在的工种、工龄、接触有害因素的种类、程度和时间、生产劳动方式、防护措施等，既往的工作经历等；②工作场所职业病危害因素检测与评价：目的是了解劳动者所在岗位的劳动条件，了解职业危害因素的性质及强度，并对同一作业场所的其他劳动者是否受到伤害或有无类似的表现进行调查；③临床表现及实验室和辅助检查：根据劳动者的症状和体征，结合实验室检查和必要的辅助检查，分析判断劳动者的健康损害是否与职业病危害因素的危害作用相符、健康损害的严重程度与接触有害因素的强度是否一致、是否存在因果关系的时序表现以及发病过程和病情进展与拟诊疾病的规律是否相符等。

（4）职业病集体诊断原则 职业病诊断机构在进行职业病诊断时，为保证诊断的科学性、客观性和公正性，应当遵循集体诊断的原则，组织3名或3名以上取得职业病诊断资格的执业医师进行诊断。对职业病诊断有意见分歧的，应当按多数人的意见诊断，并如实记录不同意见。

（二）职业病报告的管理

认真做好职业病和疑似职业病的报告工作，对于准确掌握职业病发病动态、摸清职业病底数、有针对性地制订防治措施和保障职业病患者权益具有重要意义。职业病报告制度可以保证职业卫生监督管理部门能及时从一线单位收集信息，从而及时开展职业卫生监督工作，同时也能保证职业病患者和疑似职业病患者得到及时救治。负责职业病报告工作的单位和人员，必须树立法制观念，不得谎报、漏报、拒报、迟报、伪造和篡改职业病诊断信息。

1. 职业病报告制度 《职业病防治法》规定用人单位和医疗卫生机构（包括专门承担职业病诊断治疗的医疗卫生机构和接诊急性职业病的综合医疗卫生机构）发现职业病患者或疑似职业病患者时，应当及时向所在地卫生行政部门和安全生产监督管理部门报告。确诊为职业病的，用人单位还应当向所在地劳动保障行政部门报告。接到报告的部门应当依法作出处理。

（1）急性职业病报告 任何医疗卫生机构接诊的急性职业病均应在12~24小时之内向患者所在地的上述机构报告。凡有死亡或同时发生3名以上急性职业中毒以及发生1名职业性炭疽，初诊医疗机构应当立即电话报告上述机构。有关用人单位也应当按照规定的时限和程序进行报告。

（2）非急性职业病报告　任何医疗卫生机构和用人单位发现或怀疑为非急性职业病或急性职业病紧急救治后的患者时，应及时转诊到取得职业病诊断资质的医疗卫生机构明确诊断，并按规定进行报告。对确诊的非急性职业病患者如尘肺病、慢性职业中毒和其他慢性职业病，应在15日内进行报告，并填报《尘肺病报告卡》或《职业病报告卡》，按规定的程序进行报告。

2. 职业病报告处理　卫生行政管理部门收到职业病报告后，应责成卫生监督机构，与职业卫生技术机构一起立即赶往现场，进行现场和职业卫生检测、评价，填写《职业病现场劳动卫生学调查表》；同时采取临时控制措施；根据现场调查情况，对接触职业性有害因素人员进行应急健康检查，必要时住院观察；对违反规定者，依法进行处罚。

（三）职业病的处理原则

1. 职业病患者的待遇　接触有毒、有害因素作业的劳动者被诊断为职业病后，按照《职业病防治法》的规定，应由用人单位保障其享受国家规定的职业病待遇，即用人单位安排职业病患者进行治疗、康复和定期检查；对不适宜继续从事原工作的职业病患者，应当调离原岗位，并妥善安置；职业病患者的诊疗、康复费用，伤残以及丧失劳动能力的职业病患者的社会保障，按照国家有关工伤保险的规定执行；职业病患者除依法享有工伤保险外，依照有关民事法律，尚有获得赔偿的权利的，有权向用人单位提出赔偿要求。

2. 职业病的治疗原则　①病因治疗：职业病是病因明确的疾病，应尽早去除病因，并针对病因进行治疗。②对症支持治疗：目前大多数的职业病还缺乏特异性的病因治疗方法，对症支持治疗是重要的甚至是唯一的方法。③早期和预见性治疗：职业病早期的病变多为可逆性的，越早治疗，效果越好。而且对于诊断清楚的职业病，往往可以根据患者现时的情况对即将可能发生的病变进行评价和预测，采取针对性的有效措施防止病变的进一步恶化，减轻其严重程度。④以整体观指导治疗：为提高患者整体的抗病水平，须以整体观原则，选择最优化的治疗方案。⑤贯彻个体化治疗原则：同一种职业病，由于患者的病情轻重不同、对治疗措施的反应不同、对药物的敏感性不同等原因，须根据患者的个体差异、病情变化和疗效进行适时的调整。

第二节　生产性毒物与职业中毒

案例讨论

　　案例　某女性，42岁，某灯泡厂退镀工。自1979～1986年接触汞蒸气7年。患者1986年始头晕、乏力、失眠、手颤、多梦易醒、心悸、记忆力明显减退、易烦躁、经常性口腔溃疡。曾在市级综合医院诊断为"神经衰弱"，对症治疗，效果不明显。1984年因上述症状加重，调离原作业。1987年职业病健康医学检查时发现尿汞高（0.35μmol/L），建议住院。但因种种原因未住，而于1993年7月才来院复查，门诊以"汞中毒观察"收住院治疗。查体：精神恍惚，查体尚合作。牙龈充血萎缩，咽部充血，双手指震颤（+），闭目难立征（+）。查尿汞3次分别为0.28μmol/L、1.00μmol/L、1.25μmol/L，明显高于正常。

　　问题　患者属于哪种汞中毒？特征有哪些？常见的生产性毒物还有哪些？能为预防控制工作提供一些合理的建议吗？

毒物（poison）是一种由外界侵入机体的化学物质，这种化学物质在一定条件下以较小剂量即可引起机体的功能或组织的损伤，甚至导致死亡，例如农药。判断毒物的两个条件：一是化学物质；二是较小剂量即可引起机体的损伤。生产性毒物（productive toxicant）即是在生产过程中产生的，存在于生产环境空气中的毒物，其产生主要与产品的生产工艺过程有关，可来源于原料、辅助原料、中间产品、成品、副产品、夹杂物或废水、废渣等。劳动者可在生产过程中的原料开采与提炼到成品形成、包装和使用的各个环节中或在生产环境中因发生意外事故而接触到生产性毒物。

生产性毒物的种类具多样性的特点，一般分为金属和类金属、刺激性气体、窒息性气体、有机溶剂、苯的氨基和硝基化合物、高分子化合物、农药等。

生产性毒物可以固态、液态、气态或气溶胶的形式存在于生产环境中，而作用于人体的主要是气态和气溶胶状态的毒物。气溶胶是漂浮于空气中的粉尘、烟和雾的统称。生产性毒物进入人体的主要途径为呼吸道、消化道和皮肤，因其对人体作用的存在状态的特殊性和呼吸系统结构的特点，所以最主要的途径是呼吸道，其次是皮肤，生产性毒物经消化道进入人体是非常少见的，多由于事故性误服、个人不良的卫生习惯或食物受毒物污染或吸烟所致。

职业中毒（occupational poisoning）是职业人群在生产劳动过程中由于过量接触生产性毒物而产生的中毒现象，包括急性中毒、慢性中毒、亚急性中毒、迟发性中毒和毒物吸收等。急性中毒是由于毒物一次或短时间内大量吸收进入机体内而引起的中毒；慢性中毒是由于毒物少量长期吸收进入机体导致的中毒；亚急性中毒吸收的量和发病时间介于急性和慢性之间，但无明确的发病时间界限；迟发性中毒是指脱离毒物接触一定时间后才表现出中毒的临床病变；毒物吸收是指毒物或其代谢产物在体内超过正常范围，但仅出现亚临床状态而未表现出毒物的特异性损害特征。

一、铅及其化合物中毒

职业性铅中毒包括由铅及其化合物引起的中毒，是由于职业活动中接触铅烟或铅尘所致的以神经、消化、造血系统障碍为主的全身性疾病。

（一）理化性质

铅为柔软灰白色重金属，为剧毒类化学物，加热至 $400 \sim 500℃$ 即有大量铅蒸气逸出，在空气中迅速氧化成氧化亚铅和氧化铅，并凝结成烟尘。铅尘遇热或明火会着火、爆炸。铅不溶于水。铅的化合物多为粉末状，大多亦不溶于水，以粉尘形式存在于工作场所。

（二）接触机会

1. 职业接触　通常以蒸气和烟尘形式存在。当前危害最重的行业是蓄电池制造、铅熔炼及拆旧船熔割。

（1）矿石开采与冶炼　铅矿的开采、烧结和精炼；含铅金属和合金的熔炼，如锌、锡、锑、铁等的冶炼。

（2）熔铅作业　用金属铅制造铅丝、铅皮、铅箔、铅管、铅槽、铅丸等，传统印刷业的铸字和浇板；自来水管道、灯泡、食品罐头生产及电工仪表元件焊接用的焊锡，废铅回收；修、拆旧船、桥梁时的焊割。

（3）蓄电池制造　蓄电池生产中电池内电极板、外表、封口等均使用铅及其化合物，此外，极柱和内连接极柱等零件亦由含铅合金浇铸而成。

（4）机械工业　铅预热处理；电缆包铅；制造火车、汽车的轴承；制造 X 射线和原子辐射的防护材料；无线电元件的喷铅。

（5）交通运输行业　使用含铅汽油、蓄电池的运行、蓄电池维修。

（6）铅化合物的接触机会　生产和使用油漆、颜料的行业（铅丹、铅黄、密陀僧、氯化铅等）；塑料工业（硫酸铅、磷酸铅、硬脂酸铅等）；橡胶工业（氧化铅、硫化铅等），玻璃、陶瓷工业（氧化铅、硅酸铅、碳酸铅等）。

2. 生活中能接触到铅的情况　服用含铅（主要是各种形态的氧化铅）的重要偏方（如黑锡丹、密陀僧、樟丹或铅丹等）；误食铅白、鱼鳞粉或珠光粉（碱式碳酸铅），可致急性或亚急性中毒；餐具（搪瓷、釉彩、含铅玻璃杯）、染发剂、化妆品的使用，长期使用铅壶或含铅之锡壶烫酒饮酒，儿童捡食含铅的脱落油漆墙皮或啃咬含铅油漆漆过的玩具，进食传统器具生产的爆米花亦可引起中毒。此外，应注意通过胎盘和乳汁对胎儿和婴幼儿的影响。

（三）毒作用机制

1. 侵入人体的途径　铅及其化合物主要以蒸气、烟尘和粉尘的形式经呼吸道吸入，也可经消化道吸收（由在铅作业场所进食、饮水、吸烟或摄取被铅污染的食物引起），皮肤不能吸收无机铅。

2. 分布　进入血液中的铅90%以上与红细胞结合，其余在血浆中。血液中的铅初期主要以活性较大的可溶性铅（磷酸氢铅和甘油磷酸铅），随血液循环分布于全身各组织器官，数周后，约有95%以难溶的磷酸铅形式沉积于骨骼，并呈稳定状态，与血液和软组织中的铅保持动态平衡。

3. 代谢　铅的代谢与钙相似，影响钙在体内贮存和排出的因素，都可影响铅的代谢。

（1）增加铅吸收的因素　缺铁、缺钙及高脂饮食可增加胃肠道对铅的吸收。

（2）打破骨骼铅的平衡状态的因素　缺钙或感染、饮酒、外伤、服用酸性药物等可改变体内酸碱平衡，以及骨质疏松、骨折时，可导致骨内贮存的磷酸铅转化为溶解度增大100倍的活性磷酸氢铅而进入血液，使血液中铅的浓度短期内急剧升高，引起铅中毒或使其症状加重。

4. 排出　铅的排出途径主要是经肾排出，还可经粪便、乳汁、胆汁、月经、汗腺、唾液、头发、指甲等途径排出，并可通过胎盘屏障。

5. 发病机制　铅的中毒机制尚未完全阐明。目前比较清楚的是以下几方面，以铅对卟啉代谢和血红蛋白合成影响的研究最深入。

（1）铅对血红蛋白合成的影响　①铅可抑制红细胞中的 δ-氨基-γ-酮戊酸脱水酶（ALAD），使 δ-氨基-γ-酮戊酸（ALA）合成卟胆原（BPG）受阻，血、尿中ALA含量增多。②铅对血红素合成酶（亚铁螯合酶）的抑制作用，阻碍了原卟啉与 Fe^{2+} 结合成血红蛋白，使血清铁增加和原卟啉在红细胞中积聚，致使血液内红细胞中原卟啉（EPP）量增加或游离红细胞卟啉（FEP）增加，后者与锌离子结合成锌卟啉（ZPP）亦增加。③铅还可能抑制粪卟啉原脱羧酶，致使尿粪卟啉Ⅲ（CP）含量增多。④由于骨髓内 Fe^{2+} 的利用障碍，红细胞 Fe^{2+} 结合量减少，幼红细胞及红细胞内游离 Fe^{2+} 增加，因此，可见到铁粒幼红细胞和铁粒红细胞，即含铁蛋白胶粒。⑤铅还影响红细胞中核糖核蛋白体和可溶性核糖核酸（mRNA），而干扰珠蛋白的合成，致使合成珠蛋白的核糖核酸相对过多，并聚集成点彩颗粒。这些抑制过程，最后将导致贫血（图6-1）。

（2）铅对红细胞的作用　铅还可直接作用于红细胞，抑制红细胞膜 Na^+、K^+-ATP 酶活力，影响 K^+、Na^+ 调节，同时还可能抑制红细胞嘧啶-5′-核苷酸酶，致使大量嘧啶核苷酸在细胞质内蓄积，以及铅与红细胞膜结合造成机械脆性增加，影响红细胞膜稳定性，最后导致溶血。

（3）铅对神经系统的作用　铅对神经系统有直接毒作用。此外，因铅使 ALA 增多，ALA与 γ-氨基丁酸（GABA）化学结构相似，所以可与 GABA 产生竞争性抑制作用，GABA 位于中枢神经的突触前及突触后的线粒体中，因 GABA 受到了抑制，故铅可干扰神经系统的功能，

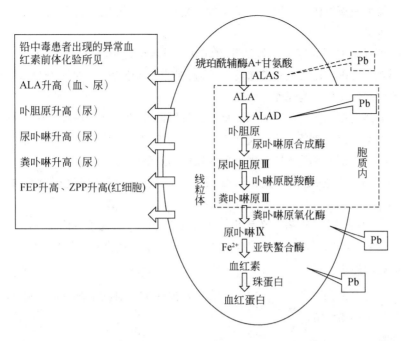

图 6-1　铅对血红素合成过程影响的示意图

如意识、行为及神经效应等改变。铅还能对脑内儿茶酚胺代谢发生影响，使脑内和尿中高香草酸（HVA）和香草扁桃酸（VNA）显著增高，最终导致铅毒性脑病和周围神经病。

（4）铅对肾的作用　铅因损害线粒体，影响 ATP 酶而干扰主动运转机制，损害近曲小管内皮细胞及其功能，造成肾小管重吸收功能降低，同时还影响肾小球滤过率降低，导致尿肌酐排出减少，血肌酐、血尿素氮含量增加，尿糖排泄增加，尿 γ-GT（γ-谷氨酰转肽酶）活性降低，尿 NAG（N-乙酰-β-D-氨基葡萄糖苷酶）活性增高。铅还影响肾小球旁器功能，引起肾素合成和释放增加，导致血管痉挛和高血压。铅能在肾小管上皮细胞内形成核内包涵体，它是一种铅-蛋白质复合体，是机体的一种适应或解毒机制。

（5）铅对平滑肌的作用　铅能抑制肠壁碱性磷酸酶和 ATP 酶活性，引起小动脉平滑肌痉挛，出现高血压、肠系膜血管痉挛导致腹绞痛、面部血管痉挛引起铅容、脑部血管的痉挛可致脑病等表现。

（四）临床表现

1. 急性或亚急性中毒　主要由生活性接触所引起，多因误服或过多服用含铅化合物的偏方。这种因口服中毒发病常有一个潜伏期，短者 4~6 小时，一般 2~3 天，最长者 1~2 周，其与摄入剂量和个体差异有密切关系。工业生产中急性铅中毒较少见，职业性亚急性中毒也可能发生。其临床表现为头晕、全身无力、肌肉关节酸痛、不能进食、便秘或腹泻、肝肿大、肝区压痛、黄疸、血压升高等。实验室检查有铅中毒指标的升高和肝功能的异常表现。

2. 慢性铅中毒　职业性铅中毒基本上为慢性铅中毒，可表现为神经、消化、血液等系统的综合症状。

（1）神经系统　主要表现为类神经症、多发性神经病和脑病。①类神经症是铅中毒早期和较常见的症状之一，表现为头晕、头痛、全身无力、记忆力减退、睡眠障碍、多梦等，其中以头晕、全身无力最为明显。②多发性神经病可表现为肢端麻木和四肢末端呈手套、袜子型感觉障碍或肌无力，先是握力减退，出现较早，也较常见，进一步发展为肌肉麻痹，亦称铅麻痹，影响上肢肌肉引起腕下垂，亦称垂腕症；影响下肢肌肉可致足下垂，亦称垂足症。③脑病为最严重铅中毒，表现为头痛、恶心、呕吐、高热、烦躁、抽搐、嗜睡、精神障碍、昏迷等症状，类似癫痫发作、脑膜炎、脑水肿、精神病或局部脑损害等综合征，此在职业性中毒中已极为少见。

（2）消化系统　轻者表现为一般消化道症状，重者出现腹绞痛（铅绞痛）。消化道症状包括口内金属味、食欲不振、上腹部胀闷、不适，腹隐痛和便秘，大便干结呈算盘珠状，铅绞痛发作前常有顽固性便秘作为先兆。

铅绞痛：突然发作，多在肚脐周围，呈持续性痛阵发性加重，每次发作从数分钟到几小时。因疼痛剧烈难忍，常弯腰屈膝，辗转不安，手按腹部可减轻疼痛。同时面色苍白，全身出冷汗，可有呕吐。铅绞痛是慢性铅中毒急性发作的典型症状。

（3）血液系统　主要是铅干扰血红蛋白合成过程而引起其代谢产物变化，最后导致贫血。

（4）其他　口腔卫生不好者，在牙龈与牙齿交界边缘可出现暗蓝色线，即铅线。部分患者肾受损，出现氨基酸尿、蛋白尿、血尿、尿中出现管型及肾功能减退的表现，伴高血压。

（五）实验室检查

血、尿检查有血铅、尿铅升高，尿δ-氨基-γ-酮戊酸、血红细胞游离原卟啉、血锌原卟啉升高等铅中毒指标的异常。

（六）诊断

诊断执行国家职业病诊断标准——《职业性慢性铅中毒诊断标准》（GBZ 37—2002）。

1. 诊断原则　根据确切的职业史及以神经、消化、造血系统为主的临床表现与有关实验室检查，参考作业环境调查，进行综合分析，排除其他病因所致的类似疾病，方可诊断。

2. 观察对象　有密切铅接触史，无铅中毒的临床表现，具有下列表现之一者：①尿铅≥0.34μmol/L（0.07mg/L、70μg/L）或0.48μmol/24h（0.1mg/24h或100μg/24h）；②血铅≥1.9μmol/L（0.4mg/L或400μg/L）；③诊断性驱铅试验后尿铅≥1.45μmol/L（0.3mg/L或300μg/L）而<3.86μmol/L（0.8mg/L）者。

3. 诊断及分级标准

（1）轻度中毒　血铅≥2.9μmol/L（0.6mg/L或600μg/L）或尿铅≥0.58μmol/L（0.12mg/L或120μg/L），且具有下列一项表现者，可诊断为轻度中毒：①尿δ-氨基-γ-酮戊酸≥61.0μmol/L（8mg/L或8000μg/L）者；②血红细胞游离原卟啉（EP）≥3.56μmol/L（2mg/L或2000μg/L）；③红细胞锌原卟啉（ZPP）≥2.91μmol/L（13.0μg/gHb）；④有腹部隐痛、腹胀、便秘等症状。

诊断性驱铅试验，尿铅≥3.86μmol/L（0.8mg/L或800μg/L）或4.82μmol/24h（1mg/24h或1000μg/24h）者，可诊断为轻度铅中毒。

（2）中度中毒　在轻度中毒的基础上，具有下列一项表现者：①腹绞痛；②贫血；③轻度中毒性周围神经病。

（3）重度中毒　具有下列一项表现者：①铅麻痹；②中毒性脑病。

（七）处理

1. 治疗原则　中毒患者应暂时脱离铅作业，根据具体情况给予金属络合剂药物如依地酸二钠钙、二巯基丁二酸钠等进行驱铅治疗，并辅以对症治疗。

（1）金属络合剂　是治疗金属中毒的有效药物，常用的有氨羧络合剂和巯基络合剂。

1）氨羧络合剂　常用的有依地酸二钠钙和喷替酸钙钠（促排灵）。其解毒机制是因为氨羧络合剂中的氨基多羧酸能与多种金属离子络合成无毒的金属络合剂并排出体外。

2）巯基络合剂　常用的有二巯基丙醇、二巯基丙磺酸钠、二巯基丁二酸钠、青霉胺等。

其解毒机制是因为巯基络合剂的碳链上带有巯基，可与金属结合，保护人体的巯基酶系统避免受到金属的抑制作用，同时可将已被抑制的巯基酶复活，使其恢复活性。

（2）驱铅药物的应用　首选依地酸二钠钙，一般用药3天停4天为一个疗程，用药剂量和疗程根据患者的情况和药物的品种、规格而定。对于观察对象和轻度中毒者，一般每日一次给予0.5g加于10%葡萄糖液中静脉滴注；二巯基丁二酸钠有口服制剂和静脉注射制剂，根据具体情况而选，一般口服剂量为0.5g，每日3次；静脉用药剂量为1.0g，每日1次。

过络综合征：是依地酸二钠钙的常见副作用。依地酸二钠钙在体内可与钙、锌等形成稳定的络合物而排出体外，导致钙、锌等元素排出过多而出现过络综合征，表现为全身疲乏、四肢无力和食欲减退等。在使用药物的同时口服维生素 B_1 20mg 每日 3 次，可使症状得以缓解。

（3）对症治疗　根据病情给予相应的支持治疗。如休息、营养支持、补充维生素；对类神经症辅以镇静剂；腹绞痛发作时静脉注射葡萄糖酸钙。贫血不需特殊治疗，经有效的驱铅治疗后可缓解。

2. 其他处理　观察对象可继续原工作，3~6个月复查一次或进行驱铅试验明确是否为轻度铅中毒。轻、中度中毒患者治愈后，可恢复原工作，不必调离铅作业。重度中毒患者必须调离铅作业，并根据病情给予治疗和休息。如需做劳动能力鉴定，参照 GB/T16180 有关条文处理。

（八）预防

1. 用人单位　必须采取有效措施降低生产环境空气中铅的浓度，达到国家职业卫生标准。

（1）用无毒或低毒物质代替铅　用聚乙烯代替铅为蓄电池作电瓶封口；橡胶工业用有机硫化物代替弥陀僧作促进剂；用锌钡白代替铅白；用氧化铁红代替红丹作油漆等。

（2）降低作业场所空气中的铅浓度　用通风排气设备，使用除尘、净化装置将排出的铅烟尘回收利用。对粉尘、有毒蒸气或气体的操作在密闭情况下进行，辅以局部吸风，有热毒气发生时，可采用局部排气罩，控制铅烟、铅尘的扩散。

（3）改革生产工艺　使生产过程机械化、自动化、密闭化，减少手工操作，用机械化浇铸代替手工，熔铅炉使用感应电加热炉控制温度，安装吸尘排气罩，回收净化铅尘等。采取远距离、自动化操作，辅以个人防护用品，防止直接接触。

2. 劳动者　应严格遵守规章制度，做好自我防护。工作场所内严禁吸烟、进食和饮水，佩戴过滤式防尘、防烟口罩，饭前洗手，下班洗澡更衣，禁止将工作服穿回家；工作场所内坚持湿式清扫制度；严禁用汽油洗手、洗衣服；多摄入富含果酸、维生素 C 及生物黄酮的水果和蔬菜（如刺梨、沙棘、猕猴桃、海带、洋葱等）；定期做职业健康监护体格检查；妊娠及哺乳妇女应暂时调离铅作业岗位。

3. 职业健康监护　铅作业工人每年一次定期体检，工作场所铅浓度高的，每年可进行2次体检；做好上岗前的健康体检，凡有贫血、卟啉病、多发性周围神经病患者，均不宜从事接触铅的工作。

二、汞及其化合物中毒

职业性汞中毒是由于职业活动中接触汞及其化合物引起的中毒，其毒性作用主要损害神经系统、消化系统、呼吸系统和泌尿系统等。

（一）理化性质

汞俗称"水银"，汞蒸气无色、无味、无刺激性，属剧毒类化学物。在各种金属中，是唯一在常温下呈液态并易流动的金属。常温下很易蒸发到空气中，气温越高蒸发越快，汞蒸气相对密度6.9。工作场所的汞多以汞蒸气的形式存在，汞的无机化合物如硝酸汞、硫化汞、氧化汞、硫酸汞等则以汞化合物粉尘的形式存在。汞不溶于水、盐酸及稀硫酸，也不与碱液反应，但能溶于脂质，且能溶于多种金属，生成合金——汞齐。加热汞齐使汞蒸发，即可得到另一种纯净的金属，是贵金属的提取方法之一。

（二）接触机会

1. 职业接触　通常以汞蒸气的形式存在。

（1）冶金工业　汞矿的开采一般不引起中毒。汞的冶炼（尤其是土法炼汞）、用汞齐法提取金、银或用汞齐镀金、银过程中均可接触到汞蒸气。

（2）有机合成工业　用乙炔法生产氯乙烯、用氯化汞作为触媒、用汞作阴极电解食盐生产烧碱和氯气、生产染料中间体用硫酸汞作定位剂等都可发生汞危害。

（3）以汞为原料生产含汞的医药、农药、试剂等含汞化合物，如甘汞、水杨酸汞、氧化汞等。

（4）仪表工业　许多仪表的制造、校验、维修均需使用汞，如水银温度计、血压计、流量仪、液面计、控制仪、气压表等，尤其用热汞法生产危害更大。

（5）电器行业　电子器材如太阳灯、荧光灯、X射线球管、石英灯、电子管、汞电池、整流器等的生产与维修都需要用汞。

（6）其他　用汞制造雷汞，用锡汞齐制镜、补牙等，以及原子能工业中用汞作钚反应堆冷却剂等。

2. 生活中能接触到汞的情况　中药材朱砂、轻粉、白降丹及成药朱砂安痛丸、健脑丸、人丹、七厘散、苏合香丸等药物及某些祛斑化妆品中皆含有汞化合物，属于生活性汞中毒的来源。

（三）毒作用机制

1. 侵入人体的途径　金属汞主要以蒸气的形式从呼吸道进入体内。由于汞蒸气具有脂溶性，可迅速弥散，透过肺泡壁被吸收，其吸收率可占吸入量的75%～80%。完整皮肤几乎不吸收，但皮肤破损及溃烂时吸收量较多；消化道基本不吸收，所以健康人口服金属汞不会引起中毒；汞盐及有机汞易被消化道吸收，吸收率取决于溶解度；汞化物可通过呼吸道、消化道及皮肤侵入人体。

2. 分布　汞及其化合物进入体内后，最初分布于红细胞及血浆中，以后可到达全身各器官组织，以肾中含量较多，高达体内总汞量的70%～80%，并以近曲小管上皮组织内含量最多。汞可通过血-脑屏障进入脑组织，并在脑组织中长期蓄积，以小脑及脑干中最多。也易通过胎盘进入胎儿体内并蓄积，影响胎儿发育。

不同种类的汞及汞化物进入人体后，会蓄积在不同的部位，从而造成这些部位受损。如金属汞主要蓄积在肾和脑部；无机汞主要蓄积在肾；而有机汞主要蓄积在血液及中枢神经系统。

3. 排出　汞在人体内半衰期约60天，2个半衰期后，90%的血汞可被清除。汞主要经尿（70%汞随尿排出）和粪（早期的重要排泄途径之一）排出。但尿汞的排出不规则，在停止汞接触后十多年，尿汞仍然可超过正常值。10%的吸收汞经呼出气或皮肤蒸发排出。汞易透过血-脑屏障和胎盘，并可经乳汁分泌，少量随唾液、汗液、毛发等排出。

4. 中毒机制　汞的中毒机制尚不完全清楚。目前的研究认为，汞进入人体组织后可与体内大分子发生共价结合，主要通过以下3种机制引起机体损害：①酶抑制作用。汞离子对巯基有高度亲和力，而处于膜结构最表层的巯基不仅是氧化还原酶类、转移酶类最重要的功能基团，也是膜结构蛋白中最主要基团，是许多受体结构的重要成分，最易受到攻击，被汞离子结合后其生理活性被抑制。② 引起细胞钙超载，激活钙介导的反应。汞离子通过抑制含巯基基团的酶类，破坏细胞膜及细胞器的结构和功能，可导致细胞外液中钙离子大量进入细胞，引起细胞钙超载。细胞内高浓度钙可直接激活胞质内的磷脂酶 A_2，分解生物膜上的磷脂并生成大量花生四烯酸类产物（如血栓素等），引起局部微血管强烈收缩，组织细胞严重缺血缺氧。细胞钙超载还会使黄嘌呤脱氢酶变构为黄嘌呤氧化酶，使嘌呤核苷酸代谢为尿酸过程中产生大量超氧阴离子自由基，损伤细胞。③ 免疫致病性。慢性接触汞主要引起免疫复合物性肾炎，以膜性肾病（MN）相对多见。高浓度的汞还可直接引起肾小球免疫损伤。

此外，汞接触者的淋巴细胞微核率与染色体畸变率都增加；汞减少卵巢激素的分泌，可致月经紊乱和妊娠异常。

肾为汞中毒最重要的靶器官及蓄积脏器，神经系统为汞毒性损害的重要靶器官，包括中枢神经系统和周围神经系统。

（四）临床表现

1. 急性中毒 短时间吸入高浓度汞蒸气或进食可溶性汞盐可引起急性中毒，多由于在密闭空间内工作或意外事故造成。起病急，有发热、咳嗽、胸闷、呼吸困难等急性间质性肺炎与细支气管炎的表现，并有流涎，口腔黏膜充血、糜烂、溃疡及牙龈肿胀等口腔-牙龈炎的表现和先多尿继而少尿、蛋白尿等肾损害的表现，严重的可发生化学性肺炎、肺水肿和肾衰竭。急性汞中毒还可出现多发性红斑、丘疹或斑丘疹等皮肤损害。口服汞盐还可引起恶心、呕吐、腹痛、腹泻等胃肠道症状，并可引起肾和神经的损害。

急性期恢复后可出现类似慢性中毒的神经系统症状。

2. 慢性中毒 多数病例是由于长期吸入金属汞蒸气引起，最先出现头晕、头痛、健忘、多梦、乏力等神经衰弱症状，病情发展到一定程度则出现典型表现，表现为易兴奋症、意向性震颤和口腔炎。

（1）神经系统 是慢性汞中毒的主要靶器官，汞及其化合物能选择性地损害中枢和周围神经系统。中枢神经系统损害主要引起慢性中毒性脑病，以小脑共济失调多见，亦有表现为中毒性精神病的，主要表现为精神、行为障碍，能引起智能下降、共济失调、语言障碍、听力及视力障碍。周围神经系统损害以周围神经病变多见，表现为四肢呈手套、袜套分布的感觉障碍，出现双下肢沉重、四肢麻木和肌肉长期、剧烈、自发性刺痛或烧灼痛。

（2）易兴奋症 为慢性汞中毒的精神症状，主要表现为性格与情绪的明显改变，如失眠或嗜睡、多噩梦、性情抑郁、孤僻而又急躁，易紧张激动与发怒而自己不能控制，对过去爱好的事物失去兴趣，多疑，不能合群而喜清净独居，胆怯怕羞怕见人、好哭好笑等精神性格的改变。

（3）意向性震颤 震颤是神经毒性的早期症状，表现为手指、舌尖、眼睑出现明显震颤，以手指及手部震颤最为突出，早期为细小震颤，病情加重时表现为粗大的抖动式震颤，严重者手腕、手臂、脚、小腿也有震颤。特点是震颤发生于动作开始时，动作过程中加重，动作完成后震颤停止，并且因被人注意或患者紧张、激动时，震颤明显加重。一般无静止性震颤。

（4）口腔-牙龈炎 主要见于病情较急、较重的患者。表现为口中金属味，唾液增多，早晨醒来发现枕头套变湿，牙龈肿胀、酸痛、易渗血，口腔黏膜充血、糜烂、溃疡，牙齿松动、脱落。

（5）肾损害 早期可无明显症状，但尿检查可有因肾小管重吸收功能障碍而出现 N-乙酰-β-D-葡萄糖苷酶（NAG）、β_2-微球蛋白和视黄醇结合蛋白的含量增高，严重的可表现为血尿、水肿，尿和血液检查有明显异常。

（6）其他　汞是全身性毒物，除上述表现外，还可引起生殖功能异常，如月经紊乱、不育、异常生育、性欲减退、精子畸形等，亦可引起胃肠功能紊乱、汞毒性皮炎、汞毒性免疫功能障碍等。

（五）实验室检查

汞的生物检查指标主要是尿汞的升高。此外，反映肾损伤的指标蛋白尿、管型尿、β_2-微球蛋白和视黄醇结合蛋白增高，但不作为诊断依据。

（六）诊断

诊断应执行国家职业病诊断标准——《职业性汞中毒诊断标准》（GBZ 89—2007），诊断包括急性中毒和慢性中毒。

1. 诊断原则　根据接触金属汞或无机汞盐的职业史，出现相应的临床表现及实验室检查结果，参考劳动卫生学调查资料，进行分析，排除其他病因后，方可诊断。

2. 观察对象　尿汞增高，无汞中毒临床表现者。

3. 诊断及分级标准

（1）急性中毒

1）轻度中毒　短期内接触大量汞蒸气，尿汞增高。可出现发热、头晕、头痛、震颤等全身症状，并具备下列表现之一者：①口腔-牙龈炎及胃肠炎；②急性支气管炎。

2）中度中毒　在轻度中毒基础上，并具备下列表现之一者：①间质性肺炎；②肾病综合征。

3）重度中毒　具备下列表现之一者：①急性肾衰竭；②癫痫样发作；③精神障碍。

（2）慢性中毒

1）轻度中毒　具备下列表现之三项者：①脑衰弱综合征；②口腔-牙龈炎；③眼睑、舌或手指震颤；④尿汞增高。

2）中度中毒　具备下列表现之二项者：①出现精神性格改变；②粗大震颤；③明显肾损害。

3）重度中毒　具备下列表现之一者：①小脑共济失调；②精神障碍。

（七）处理

1. 应急处理　发生急性中毒时，应迅速脱离中毒现场，脱去污染衣物，静卧，保暖；急送医院给予驱汞治疗和对症处理。口服汞盐者不应该洗胃，以避免胃穿孔，应尽快口服蛋清、牛奶或豆浆等使汞与蛋白质结合，保护胃壁。或用0.2%～0.5%的活性炭洗胃，同时用50%硫酸镁导泻。

2. 病因治疗　驱汞治疗是汞中毒治疗的基础，应尽早、尽快，越早进行对机体的保护作用越大。以络合剂结合循环中的金属汞并促其经肾排出，二巯丙磺酸钠为首选驱汞药物。

（1）急性中毒　二巯基丙磺酸钠125～250mg，肌内注射，每4～6小时1次，2天后125mg，每日1次，疗程根据病情而定。急性汞中毒患者亦可采用血液净化疗法，可在短期内迅速吸附和清除蓄积在血液中的无机汞，以减少汞对机体的损害。常用的方法有血液灌流和血液透析。

（2）慢性中毒　二巯基丙磺酸钠125～250mg，肌内注射，每日1次，连续用药3天停药4天为一个疗程，疗程亦根据病情而定。

3. 对症处理　与内科相同。

4. 其他处理　观察对象根据具体情况可进行驱汞治疗，轻度中毒治愈后仍可从事原工作，中度及重度中毒治愈后，不宜再从事毒物作业。如需劳动能力鉴定，按GB/T16180处理。

（八）预防

1. 用人单位 必须采取有效措施降低生产环境空气中汞的浓度，达到国家职业卫生标准。

（1）改革生产工艺和生产设备 用无毒原料代替汞，如电解食盐采用离子膜电解代替汞作阴极，硅整流器代替汞整流器，电子仪表、气动仪表代替汞仪表；用冷汞法取代热汞法进行生产等。

（2）控制工作场所空气中汞的浓度 使生产过程自动化、密闭化；加强通风排毒，如从事汞的灌注、分装应在通风柜内进行，操作台设置板孔下吸风或旁侧吸风；为防止汞污染和沉积，敞开容器的汞液面可用甘油或5%硫化钠溶液等覆盖，防止汞蒸气的蒸发；车间地面、墙壁、天花板、操作台宜用不吸附汞的光滑材料，操作台和地面应有一定的倾斜度，以便清扫与冲洗，低处应有贮水的汞吸收槽；关闭门窗，用1g/m³的碘加乙醇点燃熏蒸，使空气中的汞生成不易挥发的碘化汞，沉降后再用水清除；对排出的含汞蒸气，应用碘化或氯化活性炭吸附净化处理后才可排放。

2. 劳动者 严格遵守规章制度。工作场所内严禁吸烟、进食和饮水，佩戴防毒或用2.5%～10%碘处理过的活性炭口罩，班后、饭前洗手、漱口，下班洗澡更衣，禁止将工作服穿回家；多摄入富含维生素E、硒、果胶的食物，如花生油、芝麻油、马铃薯、胡萝卜、萝卜、苹果、梨、核桃、鸡蛋、小麦面、大米等，对降低身体内的汞浓度、防御汞的毒性有一定的作用；定期做职业健康监护体格检查。

3. 职业健康监护 接触汞浓度超过国家卫生标准的每年一次职业健康体检，接触汞浓度符合国家卫生标准的两年一次。做好上岗前的健康体检，凡有慢性口腔炎、慢性肾疾病、中枢神经系统器质性疾病、各类精神病疾患者以及孕妇和哺乳者均不宜从事接触汞的工作。

三、苯中毒

职业性苯中毒是由于在职业活动中因接触苯而引起的以中枢神经系统和造血系统损害为主要表现的全身性疾病。

（一）理化性质

苯在常温下是一种无色、味甜、有芳香气味（香蕉味）的透明油状液体，沸点为80 ℃，属易燃品，容易引起燃烧及爆炸。苯蒸气相对密度为2.77，微溶于水，易溶于乙醇、乙醚、丙酮、三氯甲烷、汽油等有机溶剂。具有高度挥发性。

（二）接触机会

1. 苯的制造 焦炉气、煤焦油的分馏、石油裂化重整与乙炔合成苯。

2. 苯作为有机化学合成的原料 制造苯乙烯、苯酚、药物、农药，合成橡胶、塑料、洗涤剂、染料、炸药等。

3. 作为溶剂、萃取剂与稀薄剂 用于油漆、油墨、树脂、人造革、粘胶、涂料、橡胶等。

4. 用作燃料 工业汽油中苯的含量可高达10%以上。

5. 其他 堵漏灵、松香水、香蕉水均含有高浓度的苯。甲苯中也可含有苯。

其中，接触苯最多、危害最明显的职业是制鞋业，因为很多鞋厂使用以苯为溶剂的氯丁胶（俗称"鱼皮胶"）粘鞋帮和压鞋底；其次是油漆业，为了使产品挂漆迅速干燥，喷漆和刷漆时常使用含苯量很高的稀释剂；再次是箱包加工业和家具厂等。

（三）毒作用机制

1. 侵入人体的途径 苯主要是以蒸气的形式通过呼吸道吸入进入人体，皮肤接触会少量吸收，如果苯液体进入消化道，会被完全吸收。

2. 分布 苯是良好的脂肪溶剂，进入机体后，各组织中含量与其脂肪量相关，如一次大量高浓度吸入后，大脑、肾上腺与血液中含量最高；中等量或少量长期吸入时，骨髓、脂肪组织及脑组织中含量较多；血液中含脂量不高，容易达到饱和。

3. 代谢 进入人体的苯约40%在肝代谢，大部分氧化为酚类，小部分再氧化为氢醌等由尿排出。尿中苯的代谢产物水平与空气中苯浓度存在相关性。进来的研究表明，骨髓也参与了一部分苯的代谢。

4. 排出与蓄积 进入机体的苯，约45%以原型由呼气排出。约10%以原型贮存于体内各组织，其中一部分在肝代谢后由肾排出，另一部分缓慢地由呼气排出。其蓄积部位为骨髓，骨髓中苯的含量约为血液的18倍，曾有脱离苯作业几年后仍可在骨髓中查到苯的报道。

5. 发病机制

（1）**急性中毒** 短时间内吸入较高浓度的苯蒸气，除可造成对黏膜的刺激症状外，主要产生中枢神经系统麻醉作用。苯具有亲脂性，苯进入体内后，可吸附于神经细胞表面，导致细胞膜上的氧化还原系统的功能抑制，细胞活性降低，如ATP合成减少、乙酰胆碱形成障碍等。同时，还可致细胞膜的双层结构肿胀，影响膜和膜上蛋白质的功能，扰乱膜的脂质和磷脂代谢，最终导致麻醉作用。

（2）**慢性中毒** 苯慢性中毒机制迄今尚不完全清楚，主要表现为苯的毒性代谢产物对造血系统的损害。目前认为：苯的毒性代谢物对苯二酚、邻苯二酚等酚类物质可形成氧自由基，引起脂质过氧化和产生活性氧，造成细胞DNA损伤，抑制造血干细胞的增殖；可抑制骨髓基质的巨噬细胞和成纤维细胞，减少产生集落刺激因子、生长因子和细胞外基质成分，引起造血微环境的异常和影响造血干细胞的分化成熟，最终导致白细胞、血小板和红细胞生成减少；可导致还原型谷胱甘肽耗竭，影响氧化还原系统功能。许多实验证明，骨髓造血干细胞、定向祖细胞及构成骨髓微环境的基质巨噬细胞是苯慢性毒性的靶细胞，其毒作用结果是对造血系统的抑制，严重时可导致再生障碍型贫血。另外，苯的毒性代谢产物尚可与DNA和蛋白质结合、抑制DNA和RNA合成，引起染色体畸变；苯所致白血病还可能与 ras、c-fos、c-myc 等癌基因的激活有关。

（四）临床表现

1. 急性苯中毒 由于短时间吸入大量苯蒸气引起，出现类似酒醉或手术时全身麻醉的表现。轻者出现兴奋、欣快感、走路如醉酒一样，以及头晕、头痛、恶心、呕吐、意识模糊、说胡话、兴奋狂躁、步态蹒跚等，可有流泪、咽痛、咳嗽等轻度黏膜刺激症状；重者意识障碍加重，表现为昏迷状态，呼之不应，或出现抽搐、肺水肿、血压下降、呼吸浅表，甚至出现呼吸、心跳停止，可因呼吸抑制死亡。

2. 慢性苯中毒 由长期接触低浓度苯引起。引起的造血系统损害可表现为血液检查和骨髓检查的异常，最早与最多出现的是持久的白细胞计数减少（实际上是中性粒细胞减少）。

（1）**神经系统** 多数患者有头痛、头晕、失眠、记忆力减退等类神经症，有的伴有自主神经系统功能紊乱，表现为心动过速或过缓、多汗、皮肤划痕反应阳性等。

（2）**造血系统** 是慢性苯中毒主要损害的靶器官。轻度中毒者血常规检查有白细胞减少和（或）血小板减少。血小板减少者可出现皮肤瘀点、瘀斑，牙龈、鼻腔出血，女性月经不调、经量增多等表现。中度中毒者上述症状加重，血常规检查有白细胞和（或）血小板明显减少。重度中毒者常因感染而发热，牙龈、鼻腔常出血，女性月经量明显增多，面色苍白，有皮下出血及瘀血瘀斑；血常规、骨髓检查表现为全血细胞减少（包括白细胞减少、血小板减少和红细胞减少）或再生障碍性贫血或骨髓增生异常综合征或白血病。

苯引起的白血病以急性粒细胞白血病为多见，其次为红白血病、急性淋巴细胞白血病和单核细胞性白血病，慢性粒细胞白血病少见。国际癌症研究中心已确认苯为人类致癌物。

（3）皮肤损害　皮肤长期接触苯，尤其是双手，经过一段时间后，皮肤可发生干燥、瘙痒、发红和疱疹，个别可出现湿疹及脱脂性皮炎。

（4）其他　苯还损害生殖系统，接触苯的女工可出现经血量增多与经期延长，自然流产率增加，胎儿畸形也较多见。苯对免疫系统也有影响。动物实验发现，对肝有损伤，但无人体肝损害的证据，即使重度中毒案例中也未发现有肝的损害。

（五）实验室检查

1. 血象异常　白细胞减少并可见白细胞有较多的毒性颗粒、空泡、破碎细胞等；血小板减少并有形态的异常；严重的有红细胞计数偏低或减少，血红蛋白、网织红细胞也明显减少。

2. 骨髓象　不同程度的生成降低，未成熟细胞明显减少；细胞形态异常，粒细胞可见毒性颗粒、空泡、核质疏松、核浆发育不平衡、中性粒细胞分叶过多、破碎细胞较多等；红细胞有嗜碱红细胞、核浆疏松、核浆发育不平衡等；巨核细胞减少或消失，成堆血小板稀少；分叶的中性粒细胞增多。

（六）诊断

诊断执行国家职业病诊断标准——《职业性苯中毒诊断标准》（GBZ 68—2013），本标准适用于职业活动中由于接触苯引起中毒的诊断。接触含苯的工业用甲苯、二甲苯等化学物所引起的苯中毒可采用本标准。

1. 诊断原则

（1）急性苯中毒　根据短期内吸入大量苯蒸气，以意识障碍为主的临床表现，结合现场职业卫生学调查，参考实验室检测指标，进行综合分析，排除其他疾病引起的中枢神经系统损害，方可诊断。

（2）慢性苯中毒　根据较长时期密切接触苯的职业史，以造血系统损害为主的临床表现，结合现场职业卫生学调查，参考实验室检查指标，进行综合分析，并排除其他原因引起的血象、骨髓象改变，方可诊断。

2. 诊断分级

（1）急性苯中毒

1）轻度中毒　短期内吸入大量苯蒸气后出现头晕、头痛、恶心、呕吐、黏膜刺激症状，伴有轻度意识障碍。

2）重度中毒　吸入大量苯蒸气后出现下列临床表现之一者：中、重度意识障碍；呼吸循环衰竭；猝死。

（2）慢性苯中毒

1）轻度中毒　有较长时间密切接触苯的职业史，可伴有头晕、头痛、乏力、失眠、记忆力减退、易感染等症状。在 3 个月内每 2 周复查一次血常规，具备下列条件之一者：白细胞计数大多低于 $4 \times 10^9/L$ 或中性粒细胞低于 $2 \times 10^9/L$；血小板计数大多低于 $80 \times 10^9/L$。

2）中度中毒　多有慢性轻度中毒症状，并有易感染和（或）出血倾向。具备下列条件之一者：白细胞计数低于 $4 \times 10^9/L$ 或中性粒细胞低于 $2 \times 10^9/L$，伴血小板计数低于 $80 \times 10^9/L$；白细胞计数低于 $3 \times 10^9/L$ 或中性粒细胞低于 $1.5 \times 10^9/L$；血小板计数低于 $60 \times 10^9/L$。

3）重度中毒　在慢性中度中毒的基础上，具备下列表现之一者：全血细胞减少症；再生障碍性贫血；骨髓增生异常综合征；白血病。

（七）处理

1. 急性中毒　短时间内大量吸入苯，50%～90% 仍由呼气排出。发生事故时，所有接触者均应迅速脱离现场，移至空气新鲜处，立即脱去被苯污染的衣物，用肥皂水彻底清洗被污染的皮肤，注意保暖，绝对卧床休息，吸氧，及时送医院对症处理。忌用肾上腺素，因可引起、心室纤颤。也没有必要给予葡萄糖醛酸内酯治疗，因其对脑组织中的苯不发生作用。

对于误服中毒者应及时洗胃，洗胃液常用2%碳酸氢钠或0.5%活性炭混悬液。洗胃后导泻，禁忌催吐。昏迷患者，应及早应用脱水剂，以预防和减轻脑水肿，必要时可用地塞米松静脉滴注。

2. 慢性中毒 无特效解毒剂。根据造血系统损害所致的血液疾病，应用有助于造血功能恢复的药物，并给予对症治疗。葡萄糖醛酸内酯有一定的辅助治疗效果，在口服利血生、鲨肝醇等升白细胞药物，并给予ATP等辅助治疗基础上，增加葡萄糖醛酸内酯0.2g加入10%葡萄糖液中静脉滴注，每天1次，每周5天，连续4周为1个疗程，有一定的改善类神经症和升高白细胞的作用。

3. 皮肤损害 用清水多次冲洗，涂抹白色洗剂。

4. 溅入眼内时 应立即用清水或0.9%氯化钠注射液彻底冲洗，并适当涂一些抗生素眼膏。

5. 其他处理 对于急性中毒者，病情恢复后，轻度中毒恢复原工作，重度中毒原则上调离原工作。慢性中毒者一经诊断，应立即调离苯及其他有毒物质作业的工作。如需做劳动能力鉴定，参照GB/T16180有关规定处理。

（八）预防

1. 用人单位 必须采取有效措施降低生产环境空气中苯的浓度，达到国家职业卫生标准。

（1）控制作业场所的苯浓度 降低工作场所空气中毒物的浓度，是预防苯中毒的关键。生产过程密闭化、自动化和程序化，安装局部抽风排毒设备，定期维修；使用苯的生产场所要加强密闭通风，禁止敞开式的苯作业；大车间内的含苯工段必须隔离。

（2）改革生产工艺 以无毒或低毒的物质取代苯，如在油漆及制鞋工业中，以汽油、二乙醇缩甲醛、甲苯、二甲苯等作为稀薄剂或粘胶剂；在彩色印刷油墨生产中，可用汽油或水代替苯溶剂；在制药工业中，以乙醇等作为有机溶剂或萃取剂。

2. 劳动者 应加强个人防护，严格遵守规章制度。接触苯作业时，应戴防苯口罩或使用送风式面罩、戴手套、穿工作服进行防护；下班需及时洗手、洗脸和洗浴，换洗工作服后才离开；皮肤上沾有油漆，用肥皂水清洗，绝对禁止用苯类有机溶剂洗手；禁止在工作场所进食、吸烟；增加优质蛋白质的供给，尤其是氨基酸丰富的食物，可提高机体的解毒能力，饮食上以高蛋白、高糖、低脂肪和丰富的维生素C、维生素B为主；女工怀孕期及哺乳期必须调离苯作业。

3. 职业健康监护 健康检查周期：劳动者接触苯浓度超过国家卫生标准的一年一次；劳动者接触苯浓度未超过国家卫生标准的两年一次。

上岗前检查发现有下列疾病者不得从事接触苯的工作。①血常规检查有如下异常者：白细胞计数低于4.5×10^9/L；血小板计数低于8×10^9/L；红细胞计数男性低于4×10^{12}/L，女性低于3.5×10^{12}/L或血红蛋白定量，男性低于120g/L，女性低于110g/L。②造血系统疾病：如各种类型的贫血、白细胞减少症和粒细胞减少症、血红蛋白病、血液肿瘤以及凝血障碍疾病等。③脾功能亢进。

四、刺激性气体中毒

刺激性气体（irritative gas）是指对呼吸道、眼睛黏膜和皮肤具有刺激作用的一类有害气体。其种类很多，职业接触最常见的刺激性气体有氯、氨、氮氧化物、光气、氟化氢和二氧化硫等，所造成的损害主要为局部刺激症状，但接触高浓度时可引起全身性损害，严重者可危及生命。

（一）理化特性与接触机会

1. 氯气（chlorine，Cl₂） 常温常压下为黄绿色气体，有强烈刺激性，相对密度 2.488。在高压下液化为液态氯。可溶于水，遇水后生成盐酸（HCl）和次氯酸（HClO）。在高温条件下与一氧化碳作用，生成毒性更大的光气（COCl₂）。氯气的用途广泛，可用于制造农药、漂白粉、消毒剂、溶剂、塑料、合成纤维及其他氯化物。在氯气的制造、运输、贮存和使用过程中，如发生氯气泄漏，可造成急性损害。

2. 氨（ammonia，NH₃） 常温常压下为无色气体，有特殊刺激性臭味，相对密度 0.596。极易溶于水生成氨水，呈强碱性。氨在加压时易被液化为无色液体。短时间内吸入高浓度氨气，常见于冷库、化肥、制药、塑料、合成纤维、石油精炼等工业。检修氨水容器或液氨罐阀门、管道破损等意外，可致使大量氨气逸放，引起现场工人和周围居民及行人受害。

3. 氮氧化物（nitrogen oxides，NOx） 是氮和氧化合物的总称，包括氧化亚氮（N₂O）、一氧化氮（NO）、二氧化氮（NO₂）、三氧化二氮（N₂O₃）、四氧化二氮（N₂O₄）和五氧化二氮（N₂O₅）。工业生产中引起的氮氧化物中毒，常为上述几种气体的混合物所致，但其中主要成分为 NO₂，因其余几种均不稳定，在常温下接触空气后立即反应生成 NO₂。氮氧化物用途广泛，如可用于生产硝酸；以硝酸制取苦味酸、硝酸铵等硝基化合物。苯胺染料重氮化、用硝酸清洗金属部件、卫星发射时火箭推进等可释放大量氮氧化物；农业生产中，谷物或青草饲料堆放过久，硝酸盐转变为亚硝酸盐，亚硝酸盐与谷物或饲料中有机酸结合生成亚硝酸，当谷仓内温度升高时，亚硝酸盐可分解为氮氧化物和水，引起所谓"谷仓气中毒"。

4. 光气（phosgene，COCl₂） 即碳酰氯，在常温常压下为无色气体，具有霉变干草样气味，相对密度 2.4，微溶于水，遇水可迅速水解为盐酸和二氧化碳，易溶于苯等有机溶剂。光气中毒多由于其运输管道或容器爆炸、设备故障等意外事故造成大量光气泄漏所致；四氯化碳、三氯化碳、三氯乙烯等脂肪族氯烃类燃烧时也可产生大量光气。

5. 氟化氢（hydrogen fluoride，HF） 在常温常压下为带刺激性气味的无色气体，蒸气的相对密度为 0.921，易溶于水，20℃以下完全溶解于水，溶液即为氢氟酸。无水氢氟酸及 40% 氢氟酸可发生烟雾，其蒸气具有强烈的腐蚀性。氟化氢为制造无机和有机氟化物原料，用作制造杀虫剂、杀菌剂和玻璃、陶器雕刻；无水氢氟酸用于制造冷冻剂、金属清洗剂等。

6. 二氧化硫（sulphur dioxide，SO₂） 为无色具有辛辣和窒息性臭味的气体，相对密度为 2.23，易与水混合氧化生成亚硫酸（H₂SO₃），随后慢慢转化为硫酸（H₂SO₄）。在制造硫碘、硫酸及其盐等作业中可能接触 SO₂，在熔炼硫化物矿石、含硫化物污染物，或燃烧含硫燃料时，可造成大气污染，周围居民均可受其危害。

（二）毒理

1. 局部损害 低浓度的刺激性气体常以局部损害为主，损害效应与刺激性气体种类、空气中毒物浓度有关。毒物的作用部位及临床表现特点主要与其水溶性有关，而毒物浓度与接触时间则主要与损害的严重程度有关。水溶性较大的刺激性气体如氯气、氯化氢、氨气、二氧化硫等，接触到湿润的眼结膜、上呼吸道黏膜时，立即溶解并引起强烈的局部刺激症状，导致局部产生炎症反应；吸入浓度高或时间长则同样可侵犯全呼吸道；水溶性较大的刺激性气体主要可引起急性气管、支气管和支气管周围炎，声门水肿，喉头痉挛等病变，严重者也可引起肺水肿。而水溶性较小的气体如氮氧化物、光气等通过上呼吸道时溶解量小，刺激作用不明显，易被忽视，从而将有害气体吸入到呼吸道深部，在此缓慢溶解并引起呼吸道深部损害，主要可引起化学性肺炎及肺水肿。长期低浓度接触可致慢性呼吸道炎症。液态的刺激性毒物直接接触皮肤、黏膜可引起化学性灼伤。

2. 中毒性肺水肿 肺水肿是低水溶性刺激性气体引起的最为严重而常见的病变之一。肺水肿是肺部血管外区，包括肺间质和肺泡有过量的水分潴留。目前认为，其发病机制有以下几个方面：①刺激性气体可直接损伤肺泡壁上皮细胞和破坏表面活性物质，导致肺泡壁通透性增加和肺泡表面张力增加，形成肺泡型肺水肿；进一步作用，可直接损害肺泡间隔的毛细血管内皮细胞，引起血管壁通透性增加，形成间质性肺水肿；②刺激性气体可使体内释放大量的血管活性物质，如5-羟色胺、组胺、缓激肽和前列腺素等，可增加血管的通透性，从而引起或加重肺水肿；③刺激性有害物质被吸收后刺激局部化学感受器，通过神经反射，使右淋巴总管痉挛，引起肺淋巴循环梗阻，加重肺水肿；④刺激性气体中毒时可引起严重缺氧，而缺氧可使毛细血管痉挛，增加肺毛细血管的压力和渗出，从而加重肺水肿，肺水肿的形成又进一步加重缺氧，产生恶性循环；⑤刺激性气体可使体内自由基增多，启动生物膜的脂质过氧化反应而引起细胞膜结构的损伤，导致通透功能障碍，引起或加重肺水肿。

容易引起肺水肿较常见的刺激性气体有光气、二氧化氮、氯气、氨、臭氧、硫酸二甲酯、氯化苦等。

3. 其他 某些高浓度刺激性气体吸入可引起迷走神经反射性心跳、呼吸骤停或喉痉挛，出现电击样死亡。

（三）临床表现

刺激性气体种类虽多，但所引起的临床表现类似，可分为急性损害和慢性损害。

1. 急性中毒

（1）上呼吸道炎症 患者有流涕、打喷嚏、咽痛、咳嗽、咳痰、胸闷等表现，并可伴有轻度乏力、头晕、头痛等全身症状。检查可见鼻黏膜、咽部充血水肿；肺部听诊可有呼吸音粗糙或干啰音。胸部X射线可表现为肺纹理增强等。往往同时有眼结膜刺激炎症，表现为流泪、畏光及结膜充血。

（2）化学性肺炎 除上述症状外，主要为剧烈咳嗽、咳痰、有时痰中带血丝，并可有胸闷、胸痛及气急，此外，尚有头晕、头痛、恶心、呕吐、全身无力等症状。胸部可闻及干湿啰音。胸部X射线征象为肺纹理增强，肺野透明度降低以及局部片状或点状阴影。

（3）肺水肿 其发展过程可分为四期。①刺激期：主要表现为上呼吸道黏膜与眼部的刺激症状。②潜伏期：刺激期后自觉症状可减轻或消失，病情似乎稳定，表现为"假愈"现象，但潜在病变仍在发展，常因激动、劳累或输液过多而进入肺水肿期。潜伏期长短随吸入刺激性气体种类、浓度及个体差异而不同，一般为2~8小时，少数可达72小时。③肺水肿期：潜伏期后症状突然加重，表现为剧烈咳嗽、胸闷、烦躁不安、大汗淋漓、发绀、咳粉红色泡沫样痰、两肺布满湿啰音、低氧血症等。患者可合并气胸、继发感染及多脏器损害。胸部X射线可见大片斑片状阴影，可呈蝴蝶状，短时间内阴影有明显变化是肺水肿的特征。严重者可发展为急性呼吸窘迫综合征。肺水肿的临床征象一般持续1~3天。④恢复期：患者经治疗后在1~2周内可逐渐恢复，大多无后遗症。

（4）急性呼吸窘迫综合征（ARDS） 为一种独立的继发于严重烧伤、感染、创伤、中毒等后出现的，以进行性呼吸窘迫、低氧血症为特征的急性呼吸衰竭综合征。临床可见患者有严重的呼吸困难、发绀、神志不清等，伴有严重进行性低氧血症，肺部X射线可见浸润阴影，预后较差。

（5）吸入高浓度刺激性气体可引起喉痉挛或喉水肿，严重者可窒息死亡。

2. 慢性损害 长期接触低浓度某些刺激性气体，可致慢性支气管炎、结膜炎、鼻炎、咽炎以及牙齿酸蚀症，同时可伴有类神经症和消化道症状。

（四）诊断

现有职业病诊断标准中已有《职业性急性氨中毒诊断标准》（GBZ 14—2002）、《职业性急性氮氧化物中毒诊断标准》（GBZ 15—2002）、《职业性急性光气中毒诊断标准》（GBZ 29—2011）和《职业性急性氯气中毒诊断标准》（GBZ 65—2002）等常见刺激性气体急性中毒诊断标准，也可以依据《职业性急性化学物中毒性呼吸系统疾病诊断标准》（GBZ 73—2009）进行诊断。

1. 接触反应 出现一过性眼和上呼吸道刺激症状，胸部 X 射线检查无异常表现者。

2. 诊断及分级标准

（1）轻度中毒 凡具有下列情况之一者：①急性气管-支气管炎；②呈哮喘样发作；③1 ~ 2度喉阻塞。

（2）中度中毒 凡具有下列情况之一者，可诊断为中度中毒：①急性支气管肺炎；②急性吸入性肺炎；③急性间质性肺水肿；④3度喉阻塞。

（3）重度中毒 凡有下列情况之一者，可诊断为重度中毒：①肺泡性肺水肿；②急性呼吸窘迫综合征；③并发严重气胸，纵隔气肿；④4度喉阻塞和（或）窒息；⑤猝死。

（五）急救与治疗

刺激性气体急性损害的主要危害是肺水肿，积极防治肺水肿是抢救中毒的关键。

1. 肺水肿的预防

（1）现场处理 为防止毒物进一步吸入，应使患者迅速脱离中毒现场至安全地带。进入现场抢救者要有安全保护措施，且需采取紧急措施，维持患者呼吸循环功能，如心跳、呼吸停止时施行心、肺、脑复苏术等。应脱去患者污染的衣服，并静卧、保暖。污染部位迅速用大量清水冲洗，但某些无机氯化物或氨遇水可产生氯化氢和大量的热或形成强氨水，可灼伤皮肤，忌用水冲洗。可采用中和剂冲洗皮肤和雾化吸入，如为酸性气体，可用5%碳酸氢钠溶液；如为碱性气体，可用2% ~ 4%硼酸或5%醋酸溶液。眼部灼伤立即用大量清水或0.9%氯化钠注射液冲洗，滴1%地卡因、抗生素和可的松眼药水，并用玻璃棒分离结膜囊，以防睑球粘连。

（2）肺水肿预防措施 ①留院密切观察24 ~ 72 小时，并应尽量卧床；②早期应用激素，以增强机体的应激能力及改善毛细血管通透性，提高细胞对缺氧的耐受力；③限制静脉补液量：静脉补液量以保持出入量负平衡（相差500 ~ 1000ml）为原则，不足的热量、水、电解质应尽量通过消化道给予；④保持呼吸道通畅，纠正缺氧；⑤对症处理：对精神紧张、支气管痉挛、气急、呛咳、黏痰可给予相应对症处理。

2. 肺水肿的治疗

（1）及早纠正缺氧 可用鼻导管或面罩给氧。必要时可用加压辅助呼吸，以增加肺泡压、肺组织间隙压力和胸内压，可减少静脉回流量、肺内血容量及毛细血管内液体渗出，并可促使肺内泡沫的消除等。

（2）应用消泡剂 可用1%二甲基硅油（消泡净）雾化吸入，可重复使用，效果较好。

（3）肾上腺皮质激素治疗 原则上应早期、短期、足量应用。方法：氢化可的松200 ~ 600mg/d 静脉滴注，或地塞米松20 ~ 40mg/d 分次静脉注射，当症状改善后，应逐渐减量。

（4）减轻胸腔压力 绝对卧床休息，避免增加胸腔压力的一切活动，必要时给予镇咳、镇静药物。

五、窒息性气体中毒

窒息性气体（suffocating gas）是指阻碍氧的供给、吸入、运输及利用，而导致机体处于缺氧状态的一类有害气体。按其毒作用机制一般将其分为两大类：①单纯窒息性气体，其本身多属惰性气体或毒性很低的气体，当浓度高时使吸入气中的氧分压下降，从而导致肺内氧分压降低，随之动脉血氧分压下降，引起机体缺氧窒息，如氮气、甲烷和二氧化碳等；②化学窒息性气体，指通过特殊化学作用使血液运输或组织利用氧的能力发生障碍，从而造成机体缺氧的气体，常见的有一氧化碳、硫化氢和氰化物等。在工业生产中，后一类较多见。

（一）一氧化碳

1. 理化特性与接触机会　一氧化碳（carbon monoxide，CO）是由含碳物质燃烧不完全产生的无色、无臭、无刺激性气体，几乎不溶于水，易溶于氨水，可与氯气结合形成毒性更大的光气。空气中含量达 12.5% 时可发生爆炸。分子量 28.01，密度 0.967g/L，是引起急性中毒最常见的有害气体之一。

一氧化碳中毒原因主要有两大类，即工业生产性中毒和日常生活性中毒。工业生产中常见的接触 CO 的作业有炼钢、炼铁等冶炼工业，用煤、重油等制取化肥原料的工业过程，矿井、隧道采掘爆破作业，以及耐火材料、玻璃、建筑材料工业使用的炉窑工作环境均可产生 CO；家庭用煤炉、煤气、燃气热水器产生的 CO 在通风不良或意外泄漏的情况下，可造成生活性一氧化碳中毒。

2. 毒理　一氧化碳以简单扩散的形式通过呼吸道吸收，吸入呼吸道后，可通过肺泡和毛细血管壁迅速弥散入血，进入血液中的 CO 约 90% 与红细胞内血红蛋白分子中的二价铁离子产生可逆性结合，形成碳氧血红蛋白（HbCO）。吸入气中 CO 分压越高，血液中 HbCO 饱和度百分比越大，达到饱和度的时间也越短。CO 无蓄积作用，多以原型从肺呼出。CO 与血红蛋白结合的亲合力比氧与血红蛋白的亲合力大 250～300 倍，而 HbCO 解离速度又比氧合血红蛋白（HbO_2）的解离慢 3600 倍，且由于 HbCO 的存在还影响 HbO_2 的解离，阻碍了氧的释放和传递，从而造成机体缺氧。另外，约 10% 的 CO 与血管外的肌红蛋白、细胞色素氧化酶、细胞色素 P450 以及过氧化氢酶、过氧化物酶结合，造成细胞利用氧的功能障碍。

因 HbCO 为鲜红色，所以患者皮肤黏膜颜色为樱桃红色。

中枢神经系统对缺氧最为敏感，一氧化碳中毒后，由于血红蛋白携氧和脑组织利用氧功能障碍，细胞膜钠泵及钙泵的能量供应衰竭，细胞内 Na^+ 和 Ca^{2+} 浓度均增高，形成以细胞性脑水肿为主要病理基础的急性中毒性脑病，并且可进一步造成细胞间隙水肿和微循环障碍，加重组织缺氧。此外，缺氧可激活黄嘌呤氧化酶，生成大量氧自由基及花生四烯酸产物，引起脑细胞膜脂质过氧化，造成组织损伤及血–脑屏障功能障碍。继发性脑血管病变，又可导致皮层下或基底节等解剖上血管吻合支较少的部位局灶性缺血坏死、皮层下白质广泛性脱髓鞘病变，引起帕金森综合征、失明、听觉障碍等后遗症。心肌对缺氧亦很敏感，可造成心肌损害和各种心律失常。由此可见，急性一氧化碳中毒后，如不能及时纠正缺氧，可致恶性循环，造成严重后果。临床上不仅出现严重的脑功能障碍，还可出现脑水肿和颅内压增高，甚至发生脑疝，危及生命。

3. 中毒表现与诊断　长期低浓度接触 CO 是否可引起慢性中毒，迄今尚无定论。近年来研究表明，长期低浓度接触可引起类神经症和心血管系统改变等不良影响。CO 对机体的急性毒作用表现视中毒程度而异。短时间内吸入较低浓度 CO，可产生一氧化碳急性接触反应，如出现头痛、头晕、心悸、恶心等，在吸入新鲜空气后症状可迅速消失。急性一氧化碳中毒临床上主要表现为急性脑缺氧的症状和体征，急性中毒诊断和程度分级按 GBZ 23—2002 标准进行。

（1）接触反应　出现头痛、头晕、心悸、恶心等症状，吸入新鲜空气后症状可消失。

（2）轻度中毒　具有以下任何一项表现者：①出现剧烈的头痛、头晕、四肢无力、恶心、呕吐；②轻度至中度意识障碍，但无昏迷者。

血液碳氧血红蛋白浓度可高于 10%。

（3）中度中毒　除有上述症状外，意识障碍表现为浅至中度昏迷，经抢救后恢复且无明显并发症者。血液碳氧血红蛋白浓度可高于 30%。

（4）重度中毒 具备以下任何一项者：①意识障碍程度达深昏迷或去大脑皮质状态；②患者有意识障碍且并发有下列任何一项表现者：脑水肿、休克或严重的心肌损害、肺水肿、呼吸衰竭、上消化道出血、脑局灶损害如锥体系或锥体外系损害体征。

碳氧血红蛋白浓度可高于50%。

（5）急性一氧化碳中毒迟发脑病（神经精神后发症） 急性一氧化碳中毒意识障碍恢复后，经2～60天的"假愈期"，又出现下列临床表现之一者：①精神及意识障碍呈痴呆状态，谵妄状态或去大脑皮质状态；②锥体外系神经障碍出现帕金森综合征的表现；③锥体外系神经损害（如偏瘫、病理反射阳性或小便失禁等）；④大脑皮质局灶性功能障碍如失语、失明等，或出现继发性癫痫。头部CT检查可发现脑部有病理性密度减低区；脑电图检查可发现中度及高度异常。

4. 急救与处理

（1）阻止CO继续吸收 使患者尽快脱离中毒现场，松开衣领，保持呼吸道通畅，呼吸新鲜空气，有条件时给予纯氧吸入或加压给氧，最好能在高压氧舱中进行抢救。给氧的目的是阻止CO的继续吸收及加速CO的排出。救援人员在进入现场时应注意安全，需加强通风措施，并佩戴CO防护面具，其滤毒罐内滤料多用"霍布卡"（系多种金属氧化物的混合物，可将CO氧化为CO_2）。

（2）保护与维持重要脏器功能及生命体征 心搏、呼吸骤停者，应立即进行心肺复苏术；轻度中毒患者可给予吸氧、休息和对症处理。中度和重度患者，应立即给予高浓度氧气吸入，密闭式面罩法供氧，在防漏条件下，氧流量6L/min时氧浓度可达60%～80%，方法简单快捷，在无高压氧治疗地区可首选，但有条件情况下，特别是重度中毒患者应尽快进行高压氧治疗。高压氧用于治疗CO中毒效果最好，在303.98kPa（3个大气压）下呼吸纯氧时，肺泡氧分压可由正常大气压下的13.3kPa（100mmHg）提高到266.6kPa（2000mmHg），每100ml全血中物理溶解的氧可由0.31ml提高到6ml，同时还能加速COHb的解离，有效地纠正缺氧，缩短昏迷时间，减轻脑水肿，降低病死率，减少并发症和后遗症的发生。

（3）防治并发症及对症治疗 重度中毒患者，应有效预防和控制脑水肿、肺水肿、心肌损害和迟发脑病，纠正水、电解质及酸碱平衡紊乱。早期给予ATP 40mg、辅酶A 100μg、细胞色素C 30mg加入10%葡萄糖溶液中静脉滴注；高热者予以头部物理降温为主的冬眠疗法；抽搐者予以地西泮10mg静注，严重抽搐患者，可在气管插管后静注硫喷妥钠，同时应加强护理。快速静脉滴注50%葡萄糖溶液或20%甘露醇及糖皮质激素防治脑水肿的同时，可每日给予能量合剂、胞二磷胆碱1.5～2.0g静脉滴注，以促进脑细胞代谢、改善脑水肿；可给予纳洛酮0.4～0.8mg静脉注射，促进清醒，必要时1小时后可重复用药，以缩短昏迷时间。

（二）硫化氢

1. 理化特性与接触机会 硫化氢为无色、有臭鸡蛋样气味的可燃性气体，密度为1.19，易积聚于低洼处；易溶于水，亦溶于乙醇，汽油等。燃烧时呈蓝色火焰并可生成二氧化硫。

硫化氢多属生产过程中排放的废气。常见于下列生产过程：含硫矿石冶炼金属；含硫石油的开采、提炼及应用；生产人造纤维、合成橡胶及硫化染料；制革工业中使用硫化钠脱毛；甜菜制糖和动物胶等工业过程中原料腐败也可产生硫化氢气体。此外，有机物腐败亦可产生硫化氢，故也见于从事下水道疏通、污水处理、粪窖沼泽地等工作。

2. 毒理 硫化氢主要经呼吸道进入，皮肤也可吸收少量，硫化氢无蓄积作用，进入人体内迅速氧化成硫化物、硫代硫酸盐或硫酸盐，经肾由尿排出，小部分则以原型从肺呼出。

硫化氢是强烈的神经毒物，对黏膜也有很强的刺激作用。硫化氢对眼结膜和呼吸道黏膜的刺激作用，主要是它与黏膜表面的钠作用生成硫化钠之故，在眼部可引起结膜炎和角膜溃疡；在呼吸道可引起支气管炎，甚至造成中毒性肺炎和肺水肿。

硫化氢的全身作用主要是它与细胞呼吸酶中的三价铁结合，抑制了这些酶的活性，使组织细胞内氧化还原过程发生障碍，造成组织缺氧。同时，对其他一些酶的活性也有影响，例如，与谷胱甘肽结合，使有关的酶失去活性，并能使脑、肝中的腺苷三磷酸酶的活性降低，硫化氢并不与正常血红蛋白起作用，但可以与高铁血红蛋白结合成硫化高铁血红蛋白。

硫化氢的嗅阈为 $0.012 \sim 0.03 mg/m^3$，但在达到一定浓度后，硫化氢可逐渐引起嗅神经麻痹，因而中毒现场不能依靠其气味的强烈程度来判断硫化氢的危险程度。

空气中硫化氢浓度在 $900 mg/m^3$ 以上时，可直接抑制呼吸中枢，迅速窒息而产生电击样死亡。浓度在 $98 \sim 210 mg/m^3$ 时，接触数小时即可引起轻度中毒症状。

3. 临床表现 生产中可发生急性中毒和亚急性中毒，急性中毒可分为轻、中和重度中毒。

（1）轻度中毒 表现为畏光、流泪、眼刺痛并有异物感；鼻、咽灼热感、干咳及胸部不适；可有轻度头痛、头晕、乏力、恶心等症状。检查时可见眼结膜充血，肺部有干啰音，一般数日内症状消失。

（2）中度中毒 有明显的中枢神经系统症状，如头痛、头晕、全身乏力、呕吐、共济失调等症状，出现意识障碍；黏膜刺激症状明显，视物模糊；可有眼结膜水肿和角膜溃疡，肺部闻及干或湿性啰音，X射线胸片显示肺纹理增强或有片状阴影。

（3）重度中毒 有各种类型的中毒表现。最严重的可发生"电击样死亡"，高浓度的硫化氢可致呼吸与心搏骤停。有些病例出现急性肺水肿，可能伴发肺炎，往往也导致死亡；另一些病例迅速进入昏迷状态，脱离昏迷后，神志混乱持续数小时，以后又进入深睡状态。个别病例残留有各种器质性神经系统后遗症，如半身瘫痪、痴呆等。

长期接触低浓度硫化氢，可出现类神经症和自主神经功能紊乱。患者一般健康较差，并可出现点状角膜炎。

4. 诊断 诊断可按照 GBZ 31—2002 进行诊断。

（1）接触反应 接触硫化氢后出现眼刺痛、羞明、流泪、结膜充血、咽部灼热感、咳嗽等眼和上呼吸道刺激表现，或有头痛、头晕、乏力、恶心等神经系统症状，脱离接触后在短时间内消失者。

（2）轻度中毒 具有下列情况之一者：①明显的头痛、头晕、乏力等症状并出现轻度至中度意识障碍；②急性气管–支气管炎或支气管周围炎。

（3）中度中毒 具有下列情况之一者：①意识障碍表现为浅至中度昏迷；②急性支气管肺炎。

（4）重度中毒 具有下列情况之一者：①意识障碍程度达深昏迷或呈植物状态；②肺水肿；③猝死；④多脏器衰竭。

5. 急救与处理 急性中毒患者应立即脱离中毒现场，移至新鲜空气处，吸氧、保持安静、卧床休息，严密观察，注意病情变化。有呼吸、心搏停止者，应立即进行心肺复苏术。窒息者，进行人工呼吸，给氧和呼吸兴奋剂。治疗原则以对症及支持疗法为主，对抽搐者给予解痉剂，昏迷者应加压给氧，同时给细胞色素C，静脉注射50%葡萄糖和维生素C，也可用10%硫代硫酸钠 $20 \sim 40 ml$ 静注解毒。积极防治脑水肿、肺水肿，早期、足量、短程使用肾上腺糖皮质激素。对眼和上呼吸道刺激症状作对症处理。

急性轻、中度中毒者痊愈后可恢复原工作，重度中毒者经治疗恢复后应调离原工作岗位。

（三）氰化物

氰化物是一类常见的毒物，种类很多，可分为无机氰化物和有机氰化物，常见的有氢氰酸、氰酸盐类、卤族氰化物和腈类、肟类、氰甲酸酯类等。氰酸盐类，如氰化钾、氰化钠、氰化铵和黄血盐等，在高温或与酸性物质作用能放出氰化氢。腈类（乙腈、丙腈、丙烯腈等）、腈类及氰甲酸酯类进入人体后，均可分解释放出氰离子（CN⁻）。

大多数氰化物属高毒类，在体内能迅速解离出氰离子（CN⁻）而产生毒作用。在氰化物中，以氰化氢的毒性最大，其他氰化物，凡能在体内分解释放出氰化氢或氰离子的，均具有与氰化氢相似的毒作用。现以氰化氢为例，介绍如下。

1. 理化特性与接触机会　氰化氢为无色、具有苦杏仁味的气体，极易扩散，相对密度0.93。易溶于水，亦易溶于脂肪及有机溶剂。其水溶液为氢氰酸。

接触氰化氢的主要作业有：电镀，提取金、银等贵金属，船舱、仓库的烟熏灭鼠，制造部分树脂单体，如丙烯酸酯和己二胺及其他腈类。此外，有机氮化物的不完全燃烧也可产生氰化物。

2. 毒理　生产条件下氰化氢以气体的形式或氰化物盐类以粉尘的形态经呼吸道吸入，丙烯腈、氰化氢等也可经皮肤吸收。消化道吸收很快，但在生产条件下意义不大。

氰化氢进入体内后，可通过多条途径进行代谢、转化和排泄。①部分以原型由肺随呼气排出；②大部分在肝中，在硫氰酸酶的作用下，与巯基化合物（如胱氨酸、半胱氨酸、谷胱甘肽等）结合，转化为无毒的硫氰酸盐经肾随尿排出，但此过程可被硫氰酸氧化酶缓慢逆转，故在解毒早期，偶可见到中毒症状的复现；③小部分与葡萄糖醛酸结合形成无毒腈类从尿中排出；④少量氰化氢尚可分解为二氧化碳和氨从呼气中排出；⑤少部分生成氰钴维生素（维生素 B_{12}）；⑥在体内可转化为甲酸由尿排出或参与一碳化合物的代谢。

氰化氢属剧毒类，毒作用迅速，其致死主要原因是呼吸麻痹。

氰离子（CN⁻）可抑制体内四十几种酶的活性，但与细胞色素氧化酶的亲合力最大，能迅速与氧化型细胞色素氧化酶中的三价铁结合，形成氰化高铁型细胞色素氧化酶，从而阻断三价铁还原，使组织不能利用氧，因而产生"细胞内窒息"。此时，血液中虽有足够的氧，但不能为组织所利用，所以，氰化物中毒时，静脉血呈鲜红色，动静脉血氧差自正常的4%~6%降至1%~1.5%。由于中枢神经系统对缺氧最敏感，故首先受到损害。氰化物还能夺取体内其他酶类中的金属，或与酶的辅基和底物中的羰基结合，或使巯基断裂，引起酶失活。另外，氰化物还能与体内正常存在的高铁血红蛋白结合，形成氰化高铁血红蛋白。因此，血液中高铁血红蛋白增加，对细胞色素氧化酶可起保护作用。

3. 临床表现与诊断

（1）急性中毒　多由于意外事故或误服而引起。轻度中毒时出现乏力、头痛、头晕、胸闷及轻度黏膜刺激。严重中毒者，除上述症状外，且出现呼吸浅表而急速、血压下降、痉挛、意识丧失，最后由于呼吸中枢麻痹而死亡。更严重者，可在吸入后立即意识丧失并出现阵发性抽搐，1~15分钟内死亡，称"电击样"死亡。中毒者呼出气有苦杏仁味，皮肤、黏膜呈樱桃红色。未瞬间死亡者，其临床经过可分四期。

1）前驱期　主要表现为眼及上呼吸道黏膜刺激症状，且进行性加重，口中有苦杏仁味，继之可出现恶心、呕吐、震颤，并伴逐渐加重的全身症状。此期很短。

2）呼吸困难期　表现为极度呼吸困难和节律失调，患者有恐怖感，伴有听力、视力减退，皮肤黏膜呈鲜红色。严重者上述二期临床上往往看不到。

3）痉挛期　出现强直性、阵发性抽搐，角弓反张，大小便失禁，大汗，血压骤降，呼吸表浅，意识丧失，体温逐渐降低，各种反射均消失，但皮肤黏膜保持鲜红色。

4）麻痹期　全身肌肉松弛，反射消失，呼吸停止。随后心脏停搏，死亡。

（2）慢性中毒　由于氰化物在体内代谢迅速，不易蓄积，故能否引起慢性中毒，尚有争议。但有资料报道，长期吸入低浓度氰化氢，可出现类神经症和运动肌酸痛，可伴有眼及上呼吸道刺激症状，血红蛋白和红细胞代偿性增多，血压偏低等。

皮肤长期接触氰化氢蒸气可引起丘疹、湿疹样皮炎。接触浓氢氰酸尚可发生灼伤。

4. 急救与处理　氰化氢急性中毒发展很快，抢救须争分夺秒。患者应迅速移至新鲜空气处，注意保暖，吸氧，并就地给解毒剂。心搏、呼吸停止者给予心、肺、脑复苏术。

目前公认的最有效的急救方法是"亚硝酸钠"－硫代硫酸钠疗法。该疗法的作用在于亚硝酸盐能使血红蛋白形成高铁血红蛋白，而氰（CN^-）则能与高铁血红蛋白结合成氰化高铁血红蛋白，并能夺取与细胞色素氧化酶结合的氰离子，恢复细胞色素氧化酶的活性，解除细胞内窒息；然后迅速投入供硫剂硫代硫酸钠，使其与 CN^- 结合形成稳定的硫氰酸盐从尿中排出。

5. 对症治疗　高浓度吸氧或高压给氧，注射洛贝林、尼可刹米、咖啡因等中枢兴奋剂。

第三节　生产性粉尘与职业性呼吸系统疾患

生产性粉尘是指生产过程中产生的能较长时间漂浮在生产环境空气中的固体微粒，是严重危害劳动者健康的重要的职业性化学性有害因素，是生产环境中常见的重要的污染物，可引起以肺尘埃沉着病为主的多种职业性呼吸系统疾患。

一、生产性粉尘的来源及分类

1. 生产性粉尘的来源　生产性粉尘产生于工农业生产中所使用的原料、生产的半成品、成品或加工过程中逸出的或形成的粉末状微细颗粒或纤维。可来源于：①粉状物料在生产、粉碎、成型、运输、包装过程中所形成的颗粒，如矿山开采的凿岩、爆破、破碎、运输等；冶金和机械制造工业中的原材料准备、粉碎、筛分、配料等；皮毛、纺织工业的原料处理等；珠宝玉石的加工打磨、建筑行业钻孔爆破等；用粉碎机粉碎饲料以及粮食、谷类加工等。②物质加热时产生的蒸气在空气中凝结或被氧化，如炼铁时释放出的铅蒸气在空气中冷凝、氧化形成氧化亚铅尘。③有机物质的不完全燃烧，如木材、油、煤炭等燃烧时所产生的烟。如防尘措施不完善，即可产生大量粉尘污染生产环境。

2. 生产性粉尘的分类　生产性粉尘的种类繁杂，根据其性质可分为无机粉尘、有机粉尘和混合性粉尘。无机粉尘包括矿物性粉尘，如石英、石棉、滑石、煤尘等；金属性粉尘，如铅、锰、铁等及其化合物；人工无机粉尘，如水泥、玻璃纤维、金刚砂等。有机粉尘包括动物性粉尘，如皮毛、骨、丝、角质粉尘等；植物性粉尘，如棉、麻、谷物、烟草、茶、木尘等；人工有机粉尘，如橡胶、合成树脂、人造有机纤维粉尘等。混合性粉尘是生产环境中最常见的粉尘存在形式，即两种或两种以上粉尘混合存在，如煤矿生产环境存在的煤矽尘、金属加工研磨时的金属和磨料粉尘、皮毛加工的皮毛和土壤粉尘等。

二、生产性粉尘对健康的影响

生产性粉尘根据其进入呼吸道的部位又分为非吸入性粉尘、可吸入性粉尘和呼吸性粉尘。非吸入性粉尘的粉尘颗粒直径大于 $15\mu m$，不可进入呼吸道；可吸入性粉尘的粉尘颗粒直径在 $10\sim15\mu m$ 之间，主要沉积在上呼吸道；呼吸性粉尘的粉尘颗粒直径小于 $5\mu m$，可到达呼吸道深部和肺泡区，此类粉尘对机体健康危害最严重。

生产性粉尘进入机体后，绝大部分可通过鼻腔、喉、气管支气管树的阻留作用、呼吸道上皮黏液纤毛系统的排出作用和肺泡巨噬细胞的吞噬作用而排出，但如果长期吸入粉尘则可导致粉尘的过量沉积而引起肺组织病变，产生疾病。

生产性粉尘引起的健康损害根据其粉尘的理化性质不同而不同。不同化学成分的粉尘可有致纤维化、致敏、致癌、刺激和中毒等作用，如二氧化硅粉尘有致肺组织纤维化的作用、某些金属粉尘通过肺组织吸收引起中毒或过敏性哮喘或肺炎或肺癌、石棉尘可引起胸膜间皮瘤和肺癌等；某些硬质粉尘可机械性地损伤角膜及结膜，引起角膜浑浊和结膜炎等。生产性粉尘所致的机体健康损害如下。

1. 对呼吸系统影响 此为直接的和最大的健康损害，可引起肺尘埃沉着病、肺粉尘沉着症、呼吸道炎症和呼吸系统肿瘤等。

2. 局部作用 粉尘作用于呼吸道黏膜，对呼吸道黏膜产生刺激、破损和炎症反应；粉尘侵入皮肤，可堵塞皮脂腺、汗腺，造成皮肤干燥，易受感染，引起皮脂炎、毛囊炎、粉刺、脓皮病等；粉尘侵入眼睛，可引起结膜炎、角膜浑浊、眼睑水肿和急性角膜炎等。

3. 中毒作用 如粉尘吸附或含有可溶性有毒物质如铅、砷、锰等，即可因吸收而导致中毒。

4. 致肿瘤作用 某些粉尘本身是或含有致癌物，如石棉、游离二氧化硅、镍、铬、砷等是国际癌症研究机构已确认了的人类致癌物，这样的粉尘即可引起呼吸系统和其他系统的肿瘤。

三、肺尘埃沉着病

肺尘埃沉着病又称尘肺，是指在生产环境中，由于职业活动长期吸入生产性粉尘所引起的以肺组织弥漫性纤维化为主的全身性疾病。

（一）肺尘埃沉着病的种类

（1）按照生产性粉尘的化学性质不同分为5类，包括硅沉着病（矽肺）、硅酸盐肺、炭尘肺、混合性尘肺和金属尘肺。

（2）根据《职业病防治法》配套法规《职业病分类和目录》中的规定，中国的法定尘肺病有13种，包括矽肺、煤工尘肺、石墨尘肺、炭黑尘肺、石棉肺、滑石肺、水泥尘肺、云母尘肺、陶工尘肺、电焊工尘肺、铸工尘肺、铝尘肺和根据《尘肺病诊断标准》和《尘肺病理诊断标准》可以诊断的其他尘肺病。

（二）肺尘埃沉着病的发病影响因素

肺尘埃沉着病的发生与粉尘的化学成分和物理特性、粉尘分散度、粉尘的暴露量（接尘浓度和接尘时间）及个体易感性有关。化学成分不同引起不同类型的肺尘埃沉着病；粉尘分散度和暴露量越大，引起肺组织纤维化的可能性就越大，并且病变越严重；此外，个体易感性也是肺尘埃沉着病发病的必备条件。个体易感性与先天遗传因素和许多后天影响因素有关，如基因多态性、种族、性别、年龄、营养状况、疾病、生活方式等。

（三）肺尘埃沉着病的临床表现

1. 症状体征 肺尘埃沉着病患者可在很长时间内无明显自觉症状，但X射线胸片上却已表现出较典型的肺尘埃沉着病影像改变。随着病变的进展，或有并发症时，症状、体征渐趋明显。表现为呼吸困难、胸痛、咳嗽、咳痰、咯血等症状和干啰音、哮鸣音、湿啰音等体征。这些症状、体征均不具特异性，且与病变严重程度不一定平行。除上述呼吸系统症状外，还可有程度不同的全身症状，常见的有消化功能减退等。

2. X射线表现 肺尘埃沉着病X射线胸片影像是肺组织病理形态在X射线胸片的反映，但不完全一致。X射线胸片影像学特点是X射线胸片上呈现发"白"的圆形或不规则形小阴影。此外，肺门变化（肺门扩大、包膜下钙质沉着呈蛋壳样钙化）、肺气肿、肺纹理（增多或增粗变形）和胸膜变化（胸膜粘连增厚，主要表现在肺底部，可致肋膈角变钝或消失，晚期膈面粗糙形成"天幕状"阴影）等对诊断有参考价值。

3. 肺功能改变 发生病变的早期肺功能即有损害，但肺功能检查表现正常，随后出现混合性通气功能障碍和弥散功能障碍，最终导致呼吸衰竭。

4. 并发症 肺尘埃沉着病最常见和危害最大的并发症是肺结核，其他常见的并发症有肺部感染、肺源性心脏病和自发性气胸等。一旦出现并发症，病情即恶化甚至导致死亡。

（四）肺尘埃沉着病的诊断

1. 诊断原则　根据确切的生产性粉尘接触史，以技术质量合格、高仟伏摄影、后前位胸大片为依据，结合现场职业卫生学、肺尘埃沉着病流行病学调查资料和健康监护资料，参考受检者的系列胸片和同一单位同工种工人的肺尘埃沉着病发病情况，排除其他肺部类似疾病后，对肺尘埃沉着病诊断标准片做出肺尘埃沉着病的诊断和分期。

诊断工作必须由职业病执业医师组成的肺尘埃沉着病诊断组诊断，发给肺尘埃沉着病诊断证明书，患者享受国家相应医疗和劳动保险待遇。

2. 诊断标准（GBZ 70—2009）　根据小阴影的密集度和累及范围、大阴影占肺野的面积进行诊断。

（1）观察对象　粉尘作业人员健康检查发现 X 射线胸片有不能确定的肺尘埃沉着病样影像改变，其性质和程度需要在一定期限内进行动态观察者。

（2）壹期肺尘埃沉着病（Ⅰ）　有总体密集度 1 级的小阴影，分布范围至少达到 2 个肺区。

（3）贰期肺尘埃沉着病（Ⅱ）　有总体密集度 2 级的小阴影，分布范围超过 4 个肺区；或有总体密集度 3 级的小阴影，分布范围达到四个肺区。

（4）叁期肺尘埃沉着病（Ⅲ）　有下列三种表现之一者：有大阴影出现，其长径不小于 20mm，短径不小于 10mm；有总体密集度 3 级的小阴影，分布范围超过 4 个肺区并有小阴影聚集；有总体密集度 3 级的小阴影，分布范围超过 4 个肺区并有大阴影。

（五）肺尘埃沉着病的处理

1. 治疗　至今为止还没有根治的办法。一些药物能起到缓解病情进展的作用，如克矽平（P204）、汉防己甲素、枸橼酸铝（柠檬酸铝）等；大容量肺泡灌洗术可排出一定数量沉积于肺组织中的粉尘，明显改善症状，但也不能起到根治的作用。因此对于肺尘埃沉着病患者，需要给予综合治疗措施，包括保健康复治疗、对症治疗以及并发症的预防和治疗，达到减轻症状、延缓病情进展、提高患者的生命质量和延长患者寿命的目的。

2. 其他处理　肺尘埃沉着病患者确诊后，不论何种期别都应调离接尘岗位，并依据肺尘埃沉着病分期、肺功能损伤程度和血氧饱和度，根据《职工工伤与职业病致残程度鉴定标准》（GB/T 16180—2006）进行劳动能力鉴定。

（六）肺尘埃沉着病的预防

肺尘埃沉着病是不可治愈的疾病，但却可以预防其发生，预防的关键措施是去除引起肺尘埃沉着病的病因生产性粉尘，包括法律措施、技术措施、卫生保健措施、组织措施和个人防护措施。中国在数十年尘肺防制工作中，总结出"革、水、密、风、护、管、教、查"尘肺综合性预防的"八字方针"。

1. 法律措施　是预防肺尘埃沉着病发生的保障。为控制粉尘危害和防治肺尘埃沉着病应遵循的法律法规是 2002 年 5 月 1 日颁布实施，并于 2011 年 12 月 31 日进一步修订的《职业病防治法》及其配套法规，以及执行 2007 年修订的国家卫生标准《工作场所有害因素职业接触限值第 1 部分　化学有害因素》（GBZ 2.1—2001）中所列出的 47 种生产性粉尘最高容许浓度标准等，从法律上保证了粉尘作业工人避免接触生产性粉尘，并为监督生产性粉尘的危害提供了法律依据。

2. 技术措施　是预防肺尘埃沉着病发生的关键所在，通过一系列的技术措施降低工作场所的粉尘浓度，从源头控制生产性粉尘的危害。

（1）改革生产工艺，革新生产设备（"革"）　是消除粉尘危害的主要途径。可通过生产过程使用遥控操作、计算机控制、隔室监控、机械化操作等方法避免作业工人直接接触粉尘;寻找石英砂、石棉替代品,从根本上消除石英和石棉的危害。

(2) 湿式作业("水"),通风除尘和抽风除尘　通过采用喷雾洒水、掘进水风钻、煤层高压注水等湿式作业和通风除尘、密闭抽风除尘的方式("密、风")可降低作业场所粉尘的浓度。

3. 卫生保健措施　开展职业健康监护工作,对接尘人员进行上岗前、定期和离岗及转岗前的职业健康检查("查"),以发现粉尘职业禁忌证,及时发现粉尘对作业者的健康危害,保护作业者的健康;定期监测作业环境空气中的粉尘浓度"查",将其控制在国家卫生标准以下。

4. 个人防护措施("护")　是重要的控制粉尘危害的辅助措施,是对技术防尘措施的补救,是保护作业者健康必须执行的措施,即使作业场所粉尘浓度达到了国家卫生标准,也必须加强个人防护。主要通过使用个人防护用品达到避免粉尘暴露的效果。防尘防护个人用品有防尘口罩、防尘眼镜、防尘安全帽、防尘工作服和防尘鞋等。

5. 用人单位措施　用人单位要加强防尘设备管理和防尘管理制度的落实("管"),同时加强宣传教育("教"),使劳动者能正确认识粉尘危害。

(七) 常见肺尘埃沉着病

1. 硅沉着病 (silicosis)　又称矽肺。是因在生产过程中长期吸入游离二氧化硅粉尘而引起的最常见的肺尘埃沉着病,肺尘埃沉着病发病比较缓慢,接触较低浓度的游离二氧化硅粉尘多在 15~20 年后发病,但如游离二氧化硅粉尘浓度较高,则可于接触后 1~2 年即发病,称为"速发型矽肺"(acute silicosis)。

(1) 病因　游离二氧化硅粉尘,俗称矽尘,常以石英尘作为矽尘的代表。游离二氧化硅粉尘按晶体结构分为结晶型、隐晶型和无定型,其致肺组织纤维化的能力以结晶型的最强,隐晶型次之,无定型的最弱。

(2) 接触游离二氧化硅粉尘的机会　接触游离二氧化硅粉尘的机会非常广泛,如各种金属矿、非金属矿和煤矿山的开采,修建公路、铁路、水利电力工程的隧道开凿,机械制造业的铸造工序,玻璃、耐火材料生产的原料破碎、研磨、筛分、配料等工序,陶瓷生产的原料准备,珠宝、石材加工以及建筑行业的钻孔作业等都可接触到游离二氧化硅粉尘。

(3) 矽肺的病理改变　矽肺的基本病理改变是矽结节形成和弥漫性肺间质纤维化,晚期可形成融合团块。

1) 肉眼观察　肺呈灰褐色,体积增大,失去弹性,含气量明显减少而重量增加,可沉入水下。触摸肺表面有散在的砂粒感或硬块。肺切面可见到针尖大至豆粒大的灰白带黑色结节,质地致密,微隆起,有半透明感与周围组织界限清楚。矽肺晚期可见相邻矽结节融合成团块,由于质硬而不易切开。

2) 镜下可见　由胶原纤维束构成的矽结节为圆形或椭圆形,纤维束呈同心圆排列或旋涡状排列,类似葱头切面。在结节外围及纤维之间可见散在的细胞成分,结节越成熟细胞成分越少。结节中心常可见小血管、支气管内膜增厚,管腔狭窄或闭塞,有的小血管、支气管可发生透明样变。单个结节直径一般为 1~2mm。矽结节是矽肺特征性的病理改变。

3) 病理形成过程　矽尘进入肺泡引起机体防御反应,大量巨噬细胞从肺的局部或全身游走到肺泡腔,在肺泡腔内部分矽尘被吞噬。由于矽尘的毒性作用,致尘细胞崩解,逸出矽尘再被其他巨噬细胞吞噬,此过程反复进行。尘细胞崩解,可释放出一些致纤维化因子,刺激纤维母细胞增殖分化,使成纤维细胞增生。同时,有其他细胞浸润(网状细胞、淋巴细胞、浆细胞、肥大细胞)形成以成纤维细胞为主的细胞性结节(Ⅰ级结节);在此基础上网状纤维逐渐增多,细胞间出现少量胶原纤维形成,为细胞性纤维结节(Ⅱ级结节);细胞成分逐渐减少，胶原纤维逐渐增多占优势，称此为纤维性细胞结节（Ⅲ级结节）；结节全部纤维化，仅有少数细胞分布在周边，此为纤维性结节（Ⅳ级结节）；当胶原纤维进一步发生透明样变则为典型矽结节（Ⅴ级结节）。

（4）发病机制 探讨矽肺发病机制对矽肺的预防和早期诊断都具有十分重要意义。自1930年确定硅沉着病是由于游离 SiO_2 引起后，全世界各国对硅沉着病发病机制进行了大量研究工作，提出了许多假说和学说，迄今尚没有哪一种学说能全面阐明矽肺纤维化形成的问题。现将近年的主要研究结果概括如下。

1）石英颗粒表面羟基活性基团，即硅烷醇基团（silanol group）的作用 这种基团很活泼，具有较强的成氢键作用。SiO_2 粒子被吞噬细胞吞噬后，可与溶酶体膜、细胞膜等膜结构构成氢键，导致膜的通透性增加，导致细胞死亡崩解。

2）自由基的作用 石英表面断裂的硅氧键在一定条件下可在体内形成多种自由基和过氧化氢，引起生物膜产生脂质过氧化反应，导致膜结构和功能损伤。

3）细胞内 Ca^{2+} 超载 SiO_2 可使细胞膜上的 Na^+，K^+-ATP 酶和 Ca^{2+}-ATP 酶以及一些细胞器膜上的 Ca^{2+}-ATP 酶活性降低或失活，使得细胞器内的钙离子释放进入胞质、细胞外的钙离子又大量流入细胞，导致细胞内 Ca^{2+} 超载，引起细胞死亡。

4）多种细胞因子的作用 巨噬细胞死亡崩解后可释放出多种细胞因子，白细胞介素Ⅰ（IL-Ⅰ）、肿瘤坏死因子（TNF）、转变生长因子-β（TGF-β）、纤维粘连蛋白（FN）等，这些细胞因子在刺激成纤维细胞增生和促进胶原纤维合成过程中起着重要作用。

5）免疫机制 在矽结节中心部位的透明样变物质中检出了抗原-抗体复合物。有人认为，细胞崩解产物中的一些变性蛋白质成为自身抗原，从而启动免疫系统，最终形成抗原-抗体复合物的沉积。

6）SiO_2 尘粒的直接毒性作用或炎症可导致Ⅰ型肺泡上皮细胞损伤、坏死、脱落，此时，Ⅱ型肺泡上皮细胞随即增生以修复受损部位，如果不能及时修复者使肺间质暴露，刺激并激活成纤维细胞的增生。

（5）X射线胸片 硅沉着病 X 射线胸片的影像是肺组织矽肺病理改变的反映，但不完全一致，可呈现出发"白"的圆形或不规则形的小阴影，严重的表现为长径超过 1cm 的大阴影。

2. 煤工尘肺（coal worker′s pneumoconiosis，CWP） 是指煤矿工人长期吸入生产性粉尘而引起的尘肺的总称，包括矽肺（硅沉着病）、煤肺病和煤硅肺病。

（1）病因 中国煤矿生产多为井工开采，分为岩石掘进和采煤工序，掘进工作面可产生大量的游离二氧化硅粉尘，而采煤工作面的粉尘主要是煤尘，其游离二氧化硅粉尘含量较低。但岩石层和煤层通常是交错存在的，所以采煤过程中常产生大量的煤岩混合尘，称为煤硅尘。由于煤矿生产的工种和工序比较多，工人的工种轮换比较频繁，因此工人可分别接触到矽尘、煤尘和煤硅尘，而引起肺组织的弥漫性纤维化，统称为煤工尘肺。

煤分为褐煤、烟煤和无烟煤，其致肺组织纤维化的能力由强到弱分别为无烟煤、烟煤和褐煤。

（2）接触机会 掘进岩石巷道的工种接触矽尘，采煤工、选煤厂选煤工、煤球制造工、煤炭装卸工均接触煤尘或煤硅尘。

（3）病理改变 除凿岩工的矽肺改变外，煤工尘肺的病理改变基本属于混合型，多兼具结节型和弥漫性纤维化的两种特征。主要的病理改变有煤斑、灶周肺气肿、煤矽结节、弥漫性纤维化、大块纤维化和含铁小体，其中煤斑是煤工尘肺最常见的原发性特征性病变，是病理诊断的基础指标，灶周肺气肿亦是煤工尘肺病理改变的特征。

（4）X射线胸片 煤工尘肺的 X 射线表现亦是病理改变在胸片上的反映，主要表现为圆形小阴影、不规则小阴影和大阴影。

3. 硅酸盐尘肺 因生产过程中长期吸入含有硅酸盐粉尘所引起的尘肺，如石棉肺、水泥尘肺、滑石肺、云母尘肺等。硅酸盐粉尘是由结合状态的二氧化硅、金属氧化物和结晶水组成的无机物。硅酸盐分为纤维状和非纤维状两类，纤维是指纵横径之比大于 3∶1 的粉尘。直径<3μm、长度≥5μm 的纤维为可吸入性纤维，直径≥3μm、长度≥5μm 的纤维为非吸入性纤维。

（1）石棉肺（asbestosis） 在职业活动中过量吸入石棉粉尘而导致的以肺组织弥漫性纤维化病变为主的疾病，是肺职业病中的主要和最严重的类型。

1）病因 石棉是天然的纤维状的硅酸盐类矿物质的总称，分为蛇纹石石棉（又称温石棉）和角闪石石棉（包括青石棉、铁石棉、直闪石石棉、透闪石石棉和阳起石石棉），以温石棉含量最为丰富，用途最广。石棉纤维非常细小，只有头发的数百分之一细，致病力以青石棉最强，其次为温石棉。

2）接触机会 石棉的采矿和选矿，石棉瓦、刹车片、石棉水泥、耐火材料、造船、保温材料、石棉橡胶、建筑行业管道保暖等的加工和使用。

3）接触途径 石棉纤维可经呼吸道、皮肤和消化道进入体内。

4）病理改变 石棉肺的病理特征为特定型肺纤维化、石棉小体、胸膜斑形成并伴随肺内多量石棉沉着的表现。其病理改变，早期与晚期不同。早期病变特征是细支气管周围有巨噬细胞浸润和纤维化；晚期病变为弥漫性肺间质炎和纤维化。肺泡腔内或者纤维灶中出现石棉小体是接触石棉的佐证，但并不能据此诊断为石棉肺。石棉小体是由外包血铁质和糖蛋白的石棉纤维，由肺巨噬细胞吞噬后形成，直径 2～5μm，长 20～50μm，石棉小体与其他含铁小体的区别之处为石棉小体相对较细且具有半透明的轴心。胸膜斑是厚度超过 5mm 的局限性胸膜增厚，常位于两侧中、下胸壁，表面光滑，与周围胸膜分界清楚。显微镜下，胸膜斑由玻璃样变的粗大胶原纤维束构成，相对无血管、无细胞，有时可见钙盐沉着。胸膜斑是既往接触石棉的指征，也是石棉环境污染的指征，可以是石棉接触者的唯一病变，可不伴有石棉肺。

5）石棉粉尘对健康的危害 细小的石棉纤维被吸入人体内，即附着并沉积在肺部，除了引起石棉肺外，还可造成胸膜和腹膜的间皮瘤，且以恶性间皮瘤为主，严重时引起肺癌。石棉已被国际癌症研究中心列为肯定的致癌物。

6）X 射线胸片 主要表现为不规则小阴影和胸膜改变。不规则小阴影是石棉肺 X 射线表现的特征，也是石棉肺诊断分期的主要依据。胸膜改变包括胸膜斑、胸膜增厚和胸膜钙化。胸膜斑亦是中国石棉肺诊断分期的指标。

（2）其他硅酸盐尘肺 中国现行法定职业病名单中除了石棉肺外，还有滑石肺、水泥尘肺和云母尘肺，其病因分别为滑石粉尘、水泥粉尘和云母粉尘，均可引起肺组织弥漫性间质纤维化，但发病时间较长，进展缓慢。

4. 其他肺尘埃沉着病 现行职业病名单中，除了上述 6 种尘肺外，还有石墨尘肺、炭黑尘肺、铝尘肺、电焊工尘肺、铸工尘肺和陶工尘肺，其病因分别为石墨尘、炭黑尘、金属铝尘或氧化铝粉尘、电焊烟尘、铸造作业中翻砂、造型作业成分较复杂的粉尘和陶土粉尘。

四、其他职业性呼吸系统疾患

在中国现行法定职业病名单中，其他职业性呼吸系统疾患共有 6 种，见表6-1。

表6-1 其他职业性呼吸系统疾患

疾病名称	病因	病变特点	临床表现
急性变应性肺泡炎	具有抗原性的有机粉尘：霉孢、菌孢或其他蛋白质有机粉尘，如农民肺、蔗渣菌孢肺、蘑菇肺、禽鸟饲养工肺等	①为Ⅲ型变态反应 ②表现为可逆性间质性肺炎	①再次吸入变应原4~8小时后出现畏寒、发热、咳嗽、胸闷、气急 ②胸部X射线检查未见肺实质改变 ③上述症状可在脱离接触后1周内消退
棉尘病	棉、亚麻、大麻等植物性粉尘如纺织、弹棉、制毡、制绒等	①肺部病理无类似肺尘埃沉着病的纤维化改变 ②为阻塞性呼吸道疾病	①具有特征性的胸部紧束感和/或胸闷、气短等症状 ②干咳、持续咳痰等呼吸道刺激症状，并可伴有畏寒、发热表现 ③疾病早期上述症状主要出现于假日或周末休息后，重新上班的第一天工作2~3小时后，故也称为"星期一症状" ④急性或慢性通气功能下降，脱离接触棉尘后也会逐渐好转 ⑤如反复发作可使病情明显加重，导致永久的慢性阻塞性呼吸功能障碍，进一步发展为慢性肺源性心脏病 ⑥X射线胸片一般无特殊形态学改变
哮喘	职业性变应原：异氰酸酯类、苯酐类、多胺类、铂复合盐、甲醛、过硫酸盐、β-内酰胺类抗生素中含6-氨基青霉烷酸结构的青霉素类和含7-氨基头孢霉烷酸结构的头孢菌素类等	粉尘吸入后，大量的巨噬细胞集聚导致炎性反应	①职业活动中吸入变应原后出现以间歇性发作性喘息、气急、胸闷或咳嗽等哮喘表现 ②及时脱离变应原后多数患者可自行缓解或经治疗缓解 ③特异性变应原试验阳性 ④有相应的哮喘试验及肺功能试验阳性的表现
金属及其化合物粉尘肺沉着病	锡、铁、锑、钡及其化合物等	①粉尘吸入后，主要沉积于肺组织中，呈异物反应，以网状纤维增生的间质纤维化为主 ②不损伤肺泡结构 ③X射线胸片显示满肺野结节状阴影，为金属沉积影像	①无明显症状和体征，健康损害不明显 ②肺功能一般无异常 ③脱离粉尘作业，病变不再继续发展
刺激性化学物所致慢性阻塞性肺疾病	《职业病分类和目录》职业中毒条款中具有刺激性的化学物，主要包括氯气、二氧化硫、氮氧化物、氨、甲醛、光气、一甲胺、五氧化二磷等	长期或反复暴露于超过刺激阈的刺激性化学物可致呼吸系统慢性炎症，进而引起慢性阻塞性肺疾病	①慢性咳嗽、咳痰，伴进行性劳力性气短或呼吸困难 ②肺部听诊可闻及双肺呼吸音明显增粗，肺气肿时呼吸音减低，可闻及干、湿啰音 ③X射线胸片显示双肺肺纹理明显增多、增粗、紊乱，延伸至外带，可见肺气肿征 ④肺功能出现不可逆的阻塞性通气功能障碍

续表

疾病名称	病因	病变特点	临床表现
硬金属肺病	硬金属粉尘（如钨、钛、钴等）。硬金属是以碳化钨（≥80%）为主要成分，金属钴（5%～20%）作为黏结剂，并加入少量镍、钛等金属，经粉末冶金工艺制成的一类超硬合金	①为巨细胞性间质性肺炎样改变 ②肺泡腔内可见大量的多核巨细胞集聚	①咳嗽、喘息、活动后呼吸困难 ②肺功能检查表现为限制性通气功能障碍或伴弥散功能降低 ③X射线表现为磨玻璃影、弥漫性小结节影、网状影及牵引性支气管扩张等 ④一般来说，患者在脱离原来的工作环境后，即使未使用糖皮质激素，其临床症状也可以获得改善和缓解，但再次回到工作岗位，重新接触硬金属粉尘，仍可引起复发

（赖纯米）

第四节　物理因素与健康损害

在生产和工作环境中，与劳动者健康密切相关的物理因素包括气象条件，如气温、气流、气压；噪声和振动；电磁辐射，如 X 射线、α 射线、β 射线、γ 射线、紫外线、可见光、红外线、激光、微波和射频辐射等，这些因素在适宜范围之外可能对劳动者的健康产生危害。

一、高温

（一）高温作业

1. 高温生产环境中的气象条件及其特点　工作场所的微小气候是由生产环境中的空气温度、湿度、风速和热辐射等气象条件构成。

（1）气温　生产环境中的气温受大气温度、太阳辐射、工作热源和人体散热等的影响。通过传导和对流，加热生产环境中的空气和通过辐射加热四周的物体而产生热能，形成二次热源。这使受热空气的面积增大，温度进一步升高。

（2）气湿　生产环境中的气湿以相对湿度表示。相对湿度在 80% 以上称为高气湿，低于 30% 称为低气湿。高气湿主要由于水分蒸发和蒸汽释放所致，常见于纺织、印染、造纸、制革、缫丝、屠宰和潮湿的矿井、隧道等作业。低气湿可见于冬季高温车间中的作业。

（3）气流　生产环境中的气流除了受自然界风力的影响外，主要与厂房中的热源有关。热源使空气加热而上升，室外的冷空气从门窗缝隙或通风处进入室内，造成空气对流。室内外温差越大，产生的气流也越强。

（4）热辐射　主要指红外线及一部分可见光的辐射。红外线不能直接加热空气，但可使受照物体加热。正辐射是指物体表面温度超过人体表面温度时，物体向人体传递热源辐射而使人体受热；负辐射是当周围物体表面温度低于人体表面温度时，人体向周围物体辐射散热。热源辐射的能量（E）大小取决辐射源的温度，并与其绝对温度（T）的 4 次方成正比（$E=KT^4$），其中，K 为热辐射系数。除受温度影响外，它与辐射源的表面积和表面温度等因素有关，热源温度越高，表面积越大，辐射能量也越大，另一方面，辐射能量与辐射源距离的平方成反比，故离辐射源越远，物体受到的辐射强度也越小。热辐射强度以每分钟每平方厘米表面接受多少焦耳（J）热量表示［$J/(cm^2 \cdot min)$］。

2. 高温作业的类型　工作地点有生产性热源，以本地区夏季室外平均温度为参照基础，工作地点的气温高于室外2℃或2℃以上的作业为高温作业。

高温作业按其气象条件的特点可分为下列三个基本类型。

（1）高温、强热辐射作业　生产场所的气象特点是气温高、热辐射强度大，而相对湿度较低，形成干热环境。

（2）高温、高湿作业　高湿度的形成，主要是由于生产过程中产生大量水蒸气或生产上要求车间内保持较高的相对湿度所致。

（3）夏季露天作业　夏季的农田劳动、建筑、搬运等露天作业，除受太阳的直接辐射作用外，还受到加热的地面和周围物体二次辐射源的附加热作用。

3. 高温作业对机体生理功能的影响

（1）体温调节　正常人的体温是相对恒定的，是保证机体新陈代谢和生命活动正常进行的必要条件。下丘脑 PO/AH 体温调节中枢在环境温度发生变化时通过调节机体的产热和散热活动，来维持机体体温的相对恒定。

（2）水、盐代谢　环境温度越高，劳动强度越大，人体出汗则越多。大量出汗，水、电解质丢失，可引起水、电解质代谢紊乱，导致体内酸碱平衡失调。

（3）循环系统　高温作业时大量出汗，有效循环血容量减少，血液浓缩，血液黏稠度加大；加之机体散热，皮肤血管扩张，末梢循环血量增加；为适应劳动需求，工作肌群也需足量的血液灌注。这些血液供求矛盾使得循环系统处于高度应激状态。心脏负荷加重，从而引起心跳加快，每分钟心排血量加大，久之造成心肌的生理性肥大。高温作业时，周围血管扩张，有效血容量减少，导致血压下降。若高温工人在劳动时心率已达到最高，而机体蓄热又不断增加，心排血量则不可能再增加来维持血压和肌肉灌流，可能导致热衰竭。

（4）消化系统　高温作业时，由于出汗散热和工作肌的需要，血液重新分配，消化系统血流减少，导致消化液减弱，消化酶活性和胃液酸度降低，再加上高温作业时大量饮水不仅稀释胃酸而且还会加重消化道负担，这些因素可导致高温作业工人易引起食欲减退和消化不良，使消化道疾患增多，且工龄越长患病率越高。

（5）神经系统　高温作业可使中枢神经系统出现抑制，肌肉工作能力低下，机体产热量因肌肉活动减少而下降，热负荷得以减轻。所以，可把这种抑制看作是保护性反应。但由于注意力、肌肉工作能力、动作的准确性与协调性及反应速度降低，不仅导致工作效率的降低，而且易发生工伤事故。

（6）泌尿系统　高温作业时，大量水分经汗腺排出，肾血流量和肾小球过滤率下降，经肾排出的尿液等大量减少，血液浓缩使肾负担加重，可致肾功能不全，尿中出现蛋白质、红细胞、管型等。

（7）热适应　热适应（heat acclimatization）是指人在热环境工作一段时间后对热负荷产生适应的现象。一般在高温环境劳动数周时间，机体可产生热适应。主要表现为上述各个系统的功能有利于降低产热、增加散热。脱适应（deacclimatization）指热适应的状态并不稳定，停止接触热1周左右返回到适应前的状况。此外，近年研究发现细胞在机体受热时及出现热适应后诱导合成一组蛋白质即热休克蛋白（heat shock proteins, HSPs），特别是分子量为27000和70000的HSP27和HSP70，可保护机体免受一定范围高温的致死性损伤。热适应者对热的耐受能力增强，这不仅可提高高温作业的劳动效率，且有助于防止中暑发生，但人体热适应有一定限度，超出限度仍可引起生理功能紊乱。因此，绝对不能放松防暑保健工作。

（二）中暑

中暑（heat stroke）是高温环境下由于热平衡和（或）水盐代谢紊乱等引起的一种以中枢神经系统和（或）心血管系统障碍为主要表现的急性热致疾病（acute heat-induced illness）。

1. 疾病因素　环境温度过高、湿度大、风速小、劳动强度过大、劳动时间过长是中暑的主要致病因素。过度疲劳、未热适应、睡眠不足、年老、体弱、肥胖和抗热休克蛋白抗体都易诱发中暑。

2. 发病机制与临床表现 中暑按发病机制可分为三种类型：热射病（heat stroke，含日射病 sun stroke），热痉挛（heat cramp）和热衰竭（heat exhaustion），中国《职业病分类和目标》中统称为中暑。

（1）热射病 在高温环境下工作数小时后，散热小于产热，体温调节机制失衡，出现先驱症状：无力、头晕、头痛、恶心、多汗、突然很快体温升高到40℃以上，出现嗜睡、昏迷、谵妄，皮肤干热、无汗，面色潮红变为苍白，脉搏加快、血压下降、心律失常、呼吸快而浅，严重者可出现休克、心力衰竭、肝肾衰竭或弥散性血管内凝血，癫痫样抽搐，如不及时抢救可致死亡。此型最为严重，尽管迅速救治，仍有20%～40%的患者死亡。

（2）热痉挛 由于大量出汗，体内钠、钾过量丢失所致。主要表现为明显的肌肉痉挛，痉挛常呈对称性，时而发作，时而缓解，以腓肠肌最多见，并伴有收缩痛。患者神志清醒，体温多正常。

（3）热衰竭 亦称热晕厥、热虚脱，多发生于高温、高湿环境中。临床表现为先有头晕、头痛、多汗、恶心、呕吐、轻度脱水、脉搏细弱、血压短暂下降、心律不齐，继而出现晕厥和手足抽搐，体温不高或稍高。通常休息片刻即可清醒。以上症状多以混合型较为常见。

三种类型中暑的比较见表6-2。

表6-2 三种类型中暑的比较

类型	致病因素	发病机制	临床表现
热射病	高温 高湿 强热辐射	热蓄积	体温高达40℃以上、大量出汗或无汗、皮肤干热、意识障碍、脉快而无力、呼吸浅表。重者出现抽搐，昏迷
热痉挛	高气温 强热辐射	大量出汗，钠、钾过量丧失，水、电解质平衡紊乱，神经肌肉的自发冲动	肌肉痉挛，尤以腓肠肌为甚，常呈对称性，伴有头痛、口渴、尿少、四肢无力、尿盐↓、体温多正常
热衰竭	高气温 强热辐射	外周血管扩张，皮肤血流量↑，导致脑部暂时性供血减少所致	头晕、头痛、多汗、口渴、恶心、呕吐、面色苍白、BP↓、脉细弱、晕厥，体温多正常

3. 中暑的诊断 中暑按临床症状的轻重可分为轻症中暑和重症中暑，重症中暑包括热射病、热痉挛、热衰竭。

（1）中暑先兆 即观察对象在高温环境作业一段时间后出现头晕、头痛、口渴、多汗、全身疲乏、心悸、注意力不集中、动作不协调等症状，体温多正常或略升高。

（2）轻症中暑 除中暑先兆加重外，出现面色潮红、大量出汗、脉搏快速等表现，体温升高至38.5℃以上。

（3）重症中暑 可分为热射病、热痉挛和热衰竭三型，也可出现三者的混合型。

4. 中暑的治疗 中暑的治疗原则：主要依据其发病机制和临床症状进行对症治疗，体温升高者应迅速降低体温。

（1）轻症中暑 迅速离开作业环境，至通风良好的阴凉处安静休息，给予含盐清凉饮料，必要时给予葡萄糖-0.9%氯化钠注射液静脉滴注。

（2）重症中暑 ①热射病：立即采取降温、维持循环呼吸功能的措施，必要时纠正水、电解质平衡紊乱。②热痉挛：及时口服含盐清凉饮料，必要时给予葡萄糖-0.9%氯化钠注射液静脉滴注。③热衰竭：使患者平卧，移至阴凉通风处，口服含盐清凉饮料，对症处理。静脉给予0.9%氯化钠注射液虽可促使恢复，但通常无必要，对心血管疾病患者慎用升压药，避免增加心脏负荷，诱发心力衰竭。

5. 中暑的预防 按照高温作业卫生标准、采取一系列综合防暑降温措施是预防与控制热致疾病与热损伤的重要途径。

（1）高温作业卫生标准 高温作业时，人体与环境的热交换和平衡受气象因素，同时又受劳动代谢的影响。制订卫生标准以机体热应激不超出生理范围（例如直肠体温≤38℃）为依据，对气象等因素及劳动强度做出相应的规定，以保证工人的健康。

（2）综合性防暑降温措施

1）技术措施 ①合理设计工艺流程：合理设计工艺流程，改进生产设备和操作方法是改善高温作业劳动条件的根本措施，如钢水连铸、铸造、搪瓷等的生产自动化，可使工人远离热源，同时减轻劳动强度。热源的布置应符合下列要求：a. 尽量布置在车间外面；b. 在天窗下面尽量采用热压为主的自然通风；c. 尽量在夏季主导风向的下风侧采用穿堂风为主的自然通风；d. 对热源采取隔热措施；e. 为了方便采用降温措施，在工作地点的热源之间可设置隔墙（板），使热空气沿着隔墙（板）上升，经过天窗排出，以免扩散到整个车间；f. 热成品和半成品应立即运出车间或堆放在下风侧。②隔热：隔热是防止热辐射的重要措施。可利用水或导热系数小的材料进行隔热，其中尤以水的隔热效果最好。③通风降温：a. 自然通风（natural ventilation），高温车间靠通过门窗、缝隙进行自然通风换气是不够的，因为热量大、热源分散的高温车间，每小时需换气30～50次以上，才能使余热及时排出，所以必须把风口和排风口配置得十分合理，充分利用热压和风压的综合作用，使自然通风的效能发挥到最大。b. 机械通风（mechanical ventilation），在自然通风不能满足降温的需要或生产上要求车间内保持一定的温湿度时，可采用机械通风。

2）保健措施 ①供给饮料和补充营养：高温作业工人应补充与出汗量相等的含盐饮料。此外，可补充维生素和钙等。②个人防护：a. 高温工人应穿耐热、导热系数小而透气性能好的工作服。b. 工作服宜宽大又不妨碍操作。c. 按不同作业的需要，供给工作帽、防护眼镜、面罩、手套、鞋盖、护腿等个人防护用品。d. 特殊高温作业工人须佩戴隔热面罩和穿着隔热、阻燃、通风的防热服。③加强医疗预防工作：对高温作业工人应进行就业前和入暑前体格检查。凡有心血管系统器质性疾病、血管舒缩调节功能不全、持久性高血压、溃疡病、活动性肺结核、肺气肿、肝肾疾病、明显的内分泌疾病（如甲状腺功能亢进）、中枢神经系统器质性疾病、过敏性皮肤瘢痕患者、重病后恢复期及体弱者，均不宜从事高温作业。

3）组织措施 加强领导，改善管理，严格遵照国家有关高温作业卫生标准是搞好厂矿防暑降温措施的关键。

二、噪声

噪声（noise）是人们不喜欢听到的声音，会干扰人的工作、学习、生活和情绪，长期暴露一定强度的噪声会损害健康，是一种常见职业性有害因素。

（一）基本概念与分类

1. 声音 物体受到振动后，振动能在弹性介质中以波的形式向外传播，到达人耳引起的音响感觉称为声音（sound）。物体每秒振动的次数称为频率（frequency），用"f"表示，单位是赫兹（Hz）。人耳能听到的声音频率在20～20000Hz，这频率范围的振动波被称为声波（sound wave）。

频率小于20Hz的声波称为次声波（infrasonic wave），大于20000Hz的声波称为超声波（ultrasonic wave）。

2. 噪声 从卫生学意义上来讲，凡是使人感到厌烦、不需要或有损健康的声音都称为噪声（noise）。如谈话的声音和音乐，也属于噪声。

3. 生产性噪声 在生产过程中产生的，听起来使人产生厌烦的频率和强度没有规律的声音，称为生产性噪声或工业噪声。

（1）来源 生产性噪声按照来源可以分为以下三种。

1）机械性噪声 由于机械撞机、摩擦、转动所产生的噪声，如冲压、切割、打磨机械等发出的声音。

2）流体动力性噪声 气体压力或体积的突然变化、流体流动产生的声音，如空气压缩或施放（汽笛）发出的声音。

3）电磁性噪声 指由于电磁设备内部交变力相互作用所产生的声音，如变压器所发出的声音。

根据噪声随时间的分布情况，生产性噪声可分为连续噪声和间断噪声。连续噪声又可分为稳态噪声和非稳态噪声。此外，依据噪声频谱的宽度，还可将其分为窄频带噪声和宽频带噪声等。

（2）特征 生产性噪声通常具备以下特征，使其较其他类型噪声具有更强的危害性：①强度高；②高频音所占比例大；③持续暴露时间长；④其他有害因素联合作用，如高温、振动、毒物等，这些生产性有害因素可与噪声产生联合作用。

4. 交通噪声 飞机噪声在交通噪声中最强，距离飞机300m处，噪声大约为105dB。速度与噪声有很大关系，车速提高一倍，噪声增加6~10db；当车速低于96km/h时，噪声主要是轮胎造成的。

5. 生活噪声 包括家庭噪声、公寓噪声、集贸市场嘈杂声和娱乐场所的噪声等。

（二）声音的物理特性及其评价

1. 声强与声强级 声波具有一定的能量，用能量大小表示声音的强弱称为声强（sound intensity）。单位时间内垂直于传播方向的单位面积上通过的声波能量决定声音强弱，通常用"I"表示，单位为瓦/米^2（W/m^2）。以1000Hz声音为例，正常青年人刚能引起音响的感觉，即最低可听到的声音强度（听阈，threshold of hearing）为10^{-12}W/m^2，而声音增大产生导致痛感时的声音强度（痛阈，threshold of pain）为1W/m^2，两者相差10^{12}倍。

用对数值表示的声强的等级称为声强级，符号为L_1，单位为分贝（dB）。$L_1 = 10\lg(I/I_0)$。$I_0 = 10^{-12}$W/m^2，是听阈声强的基准值。

2. 声压和声压级

（1）声压（sound pressure）是声波在空气中传播时引起介质质点振动对介质（空气）产生的压力。声压可以看作是垂直于声波传播方向上单位面积所承受的压力，以P表示，单位为帕（Pa）或牛顿/米^2（N/m^2），1Pa = 1N/m^2。

（2）声压级 声压大音响感强，声压小则音响感弱。刚能引起正常人耳音响感觉的声压称为听阈声压或听阈（threshold of hearing），其声压值为20μPa或$2×10^{-5}$N/m^2。声压增大至人耳产生不适感或疼痛时称为痛阈声压或痛阈（threshold of pain），声压值为20Pa或20N/m^2。从听阈声压到痛阈声压绝对值相差10^6倍，为了计算方便，也用对数值（级）来表示其大小，即声压级（sound pressure level，SPL），是以听阈为基准的倍比关系的对数值表示声压的等级，单位也是分贝（dB）。

3. 频谱 声学上把组成组合音的各种频率由低到高进行排列而形成连续频率谱称为频谱（frequency spectrum）。用频谱表示可以使声音的频率组成变得更加直观。

（三）噪声对人体健康的影响

噪声对人体产生不良影响早期多为可逆性、生理性改变，长期接触一定的噪声则对人体产生不可逆性的、病理性损伤。

1. 听觉系统

（1）暂时性听阈位移（temporary threshold shift，TTS） 人或动物接触噪声后引起听阈水平变化，脱离噪声环境后，经过一段时间听力可以恢复到原来水平。

1）听觉适应 短时间暴露在强烈噪声环境中，机体听觉器官敏感性下降，听阈可提高10~15dB，脱离噪声接触后外界的声音有"小"或"远"的感觉，离开噪声环境1分钟之内即可恢复，此现象称为听觉适应（auditory adaptation）。听觉适应是机体一种生理性保护现象。

2）听觉疲劳 较长时间停留在强噪声环境中，引起听力明显下降，听阈提到超过15~30dB，离开噪声环境后，需要数小时甚至数十小时听力才能恢复，称为听觉疲劳（auditory fatigue）。因工作需要而继续接触噪声，会使听觉疲劳逐渐加重，可能发展为永久性听阈位移。

（2）永久性听阈位移（permanent threshold shift，PTS） 由噪声或其他因素引起的不能恢复到正常听阈水平的听阈升高。永久性听阈位移，是一种不可逆的病理性改变。

（3）职业性噪声聋 职业性噪声聋是指劳动者在工作过程中，由于长期接触噪声而发生的一种渐进性的感音性听觉损伤，职业性噪声聋是中国最常见的法定职业病之一。

（4）爆震性耳聋（explosive deafness） 在某些特殊条件下，如进行爆破，由于防护不当或缺乏必要的防护设备，可因强烈爆炸产生的冲击波造成急性听觉系统的外伤，引起听力丧失。

2. 听觉外系统

（1）神经系统 长期接触强噪声出现头痛、头晕和心悸与睡眠障碍综合征。研究发现，有时还会表现为情绪不稳、易激怒等。

（2）心血管系统 在噪声作用下，表现为心率加快或减慢，血压早期变化不稳定，长期接触强的噪声可以引起血压持续性升高。研究发现，接触噪声的工人心血管疾病患病率增高。

（3）内分泌及免疫系统 接触强噪声的工人或实验动物可出现免疫功能降低，接触噪声时间越长，变化越显著。

（4）消化系统及代谢 接触噪声工人可以出现胃肠功能紊乱、食欲减退、胃液分泌减少、胃的紧张度降低、蠕动减慢等变化。研究提示，噪声还可引起人体脂代谢障碍，血胆固醇升高。

（5）生殖系统及胚胎发育 流行病学调查表明，接触噪声的女工有月经不调现象，表现为月经周期异常、经期延长、经血量增多及痛经等。

（6）对工作效率的影响 在噪声干扰下，人会感到烦躁，注意力不能集中，反应迟钝，不仅影响工作效率，而且降低工作质量，容易发生各种事故，造成人员伤亡及财产损失。

噪声聋的诊断与处理：噪声性耳聋属中国法定的职业病，按照国家《职业性噪声聋诊断标准》（GBZ 49—2007）进行诊断。

噪声所致的听力损伤和噪声性耳聋目前尚无有效的治疗方法。听力损伤者听力下降达56dB以上者，应佩戴助听器。中度听力损伤者可考虑安排从事对听力要求不高的工作。重度听力损伤及噪声性耳聋者应调离噪声环境。

（四）噪声对机体作用的影响因素

1. 强度和频谱特性 噪声的强度越大危害越大，接触强度相同的情况下，频率越高，则噪声对人体的影响越大。

2. 接触时间和方式 同样的噪声，接触时间越长，危害越大，噪声性耳聋的发生率与工龄有密切的关系。实践证明，连续接触方式的危害高于间断接触。

3. 噪声的性质 脉冲噪声的危害高于稳态声，窄频带噪声的危害高于宽频带噪声。

4. 个体敏感性与个体防护　对噪声敏感和机体健康状态不佳的人，特别是有耳病者会加重噪声的危害程度。个体防护是预防噪声危害的有效措施之一，如佩戴防声耳塞等可推迟或减轻噪声性听力损伤。

5. 其他有害因素的同时存在　有振动、高温、寒冷和毒物等有害因素存在时可加重噪声的危害。

知识链接

为什么高频段首先受损

1. 耳蜗底部的基底膜较窄，主要感受高频声、这个区域的感觉细胞只要损伤15% ~ 20%，听觉灵敏度可下降40dB。

耳蜗顶部基底膜最宽，主要感受低频声，这个区域的感觉细胞只有损伤比较广泛时，才会出现听阈改变。

2. 螺旋器在4000Hz处血循环最差，且具有一狭窄区，易受淋巴振动波的冲击而受损；且3个小听骨对高频声的缓冲作用小，故高频首先受损。

（五）控制噪声危害的措施

1. 控制和消除噪声源　采用无声或低声设备代替发出强声的设备，厂房设计时，合理配置声源，把高噪声的设备和低噪声设备分开，密闭声源等。

2. 控制噪声传播　采用吸声、隔声和隔振等措施，增加噪声源与接受者之间的距离，以及设立屏障，如建立绿化带等。

3. 加强个人防护和健康监护　对于接触噪声的作业人员，可佩戴耳塞、防声棉、耳罩及帽盔等。定期体检，尤其是听力检查，观察听力变化情况，以便早期发现听力损伤，及时采取有效的防护措施。

4. 制定工业企业卫生标准　制定合理的卫生标准，将噪声强度限定在一定范围之内。

5. 合理安排劳动和休息　制定合理的作息时间，如适当安排工间休息，噪声作业人员要合理安排工作以外的时间，在休息时间内尽量减少或避免接触较强的噪声（包括音乐），同时保证充足的睡眠。

三、非电离辐射和电离辐射

（一）非电离辐射

非电离辐射（nonionizing radiation）是不足以导致组织电离的量子能量小于12eV的电磁辐射，包括射频辐射（无线电波）、微波、红外线、可见光、紫外线和激光等。

1. 射频辐射　射频辐射（radiofrequency radiation）是指频率100kHz ~ 300GHz的电磁辐射，也称无线电波，包括高频电磁场（high frequency electromagnetic field）与微波（microwave）。

（1）职业接触　射频辐射的职业接触包括两部分：高频电磁场与微波的应用。

1）高频电磁场在工业中的应用　①高频感应加热：利用中长波波段的电磁场对导体及半导体进行感应加热；②高频介质加热：利用短波机接近段波的超短波对非导体进行介质加热；③多种波段广泛应用于无线电通讯和理疗。

2）微波应用　①导航、测距、卫星通讯和雷达探测等；②加热干燥粮食、木材、药物、纸张等；③医疗上应用微波理疗；④家用微波炉的普及。

（2）对机体健康的影响

1）高频电磁场对健康的影响 ①主要表现为轻重不一的类神经症，通常主诉有全身无力、易疲劳、头晕、头痛、胸闷、心悸等；②女工有月经功能紊乱，以年轻者为主；③少数男工性功能衰退；④个别接触场强较大的工作人员，心电图检查显示窦性心动过缓或心律不齐。大多数为非器质性损害，一般脱离接触 2～3 个月后，症状可减轻或消失。

2）微波对健康的影响 ①类神经症状，主诉与接触高频电磁场工作者类似；②心血管系统主要表现为心悸、心前区疼痛或者胸闷感；③造血系统表现为接触者白细胞缓慢下降的趋势，但未见出血体征，脱离接触后外周血象会恢复到正常状态；④女工有月经功能紊乱，以年轻女性为主；少数男工性功能衰退；⑤可损伤眼晶状体，严重者可引起白内障。

（3）预防 ①高频电磁场的主要防护措施有场源屏蔽、距离防护、合理布局；②微波防护措施的基本原则是：屏蔽辐射源、加大辐射源与作业点的距离、合理的个人防护。微波作业应使用镀有金属薄膜的防护镜，需要时可使用镀有金属织品的防护服、防护帽。

2. 红外辐射 红外辐射（infrared radiation）即红外线，也称热射线，可分为长波红外线（远红外线）、中波红外线及短波红外线（近红外线）。凡温度高于绝对零度（−273℃）以上的物体，都能发射红外线。物体温度越高，辐射强度越大，其辐射波长越短（即近红外成分越多）。

（1）职业接触 ①自然界的红外辐射源以太阳为最强；②生产环境中，主要红外辐射源包括熔炉、强红外线光源、开放火焰等；③职业损伤多发生于使用弧光灯、电焊、氧乙炔焊的操作工。

（2）对机体健康的影响 主要影响部位是皮肤和眼。①大强度短时间照射，皮肤温度升高，出现红斑；②反复照射，局部可出现色素沉着；③过量照射近红外线，产生皮肤灼伤；④对眼的损伤主要表现为晶状体和视网膜黄斑部。

（3）防护 ①穿戴反射性铝制遮盖物和铝箔制衣服来减少红外线暴露和降低熔炼工、热金属操作工的热负荷；②热操作工应戴能有效过滤红外线的防护眼镜。

3. 紫外辐射 波长范围在 100～400nm 的电磁波成为紫外辐射（ultraviolet radiation，UV），又称紫外线。凡物体温度达 1200℃ 以上时，辐射光谱中即可出现紫外线，随温度的升高，紫外线的波长变短，强度增大。太阳辐射是紫外线的最大天然源。

（1）职业接触 主要为冶炼炉、电焊、电炉炼钢等工作，以及紫外线的消毒工作均可接触紫外线。

（2）对机体健康的影响 与红外辐射相似，紫外辐射对机体的影响部位主要也是皮肤和眼。

1）皮肤部位 ①适量紫外线对人体的健康有积极作用。②强烈的紫外线照射可引起皮炎，表现为红斑。停止照射后，一般在 24 小时后消退，可有色素沉着。③长期暴露可致皮肤皱缩和老化，严重可诱发皮肤癌。

2）眼部位 ①波长在 250～320nm 的紫外辐射，可被角膜和结膜上皮大量吸收，引起急性角膜结膜炎，故称为电光性眼炎（electro-ophthalmitis）。多见于电焊辅助工，主要表现为眼部烧灼，伴有畏光流泪，视物模糊。②雪盲症，在阳光照射的冰雪环境下作业，会受到大量反射的紫外线照射，引起急性角膜、结膜损伤。

（3）预防 防护措施方面，以屏蔽和增大与辐射源的距离为原则。①电焊工和其辅助工必须佩戴专门的面罩和防护眼镜，以及适宜的防护服和手套；②非电焊工禁止裸眼观看电焊；③接触低强度紫外线原操作时，可使用玻璃或塑料护镜来保护眼镜。

（二）电离辐射

电离辐射（ionizing radiation）指电子能量大于12eV以上，能使受作用物质发生电离现象的辐射称为电离辐射。与职业卫生有关的辐射类型主要有五种，即 X 射线、γ 射线、α 射线、β 射线和中子（n）。

1. 接触电离辐射的职业 ①核工业系统：放射性矿物（如铀矿）的勘探，核电站的建立和运转；②放射性核素的生产、加工和使用；③射线发生器的加工生产和使用；④天然放射性核素伴生或共生矿生产，如磷肥、稀土矿和钨矿等开采和加工；⑤医疗照射。

2. 电离辐射的接触方式 电离辐射以内照射和外照射两种方式作用于人体。

（1）外照射 特点是只要脱离或远离辐射源，辐射作用即停止。

（2）内照射 是由于放射性核素经呼吸道和消化道、皮肤或注射途径进入人体后对机体产生作用。

3. 电离辐射效应的分类

（1）电离辐射按剂量–效应关系分类 可分为随机性效应（stochastic effect）和非随机性效应（deterministic effect）。

1）随机性效应 是指辐射效应的发生概率（而非其严重程度）与剂量有关，而损伤程度与剂量无关，不存在剂量阈值（dose threshold）。主要有致癌效应和遗传效应。

2）非随机效应 亦称确定性效应，是指辐射效应的严重程度取决于所受剂量的大小，且有明确的剂量阈值，在阈值以下不会见到有害效应，如放射性皮肤损伤（radiation skin injury）、放射性生育障碍（radiation induced fertility disturbance）等。

（2）电离辐射按效应发生的个体分类 可分为躯体效应和遗传效应。胎儿宫内受照射发生的胚胎和胎儿效应是一种特殊的躯体效应。

（3）电离辐射按效应的类型分类 可分为大剂量照射的急性效应、低剂量长期照射的慢性效应以及受照后发生的远期效应等。

4. 电离辐射对机体的损伤

（1）电离辐射因素

1）辐射的物理特性 辐射电离密度和穿透力，是影响损伤的重要因素，α 粒子的电离密度虽然较大，但穿透力很弱，其主要危害是进入人体后的内照射，而外照射的作用很小；β 粒子的电离能力较小，但高能 β 粒子具有穿透皮肤表层的能力；X 射线和 γ 射线的穿透力较 β 粒子强，可穿透至组织深部或整个人体组织，具有强大的贯穿辐射作用。

2）剂量和剂量率 剂量率是单位时间内机体所接受的照射剂量，常以 Gy/d、Gy/h 或 Gy/min 表示。一般情况下，剂量越大，生物效应也越大，但并不完全呈直线关系。

3）照射部位 照射的几何条件不同，使机体各部位所接受不均匀照射，而影响吸收剂量。腹部照射的反应最强，其次为盆腔、头颈、胸部和四肢。

4）照射面积 受照面积越大，作用越明显。同样的照射量，局部照射作用明显，若全身接受照射面积达 1/3，则可产生明显的辐射效应。

（2）机体因素 不同种属、不同细胞、不同组织和器官对辐射有不同的辐射敏感性。一般来说，组织对辐射的易感性与细胞的分裂活动成正比，与分化程度成反比。辐射易感性还与细胞间期染色体的体积成正比，即与细胞的 DNA 含量有关。具有增殖能力的细胞，所处的细胞周期不同，辐射易感性也不同，以 DNA 合成期易感性最高。种系演化越高，机体组织结构越复杂，辐射易感性越强。

5. 电离辐射对机体的影响 长时间、大剂量电离辐射照射人体可产生严重后果。人体受各种电离辐射而发生的各种类型和程度的损伤（或疾病），包括：①全身放射性疾病，如急、慢性放射病；②局部放射性疾病，如急、慢性放射性皮炎、放射性白内障；③远期危害，如电离辐射可诱发白血病、甲状腺癌、支气管肺癌等恶性肿瘤，贫血，寿命缩短及胚胎效应等。

6. 电离辐射对人体损伤的生物学作用机制

（1）原发作用　电离辐射直接作用于 DNA、RNA、核蛋白及酶类，使其发生电离，化学键断裂，造成分子变性和结构破坏，也可以使人体的水分子发生电离或激发，产生大量具有强氧化作用的自由基，产生脂质过氧化，继之产生一系列生物学效应。

（2）继发作用　是在一系列原发作用基础上，引起染色体畸变，基因位移或脱失，导致细胞核分裂异常，产生病理性核分裂等。

7. 电离辐射对机体的危害与临床表现　放射病（radiation sickness）是由一定剂量的电离辐射作用于人体所引起的全身性或局部性放射损伤，临床上分为急性、亚急性和慢性放射病。放射性疾病属于国家法定职业病。

（1）外照射急性放射病（acute radiation sickness from external exposure）　是指人体一次或短时间（数日）内受到全身照射，吸收剂量达到 1Gy 以上所引起的全身性疾病。多见于事故性照射和核爆炸。病程具有明显的时相性，有初期、假逾期、极期和恢复期四个阶段。根据临床表现可分为三种类型。

1）骨髓性（1~10Gy）　最为多见，主要引起骨髓等造血系统损伤。以白细胞数减少和感染性出血为主要临床表现，口咽部感染灶最为明显，具有典型的时相性特点。

2）胃肠型（10~50Gy）　表现为频繁呕吐，呕吐物由食物转为含胆汁和血性液体，并可出现水样便或血水便，可导致脱水，并常发生肠麻痹、肠套叠、肠梗阻、腹膜炎等严重并发症。

3）脑型（>50Gy）　受照后患者短时出现精神萎靡，很快转为意识障碍、共济失调、肌肉震颤、抽搐躁动和休克，同时合并心血管功能紊乱、衰竭和死亡。

（2）外照射亚急性放射病（subacute radiation sickness from external exposure）　是指人体在较长时间（数周到数月）内受电离辐射连续或间断较大剂量外照射，积累剂量大于 1Gy 时所引起的一组全身性疾病。造血功能障碍是外照射亚急性放射病的基本病变，主要病理变化为造血组织破坏、萎缩、再生障碍，骨髓细胞异常增生，骨髓纤维化。

（3）外照射慢性放射病（chronic radiation sickness from external exposure）　是指放射工作人员在较长时间内连续或间断受到超当量剂量限值 0.05Sv 的外照射，而发生的全身性疾病。在累积当量剂量达到 1.5Sv 以上时，出现以造血组织损伤为主，并伴有其他系统症状。其临床表现如下：①早期临床症状主要为无力型神经衰弱综合征。以疲乏无力、睡眠障碍、食欲减退、头痛头晕、记忆力下降、精神不振为常见。②当病情进一步发展，上述症状更加严重，可出现内分泌系统的功能紊乱。妇女可表现有月经紊乱、经量减少或闭经。③体征早期可无明显表现，后期可见腱反射、腹壁反射减退等神经反射异常。④实验室检查方面，外照射慢性放射病患者的外周血细胞有不同程度的减少，并与辐射损伤的严重程度和受照射的累积剂量密切相关。一般来说，血细胞减少的顺序是白细胞、血小板、红细胞。⑤外周血淋巴细胞染色体畸变率是辐射效应的一个灵敏指标。长期慢性小剂量照射时，染色体畸变的特点是：以断片为主；双着丝点加环不伴断片；染色体畸变率和畸变细胞率相等；稳定性畸变（臂间倒位、易位）增加；畸变率与剂量的关系不明显。⑥骨髓造血细胞的增生程度是外照射慢性放射病诊断的主要依据。常见的有增生活跃；增生低下；骨髓造血某一系统，特别是粒细胞系统成熟障碍。

（4）内照射放射病（internal radiation sickness）　是指大量放射性核素进入体内，作为放射源对机体照射而引起的全身性疾病。这种病比较少见，临床工作中见到的多为放射性核素内污染（internal contamination of radionuclides），指体内放射性核素积累超过其自然存量。

内照射放射损伤的特点是：①放射性核素在体内持续作用，新旧反应或损伤与修复同时并存，而且时间迁延，造成临床上无典型的分期；②靶器官的损伤明显，如骨骼、单核-吞噬细胞系统、肝、肾、甲状腺等；③某些放射性核素本身放射性很弱，但具有很强的化学毒性，如铀对机体的损伤即以化学毒性为主。内污染可造成远期效应。

（5）放射性复合伤（combined radiation injury） 放射性复合伤是指在战时核武器爆炸及平时核事故发生时，人体同时或相继出现以放射损伤为主的复合烧伤、冲击伤等的一类复合伤。

8. 电离辐射的远期效应 指受照射后几个月、几年、几十年或直至终生才发生的慢性效应。这种效应可以显现在受照者本人，也可显现在后代，前者称为躯体效应，后者称为遗传效应。

（1）电离辐射诱发恶性肿瘤 辐射致癌效应为随机效应，是人类最严重的辐射远期效应。电离辐射可诱发人类恶性肿瘤。

（2）其他电离辐射远期效应 远期效应可发生于一次大剂量的急性照射之后，也可发生于长期小剂量累积作用。长半衰期的放射性核素一次大量或多次小量进入机体，又不易排出体外，使机体长期受到照射，同样可引起远期效应。

1）白内障是电离辐射引起的确定性效应，当射线达到一定剂量后便可发生。出现白内障的时间可以从受照后数月至数年不等。照射剂量越大，年龄越小者潜伏期也越短。多见于核事故后的中、重度急性放射病恢复后，以及头面部放疗的患者。

2）生长发育障碍是指母体在从妊娠期受照射，对胎儿、新生儿的生长发育产生的不良影响。对 106 名接受放疗的妇女调查结果发现，在妊娠期曾受照射出生的 75 例儿童中，有 28 例发生畸形和发育障碍，其中 20 例属智力发育不全，并出现迟钝、脑积水等；8 例有脊柱裂、肢体畸形、斜视、先天盲等异常。日本原子弹爆炸受核辐射的妊娠妇女所生的儿童除有上述情况外，还发现智力低下的发生率随剂量的增加而增高。

3）性腺是对电离辐射敏感的器官。男性全身或睾丸局部受一定剂量照射后，可使精子数显著减少，活动度降低及畸形精子增加。受照剂量越大，精子数减少越明显，甚至可以引起永久性不育。妇女则可引起月经不调甚至绝经。

4）电离辐射对造血系统的损伤 已在广岛、长崎地区原子弹爆炸幸存者调查中得到证实。确诊的再生障碍性贫血患者的发病率比一般日本人高 50 倍。真性红细胞增多症发病率也较未受照者明显增高。按中国放射卫生防护标准，对放射性工人人员剂量限值的规定，如果全身均匀照射的年剂量限值不超过 50mSv，工作 50 年的累积剂量最多不超过 2.5Sv，将不至于引起寿命缩短。

5）辐射的遗传效应 是指辐射引起生殖细胞的损伤，从而对胚胎或子代产生影响。其中，显性突变和伴性隐性突变主要导致先天畸形，而伴性显性致死突变则表现为流产、死产和不育。

9. 放射病的诊断原则 放射病的诊断是一项政策性很强的工作，应按照国家诊断标准正确诊断。

（1）外照射急性放射病 应根据受照射史、受照射剂量、临床表现和实验室检查等综合分析作出诊断。按照 GBZ 104—2002 标准进行分类诊断。

（2）外照射亚急性放射病 依据外照射亚急性放射病诊断标准（GBZ 99—2002），诊断须依据受照史，受照剂量、临床表现和实验室检查，并结合健康档案综合分析，排除其他疾病，作出正确诊断。

（3）外照射慢性放射病 依据外照射慢性放射病诊断标准（GBZ 105—2002），诊断原则：根据长期射线照射史、受照累积剂量、个人剂量档案、临床表现和实验室检查结合健康档案进行综合分析，排除其他因素和疾病才能作出诊断。

（4）内照射放射病 诊断时要全面掌握照射史、临床表现、体征和实验室检查，放射性核素沉积器官功能检查和体内放射性核素测定，包括现场污染水平，呼出气、排出物（痰、尿、粪）、血液等放射性定性和定量测定，体外全身放射性测量等，并推算出污染量及内照射剂量。

10. 放射病的处理原则

（1）急性放射病 ①轻度：对症处理，加强营养，注意休息。②中、重度：初期应镇静、脱敏止吐、调节神经功能、改善微循环和血小板凝集功能，尽早使用抗放射药物；假愈期当白细胞<$3.0×10^9$/L 时，输新鲜全血；极期要积极抗感染、控制出血。③极重度、胃肠型和脑型：特别注意尽早抗感染、控制出血。极重度骨髓型和轻度肠型进行骨髓移植。

（2）慢性放射病 积极治疗并尽早脱离射线工作，增强患者信心，改善全身健康状况。采取中西医相结合的治疗措施促进患者造血功能的恢复，是外照射慢性放射病治疗中的主要环节。定期随访，每两年全面复查一次，根据恢复情况，参加力所能及的非放射性工作。

（3）内照射放射病 除了一般治疗与外照射急性放射病相同外，主要通过减少放射性核素的吸收，加速放射性核素的排出，治疗"沉积器官"的损伤。常用的络合剂有喷替酸钙钠、二巯丙磺钠（DNPS）。

11. 放射病的防护措施 执行放射防护三原则：①任何照射必须具正当理由；②防护应当实现最优先；③应当遵守个人剂量限值的规定。

防护辐射损伤的关键是控制辐射用量和减少接触，同时根据放射性工作种类和可能的受照方式（内照射和外照射等）进行综合性防护。

（1）外照射防护 ①屏蔽防护：根据射线的种类和能量来决定屏蔽材料，如 X 射线、γ射线用铅、铁、混凝土等高原子序数材料；防 β 射线用铝、有机玻璃或塑料等低原子序数物质。②距离防护：工作人员所受辐射的强度与辐射源距离的平方成反比，应尽可能远离辐射源。③时间防护：在不影响工作质量的原则下，应尽量减少工作人员受照时间，中国现行规定放射工作人员全身受照每年不超过 0.05Sv。

（2）内照射防护 ①主要采取防止放射性核素经呼吸道、皮肤和消化道进入人体的一系列相应措施，同时应十分重视防止核素向空气、水体和土壤逸散。②在开放型放射性工作场所内禁止一切能使放射性核素侵入人体的行为，如饮水、吸烟、进食等。③工作场所除污保洁，工作人员佩戴防护口罩和穿防护服等。

（3）清除污染 工作场所空气的保洁主要采取通风与过滤方法；工作产生的放射性三废有 3 种处理方法：半衰期短、用量少的核素用消极放置和稀释，待放射性含量降至容许标准以下时按一般三废处理；半衰期长、用量大的核素用特殊方法浓缩后送到指定的废物库统一存放处理；被放射性核素污染的衣物、皮肤可用肥皂流水冲洗。

（4）辐射监测与卫生保健 应按照《辐射工作人员健康管理规定》进行，辐射监测包括个人、场所和环境的监测，对放射性工作人员应进行就业前和定期检查，尤其注意血象的变化。此外，还应加强营养、定期休假等保健措施。作业禁忌证包括血液病、中枢神经系统器质性疾病、性腺疾病、骨髓疾病、显著内分泌障碍、神经系统疾病、慢性肝、肾疾病、心血管疾病、皮肤癌或癌前疾病等均不宜从事放射工作。

 本章小结

职业性有害因素引起的健康损害包括职业病、工作有关疾病和工伤。在生产过程、劳动过程和生产环境中存在的主要职业性有害因素包括生产性毒物、生产性粉尘等化学因素，异常气象条件、噪声、非电离辐射和电离辐射等物理因素，生物因素及不良的生理、心理因素。按照新的职业病分类和目录，职业病分为 10 类 132 种。识别、评价、预测、控制和研究不良职业环境和职业性有害因素对职业人群健康的影响，预防和控制职业性病损，防止职业病，可保护职业人群健康。

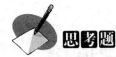思考题

1. 什么是职业性损害? 常见的职业性有害因素有哪些?
2. 简述职业病的概念及特点。
3. 简述职业病的预防与控制。
4. 铅中毒的临床表现有哪些?
5. 简述硅沉着病的诊断原则和方法。
6. 肺尘埃沉着病分期的 X 射线诊断标准是什么?
7. 什么是中暑? 三种类型中暑的区别有哪些?
8. 生产性噪声对机体的特异性损害有哪些?

（齐宝宁　赖纯米）

第七章　社会、心理、行为因素与健康

第一节　医学模式的发展

案例讨论

　　案例　对少年犯罪儿童的研究表明，许多孩子成为少年犯的原因之一，就在于不良期望的影响。他们因为在小时候偶尔犯过的错误而被贴上了"不良少年"的标签，这种消极的期望引导着孩子们，使他们也越来越相信自己就是"不良少年"，最终走向犯罪的深渊。积极的期望促使人们向好的方向发展，消极的期望则使人向坏的方向发展，人们通常这样来形象地说明皮格马利翁效应："说你行，你就行；说你不行，你就不行"。要想使一个人发展更好，就应该给他传递积极的期望。

　　问题　从案例中的现象可看出传统的生理医学模式存在哪些不足？这给疾病预防工作带来什么启发？

　　医学模式（medical model）是人类在认识自身健康与防治疾病过程中对医学问题的整体思维方法。由于医学包括认识和实践两个方面，所以医学模式也就包括医学认知模式和医学行为模式。前者是指在一定历史时期人们对医学自身的认识，即医学认识论；后者是指在一定历史时期人们的医学实践活动的行为范式，即医学方法论。医学模式是从实践中抽象出来的理论概念，常用语言文字或图像表示。医学模式一经形成，便会成为医学实践的指导。

一、医学模式的概念和转变

（一）医学模式的概念

　　医学模式是一种医学观，指在医学科学的发展和医疗服务的实践过程中，在某一时期形成的健康观和疾病观，是对医学重要观点的总体概括，是人们对待或处理疾病和健康问题的态度或方式。医学模式是医学整体的思维方法，即解释和处理医学问题的方式，它受到不同历史时期的科学技术、哲学思想及其生产方式等各方面的约束。

　　医学模式源于医疗卫生实践，反过来指导并推动着医学科学技术的发展，医疗教育人员和医疗卫生人员在从事教育、科研及医疗卫生实践过程中，都在一定的医学模式指导下进行着自觉或不自觉的工作。同时，医学模式在很大程度上影响着人们的健康观和疾病观，影响着患者与医生的合作程度和对医嘱的依从性，影响患者和患者家属对疾病的反应和求医行为。

（二）医学模式的转变过程

1. 神灵主义医学模式（spiritualism medical model） 由于古代生产力不发达，人类认为自己的生命和健康是由神灵所赐，而疾病是由超自然的力量所引起的，疾病是妖魔鬼怪的附体，人类一旦触犯神灵，疾病会代表神灵来惩罚人类。人们保护健康、驱除疾病的方法主要是运用祈祷、问卜及膜拜的形式来治疗疾病。这种运用超自然力来阐述人类健康和疾病的健康观与疾病观，就是神灵主义医学模式健康观。神灵主义医学模式虽然产生于人类发展的早期，但是在医疗技术水平较高的今天，仍然具有重要的影响。

2. 自然哲学医学模式（nature philosophical medical model） 随着社会生产力的发展和科学技术的进步，人类吸收朴素的自然哲学观的医学模式，应用哲学理论中自然与宇宙的基本组成成分不平衡来解释疾病现象，例如古希腊以医学之父希波克拉底为代表，提出了"四元素论"即水、土、火、气和"四种体液理论"即血液、黏液、黄疸汁、黑胆汁。两理论相互呼应：心脏制造血液（火）、脑制造黏液（水）、肝制造黄疸汁（气）、脾制造黑胆汁（土）。它们的整体比例关系决定了人的气质、体质、性格和疾病，此比例关系处于平衡状态人体就健康，反之则进入疾病状态。而古代中国医学便有阴阳五行的病理学说，如"五行"即木、火、土、金、水；"六淫"即风、寒、暑、湿、燥、火；"七情"即喜、怒、忧、思、悲、恐、惊等理论。这些都开始把健康与疾病和人类生活的自然环境与社会环境联系起来并进行观察与思考。自然哲学医学模式的特点是：①重视疾病的社会性，而不局限于个体；②过分强调人的精神因素或主观能动性对疾病的影响；③是对医疗实践的总结和理论推测，缺乏实验研究的科学支持。其作用是：①为医学摆脱原始宗教建立独立理论体系创造了条件；②为古代医药的积累、继承和升华提供了基础；③为医学理论的发展提供了可能。

3. 机械论医学模式（mechanistic medical model） 16世纪开始的欧洲文艺复兴推动了自然科学的进步，带来了工业革命，人们对健康有了新的认识，将生命活动比作机器运动，认为人体是由成千上万部零件组成，人体出现疾病就如同机器出现故障，因此对人体疾病的治疗就如同对已出故障的机器部分零件的修补一样。这就使生命活动是机械运动的机械论有了长足的发展，代表这种医学模式思想的著作分别有法国科学家笛卡尔的《动物是机器》和法国医生拉美特利的《人是机器》。虽然机械论的自然观推动了医学科学的发展，但其忽视了人的生物性、社会性及复杂性等的内部矛盾，把医生的任务仅仅归咎为修补机器，即"头痛医头，脚痛医脚"，这就是以"修理机器"为治疗手段的机械论医学模式。

4. 生物医学模式（biomedical model） 是指建立在经典的西方医学基础之上的医学模式。因其发展的基础源自细胞学说、生物进化论、能量守恒与转化定律等的一系列重大发现，其中细菌学、免疫微生物学、分子生物学等为现代医学发展奠定了基础。由于其重视疾病的生物学因素，并用该理论来解释、诊断、治疗和预防疾病以及制定健康保健制度，故被称为生物医学模式。其基本特征是把人看作单纯的生物或是一种生物机器，其只注重人的生物学指标的测量，但忽视患者的心理、行为和社会性，认为任何疾病（包括精神病）都能用生物机制的紊乱来解释，都可以在器官、组织和生物大分子上找到形态、结构和生物指标的特定变化。

生物医学模式对现代西方医学的发展和人类健康事业产生过巨大的推动作用，特别是在针对急、慢性传染病和寄生虫病的防治方面，使其发病率、病死率大幅度下降；在临床医学方面，借助细胞病理学手段对一些器质性疾病做出定性诊断，无菌操作、麻醉剂和抗菌药物的联合应用，减轻了手术痛苦，有效地防止了伤口感染，提高了治愈率。然而，必须同时看到这种模式受"还原论"和"心身二元论"的影响，有很大的片面性和局限性：①仅仅从生物学的角度去研究人的健康和疾病，只注重人的生物属性，忽视了人的社会属性；②在临床上只注重人的生物功能，而忽视了人的心理功能及心理社会因素的致病作用；③在科学研究中较多地着眼于躯体的生物活动过程，很少注意行为和心理过程；④思维的形式化往往是"不是、就是"（不是病，就是健康）。因而对某些功能性或心因性疾病，无法得出正确的解释，更无法得到满意的治疗效果，这样就必然不能阐明人类健康和疾病的全部本质。

5. 生物—心理—社会医学模式（bio-psycho-social medical model） 随着现代社会的发展，医学科学有了更大的进步，一些由生物因子如细菌、病毒、寄生虫等所致的疾病已被控制，而另一类疾病，如心脑血管疾病、肿瘤、精神病等，已成为人类健康的主要危害。同时，人们还惊讶地发现，曾经为人类健康作出过重大贡献的生物医学模式，在这些疾病面前显得束手无策。因为这类疾病的发生原因不只是生物学因素，还有社会因素和（或）心理因素影响。于是，出现了综合生理、心理和社会因素对人类健康与疾病影响的医学观，这就是生物—心理—社会医学模式。

二、生物—心理—社会医学模式

生物—心理—社会医学模式是 20 世纪 70 年代以后建立起来的一种全新的医学模式。1977 年美国罗彻斯特大学精神病学、内科学教授恩格尔（George L. Engel）正式提了生物—心理—社会医学模式的新概念，它的提出是以人类的疾病谱以及健康观的变化为依据的。生物—心理—社会医学模式实现了对生物医学模式的超越，它从生物、心理、社会全面综合的水平上认识人的健康和疾病。生物—心理—社会医学模式取代生物医学模式不仅反映着医学技术进步，而且标志着医学道德进步。

（一）生物—心理—社会医学模式产生的背景

生物—心理—社会医学模式的产生背景主要有以下四个方面。

1. 疾病谱和死因谱的改变凸显心理和社会因素的作用 人类的疾病与死因结构发生了改变。目前世界各国先后出现了以心脏病、脑血管病、恶性肿瘤占据疾病谱和死因谱主要位置的变化趋势。例如，影响中国人群健康的主要疾病，也已由过去的传染病为主而逐步转变为以慢性非传染性疾病为主。在疾病谱和死亡谱变化的情况下，新的医学模式呼之欲出，即生物—心理—社会医学模式，在新的医学模式的指导下，增进人类健康、驱除疾病是医学发展的必然趋势。

2. 对保护健康和防治疾病的认识深化 随着人们对保护健康、防治疾病的经验积累，认识也有了深刻的变化。对人属性的认识，由生物自然人上升到社会经济人。对疾病的发生和变化，从生物层次逐渐深入到心理和社会层次；对健康的思维也日趋全方位、多层次化，从原来单一的生物医学模式转变为生物—心理—社会医学模式。

3. 医学科学发展的社会化趋势 医学发展史证明，医学的发展与社会发展息息相关。人类保护健康和防治疾病已经不单单是个人的活动，而成为整个社会性活动。只有动员全社会力量，保护健康、防治疾病才能有效提高健康质量和生活质量。因此，医学发展的社会化趋势，要求医学模式迅速转变。

4. 人们对卫生预防保健需求的提高 随着国家经济的发展，国民收入的增加，人们物质生活的日益丰富，人类对卫生保健的需求提出了更高的要求。不但要求身体好，还要有良好的心理状态和社会适应能力。这就要求扩大医疗卫生服务的范围，从治疗为主逐渐转移到以预防为主的医学轨道上，逐渐消除人们的疾病及亚健康状态，满足人们对生理、心理及社会的健康要求，所有这些都迫切需要医学模式的转变。

（二）生物—心理—社会医学模式的意义

生物—心理—社会医学模式在更高层次上实现了对人的尊重。生物医学模式重视的是人的生物生存状态，患者只要活着，只要有呼吸、有心跳，即使是低质量地活着，医务人员也应该救治。生物—心理—社会医学模式不仅重视人的生物生存状态，而且更加重视人的社会生存状态。人区别于狭义的动物，就在于能够以社会的方式生存，只有具有社会价值的生命才是真正的人的生命。生物—心理—社会医学模式的研究对象不仅是自然的人，还要研究人的状态和人所处的环境。医学必须建立在人与其生存环境的和谐适应基础上，改善人的生存状态，而不仅仅是简单的治病、防病和促进健康。

（三）生物—心理—社会医学模式对医学的影响

医学模式的转变即医学观的转变，生物—心理—社会医学模式体现了医学的本质特征，反映了医学发展的规律和趋势。生物—心理—社会医学模式的产生对医学科学和卫生保健工作产生了重大的影响。

1. 对医学学科发展的影响

（1）对临床医学发展的影响　医学服务形式从医疗型向医疗、预防、保健型转变。医学服务从以疾病为中心向以患者、人为中心转变，医学的服务对象是患者，提供的是以患者为中心的服务。重视患者的治疗需求，遵循生物—心理—社会医学模式充分考虑患者特点即要认识到：①患者有感情的需要；②患者拥有相同的尊严和权利；③患者有自身的个性特征。这要求医学服务从针对个体向针对个体、家庭与社区的转变，医学服务模式从以医疗为导向向以预防为导向的转变。

（2）对预防医学发展的影响　生物—心理—社会医学模式推动了预防医学理论的研究，促进了预防医学向更高层次发展，建立"高危"的概念即高危环境、高危因素、高危人群以及三级预防策略即病因预防、临床前期预防、临床预防。推动预防医学从单一生物医学预防逐渐扩大到心理、社会和行为预防，把预防工作深入到了社会各个领域中。

2. 对卫生服务的影响　生物—心理—社会医学模式是医学社会化的必然产物，它必将促进卫生服务的"预防、保健、医疗、康复"一体化，成为全体医务工作者贯彻和实施的指导思想和工作方法。

3. 对医学教育的影响　随着医学模式的转变，卫生服务范围的扩大，这就要求我们培养的医学生将来不仅有处理复杂医疗问题的能力，而且要有对患者进行健康教育和指导能力、人际沟通能力及与人合作能力。要做到这些，就必须掌握医学理论知识和熟练的医学医疗技术，除此之外，还应具备社会医学、心理学、伦理学、信息管理学等相关学科的知识，同时要求医学教育跟上时代发展的需求，增设或加强生物性、心理性、社会性等全面考察疾病的新课程。建立与新的医学模式相适应的新的医学体系，不断推动生物—心理—社会医学模式进入实践操作领域。

4. 对卫生决策的影响　新的医学模式使卫生服务范围扩大，即由治疗服务逐步转向预防服务，由生理服务逐步转向心理服务，由院内服务逐步转向院外服务，由技术服务逐步转向社会服务。对医学科学和卫生决策工作产生重大影响，并指导着卫生决策向着可持续发展、改善全世界人民的生活质量的方向前进。

第二节　社会因素与健康

一、社会因素的概念

1. 社会因素的含义　随着医学模式的转变和医学科学技术的发展，人类认识到健康不仅受自然因素的影响，同时也受社会因素（social factors）的影响，而且社会因素的影响越来越明显，与人类健康密切相关的社会—心理因素日益得到普遍的重视。社会因素是指社会的各项构成要素，它包括自然环境和社会环境，自然环境又称为物质环境，包括未受人类影响的、天然形成的地理环境，即原生环境；受人类影响而形成的生产和生活环境，称为次生环境。社会环境又称为非物质环境，它包括一系列与社会生产力、生产关系有密切联系的因素。社会因素所包括的内容非常广泛，涉及人们生活的各个环节，如以生产力发展水平为基础的经济状况、社会保障、教育、人口、科学技术、宗教等；也包括以生产关系为基础的社会制度、法律、家庭、医疗保障制度等。社会因素可以影响疾病的发生、发展、转归和疾病的防治过程，影响的方式多种多样，有些较为明显，有些非常隐蔽，它可以通过影响人们的生活环境和生活条件来影响人群健康，导致疾病，更重要的是通过影响人们的心理感受影响人群健康。因此，社会因素所包括的内容非常广泛，涉及人们生活的各个环节（图7-1）。

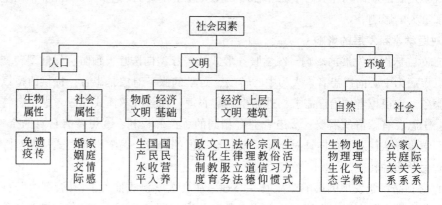

图7-1 社会因素分类

2. 社会因素影响健康的特点 医学研究通常是从因果联系思维开始的。因果关系一般包括单因单果、单因多果、多因单果和多因多果四种形式。社会因素与健康的因果联系虽然不像生物因素那样直观明了，但仍有其规律性，其特点如下。

（1）潜伏期长与特异性弱 社会因素对人体的影响不如生物因素那样具有很强的特异性，并且作用于人体后往往需要经过很长一段时间才能对人体产生影响。由于人们接触的社会是多元的，每种社会因素又难以显示其特异性，人们的个体差异性使得每个人对同类同强度的刺激耐受不同，从而使社会因素的致病作用不明显。

（2）存在广泛性 一种社会因素可导致全身多个器官及系统发生功能变化。原因是：①许多社会因素造成的影响具有很大的重叠性；②人们接触多种社会因素，每种社会因素的作用难以显示其特异性；③由于遗传及后天发展的差异，使每个人对同类型、同强度刺激的耐受性不同，从而使社会因素的致病作用及健康效应的特异性不明显。

（3）持久性与积累性 社会因素广泛存在于人们的现实生活中，对人类产生的作用是持久性的。同时，社会因素是以一定的时间顺序作用于人体的，可形成反应的累加作用、功能损害的累加作用和健康效应的累加作用。

（4）多因多果的交互作用 社会因素对人类健康的作用通常是以交互作用的方式产生效应的，主要是由于其因果关系的多元性所决定的。教育、经济、生育、营养等可以分别直接影响人群健康，也可以互为其他社会因素的中介，或以其他社会因素为中介作用于健康。

二、社会制度与健康

1. 社会制度的定义 社会制度是指在一定历史条件下形成的社会关系和社会活动的规范体系。社会制度的含义有三层：一是社会形态，如社会主义制度、资本主义制度；二是指各种具体的社会制度，如政治制度、经济制度、法律制度等等；三是指各种社会组织的规章制度，如考勤制度、奖惩制度等。

2. 社会制度对健康的影响　社会制度所决定的政治制度、法律制度以及与其有直接联系的政策是造成居民健康水平差别的重要原因之一。社会制度不同，所制定的卫生方针政策不同，并由此决定的卫生资源分配就不同，资本主义国家社会卫生资源的利用主要倾向于上层阶级，而社会主义国家则主要为普通老百姓利用，这就必然影响到人群健康水平。中国经济发展水平虽远远低于发达资本主义国家，但自新中国成立以来的短短半个多世纪，人均寿命增长了近40岁，其健康指标已接近发达国家水平。这充分说明了不同性质的社会制度对人群健康的影响的巨大不同。

3. 社会制度影响健康的途径

（1）不同分配制度影响居民健康　收入分配制度的不同，导致了各国都不同程度上出现了贫富差距；卫生资源的分配不合理，使城市卫生资源分配多，农村少，从而导致健康水平低下。

（2）政治制度决定卫生政策　政治制度的核心是社会各阶层人群在政治生活中的地位及管理国家的原则，它是经济、法律、卫生等一切制度和政策实施、发展、巩固的保证。

（3）社会规范影响人的行为　社会制度实质上是一种社会规范体系，它对人们的行为具有广泛的导向和调节作用。每个人都有自己的利益、价值观、理想和性格特征，这些差异使人们在行为上发生冲突。社会制度通过行为规范模式，提倡或禁止某些行为方式，保持和促进社会的协调发展。例如，对吸毒的禁止、对烟草生产的控制、对食品生产加工和销售的规定等，对维护人群健康的作用深远而巨大，是社会制度的健康效用的体现。

三、社会经济与健康

在社会因素中，社会经济的发展是提高人群健康水平的基本保证，而人群健康又是促进社会经济发展的必备条件，两者相互依存、互为条件。两者的关系通常用反映经济发展的指标及居民健康指标进行综合分析。衡量经济发展的主要指标是：国民生产总值（或国内生产总值），它反映了一个国家或地区的综合经济实力；人均国民生产总值则排除了人口因素影响，便于国家或地区间的比较，是分析经济因素与健康关系的重要指标。常用的反映居民健康状况的指标有出生率、死亡率、平均期望寿命、婴儿死亡率等。

（一）社会经济与健康的关系

社会经济的发展能够推动卫生服务的改善，健康水平的提高同样能够推动社会经济的发展，社会经济发展与人群健康的关系是辩证统一的关系，两者互相促进。

1. 社会经济对健康影响

（1）社会经济水平低下对健康的影响

1）社会经济水平低下影响人们的收入和开支、营养状况、居住条件、接受科学知识和受教育的机会，以及风俗习惯、宗教信仰、职业和婚姻状况等，形成特定的社会不良环境，人们的机体、器官功能状态及社会行为方面容易失去平衡，继而引起疾病的发生。

2）医疗条件取决于社会经济水平，在发生了各种疾病后，若没有良好的医疗条件，不能及时对临床症状和亚临床症状实施有效的治疗，则可能贻误达到最佳疗效的时机，造成无法逆转的疾病的发生。在疾病发生后，若社会康复功能健全，能及时给予康复治疗，就可以减少残疾的发生。

（2）社会经济发展对健康的正面影响　经济发展对人群健康水平有重要影响，研究表明，经济发展必然带来健康水平的提高，并在一定程度上决定健康水平的发展。世界卫生报告中对世界各国的统计资料表明，经济发达国家的健康水平高于发展中国家，发展中国家高于不发达国家。社会经济的发展是保障人群健康的物质基础，它对人群健康水平的影响是通过多渠道综合作用实现的。

1）经济发展是提高居民物质生活水平的前提。经济发展可以为人们提供充足的食物营养、良好的生活与劳动条件，从而有利于居民健康水平的提高。

2）经济发展有利于增加卫生服务投入，促进医疗卫生事业发展，卫生事业发展可影响居民健康状况。

3）经济发展通过对教育的影响间接影响人群健康，文化水平的提高将影响人群接受卫生保健知识的能力，从而影响人群的健康。

（3）社会经济发展对健康的负面影响　人群健康水平随着社会经济发展而提高，这是积极的总趋势。但是经济发展在解决以往健康问题的同时，也会带来一些新的健康问题，产生消极影响。

1）环境污染和破坏　随着经济的发展，人类对可持续发展观缺乏科学的认识，世界各种资源不合理的利用及开采，很大程度上造成了生态环境和生态系统的不可逆性毁坏，如乱砍滥伐森林和乱垦土地造成水土流失、植被减少、土地沙漠化或盐碱化；恣意开采地下水造成淡水资源严重匮乏；工业"三废"、生活"三废"、农药、汽车尾气及其他有毒化学物质严重污染了大气环境和生物环境；烟草、油烟、病毒、装饰品材料、电磁微波等，使室内环境严重污染，直接危害人群的健康。

2）生活方式的改变　现代社会，经济和科技都在发生着巨大的变化，在纷杂的社会环境中人们的生活方式也发生了巨大的变化，如饮食结构不合理，致使高血压、糖尿病、恶性肿瘤、肥胖症等疾病的发病率居高不下；不良的行为生活习惯——吸烟、酗酒、熬夜、性乱等也已成为健康杀手的主要因素。

3）大量合成化学物质进入人类生活　科学技术带来大量化学合成物品，它涵盖了人们的吃穿住用行等各个方面，如大量的合成纤维代替了棉、麻等自然物品，引起哮喘、皮炎等疾病，还有人工合成的奶油、香料、各种食品添加剂等都严重影响了人类的健康。

4）心理健康问题　社会经济的发展、城市化脚步的进程和现代化发展的节奏越来越快，工作和生活压力越来越大，现代人在如此社会中生存，无论在社会上还是心理上都承受了以往社会所没有的焦虑和压力，给身心健康带来了巨大的隐患。

2. 人群健康对社会经济的影响　社会经济的发展，实质是社会生产力的提高。

（1）具有一定体力、智力、劳动技能的人是生产力诸要素中最重要的因素。人群健康水平的提高，人口平均寿命的延长，生活质量的提高，从事劳动年限的增加，可以创造更多的社会财富，促进社会经济的发展。例如，新中国成立以来，中国的平均期望寿命从35岁增加到现在的70岁以上，以60岁退休计算，平均每个劳动力可以延长工作时间25年。

（2）人群健康水平提高可以减少疾病，增加出勤，节约卫生资源。因此，发达的国民经济是提高健康水平的保证，只有提高经济水平，才有物质基础进行疾病的预防和控制。

四、社会阶层与健康

社会经济地位（social economic status，SES）的概念是由教育水平、收入、职业三个指标综合形成一个指标，用以综合全面地反映一个人在社会当中所处的阶层。社会阶层反映了人们所处的环境。

在同一社会中，不同社会阶层的人健康状况不同。处于较高社会经济地位的人健康水平要好于处于较低社会经济地位的人。社会经济发展对不同阶层人群健康的影响研究，可以从不同阶层的角度研究健康问题、卫生服务需求和卫生服务措施。研究社会阶层与健康的主要意义在于发现高危人群。

英国学者经过对阶层与健康关系的研究得出这样的结论：阶层分为五层次，最高层为阶层Ⅰ，指重要职业和企业人员，如律师、医生等；阶层Ⅱ指较低职业和企业人员，如销售经理、教师等；阶层Ⅲ指技术工人，此层又分两类，阶层ⅢN为非手工操作者，包括职员、店员，阶层ⅢM为手工操作者，包括建筑工人、矿工；阶层Ⅳ指半技术工人，如公共汽车售票员、机器修理工、邮递员等；阶层Ⅴ指非技术工人，如搬运工、清洁工等。经研究发现，不同阶层的发病率、死亡率、婴儿死亡率及慢性非传染性疾病的患病率都有差异。

出现各阶层健康状况不同的原因主要有：工作生活的条件不同、行为生活习惯的不同、受教育程度不同、享受医疗保健程度的不同等。在中国，随着人均收入的逐年提高，不同人群在职业、经济收入、文化程度等方面的差别逐渐扩大，健康状况也随之发生了较大的差异，这就迫切要求加强社会阶层与健康问题的研究，改善低社会阶层的健康状况，缩小阶层间的差异，这也正体现了社会主义的伟大。

五、社会文化与健康

文化是一个大范畴。文化是社会人的活动所创造的东西和有赖于人和社会生活而存在的东西的总和，即文化既包括物质因素，也包括非物质因素。广义的文化是社会物质财富和精神财富的总和。狭义的文化即精神文化，是人类精神财富的总和，它包括思想意识、宗教信仰、文学艺术、道德规范、风俗习惯、教育、科学技术等。文化可分为智能文化、规范文化和思想文化三种类型（图7-2）。不同类型的文化，通过不同的途径影响人群健康，智能文化通过影响人的生活环境和生活条件来作用于人的健康；规范文化通过支配人们的行为来影响健康；思想文化主要通过干扰人们的心理过程和精神生活影响人群健康。世界卫生组织曾经指出：一旦人们的生活水平达到或超过起码的需求，有条件决定生活资料的使用方式时，文化因素对健康的作用就越来越重要了。

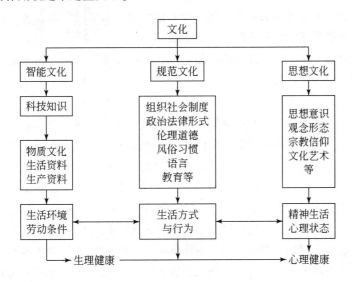

图7-2 不同文化类型对人体健康的作用模式

文化的基本特征有以下三点：①历史继承性，文化的产生和发展是世代积累的结果。②相互渗透性，文化的形式和内容种类繁多，不同文化随着人类活动而相互影响，正是文化的交流才加速了世界的发展，文化的交流和渗透使得一些社会能借鉴另外一些社会的经验。③现实的差异性，任何时候，个人总是生活在一定的文化模式之中，受一定文化的熏陶和制约，因而必然反映文化的差异。

1. 教育对人群健康的影响 教育具有两种职能：一是按社会需要传授知识，即对人的智能规范；二是传播社会准则，即对人的行为规范。教育是人类社会化的过程和手段，因此教育属于一种规范文化。成功的教育使人能够承担一定的社会角色并有能力执行角色功能。社会的人采取的生活方式是以经济为基础，以文化为导向的。拥有物质资料的与否，是经济问题；物质资料如何消费，则是文化问题。教育主要通过培养人的文化素质来指导人的生活方式，因此不同文化程度的人生活方式不同，其差异主要表现在消费结构和闲暇时间的安排方面。

（1）消费结构对人群健康的影响　从一定程度上讲，在社会发展和经济收入一定条件下，文化程度或受教育水平不同的人，会产生不同的健康效果。社会发展越快，人的社会化范围越广泛，社会化程度越深，教育对人的生存和健康的影响就愈加明显。从健康的角度看，教育主要通过支配人类的行为生活方式来影响人群健康。一般来说，受过良好教育的人群，社会生活所必需的知识、技能素质较高，有良好的社会适应能力、文明的生活方式和行为习惯，较注重自我保健和心理修养，注重智力方面的投入，此人群表现出较好的涵养，健康水平也较高。因此，教育正是对人的物质消费进行了文化导向，使其向着利于健康的方向发展。

（2）闲暇时间对人群健康的影响　闲暇时间指的是人们每天除工作时间和睡眠、用餐及家务劳动等生活必要时间以外，用于个人发展、文化娱乐、消遣、社会交往等自由支配的时间。闲暇时间的消磨方式与人群健康有着密切的关系。一般在工作时间内，人的活动较为单一，工作环境也较为单一；而在闲暇时间内人的社会环境较为复杂，而且不良行为的实施和意外损伤也常发生在闲暇时间内。文化程度的不同决定着人对闲暇时间的消磨方式，提高人的受教育程度，必定影响人的生活方式和行为习惯，对健康也一定会产生巨大的影响。

2. 科技发展对人群健康的影响　从医学模式的发展简史不难看出，科学技术的发展推动了医学技术发展，为医学技术发展提供了理论基础和先进科技手段。20 世纪，科学技术飞速发展并迅速应用到各个领域中，使医学走向现代化，特别是显微镜的发明，以及免疫微生物学、分子生物学和分子遗传学的重大进展，极大地推动了基础医学的发展，而基础医学理论的发展又有力地推进临床医学和预防医学的发展。

科学技术的发展促进了医疗技术的革新。现代科学技术的应用，如 B 超、X 射线、计算机断层扫描及磁共振等医疗技术的广泛应用，使临床诊断与治疗水平大大提高，许多疾病因能做到早发现、早诊断、早治疗而使其缓解率、治愈率显著提高。现代生物工程技术的发展为遗传性疾病、恶性肿瘤的防治和器官移植提供了有效途径，如应用遗传工程技术制造干扰素，把不同来源的生物基因在体外进行基因重组，然后把重组的基因转入宿主细胞如大肠杆菌内进行复制，就可以生产出大量的这些物质，使其应用到疾病的治疗过程中。同时，生物技术在研制疫苗方面也显示出了巨大的潜力，不仅可以制造非常安全的疫苗，而且也可以用生物技术解析外来传染媒体的生物学性质，从而使许多疾病的预防成为可能。

科学技术是一面双刃剑，人们可以利用它造福人类，也可以利用它贻害人类，因此它在促进人类健康发展的同时，也存在着许多负面影响。人们在利用科学技术的过程中，对自然方面的干预使得生态环境失衡，造成了新的有害因素的形成，严重影响了人类的健康。如农药的使用，提高了农作物的产量，同时又对人类产生毒害作用；核能源的利用在解决能源危机的同时，核污染又成为威胁人类健康的祸根。随着科学技术的进步，生产过程自动化，人们从繁重的劳动中解放出来，避免了一些职业性危害，减少了职业病，但高度的自动化和快节奏的都市化生活要求劳动者付出更为集中的注意力，这使劳动者长期处于精神紧张状态，又成为新的致病因素。

3. 风俗习惯对人群健康的影响　风俗是指特定地域的特定人群在长期日常生产生活中自然形成的、世代沿袭与传承的习惯性行为模式，是一种最普遍、最广泛的行为规范。习惯是指由于重复或多次练习而巩固下来的，并变成需要的行为方式。风俗习惯是社会长期以来形成的，为某一地区或民族人群遵循的规范文化，是一种无形的力量，与人们的日常生活联系极为密切，约束着人们的行为，影响着人们的衣、食、住、行、娱乐、卫生等各个方面。

风俗习惯的特征表现在以下方面。①广泛性：风俗与人的生活广泛联系，贯穿人们的衣、食、住、行各个方面，表现在人的一举一动中，因此是与健康因素联系最为密切的行为规范。②地域性：风俗习惯属于传统文化，为地区性亚文化范畴，不同的地区和民族具有不同的习俗。③约束性：习俗对人们的日常行为却有强大约束力。④稳定性：习俗形成以后，便成为人们的"老规矩"，成为人们牢固的成见与动力定型。

不良的风俗习惯可导致不良的行为，将直接危害人群健康。如中国广东、福建、东北一带有食生鱼的习惯，造成该地区卫氏并殖吸虫病流行；新几内亚东部高地的土著人有一种风俗，人死后家人及亲属参加此人的葬礼并食死者的肉以示对死者的哀悼，这种风俗习惯导致一种以小脑病变为特征的中枢神经系统疾病——库鲁病的流行，几乎使土著人灭绝；日本人冒死食用河豚，因而每年都有成百上千的居民死于河豚之毒。由此可见，革除不文明、不卫生的风俗习惯，将有利于提高人群的健康水平。

有益于健康的风俗习惯日常生活当中也随之可见，例如中国人的饮开水和饮茶水的习惯；西方人的分餐进食习惯；中国自唐宋时期起就有春节前大扫除、端午节采艾叶驱蚊虫等习俗，这些对讲卫生、防病治病都有积极的意义。

总之，风俗习惯是一种复杂的社会现象，精华与糟粕共存，因此对身心健康有益的应该发扬光大，对身心健康无益的应该彻底改变或摒弃。

4. 宗教对人群健康的影响　宗教是人类在自然和社会压迫的条件下产生的信仰体系和实践体系。它是以神的崇拜和神的旨意为核心的信仰和行为准则的总和。基督教、伊斯兰教、佛教是现代社会的三大世界性宗教，各国还有自己的民族宗教。中国是个多宗教的国家，中国宗教徒信奉的主要有佛教、道教、伊斯兰教、天主教和基督教。在漫长的历史发展中，中国各宗教文化已成为中国传统思想文化的一部分。宗教主要通过人们的心理过程和精神生活作用于人群健康。

宗教至今也是影响人们日常生活和健康的一种重要精神力量。宗教信仰常常使人对自己不能解决的问题有归宿。由于宗教是随原始人的迷信出现的，并以宣扬超自然的力量为其宗旨，宗教信徒把自己的人生归于天命，宗教从本质上讲是一种反科学的力量。但宗教这种反科学的力量对健康产生的不全是负面影响。当人们在生活中遇到难题或不幸时，宗教主要通过给人们以精神寄托、宣扬神的旨意、宣扬不同的人生观，使人们的精神压力得以缓解。宗教至今也是影响人们日常生活和健康的一种重要精神力量。有人发现，信仰宗教的人一般比其他人较少受到抑郁症的折磨，而且即使出现精神抑郁的情况，他们也能很快地调整过来。从这种意义上讲，宗教不仅可以发挥有益的精神安慰作用，而且还能帮助信徒们掌握摆脱压力和焦虑的办法，精神压力的减轻反过来促进了身心健康。

宗教对行为的影响是通过教规、教令和教徒的信仰来实现的。其作用具有明显的强制性及高度的自觉性。精神信仰行为和许多教规通过倡导健康合理的生活方式而有助于健康，例如佛教戒杀、戒淫、戒酒、戒贪、远离毒品、生活节制、互敬互爱、静思祷告等有利于修身养性、促进健康；犹太教对男性婴儿都要举行割礼，即包皮环切仪式，因此犹太男性很少有患阴茎癌的，女性宫颈癌的患病率也很低。但有些人群过分和盲目信任神的旨意，有病不去就医，转而去求神拜佛，耽误了最佳的治疗时间，直接给健康造成严重的影响。在世界不同的教派中，一些邪教以神的名义让教徒放弃生命的事件屡见不鲜。例如，1977年美国邪教人民圣殿教914名教徒在教主吉米·琼斯带领下集体自杀，而死者中的儿童显然是被杀死的；中国一些法轮功信徒有病不医，导致患者延误治疗，甚有法轮功信徒自焚和杀人，对自己和他人生命的摧残达到了顶峰。因此，作为思想文化的宗教仍是一个值得重视和研究的问题。

迷信也常影响公共卫生。印度是威胁世界的霍乱的疫源地，曾经夺走成千上万人生命的六次古典霍乱大流行，每次都源于印度，其主要原因是印度教教徒视恒河为"圣河"，若生前能饮其水，死后能用恒河水浴身，便能除去一切罪孽。信徒们生者饮"圣水"，死被"圣水"浴其身，甚至将尸体水葬，导致恒河水严重污染。信徒们的饮水习惯又助长疾病的流行与传播。印度天花曾经非常流行，一些地区居民拒绝接种天花疫苗，因为当地居民认为天花是由于"天花女神"发怒所致，而神灵是不可侵犯的。

六、家庭与健康

孟子说："人有恒言，天下国家。天下之本在国，国之本在家，家之本在身。"家庭是社会细胞，每个家庭成员的身心健康构成了家庭健康，每个家庭健康构成了社会的健康。但家庭因结构、家庭的变异、家庭的经济、教育子女等功能发挥上的差异可以对家庭的健康带来影响。

1. 常见的家庭类型

（1）核心家庭（nuclear family）　由一对夫妇和未婚子女两代人所组成的家庭，通常不和别的亲属住在一起。这种家庭仅两代人组成，只有一个权力中心，关系较为简单。另还有几种家庭组成也属此家庭类型：仅一对夫妇，无子女的家庭；一对夫妇和未婚的领养子女组成的家庭；由父母中某一方与未婚子女组成的家庭。

据全国普查统计，核心家庭无论城市还是乡村都已占到了相当的比例。城市高达70%以上，大部分农村也达60%以上。核心家庭的优点在于生活质量相对较高，在家庭成员分工、管理、权力分配、学习、文娱、信仰和情感的协调方面相对能达到和谐程度，对健康保障作用也比较容易实现，总体上说幸福指数相对较高。但是核心家庭虽然个人从很多责任、义务中解放出来，但是同样地，别的家庭成员也不再对他负有责任义务。由于现在家庭单位更小了，所以感情和经济支持也就更有限了，每个人可以从中获得满足、感情、陪伴、帮助的家庭成员也就更少了，结果就可能导致个人的社会孤独感增加。

（2）扩大家庭（extended family）　有两个或更多的核心家庭组成的家庭。扩大家庭又可分为主干家庭和联合家庭两种。

1）主干家庭　又称直系双偶家庭，是由父母和一个已婚子女共同组成的家庭，为扩大家庭的最典型形式。主要是子女的就业在父母原居住地的，或与父母经济情况较好有关，健康保障作用也比较好。这种组合的家庭除有一个权力中心外，尚有一个次要的中心，关系比核心家庭要复杂。

2）联合家庭　是由父母（或一方）和多对已婚子女组成或几代人组成的家庭，或非亲属关系组成的家庭。中国传统的几世同堂家庭就属于这种家庭。这种家庭可能有多个权力中心，关系较为复杂，结构松散而不稳定。

（3）其他类型家庭　指鳏、寡、孤、独等一个人的家庭；未婚同居；群居家庭；同性恋家庭等属于此型家庭。

2. 家庭的功能　家庭功能是多方面的，概括起来主要是满足人们的生理需要和社会需要。现把家庭的功能归纳为以下几种。

1）生育养育子女　生育并抚养子女是家庭产生以来所特有的功能。受旧传统观念的束缚，部分受计划生育政策的影响，家庭在生育问题上，生男还是生女有不同的价值取向，尽管多数情况下，生男或生女是无法选择的，但是对家庭健康和社会健康产生多方面的影响。

2）教育功能　家庭具有的重要责任是使新一代人口生命成长为合格的社会成员。使孩子的生理和心理适应社会生活，不断学习和掌握基本的生活技能和各种社会规范，实现由"生物人"向"社会人"的转变。中国家庭一孩化教育难的问题已成为社会一大问题。家庭往往以孩子为中心，不少的家庭夫妇、长辈视孩子为"掌上明珠"。对小孩百依百顺，娇生惯养，十分宠爱。这样就给部分的独生子女养成很多的不良习惯，如比较霸道、自私，性格孤僻，奢侈浪费，一遇困难依赖性强，遇挫折心里不平衡容易产生逆反心理，甚至报复心理很强。还由于家庭人口规模的缩小，家庭教育的方法和方式不当，造成少数青少年走向歧途，导致社会的不稳定因素增加，如犯罪的低龄化比率上升等。

3）生产和消费功能　家庭的经济功能就是物质生产和消费功能。在人类社会，家庭在进行人的生产过程中，即对人的生育、养育、教育、扶养、赡养中，都离不开对物质生活资料的生产和消费。家庭进行生产要以衣、食、住、行、用为基石。所以，家庭在成为人口生产单位的同时便成为一个经济单位。只有具备充足的经济资源，才能满足家庭成员的生活需要，医疗保健才能得以顺利实施。家庭成员的身心健康也才能得以保障。

4）保护和赡养功能　一个人从出生到死亡，在外遇到种种挫折，总是无法避免，人生不如意之事，十之八九，只有家庭能提供一个关怀、鼓励、保护、照顾的场所。一个健康的家庭就是一个人幸福的最重要因素。倍受社会关注的家庭暴力问题、赌博、吸毒、酗酒等，会使家庭原有的保护功能减弱或失去。人到老年失去劳动能力时，家庭成员还应有赡养功能，但随着家庭规模的缩小，家庭虽然仍负担着老人的物质生活，但生活照顾与精神安慰常常不足，使家庭这一功能逐渐变得不完全。

5）提供休息、娱乐的特殊环境　社会发展为人的休息、娱乐提供了充分的条件，但家庭环境作为人们工作一天之后的休息、娱乐环境是其他任何场所不能代替的。良好的家庭环境对体力的恢复、精神的调节都有积极作用。

3. 家庭生活周期　家庭遵循社会与自然的规律所经历的生产、发展和消亡的过程，称为家庭生活周期（family life cycle）。一个正常家庭通常要经历恋爱、结婚、生子、孩子成年离家、空巢、退休和死亡等时期。根据家庭在各个发展时期的结构和功能特征，人们将家庭生活周期分成新婚期、成员增加期、成员扩展期、独立期、退休期和死亡期等6个阶段。家庭生活周期的阶段不同，存在的家庭问题也不同（表7-1）。

表7-1　家庭生活周期中重要家庭问题及保健重点

阶段	平均长度	定义	家庭问题	保健重点
新婚期	2年左右	男女结合，适应新的生活方式，学习共同生活	①性生活协调 ②生育问题 ③沟通问题 ④适应新的亲戚关系	①婚前健康检查 ②计划生育 ③性生活指导
成员增加期	7年左右	孩子出生，家庭人口增多，孩子尚在幼年	①父母角色适应 ②经济问题 ③生活节奏 ④照顾幼儿的压力	①新生儿筛查 ②计划免疫 ③婴幼儿营养与发育 ④基本习惯的养成 ⑤母亲产后的恢复
成员扩散期	18年左右	孩子介于6～24岁，小孩入学，家庭要适应孩子渐渐独立的过程	①儿童的身心发育 ②上学问题 ③性教育问题 ④青春期卫生 ⑤注意与子女的沟通问题	①安全防范（防范意外事故） ②健康生活方法指导 ③青春期教育
空巢期	15年左右	孩子成家立业，家长学会独处	①给孩子以精神和实际支持 ②使"家"仍是孩子的后盾 ③重新适应婚姻关系 ④照顾高龄祖父母	①防止药物性成瘾 ②婚前性行为指导 ③意外事故防范 ④家长定期体检 ④不健康生活方式的改变

续表

阶段	平均长度	定义	家庭问题	保健重点
退休期和死亡期	10~15年	家长退休，因丧偶而人员减少，又称收缩期	①适应退休后的角色和生活 ②健康状况衰退 ③收入减少，可能有经济问题 ④适应丧偶的悲伤	①慢性病防治 ②孤独行为照顾 ③老人赡养 ④丧偶期照顾 ⑤临终关怀

4. 家庭评估　家庭评估（family assessment）包括对家庭结构、家庭关系、家庭功能等影响健康的各个方面的评估。家庭结构主要分析家庭的完整性，家庭关系与家庭功能的好坏密切相关，因此家庭评估更多是对家庭功能的评估。1978年Smilkstein设计了APGAR家庭功能问卷，从适应度（adaptation）、合作度（partnership）、成熟度（growth）、情感度（affection）及亲密度（resolve）5个方面提出五道问题，采用封闭式问答方式来评价家庭功能。每道问题都有3个答案供选择，若答"经常这样"得2分，"有时这样"得1分，"几乎很少"得0分，见表7-2。若总分是7~10分，表示家庭功能良好，4~6分表示家庭功能中度障碍，0~3分表示家庭功能严重障碍。

表7-2　家庭功能评估表（Family APGAR）

名称	含义	得分
适应度	家庭遭遇危机时，利用家庭内外资源解决问题的情况	0~2
合作度	家庭成员分担责任和共同做出决定的程度	0~2
成熟度	家庭成员通过互相支持所达到身心成熟程度和自我实现程度	0~2
情感度	家庭成员间相爱的程度	0~2
亲密度	家庭成员间共享相聚时光、金钱和空间的程度	0~2

5. 高危家庭　现在社会高危家庭越来越多，它们严重损害了家庭成员的身心健康，因此应该把这类人群列为预防保健工作的重点。具有以下任何一个或多个标志的家庭即为高危家庭：①单亲家庭；②吸毒、酗酒家庭；③精神病患者、残疾者、长期重病者家庭；④功能失调濒于崩溃的家庭；⑤受社会歧视的家庭。

第三节　社会心理因素与健康

随着社会的发展，人类在控制和利用自然方面已经取得了极大的成就。但是，现代科学技术的发展和现代化建设所形成的社会环境给人类带来了前所未有的紧张刺激和心理压力，与之有关的疾病，如高血压、糖尿病、冠心病、消化性溃疡、肥胖症、恶性肿瘤等发病率迅速升高。随着现代医学模式的转变，人们已经越来越清楚地认识到，不少疾病在其发生、发展与转归过程中，社会因素与心理因素起着极其重要的作用。社会因素主要是通过心理感受起作用的。因此，社会因素与心理因素的作用是经常密切联系的。

社会心理因素较为复杂。人是生活在现实社会中的有各种心理活动的高级动物，社会环境中的各种因素必然要影响人的所有心理活动，导致人出现情绪变化，对健康产生影响。社会心理因素在社会中普遍存在，能导致人的心理应激，从而对健康产生影响。

一、社会心理因素的概念

社会心理因素是指在特定的社会环境中，导致人们在心理行为乃至身体器官状态方面产生变化的因素。人的心理现象较为复杂，既包括认识、情感和意志等心理过程，也包括能力、气质、性格、兴趣、信念及自我调控等个性特征。性格是个性最核心、最本质的心理特征。这些特征都可能成为影响人们健康的因素。

社会因素是影响心理活动及行为的基本因素，尤其是社会文化、社会关系、社会工作及生活环境等。社会因素作为应激源，引起人的心理活动变化及行为的改变。社会、心理因素引起人的心理应激，心理应激倾向于通过非特异的心理和生理反应来表现，即个体在生活适应过程中察知的环境要求与自身应对能力所表现的心身紧张状态，常导致人们发生心身疾病。如重大的社会变革和暴力（战争、政治动乱）等，持续过久常引起人们的心身疾病。

二、社会心理因素的分类

日常生活中导致心理应激的社会心理因素主要是人们日常生活中经常遇到的一些生活事件。不同社会环境当中出现的不同生活事件，对人体产生的影响超过机体的调节能力就会影响健康，甚至导致疾病。常见的社会心理因素大致归纳为以下几类。

1. 家庭生活环境　即恋爱、婚姻家庭，这类社会、心理刺激主要源于家庭生活环境及与建立家庭有关，它包括恋爱受挫、生活困难、家庭关系紧张、家庭成员伤亡等。这类社会心理因素是最常见、对人影响较大的一类因素。

2. 学习工作环境　属于此类社会因素的有工作压力大、竞争激烈、工作变动、人际关系差、工作环境不良以及学习负荷过重或与个人期望相悖等。

3. 社会生活与个人特殊遭遇　此类因素是由社会环境变动、人为或自然的因素导致特殊事件的出现并产生重大刺激，包括严重的自然灾害，如干旱、水灾、地震、泥石流等，买房、交通事故、噪声、环境污染等，政治变动、丧失劳动力等。这些突发的自然灾害和社会事件的出现如果超过了人体的承受能力，人体就会产生心理应激，对健康产生重大影响。

三、社会心理因素对健康的影响

1. 心身疾病　一般正常的机体对外界因素都有一定的耐受和调节能力，但社会心理因素的刺激如果过强过久，超过机体的调节能力，就会发生心身疾病。心身疾病又称为心理生理性疾病，是指心理、社会因素为主要致病因素的躯体疾病和躯体功能障碍的总称。

（1）心身疾病的分类　心身疾病涉及范围很广，它包括数十种常见疾病，累及人体各个器官和系统，常见的典型心身疾病有冠心病、原发性高血压、消化性溃疡、支气管哮喘、甲状腺功能亢进、非特异性结肠炎等。根据心身疾病的范围，按其器官系统大致分为：① 循环系统，原发性高血压、冠心病、心肌梗死、神经性心绞痛、心律失常等；②呼吸系统，支气管哮喘、过度换气综合征、心因性呼吸困难、喉头痉挛等；③消化系统，消化性溃疡、溃疡性结肠炎、神经性厌食、肠道易激惹综合征等；④内分泌系统，糖尿病、甲状腺功能亢进、肥胖症、更年期综合征等；⑤泌尿生殖系统，阳痿早泄、阴道痉挛、月经失调、夜尿症等；⑥神经系统，偏头痛、肌紧张性头痛、自主神经功能失调等；⑦皮肤系统，神经性皮炎、湿疹、过敏性皮炎、斑秃等；⑧肌肉骨骼系统，类风湿关节炎、腰背部肌肉疼痛、全身肌痛症等；⑨其他，过敏性鼻炎、系统性红斑狼疮等。

（2）心身疾病的判断依据　社会、心理因素是心身疾病的重要危险因素，所有心身疾病都有一定的生理学和病理形态学的改变。诊断心身疾病首先应该有明确的社会、心理因素的存在，并且此危险因素与疾病的发生、发展有密切的关系。此外，疾病的发生与患者的性格和易感素质也有关系，这些也可作为诊断依据。

（3）心身疾病的防治　心身疾病是社会、心理因素多因多果长期作用的结果，要做好全面的预防工作。因此，在纷杂的社会环境中，积极培养健全的人格，增强机体的抵抗能力，锻炼良好的应对能力，建立和谐的人际关系，有助于预防和治疗身心疾病的发生和发展。

2. 生活事件 生活事件指的是人们在日常生活中遇到的各种各样的社会生活的变动，如结婚、升学、亲人亡故等。人生活在复杂的社会环境中，各种生活事件引起的心理和生理反应都会对人的心理状态产生一定的影响。但并不是每一种生活事件都能引起心理紧张而导致疾病。而必须是这些社会心理因素的刺激所引起的心理反应累积达到一定程度，超过了自我调节的能力时才会导致疾病。1973 年美国华盛顿大学医学院精神医学专家霍尔姆斯（Holmes）对 5000 多人进行了社会心理调查，把人们在社会生活中所遭受的事件依据机体的承受力归纳并划分等级，以生活变化单位（life change units，LCU）为指标评分，并编制了生活事件心理应激评定表。霍尔姆斯根据对经历不同生活事件人的追踪调查发现，生活事件与 10 年内重大健康变化有关。研究发现，如果在一年内生活变化单位即 LCU 超过了 200 单位，则发生心身疾病的概率增高；如果 LCU 超过了 300 单位，则来年生病的可能性达 70%。

1985 年，中国学者张明园等在国内原有研究基础上，参照霍尔姆斯的评定量表及调查方法，在全国 10 省市对 1000 多正常人做了心理社会调查，并编制了正常中国人生活事件常模结果表，表 7-3 中列出了 65 种正常中国人在社会生活中最有可能遇到的生活事件，其评价效果与霍尔姆斯量表呈高度正相关，并且更适合中国国情（表 7-3）。

表 7-3　正常中国人生活事件量表

等级	生活事件	LCU	等级	生活事件	LCU
1	丧偶	110	26	子女学习困难	40
2	子女死亡	102	27	子女就业	40
3	父母死亡	96	28	怀孕	39
4	离婚	65	29	升学就业受挫	39
5	父母离婚	62	30	晋升	39
6	夫妻感情破裂	60	31	入团、入党	39
7	子女出生	58	32	子女结婚	38
8	开除	57	33	免去职务	37
9	刑事处罚	57	34	性生活障碍	37
10	家属亡故	53	35	家属行政处分	36
11	家属重病	53	36	名誉受损	36
12	政治性冲击	51	37	中额贷款	36
13	子女行为不端	50	38	财产损失	36
14	结婚	50	39	退学	35
15	家属刑事处罚	50	40	好友去世	34
16	失恋	48	41	法律纠纷	34
17	婚外两性关系	48	42	收入显著增减	34
18	大量借贷	48	43	遗失贵重物品	33
19	突出成就荣誉	47	44	留级	32
20	恢复政治名誉	45	45	夫妻严重争执	32
21	重病外伤	43	46	搬家	31
22	严重差错事故	42	47	领养寄子	31
23	开始恋爱	41	48	好友决裂	30
24	行政纪律处分	40	49	工作显著增加	30
25	复婚	40	50	少量贷款	27

续表

等级	生活事件	LCU	等级	生活事件	LCU
51	退休	26	59	受惊	20
52	工种变动	26	60	业余培训	20
53	学习困难	25	61	家庭成员外迁	19
54	流产	25	62	邻居纠纷	18
55	家庭成员纠纷	25	63	同事纠纷	18
56	与上级冲突	24	64	睡眠重大改变	17
57	升学或就业	24	65	暂去外地	16
58	参军复员	23			

不同的人体对社会、心理因素的反应大小不同，因此对具体生活事件作用于个人还应综合此人的个性特征、文化背景、健康状况、应激能力等多方面因素来分析。

第四节　行为、生活方式与健康

行为（behavior）是人体对内外环境作出的一种心理活动，是人类在复杂的自然环境和社会环境中为了生存和种族的延续作出的能动性反应。生活方式（life-style）是指人们在物质生活和精神生活领域所采取的一种特定的行为模式，这种行为模式受个体特征和社会关系所制约。它包括物质资料和精神资料的消费形式。生活方式体现在人们的行为方式中。生活方式受自然环境的影响，同时又具有社会性、民族性、时代性、多样性和差异性等特征，所以它是一种社会文化行为。生活方式是可以由个人意志控制的。

从健康与疾病的关系的角度看，对健康产生不良影响的行为和生活方式称不良行为生活方式。相反，能维持和促进健康的行为和生活方式则称为健康行为生活方式。良好的行为和生活方式与健康的关系是一种双向关系，如合理膳食、适量运动、不吸烟、少饮酒和生活有规律等。这些良好的行为和生活方式可以有益于身心健康，而健康的体魄反过来又有助于良好的行为生活方式的维持和巩固，所以说两者相互促进。不良行为和生活方式，如吸烟、酗酒、不良饮食习惯、缺乏运动、滥用药物和不洁性行为等，则是高血压、心脑血管疾病、糖尿病、恶性肿瘤、毒瘾等的主要危险因素。在当今，人们发现由不良行为和生活方式导致的疾病现象日益突出。著名的医学家和社会学家诺勒斯曾指出："人生来就是健康的，但是由于种种社会环境条件和个人的不良的行为而使人患病"。

常见的影响人体健康的不良行为和生活习惯一般指吸烟、酗酒、药物滥用、饮食不当、缺乏运动和不洁性行为。

一、吸烟与健康

吸烟者指每日吸烟一支以上，连续超过一年者。吸烟曾被世界卫生组织称为"20世纪的瘟疫"。近年来，由于大力宣传和一些强制措施的实施，发达国家的吸烟率已大大下降，但发展中国家却日益严重，成为危害人体健康的严重问题之一。中国是世界烟草生产和消费大国，据世界卫生组织统计，每年世界新增的吸烟者中有半数在中国，且90%是青少年。吸烟对健康的危害及所带来的损失极大。据2011年1月北京电视台统计，中国有烟民3亿人，每年因吸烟死亡的就有100万人，细算来每分钟就有两名吸烟者死亡，折算成经济损失，每年达3000亿人民币。

吸烟有着深厚的文化基础。一般人认为吸烟可以放松精神，延缓疲劳，提高工作效率。

现代社会香烟作为媒介成为某些社交场所的必需物。吸烟的起始原因通常有好奇、模仿、精神压力大等。据调查，中国工人和农民吸烟率最高，文化水平与吸烟率呈负相关。

烟草中的有害物质非常多，一般香烟烟雾中含有3800多种化学物质。有害物质包括尼古丁、胺类、腈类、醛类、烷类、醇类、多环芳烃类、氮氧化物、一氧化碳、重金属类（镍、镉、铬、钋）及有机农药等，范围极广。它们多具有生物学作用，与人体多种疾病的发生有关，如恶性肿瘤、呼吸系统疾病、心血管系统疾病，对孕产妇、胎儿、婴儿都有影响。特别是肺癌，它的研究资料最为丰富。吸烟已成为社会公害。

吸烟者容易罹患以下疾病：①恶性肿瘤。所有恶性肿瘤中肺癌与吸烟的关系最为密切，吸烟者患肺癌的概率是不吸烟者的10倍以上。与吸烟有关的其他恶性肿瘤还有喉癌、口腔癌、食管癌及膀胱癌等。②慢性阻塞性肺疾病。根据临床统计，80%～90%的慢性阻塞性肺疾病是吸烟所致。③冠心病。根据世界上10次较大的前瞻性研究表明，吸烟者冠心病的发病率或死亡率，高于不吸烟者的70%。而且吸烟与高血压、高血脂、冠状动脉硬化等疾病有密切关系，且女性吸烟并口服避孕药有协同致病作用。据调查，女性吸烟并口服避孕药者的冠心病死亡率是不吸烟的或不口服避孕药者的10倍。

香烟烟雾对被动吸烟者的危害甚至大于对吸烟者的危害。吸烟者所吸进肺里的烟为主流烟，吐到空气中的烟为侧流烟，即人们常说的"二手烟"。①母亲吸烟对胎儿的影响：孕妇重度吸烟者，易发生新生儿低体重、畸胎、早产、流产等。②侧流烟对儿童的影响：父母吸烟可增加2岁以下儿童支气管肺炎及肺炎的发病率。此外，如果父母抽烟还会影响儿童的生长发育，易发生婴儿猝死。③侧流烟对成年人的影响：被动吸烟可增加肺癌的发病率。有的人还会出现恶心、头痛、咳嗽、头晕、眼涨等不同的表现。根据有关资料表明，丈夫吸烟可明显影响妻子的心理健康，表现形式多有抑郁、焦虑、沮丧等。

吸烟对人群的影响百害而无一益，为减少吸烟对健康的危害，在此倡导各位吸烟者丢掉手中的烟卷，共同打造一个无烟环境。

二、酗酒与健康

酗酒是指长期无节制的超量饮酒。酗酒对健康的危害可分为急性危害和慢性危害两种类型。急性危害常表现为人在一次大量饮酒后，轻则出现情绪改变，重则神志不清，丧失自控能力，表现为语言混乱、行为放荡、身体轻重不等的直接损害。还会带来一系列社会问题，如车祸、打架、意外死亡等。长期过量饮酒，会出现对身体的慢性危害，会引起全身多个系统的损害。其中以肝损害最为严重，可发生脂肪肝、酒精性肝中毒、肝硬化等。此外，还可能出现胃溃疡、心血管系统疾病、神经系统疾病等。特别指出的是，酗酒同时大量吸烟的，对身体的危害更大。

酗酒的原因很多，大部分是社会、心理因素导致的。中国饮酒习惯的形成常与社会交际有关。而酗酒者把饮酒作为心理矛盾、压力发泄的途径，从而产生依赖性。

酗酒对人体的伤害不亚于吸烟，因此广大饮酒的人要认识到酗酒的危害，国家也应出台相应的法律法规对饮酒进行限制，如酒后禁止驾车，提高酒精类物品的税收等。但要想让广大群众认识到饮酒的危害，还应从宣传教育入手，使人们自觉认识到饮酒的危害，从而避免酗酒给人体带来的损伤，做到不饮酒或少饮酒。

三、药物滥用与健康

药物滥用（drug abuse）是指持续的或偶尔的过量用药，这种用药与公认的医疗实践不一致或无关。药物滥用有以下含义：①用药方式、用药地点和用药类型都不合理；②自我用药，无剂量标准；③用药有强迫性，往往不能自拔；④对人的精神、身体、心理造成危害，且造成社会不良影响。

药物滥用产生的问题主要有两个，分别为成瘾性和习惯性。成瘾性是指药物作用于人体，使人体功能产生适应性改变，形成在药物作用下的新的平衡状态。一旦停掉药物，生理功能就会发生紊乱，出现一系列严重反应，称为戒断反应，说明机体依赖药物，并伴有耐受性。习惯性是指心理的依赖性，有用药的欲望，但停药不产生戒断反应。药物滥用或药物依赖在中国习惯上称为吸毒。

药物滥用是当今世界性卫生问题。"瘾君子"的吸毒方式往往是采用静脉注射，而这种方式可能感染 AIDS 和病毒性肝炎。吸毒者不但本人失去劳动能力，而且还给家庭、社会造成直接的危害。如使家庭陷入经济危机，虐待妻儿，放弃抚养和赡养义务等；危害社会治安，增加社会犯罪，破坏社会风气等。

常常滥用的药物有以下几类。①麻醉剂：主要有海洛因，极易成瘾。哌替啶和美沙酮，为合成镇痛剂。中国有因哌替啶治疗而成瘾的。②致幻剂：麦角酸二乙酰胺是此类药物的原型。主要使用药者出现精神错乱、感觉失常、现实与幻觉交错等。③兴奋剂：常用的有可卡因、苯丙胺、哌甲酯和咖啡因等。可卡因虽不成瘾，但作用强烈，能引起震颤、精神失常和幻觉，也可引起心率加快、体温和血压升高。苯丙胺作用与可卡因相似。④安乐药：大麻是西方国家使用最广泛的毒品。吸食大麻导致车祸、降低短期记忆、学习成绩下降。大剂量有致幻作用，长期使用损伤呼吸系统功能。⑤镇静剂：巴比妥酸盐有高度成瘾性，大剂量使用时与乙醇作用相似。

此外，药物滥用还包括：①运动员禁用药品，如 β 受体阻断药、类固醇（苯丙酸诺龙）、麻醉镇痛剂（吗啡等）和利尿剂。滥用药物不仅违反体育比赛的公正性原则，而且有害于运动员的健康，应严格禁止。②滥用解热镇痛药，此类药物可让人产生欣快感，停药后有轻微戒断症状。

强制性的法律和行政手段是控制药物滥用的关键措施。但由于毒品产生的成瘾性，使使用者产生精神和躯体上的依赖，并且有种不可抗拒的力量强制性地驱使人们使用该药。因此，只靠法律手段并不能完全解决问题，还应对吸毒者进行治疗，包括药物治疗和心理治疗，使吸毒者从躯体到精神都彻底解除对药物的依赖。

四、饮食不当与健康

饮食不当指的是不良的饮食行为习惯，如过量饮食、高脂低纤维饮食、挑食、偏食、喜食油炸、腌制及熏烤食品，食入过热、过酸、过硬食物等。随着各国经济的发展，由于食物缺乏而引起的营养不足日益减少，而由于摄入过多高脂肪、高胆固醇及高饱和脂肪酸的食物越来越多，从而使一些与饮食有关的慢性非传染性疾病的患病率快速上升。由于饮食不当而引起的健康问题可归纳为两方面的内容。

1. 营养不良　营养问题在不同地区、不同国家、不同人群中的表现和所引起的健康或疾病问题不同。

（1）不发达国家，特别是非洲和一些战乱国家，营养问题仍是营养不足，原因主要是：①农业落后，人口增长大大超过粮食生产；②贫富差距大，穷人买不起粮食；③自然灾害，社会动乱及战争等。

（2）发达国家的营养不良则是营养过剩或不良饮食习惯引起的，如：①营养过剩导致肥胖，在发达国家，肥胖人群多出现在社会底层；②高脂肪、高胆固醇和低纤维素饮食，导致肥胖、心脑血管疾病、骨质疏松和大肠癌的高发；③精糖、钠盐摄入较高，这与高血压、单纯性肥胖有关。

（3）特殊人群的营养不良，如：①乳母及孕妇的营养不良，会影响婴儿、胎儿的生长发育，孕期如果蛋白质和热量摄入不足会导致胎儿大脑发育出现迟滞；如果某些微量元素缺乏严重还会导致胎儿先天畸形；②某些特殊职业人群，如从事强体力劳动、脑力劳动或在恶劣环境下工作的人，需要摄入的营养素的种类和总量与常人不同，如果缺乏就会引起营养不良而导致疾病。

（4）中国是人口大国，随着国家综合实力的增加，温饱不是问题了，人们的生活发生了巨大变化。各种食品日益丰富，人们的身体状况也开始悄然发生变化，一些慢性非传染性疾病逐渐增加，威胁着人们的健康。所以加强国人的营养教育和膳食指导是非常有必要的。

2. 慢性非传染性疾病　饮食不当与很多慢性非传染性疾病有关，如：①肥胖症，与长期过量摄入高热量、高脂肪、高胆固醇和饱和脂肪酸呈正比例关系；②心脑血管疾病，即高血压、动脉粥样硬化、高血脂、脑卒中等，这些疾病严重危害人们的健康，使人们的生活质量下降；③恶性肿瘤，长期过量摄入高热量、高脂肪、高胆固醇和高饱和脂肪酸的食品还会使宫颈癌、睾丸癌、前列腺癌和大肠癌的患病率增加；④糖尿病，与肥胖和饮食习惯有很大的关联，如高脂、高糖、高蛋白及长期饮酒的生活方式，都是糖尿病的高危险因素。

只要生活当中注意合理营养，膳食分配得当，就能提高人们的健康水平，使常见的营养不良性疾病和慢性非传染性疾病逐渐减少，这就要求大家在越来越丰富的食品面前，"管住嘴，迈开腿"。通过营养知识的宣传教育和健康知识讲解，使全社会人民做到健康合理的食品消费，战胜慢性病对人类生命的威胁。

五、缺乏运动与健康

生命在于运动，健康来源于锻炼。运动是人类赖以生存的最基本的生理活动。适度的体育锻炼可以增强体质，提高免疫力，促进健康。在当今社会，由于经济和科学技术的飞速发展，大大地解放了劳动力，人们的体力劳动越来越少，这就使得人体物质代谢迟缓，与运动有关的疾病增多，严重危害了人们的健康。现将这类疾病称为运动不足综合征。概括为以下各系统疾病。

1. 心脑血管系统疾病　长期缺乏运动，导致心肌收缩力减弱，心脏功能减退，血液循环变慢，黏稠度增高，引起心脑血管疾病。除此之外，还可引起肥胖、糖尿病等，增加了心脑血管疾病的危险因素。

2. 消化系统疾病　缺乏运动和精神紧张会使消化系统功能减退，胃肠蠕动、吸收功能降低，致使胃肠道出现疾病状态。

3. 代谢性疾病　缺乏运动再加上营养过剩，常引起肥胖症。而肥胖症又可引起脂肪和糖代谢紊乱，使糖耐量降低，最终导致糖尿病的形成。

4. 免疫功能减退　缺乏运动会导致机体免疫力下降，易患各种传染性或感染性疾病。

5. 骨骼关节系统病变　缺乏运动可导致骨骼肌肌力减退，韧带钙化松弛，骨质疏松，关节软骨变性等，易患颈椎病、腰间椎盘突出及骨关节炎等疾病。

6. 呼吸系统疾病　长时间缺乏运动可使膈肌运动功能下降，肺泡弹性降低，肺活量和肺组织免疫力逐渐下降，极易出现上呼吸道感染、气管支气管肺炎及肺炎等疾病。

7. 对神经系统的影响　长时间缺乏运动可降低神经传导通路的敏捷性，易发生对外反应迟钝，动作不协调，记忆力减退等症状。

因此，人们应根据自己的身体条件，选择适当的场所和运动方式，培养经常锻炼身体的好习惯。使身体的每一个细胞都动起来，提高机体免疫力，远离各种疾病的侵扰。

六、不洁性行为与健康

不洁性行为主要指性滥交，包括异性滥交和同性滥交两种方式。不洁性行为是偏离社会道德规范的不正当性行为，其不仅严重危害健康，还会引发多种性传播疾病（sexually transmitted diseases，STD），而且破坏家庭和社会稳定，影响人们正常的生活和工作。

性滥交是 STD 最主要的传播途径，STD 主要包括梅毒、淋病、软下疳、尖锐湿疣、生殖器疱疹、艾滋病等 20 余种，其中艾滋病对健康和社会的危害最为严重。在很多国家性传播疾病已经成为严重的公共卫生问题，并且对社会、文化、经济、政治产生了重大影响。一些国家和地区因艾滋病猖獗已给当地的工农业造成了严重的经济损失，致使国民经济生产总值下降、家庭破裂、社会动荡不安、军队补充力量不足等。在一些艾滋病流行严重的国家，人均期望寿命下降了 30 岁左右。

性滥交行为除与社会制度、文化等诸因素有关外，还与个人行为和生活方式密切相关。在西方国家性开放观念与允许卖淫嫖娼行为等的存在是性传播疾病的主要因素。新中国成立初期坚决取缔娼妓制度，曾使性病绝迹，成为人类防病史上的创举。但随着改革开放，一些西方文化和思想迅速涌入，使人们的性观念和性行为随之发生了改变，卖淫、嫖娼又在社会上悄然流行，绝迹了几十年的性病在中国又死灰复燃，且发病呈上升趋势。

因此，要想防止性传播疾病给人们带来的健康危害，就要动员人们自觉抵制社会不良因素的引诱和改变不洁性行为，在人群中开展健康教育，增强人们的自我保护意识和自我保护能力，加强社会法制观念，增强法律实施力度，建立有效的卫生保健防范体系，保护人群健康。

 本章小结

医学模式转换即从传统生物医学模式向生物—心理—社会医学模式转变。过去认为疾病是单纯躯体发生病理转变的一种表现。新医学模式理论则认为：疾病是人在社会中生存，受到社会各种因素变化的影响，人的心理发生改变，两者共同作用于人体后机体产生一系列复杂变化后的一种整体表现。而其中社会、心理因素致病机制目前认为是社会、心理因素刺激主要通过中枢神经、内分泌和免疫系统对机体产生作用，从而影响健康。社会因素是影响心理活动及行为的基本因素；尤其是社会文化、社会关系、社会工作及生活环境等。

 思考题

1. 什么是医学模式？它的特点有哪些？

2. 社会因素包括哪些？又是如何分类的？

3. 社会经济与健康的关系是什么？

5. 医学模式发生了怎样的演变过程？你从中获得了哪些启示？

6. 结合现代社会状况，设想 50 年或 100 年后医学模式是否会发生转变，为什么？

（姚应水）

第三篇

医学统计学方法

第八章 医学统计学的基本概念和步骤

案例讨论

案例 某医师研究中医药治疗老年慢性气管炎疗效，在进行简单实验设计后，随机抽取老年慢性气管炎患者44人作为研究对象，用随机方法将研究对象随机分成两组，分别采用中药和西药进行治疗，两组除用药不同外，其他条件尽可能相同；观察时采用盲法观察。中药组治疗22人，治愈19人，治愈率为86.4%；西药组治疗22人，治愈14人，治愈率为63.6%，该医师认为中药治疗老年慢性气管炎的疗效高于西药。该医师将资料整理撰写成论文，投稿到某杂志编辑部，该医师接到该杂志编辑部的回信：请重新做统计学处理。该医师非常不理解，已经计算了各组的治愈率，还要做什么统计学处理？

问题 该医师得到的资料属于何种类型资料？该资料属于何种设计方案？为什么杂志编辑部编辑要求重新做统计学处理？该资料需要用何种统计方法处理？

第一节 医学统计学的基本概念

统计学（statistics）是应用数理统计的原理和方法，研究有关数据的搜集、整理、分析与推断的科学，是认识社会和自然现象客观规律的重要工具。而医学统计学方法是在医学实践和医学科研中，对变异数据的有计划收集、合理整理、正确分析和推断的方法，通过它可以获得关于医学事物或现象的本质特征，整体情况和相互关系的客观规律性认识，从而揭示疾病或现象发生，发展规律，为预防疾病、促进健康提供客观依据。医学统计学是统计学的分支，是医学研究的科学方法。因此，医学统计学是指运用概率论和数理统计方法研究医学事件群体数量特征的一门方法学，它具有两个重要特征：数量反映质量；群体归纳个体。

无论用何种统计研究都必须首先确定观察单位（observation unit）也称个体（individual），它是获得数据的最基本单位，可以是一个人、一个家庭、一个地区、一个样本、一个采样点等；然后对每个观察单位的某项特征进行测量和观察，这种被观察单位的特征称为变量（variable），变量的观察值称为变量值（variable value）或观察值（observed value）。例如，要调查某年某地区10岁健康女孩的身高水平，那么该地区的每个10岁健康女孩就是一个观察单位，身高是变量，每个人测得的身高值就是变量值。

一、同质和变异

同质（homogeneity）是指观察单位之间被研究指标的影响因素相同。但在人群健康的研究中，其影响因素错综复杂，各不相同，其中有些因素是较易控制的，而有些因素是难以控制的，甚至是未知的。例如研究儿童的生长发育，其影响因素包括年龄、性别、民族、种族、地区、遗传、营养等，其中年龄、性别、民族、种族和地区容易控制，而遗传和营养是不能控制的。所以，在实际研究中，当被研究指标的主要的、可控制的影响因素为相同或尽可能相同时认为是同质。例如调查某地 2010 年健康成年女子的血红蛋白，它的同质基础就是同地区、同年份、同性别的正常成人。调查 10 岁健康女孩的身高，她的同质基础是同性别、同年龄、同地区、健康儿童。

由于生物个体的各种指标所受影响因素是极其复杂的，就某一研究指标来看，即使是同质的个体，各个体之间也存在差异，这种差异称为变异。如同质的正常成年女子血红蛋白值有大有小；同质的儿童身高有高有低。

同质是相对的，变异是绝对的，统计学的任务就是在同质的基础上，对个体变异进行分析研究，从而揭示同质事物内在的本质和规律。

二、总体和样本

总体（population）是指根据研究目的确定的同质观察单位某种变量值的全体。例如，前述调查某地 2010 年健康成年女子的血红蛋白，则该地 2010 年全部健康成年女子的血红蛋白值就构成一个总体。这里的总体包括的观察单位有一定时间和空间范围，是有限的，称为有限总体。有时总体是抽象的，如研究用某药治疗慢性支气管炎的疗效，同质的基础是慢性支气管炎患者，同时用某药治疗，该总体包括设想用该药治疗的所有慢性支气管患者的治疗结果，是没有时间和空间范围限制的，所以观察单位数是无限的，称为无限总体。

预防医学中，绝大多数的总体是无限的，要直接研究总体的情况是不可能的。即使是有限总体，如果观察单位数太多，就要耗费很多的人力、物力和财力，有时是不必要的和不可能的。如袋装食品的卫生检查，不可能将所有生产的袋装食品一一加以检验。所以，在实际研究中，经常是从总体中随机抽取一部分观察单位组成样本，目的是用样本信息来推断总体特征。这种从总体中随机抽取的部分观察单位变量值（测量值）的集合，称为样本（sample）。如上例，调查某地 2010 年正常女子的血红蛋白，总体是有限的，但是因为观察单位数太多，可从总体中随机抽取一部分（如抽取 150 名）正常成年女子，分别测得其血红蛋白值，这 150 名正常成年女子的血红蛋白值就组成了样本。样本包含的观察单位数称为样本含量，一般用字母 n 表示。

为了使样本能够正确反映总体情况，在抽样时，必须遵循随机化原则，并要有足够的样本含量。

三、参数与统计量

总体的统计指标称参数（parameter），习惯上用希腊字母来表示，例如 μ 表示总体均数，σ 表示总体标准差，π 表示总体率等；样本的统计指标称统计量（statistic）用拉丁字母表示，例如 $\bar{x}$ 表示样本均数，s 表示样本标准差，p 表示样本率等。如上例中 2010 年所有健康成年女子的血红蛋白值就是总体参数，抽取的 150 名健康成年女子的血红蛋白值就是统计量。

在实际工作中，经常进行的是抽样研究，参数是未知的，需要用统计量去估计。抽样的目的就是用样本统计量来推断总体参数。

四、误差

误差（error）是指测量值和真实值之差，统计上所说的误差有如下三种。

1. 系统误差 是指在收集资料或测量过程中，由于仪器未经校正、试剂不纯或判定标准不准确等，使测量结果倾向性的偏大或偏小。这类误差可以直接影响原始资料的准确性，但可以通过实验设计和技术措施来避免或使之减弱。

2. 随机测量误差 是指由于各种的偶然因素，用同一方法对同一受试对象多次测定结果不完全一致。这种误差没有固定的倾向性，产生的原因不甚明了，是不可避免的，但应努力做到仪器性能及操作方法稳定，使它控制在允许的范围内。

3. 抽样误差 在抽样研究中，由于总体的个体之间存在变异，虽消除了系统误差，并把随机测量误差控制在允许范围内，样本统计量与总体参数也不可能完全相同，即使是从同一总体中随机抽取的多个例数相同的样本，某样本统计量也各不相同，这种由于随机抽取而引起的样本指标与总体指标之间的差异以及各样本指标之间的差异称作抽样误差。这种误差是不可避免的，但可用统计学方法估计，样本含量越大，则抽样误差越小；反之，样本含量越小，则抽样误差相应的越大。

五、概率

概率（probability），是描述某随机事件发生可能性大小的一个指标，用符号 P 表示。它的取值范围在 $0 \sim 1$ 之间，即 $0 \leqslant P \leqslant 1$。事件发生的可能性越大，$P$ 越接近 1；事件发生的可能性越小，P 越接近 0。严格来说，如果 $P = 1$，表示事件必然发生，称必然事件；$P = 0$，表示事件不可能发生，称为不可能事件，它们是确定的，不是随机事件，但可把它们看成随机事件的特例。如人离开氧气必然会死亡，属于必然事件；人离开氧气仍然可生存，是不可能事件。而在一定条件下可能出现，也可能不出现的现象成为随机事件。例如用某药治疗某病患者，只知道治疗转归可能为治愈、好转、无效、死亡四种结果，但对于每个患者治疗后究竟会发生哪一种结果是不确定的，这里的每一种可能结果都是一个随机事件。若本例将结果为"好转"这个事件记为 A，则该患者好转的概率可记为 P（A）。

在统计学上，习惯将 $P \leqslant 0.05$ 或 $P \leqslant 0.01$ 的事件称为小概率事件，表示该事件发生的可能性很小，可以认为在一次抽样中几乎不可能发生。

第二节 统计资料的类型

变量（variable）是指观察单位的某种特征或属性，即研究的项目或观察指标。变量一般可分为两类：数值变量和分类变量。数值变量为定量变量，一般为连续型随机变量，即在某一区间可取任何值的变量；也可为离散型变量，即在某一区间只取有限几个值的变量。分类变量为定性变量，为离散型随机变量，又可分为无序分类变量和有序分类变量，无序分类变量按性质分类，有序分类变量按等级顺序进行分类。

资料又称数据，是由变量及其观测结果（变量值）所组成的。统计分析时，主要根据资料类型、设计方法和分析目的等因素来选择合适的分析方法。医学统计资料一般分为数值变量资料和分类变量资料。

一、数值变量资料

数值变量资料（numerical data）又称计量资料（measurement data）、定量资料（quantitative），是对每一个观察对象的观察指标用定量方法测定其数值大小所得的资料，一般用度量衡单位表示，如身高（cm）、体重（kg）、脉搏（次/分）、浓度（mg/L）、血磷（mg%）、血红蛋白（g%）等。

二、分类变量资料

分类变量资料（categorical data）又称计数资料（count data）、定性资料（qualitative data），是先将观察单位的观察指标按性质或类别进行分组，然后计数各组的数目所得的资料。根据类别数的不同，分类变量资料又分为二分类资料和无序多分类资料。如体检合格与不合格的人数属于二分类资料；再如调查某人群的血型分布，按照 A、B、AB、O 四型分组，计数所得该人群的各血型组的人数即为多分类变量资料。

三、等级分组资料

在医学实践中，有些资料具有计数资料的特性，同时又具有半定量的性质，被称为等级分组资料。等级分组资料是把观察单位按照属性程度或等级顺序分组，清点各组观察单位数所得资料。各属性之间有程度的差别。等级分组资料的等级顺序不能任意颠倒。如临床化验中，将化验结果按-、+、++、+++等级分组，计数得到的每组患者数，就是等级分组资料。

四、变量的转化

根据分析的需要，数值变量资料、分类变量资料和等级分组资料可以互相转化。例如每个人血红蛋白原属计量资料，可将其按血红蛋白正常与异常分为两组，得出各组的人数，转化为计数资料；若按血红蛋白含量的多少分为五个等级：<6（g%）（重度贫血）、6~9（g%）（中度贫血）、9~12.5（g%）（轻度贫血）、12.5~16（g%）（血红蛋白正常）、>16（g%）（血红蛋白增高），计算各等级人数，就是等级分组资料。转化方向为：数值变量、有序变量、无序分类变量，不能反方向。

第三节　医学统计工作的基本步骤

医学统计工作分为四个步骤，即设计、收集资料、整理资料和分析资料，这四个步骤密切联系，缺一不可。

一、设计

设计（design）是对统计工作全过程的设想和安排，是统计工作的基础和关键，决定着整个统计工作的成败；是统计工作的第一步，也是最关键的一步。例如，什么是研究目的？什么是观察单位？需要收集哪些原始资料？用什么方法取得这些原始资料？如何抽样？如何对取得的资料作进一步的处理？如何计算统计指标？如何控制误差？预期会得到什么结果？需要多少经费等，对这些问题都要结合实际，认真考虑，科学安排，力争以较少的人力、物力和时间取得较好的效果。

二、收集资料

收集资料（data collection）是根据设计的要求，取得准确可靠的原始数据。它是统计工作的基础，也是统计分析结果可靠的重要保证。如果没有完整、准确的原始数据，即使先进的整理和分析方法，也不会产生准确的分析结果。

1. 统计资料的来源　医学统计资料的来源主要有以下几个方面。

（1）统计报表　如法定传染病报表、医院工作报表、职业病报表、出生死亡报表等，这是医疗卫生机构根据国家规定的报告制度，定期逐级上报的有关报表。报表填写时要求完整、准确、及时。通过报表可以全面、及时地掌握居民健康状况和医疗卫生机构的重要信息。

（2）医疗卫生工作记录　如卫生监测记录、医院各科的门诊病历、住院病历、化验报告等，这些资料是医疗卫生部门经常性的工作记录，也是医学科研宝贵的原始资料，要严格要求，妥善保管，认真填写，防止漏填、误填、重复现象的出现，使这些资料充分发挥其医学科研价值。

（3）专题调查或实验研究　是根据研究目的选定的，有明确的目的与针对性。

2. 统计资料的要求

（1）完整、准确、及时　完整是指调查项目填写完整无缺，无重复和遗漏；准确是指填写的内容准确无误，界限明确，保证资料真实可靠；及时是指资料的时间性，要求按规定时间完成资料的收集，不能任意拖延时间。

（2）有足够的数量　根据研究目的、资料性质、调查或实验条件等因素，决定资料的数量多少。

（3）资料的代表性和可比性　代表性是指在抽样研究中样本对总体的代表性，应遵循随机化原则（即总体中每个观察单位都有同等的机会被抽取），不能带有主观偏见；可比性是指在进行统计比较时，对比的各组之间，除观察问题或实验因素不同外，其他一切条件都要求尽量一致。

三、整理资料

整理资料（data sorting）是把收集到的复杂的、分散的原始资料进行反复核对和认真检查，纠正错误，分类汇总，使其系统化，条理化，以便下一步进行指标的计算和分析。

1. 原始资料的检查与核对　检查核对原始资料是否完整、准确、有无错误、矛盾、重复、遗漏，以及数据间的相互关系是否合乎逻辑等。一经发现问题，必须及时加以修正，补充与合理的剔除。

2. 资料的分组和汇总　根据资料的性质或数量特征，进行分组整理，以反映事物的特点。分组方法有两种。

（1）质量分组　将观察单位按其属性或类别分组。例如，按性别、职业、病种、疗效分组。这种方法多适用于分类变量资料。

（2）数量分组　将观察单位按其变量值的数值大小来分组。例如，按血压的高低、年龄的大小、红细胞的多少等分组。

分组后的资料要按照设计的要求进行汇总，整理成统计表当原始资料较少时，可用手工汇总，当原始资料较多时，可使用计算机进行汇总。

四、分析资料

分析资料（data analysis）是根据设计的要求，对整理后的数据通过计算有关的指标和必要的统计处理，进行统计学分析，并结合专业知识，作出科学合理的解释，包括以下两个方面。

1. 统计描述　统计描述（statistical description）指用统计指标、统计表、统计图等方法，对资料的数量特征及其分布规律进行测定和描述。其具体内容有：数据如何分组归类，如何使用统计表和统计图来描述一组数据的分布情况，如何通过计算数据的集中量数、差异量数等特征数，简缩数据，进一步描述一组数据的特征及全貌。描述统计的方法，既适用于只表示局部情况（样本）的一组数据，也适用于全面调查、实验或测验中所获得的表示整体情形（总体）的数据，它可以使大量零散的、杂乱无章的数字资料简缩、概括，更好地显示事物的某些特征,有助于研究和说明问题的实质。

2. 统计推断 统计推断(statistical inference)指如何用样本信息推断总体特征。抽样研究得到的是样本统计量,通过样本统计量进行总体参数的估计和假设检验,最终来了解总体的数量特征及其分布规律。推断统计的具体内容有:总体参数的估计方法、假设检验的各种方法、计数资料假设检验方法、各种非参数的统计方法等。

第四节 医学统计学的主要作用和意义

一、医学统计学的主要作用

在医学研究中会遇到大量的数据问题。这些数据资料尽管拥有大量的信息,但是它们却以分散而零乱的形式呈现在人们面前,不能被直接利用。对搜集到的数据资料,只有经过统计整理、计算、分析和推断,才能从中提取有价值的信息,帮助我们发现有关的医学现象的特征和规律。医学统计学的作用主要涉及以下五个方面。

1. 描述医学现象的特征和规律 在医学研究中,常常从量的角度进行研究,用数据描述医学现象的特征,例如,某研究者在某地随机抽样调查了部分健康成人的红细胞数,进行描述统计分析,可以反映出其基本情况;又如,对智力测验获得的智商计算出平均数、标准差等统计量,并用这些统计量说明人群智力水平的分布特征与规律。

2. 探索医学现象间的关系 许多医学现象之间可能相互关联,如生活压力与医学健康之间,学生的身高与体重、老年人的血压与体重等,都存在着一定的关系。医学统计学中的相关分析能够帮助我们探索两种或几种现象间存在着什么关系,关系的密切程度。

3. 由样本推断总体 在医学调查或实验研究中,我们不可能对所有的个体都加以研究,只能从研究对象总体中抽取一部分个体组成样本作为研究对象。通过对样本数据的整理分析,去推断和预测总体的情况,即运用医学统计学中推论统计的方法。

4. 医学现象差异的分析 有些医学现象或对象之间往往存在差异,例如,男女大学生样本的统计学成绩之间可能存在差异,又如实验表明医学治疗组与对照组的医学症状评分之间存在差异,评价两组样本的成绩或症状平均数之间的差异是否有意义,不能只靠直观辨别,必须通过统计分析中的假设检验等方法的分析结果进行科学推论。

5. 分析多种医学现象间的联系与规律 一种医学现象的变化,常常受多种因素的影响,这些因素中有的因素作用较大,有的次之,有的相互关联。究竟哪一个或哪几个因素的作用真正在起作用?因素间或个体间的联系如何?这是我们关注的问题。例如大学生健康状况与生活压力、人格特征、社会支持等因素有关,要想从诸多因素中找出作用较大的因素及各因素之间的关系和规律,就必须应用医学统计学中的方差分析、回归分析等方法。

二、学习医学统计学的意义

1. 学习医学统计学能更好地阅读和理解医学科学文献 作为学生或专业人员,要经常研读国内外有关医学文献,而有关医学的研究报告、科研论文和专著,多是采用科学的统计方法来表述其研究成果的。如果不懂得医学统计,就会看不懂他人的研究成果,就无法从中吸取经验和评价其研究成果。

2. 学习医学统计学能更好地进行医学科学研究 在医学领域中,无论进行调查、测验或实验,都涉及整理和分析数据,都需要运用统计的方法,这样才能进行正确的处理,作出科学的解释,从而得出科学的结论。由此可见,医学统计知识的匮乏有碍于医学科研水平的提高,会影响学术交流以及学科理论的发展。

3. 学习医学统计学能培养科学思维方式和态度 通过医学统计学的学习和应用，有助于培养我们的科学思维和科学态度。医学统计学是以数理统计理论为基础发展起来的一门科学，具有数学的严谨性等特点。它所使用的推理及思考问题的方法是科学研究中常用的方法，它可以培养人们有条理、严谨和注重实证的科学思维方式和态度。

 本章小结

　　医学统计学是基于统计学的一般性原理及方法，结合医学实际，在研究设计思想指导下收集资料、整理与分析资料并做出推断的一门学科。从实际的医学研究问题出发，经过设计和统计分析，对所研究问题做出估计、辨析或判断。医学的研究对象主要是人体及与人体的健康和（或）疾病相关的各种因素。由于影响人体的因素错综复杂，而人体对影响因素的反应又往往各不相同，即个体变异普遍存在，必须运用统计方法透过具有偶然性的现象来探测其规律性。

 思考题

　　1. 举例说明如何正确区分不同类型的统计资料？

　　2. 举例说明如何进行不同类型资料间的相互转换？

　　3. 解释总体与样本。

　　4. 解释参数与统计量。

　　5. 试述抽样研究与抽样误差。

　　6. 什么是概率？

（刘　霞　姚应水）

第九章 数值变量资料的统计分析

案例讨论

案例 某研究者在某单位工作人员中进行了体质指数（BMI）抽样调查，随机抽取不同年龄组男性受试者各16名，测量了被调查者的身高和体重值，由此按照BMI＝体重（kg）／［身高（m）］^{2}公式计算了体质指数，结果如表9-1所示，目的是比较不同年龄组的体质指数有无差异。该研究对上述资料采用两独立样本均数 t 检验进行3次比较，得出结论：18～岁组与30～岁组、30～岁组与45～60岁组差异有统计学意义（$P<0.05$），30～岁组与45～岁组差异无统计学意义（$P>0.05$）。

表9-1 北京某机构男性工作人员不同年龄组体质指数

年龄（岁）	BMI（kg/m²）							
18～	21.65	20.66	25.23	26.02	22.14	18.23	27.43	22.26
	22.91	21.3	21.36	20.13	19.57	18.19	27.09	18.82
30～	27.15	28.58	23.44	27.03	27.32	25.72	29.71	30.48
	21.31	25.97	28.02	23.76	24.5	20.5	27.59	23.93
45～60	20.28	22.88	24.45	22.58	25.26	27.18	29.42	24.76
	26.59	29.83	24.62	22.41	26.37	29.14	25.56	26.49

问题 这是什么类型的资料？该资料属于何种设计方案？该研究者的处理方法是否正确？为什么？

第一节 数值变量资料的统计描述

一、数值变量资料的频数分布

频数分布（frequency distribution）即观测值按大小分组，各个组段内观测值个数（频数）的分布，它是了解数据分布形态特征与规律的基础。

通过实验或临床观察等各种方法得到的原始资料，如果是数值变量资料并且观察的例数较多，可以对数据进行分组，然后制作频数表或绘制直方图，用以显示数据的分布规律。

（一）频数表

频数表（frequency table）是指同时列出观察指标的可能取值区间及其在各区间内出现的频数。具体做法是，先根据观察个体的数值大小进行分组，然后计算每组中观察值出现的次数。由于这种资料的表达方式较完整地体现了观察值的分布规律，所以也称为频数分布表。

用手工整理资料编制频数表时，通常先编制划记表，即先将选出的组列出，每一组段的起点称下限，终点称上限（上限一般不列出），然后在原始数据中逐一观察，观察到的数据应当归入哪一组，就在划记表的相应位置上划记，划够五道成一个"正"字。将全部数据划记完毕后计算各组中"正"字的笔画数目，即可得到各组的频数。

现结合实例说明频数表的编制方法和应注意的问题。

例 9-1 测得 130 名健康成年男子脉搏（次/分）资料如表 9-2 所示，试编制频数表和观察频数分布情况。

表 9-2 130 名健康成年男子脉搏数

75	76	72	69	66	72	**57**	68	71	72	69	72	73
82	80	82	67	69	73	64	74	58	70	64	60	77
66	77	64	67	76	75	75	71	65	62	76	72	71
60	67	75	75	73	79	66	69	79	78	70	72	70
72	78	72	67	72	80	68	70	61	70	73	72	71
81	70	66	75	71	63	77	74	76	68	65	77	69
77	75	79	64	79	73	76	61	80	64	69	70	73
69	68	65	70	69	66	81	63	64	80	74	78	76
84	66	70	73	60	76	82	73	64	65	73	73	63
80	68	76	70	79	77	64	70	66	69	73	78	76

1. 确定组数 对数据进行分组时首先要考虑的是应取的组数，分组过少会导致过多的信息损失，资料的表达过于粗略；分组过多则会使资料过于分散，分布的规律性不能明显地表示出来。组数通常选择在 8~15 组之间，若资料在 100 例以上，一般取 10 组左右，若例数较少，组数可相应减少。总之，以能显示数据的分布规律为宜。

2. 确定组距 分组时必须事先规定组距，组距的宽度按相邻两组的下限之差计算，一般应取相同的组距。将全距除以组数可以得到组距的近似值。全距即数据中最大值与最小值之差。如果用 R 表示全距，k 表示组数，则参考组为 R/k。组距的选择应符合专业习惯，得到参考组距后再结合实际情况做适当地调整。

3. 确定组段 一个频数分布必须包括整个资料范围的全部数据，即一个数据必须能够归属于某一组，同时只能归属于一个组，不能兼属。为此，实际组段在每组中只包含下限不包括上限。

4. 划记 用手工编制划记表，可得到例 9-1 的频数表，如表 9-3 所示。

表 9-3 130 名健康成年男子脉搏（次/分）资料频数分布表

脉搏组段	频数（f）	相对频数（%）	累积频数	累积相对频数	组中值（x）
(1)	(2)	(3) = (2) /N	(4)	(5) = (4) /N	(6)
56 ~	2	1.54	2	1.54	57.5
59 ~	5	3.85	7	5.38	60.5
62 ~	12	9.23	19	14.62	63.5
65 ~	15	11.54	34	26.15	66.5
68 ~	25	19.23	59	45.38	69.5
71 ~	26	20.00	85	65.38	72.5
74 ~	19	14.62	104	80.00	75.5
77 ~	15	11.54	119	91.54	78.5
80 ~	10	7.69	129	99.23	81.5
83 ~ 86	1	0.77	130	100.00	84.5
合计	130				

（二）直方图

将表 9-3 的资料变成频数表后，可以看出数据的分布情况，若绘成直方图（histogram）则更直观。直方图是以垂直条段代表频数分布的一种图形，条段的高度代表各组的频数，由纵轴标度；各组的组段由横轴标度，条段的宽度表示组距。如将表 9-2 的资料绘制成直方图，如图 9-1 所示。

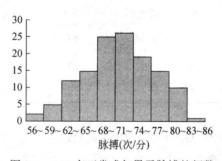

图 9-1 130 名正常成年男子脉搏的频数

从图 9-1 可以看出该地区正常成年男子脉搏的分布特点：数据多集中在 71 次/分附近，两侧称对称下降，最小值不低于 56 次/分，最大值不超过 86 次/分。绘制直方图的频数表资料一般为等距分组，对于不等距资料应先将不等距的各组频数折算为等距频数，然后再作图。

知识链接

编制频数表、绘制直方图的目的

①揭示计量资料的分布类型；②揭示计量资料分布的重要特征——集中趋势与离散趋势；③便于发现特大或特小的可疑值；④作为陈述资料的形式。例数大时，可以频率估计概率。便于资料的进一步统计分析。

随机变量的频数分布具备两个基本特征——集中趋势（central tendency）与离散趋势（tendency of dispersion）。集中趋势和离散趋势同时存在，它们是揭示数据分布的类型和正确进行统计描述与统计推断的前提，是描述随机变量频数分布特征的两类重要指标体系。

二、集中趋势的描述

统计学用平均数（average）这一指标体系来描述一组变量值的集中位置或平均水平。主要作用为：①作为一组观测值的代表值，表明该组观测值集中趋势的特征；②便于对同类研究对象进行对比分析。常用的指标有算数均数、几何均数、中位数。

（一）算数均数

算数均数（mean）简称均数，用以说明一组观察值的平均水平或集中趋势，是描述定量资料的一种最常用的指标。

1. 算数均数的计算　均数的计算有直接法和加权法。

（1）直接法　将所有的观察值 x_1，x_2，$\cdots$，x_n 直接相加再除以观察例数，写成公式为：

$$\bar{x} = \frac{x_1 + x_2 + \cdots + x_n}{n} = \frac{\sum x}{n} \qquad (9-1)$$

式中，$\bar{x}$ 表示样本均数；Σ 是希腊字母，表示求和的符号；n 为样本观察例数。

例9-2　某音乐治疗师采用音乐疗法配合抗肿瘤治疗 10 例肿瘤患者，测定其抑郁自评量表（SDS），10 例肿瘤患者治疗前分数分别为 50、56、58、60、58、55、59、53、45、48；治疗后分数分别为 53、55、56、60、42、46、48、43、47、48，试计算 10 例患者治疗前、后 SDS 测定的平均分数。

$$\bar{x}_{前} = \frac{x_1 + x_2 + \cdots + x_n}{n} = \frac{\sum x}{n} = \frac{50 + 56 + 58 + \cdots 45 + 48}{10} = 54.2$$

$$\bar{x}_{后} = \frac{x_1 + x_2 + \cdots + x_n}{n} = \frac{\sum x}{n} = \frac{53 + 55 + 56 + \cdots 47 + 48}{10} = 49.4$$

可见，治疗后 10 例患者 SDS 测定的平均分数 49.4 分，低于治疗前的平均分数 54.2 分，表明该音乐疗法能缓解肿瘤患者的抑郁症状。

（2）加权法　加权法是根据频数表计算均数的一种方法。当观察例数较多时，资料通常要分组变成频数表，对已经变成频数表的资料不能再用式（9-1）计算，这种情况下我们可以把各组的组中值视为各组观察值的代表值，分别乘以各组的频数得到各组观察值之和，然后将它们相加得到观察值的总和再除以总例数。用公式表示如下：

$$\bar{x} = \frac{f_1 x_1 + f_2 x_2 + f_3 x_3 + \cdots + f_k x_k}{f_1 + f_2 + f_3 + \cdots + f_k} = \frac{\sum fx}{\sum f} \qquad (9-2)$$

式中，k 表示频数表的组段数；f 表示 1 组至 k 组的频数；x 表示组中值，组中值=（本组段下限值+下一组段的下限值)/2。

利用表 9-3 计算 130 名健康成年男子脉搏的均数。

$$\bar{x} = \frac{\sum fx}{\sum f} = \frac{9311.0}{130} = 71.6（次／分）$$

2. 算数均数的应用　算数均数主要适用于对称分布或偏度不大的资料，尤其适合正态分布资料。由于在计算均数时用到了每一个观察值，在偏态较大的情况下，算出的均值容易受到频数分布尾端极大或极小值的影响，不能正确反映分布的集中位置，这时应考虑改用其他方法。

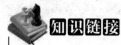

算术构数的特征

1. 均数应用于计量资料的正态分布或近似正态分布资料。

2. 当资料呈正态分布时，均数位于分布的中心。

3. 每个观察值都加一个常数 a，则均数为原均数加常数 a 倍；每个观察值都乘以一个常数 b，则均数为原均数的 b 倍。

（二）几何均数

几何均数（geometric mean）以符号 G 表示，常用来反映一组含多个数量级的数据的集中位置。

1. 几何均数的计算 有直接法和加权法。

（1）直接法

$$G = \sqrt[n]{x_1 x_2 \cdots x_n} \tag{9-3}$$

即将几个观察值连乘后开 n 次方。为了计算方便，常改用对数的形式计算，即

$$\lg G = \frac{1}{n}(\lg x_1 + \lg x_2 + \cdots + \lg x_n) = \frac{\sum \lg x}{n} \tag{9-4}$$

$$G = \lg^{-1} \frac{\sum \lg x}{n} \tag{9-5}$$

式中，x_1，x_2，$\cdots x_n$ 为观察值。

例 9-3 有 8 份血清的某种滴度效价分别为 1：25、1：25、1：50、1：50、1：100、1：200、1：400、1：800，求平均抗体滴度。

将各抗体效价的倒数代入式（9-5）得

$$G = \lg^{-1} \left(\frac{\lg 25 + \lg 25 + \lg 50 + \lg 50 + \lg 100 + \lg 200 + \lg 400 + \lg 800}{8} \right)$$

$$= \lg^{-1} \frac{16}{8} = \lg^{-1} 2 = 100$$

因此，这 8 份血清的抗体平均滴度为 1：100。

（2）加权法 对于频数表资料，若用 f_1，f_2，$\cdots f_k$ 及 x_1，x_2，$\cdots x_k$ 表示 1～k 组的频数及各组取值，可用下式计算。

$$G = \lg^{-1} \left(\frac{f_1 \lg x_1 + f_2 \lg x_2 + \cdots f_k \lg x_k}{n} \right) = \lg^{-1} \left(\frac{\sum f \lg x}{n} \right) \tag{9-6}$$

例 9-4 某地区对 113 名儿童进行某种疫苗接种，一个月后测得各儿童血清抗体的滴度，如表 9-4 所示，试求平均滴度。

表 9-4 某地区 113 名儿童接种疫苗后血清抗体滴度的计算表

抗体滴度 （1）	频数 f_i （2）	滴度倒数 x_i （3）	$\lg x_i$ （4）	$f_i \lg x_i$ （5）=（2）×（4）
1：4	2	4	0.60	1.20
1：8	3	8	0.90	2.70
1：16	15	16	1.20	18.00
1：32	32	32	1.51	48.32
1：64	43	64	1.81	77.83

续表

抗体滴度	频数 f_i	滴度倒数 x_i	$\lg x_i$	$f_i \lg x_i$
（1）	（2）	（3）	（4）	（5）=（2）×（4）
1:128	11	128	2.11	23.21
1:256	5	256	2.41	12.05
1:512	2	512	2.71	5.42
合计	113	–	–	187.83

$$G = \lg^{-1}\left(\frac{187.53}{113}\right) = 45.7$$

113 名儿童接种疫苗后血清抗体平均滴度为 1:45.7。

2. 几何均数的应用　几何均数在医学领域多用于血清学和微生物学中。有些明显呈偏态分布的资料经过对数变换后呈对称分布（对数正态分布），也可以采用几何均数描述其平均水平，但要注意观察值中不能有 0 或负数，否则在作对数变换之前需加一个常数。同一组观察值的几何均数总是小于它的算数均数。

（三）中位数

中位数（median）是指将一组观察值按从小到大的顺序排列，位次居中的观察值或位次居中的两个观察值的均数，用 M 表示。中位数是一位置指标，在全部观察值中大于和小于 M 的观察值的个数相等，它反映了一批观察值在位次上的平均水平。中位数是一个特定的百分位数（percentile）。

1. 中位数的计算

（1）直接法

n 为奇数时，

$$M = x_{\frac{n}{2}+1} \qquad (9-7)$$

n 为偶数时，

$$M = \frac{1}{2}\left(x_{\frac{n}{2}} + x_{\frac{n}{2}+1}\right) \qquad (9-8)$$

例 9-5　5 只小白鼠的体重（g）分别为 20.5、21.8、22.5、24.8、25.4，求其中位数。

本例 $n=5$，为奇数，$M=22.5$（g）。

例 9-6　6 只小白鼠的体重（g）分别为 20.5、21.8、22.5、23.5、24.8、25.4，求其中位数。

本例 $n=6$，为偶数，$M=23.0$（g）。

（2）加权法

$$M = L + i\frac{\left(n \times 50\% - \sum f_L\right)}{f_m} \qquad (9-9)$$

式中，L、i、f_m 分别为 M 所在组段的下限、组距和频数，$\sum f_L$ 为 M 所在组段之前各组段的累积频数。

例 9-7　319 名肿瘤患者生存质量的评分见表 9-5，求其平均生存质量的评分。

表 9-5　319 名肿瘤患者生存质量的评分

生存质量评分	人数	累计人数	累积频率（%）
0 ~	25	25	7.84
10 ~	40	65	20.38

续表

生存质量评分	人数	累计人数	累积频率（%）
20 ~	45	110	34.38
30 ~	55	165	51.72
40 ~	76	241	75.55
50 ~	60	301	94.36
60 ~	10	311	97.49
70 ~	5	316	99.06
80 ~	2	318	99.69
90 ~ 100	1	319	100.00
合计	319	－	－

$$M = L + \frac{i}{f_m}\left(\frac{n}{2} - \sum f_L\right) = 30 + \frac{10}{55}\left(\frac{319}{2} - 110\right) = 39（分）$$

则该 319 名肿瘤患者生存质量平均得分为 39 分。

2. 中位数的应用　中位数可用于各种分布类型的资料；但对于正态或近似正态分布资料以及适合几何均数的资料，更适宜采用算数均数和几何均数描述集中趋势。因此，实际工作中，中位数常用于描述偏态分布资料的集中趋势，反应位次居中的观察值的水平。此外，中位数还用于"开口资料"以及分布不明资料的集中趋势的描述。

（四）百分位数

如果将一组数据从小到大依次排列，再分成 100 等份，对应于 x% 的数值。百分位数（percentile）也是一位置指标，用符号 P_x 表示，读作第 x 百分位数。如 P_{25} 表示资料在 P_{25} 左侧的累计频数占总数的 25%，右侧占 75%。P_{50} 实际上就是中位数 M。百分位数的手工计算可以根据频数表来做，计算原理与中位数完全相同。

1. 百分位数的计算

$$P_x = L + i_x\left(\frac{nx\% - \sum f_L}{f_x}\right) \tag{9-10}$$

式中，L、i_x、f_x 分别为 P_x 所在组段的下限、组距和频数；$\sum f_L$ 为 P_x 所在组段之前各组段的累积频数。

$$P_{25} = 20 + \frac{10}{45}(319 \times 25\% - 65) = 23.3（分）$$

$$P_{75} = 40 + \frac{10}{76}(319 \times 75\% - 165) = 49.8（分）$$

$$P_{2.5} = 0 + \frac{10.0}{25}(319 \times 2.5\% - 0) = 3.2（分）$$

$$P_{97.5} = 70 + \frac{10}{5}(319 \times 97.5\% - 311) = 70.1（分）$$

2. 百分位数的应用　百分位数可以用来描述资料的观察值序列在某百分位置的水平，中位数是其中的一个特例。多个百分位数结合使用常可以用来说明某一特定的问题，如用 P_{25} 及 P_{75} 描述资料的离散程度，用 $P_{2.5}$ 及 $P_{97.5}$ 规定 95% 的医学参考值范围。百分位数可用于任何频数分布的资料，但靠近两端的百分位数仅在样本例数比较大时较稳定（如 n>100）。

三、离散趋势的描述

对数值型资料特征的描述，除了描述集中趋势外，还必须描述离散趋势（dispersion）。

离散趋势指标亦称变异性指标，是描述一组同质观测值变异程度大小的综合指标。它们不但反映研究指标数值的稳定性和均匀性，而且反映集中性指标的代表性。

常用的离散趋势指标有极差、四分位数间距、方差、标准差、变异系数等。

（一）极差

1. 极差的定义 极差（range）是指观察值中最大值与最小值之差，又称全距，用符号 R 表示。是变异指标中最简单的一种。极差大说明变异程度大，反之变异程度小。如例 9-1 中 130 名健康成年男子脉搏数的极差为

$$R = 84 - 57 = 27 \text{（次／分）}$$

2. 极差的应用 极差是测定离散趋势的一种简便方法，它能说明数据组中各数据值的最大变动范围，但由于它是根据数据组的两个极端值进行计算的，没有考虑到中间变量值的变动情况，所以不能充分反映数据组所有各项数据的离散趋势，只是一个较粗糙的测定数据离散趋势的指标。随着观察例数的增多，抽到较大或较小数值的可能性越来越大，极差也会随之而变大，尤其当资料呈明显偏态时会显得更加不稳定，所以通常仅用于粗略地说明变量的变动范围。

（二）四分位数间距

1. 四分位数间距的定义 极差的不稳定主要受观察值大小两端极端数值的影响，如果将两端的数据去掉一定的比例所得到的结果就会比较稳定。一种方法是把所有的观察值排序后，分成四个数目相等的段落，每个段落的观察值数目各占总例数的 25%，取中间 50% 观察值的数据范围即为四分位数间距（quartile，interquartile range）。四分位数间距用符号 Q 表示，它可以通过计算百分位数 P_{75} 和 P_{25} 之差得到，即 $Q = P_{75} - P_{25}$。四分位数间距越大，说明数据变异越大；反之，四分位数间距越小，说明变异越小。

如例 9-7　$Q = P_{75} - P_{25} = 49.8 - 23.3 = 26.5$（分）。

2. 四分位数间距的应用 用四分位数间距作为说明个体差异的指标，与极差相比不易受极端值的影响，但仍未用到每一个具体的观察值，在统计分析中用得不够普遍。

（三）方差和标准差

为了克服极差和四分位数间距不能反映每个观察值之间的离散情况这一缺点，就必须全面考虑到每一个观察值。就总体而言，需计算总体中每个观察值 x 与总体均数 μ 的差值，即离均差（$x - \mu$）。由于（$x - \mu$）有正有负，使得 $\sum (x - \mu) = 0$，不能反映变异度的大小。倘若将离均差（$x - \mu$）平方后相加，得到 $\sum (x - \mu)^2$，此为离均差平方和（sum of squares of deviations from mean），就消除了正、负值的影响；同时还应考虑到观察值个数 N 的影响，将离均差平方和除以 N，就得到了方差（variance）。总体方差用 σ^2 表示，计算公式为

$$\sigma^2 = \frac{\sum (x - \mu)^2}{N} \tag{9-11}$$

由于每一离均差都经过平方，使原来观察值的度量单位（如 ms，cm，mmHg）也都变为平方单位了。为了还原成原来的度量单位，所以又将方差开平方，从而得到标准差（standard deviation）。总体标准差用 σ 表示，计算公式为

$$\sigma = \sqrt{\frac{\sum (x - \mu)^2}{N}} \tag{9-12}$$

在实际工作中，总体均数 μ 未知，需用样本均数 $\bar{x}$ 作为总体均数 μ 的估计值。用样本例数 n 代替 N，但按式（9-11）计算的结果比实际 σ^2 低。英国统计学家 W. S. Gosset 提出用 $n-1$ 代替 n 来校正，这就是样本方差 s^2。样本标准差用 s 表示，计算公式为

$$s^2 = \frac{\sum (x - \bar{x})^2}{n - 1} \qquad\qquad (9-13)$$

$$s = \sqrt{\frac{\sum (x - \bar{x})^2}{n - 1}} \qquad\qquad (9-14)$$

式中，$n-1$ 称为自由度（degree of freedom）。离均差平方和 $\sum (x - \bar{x})^2$ 常用 SS 或 l_{xx} 表示。数学上可以证明：$\sum (x - \bar{x})^2 = \sum x^2 - (\sum x)^2 / n$，于是，样本标准差的公式可写成

直接法 $\qquad\qquad s = \sqrt{\dfrac{\sum x^2 - (\sum x)^2 / n}{n - 1}} \qquad\qquad (9-15)$

加权法 $\qquad\qquad s = \sqrt{\dfrac{\sum fx^2 - (\sum fx)^2 / \sum f}{\sum f - 1}} \qquad\qquad (9-16)$

如例9–1测得130名健康成年男子脉搏的标准差，代入式（9–16）

得出 $\qquad\qquad s = \sqrt{\dfrac{665507 - (9271)^2 / 130}{130 - 1}} = 5.8$ （次/分）

标准差应用：

（1）描述观察值的变异程度，适用于对称分布，特别是正态分布或近似正态分布资料。①均数相近，度量单位相同的条件下，标准差大，表示观察值离均数较远，均数代表性差；反之，标准差小，表示观察值多集中在均数周围，均数代表性较好。②若比较度量单位不同或均数相差悬殊观察值的变异度时，需计算变异系数。

（2）结合样本均数描述正态分布特征和估计医学指标正常值范围（常模）。

（3）结合样本含量 n 计算标准误。

 知识链接

标准差的特征

1. 方差和标准差的特征用于描述正态分布计量资料的离散程度。

2. 均数与标准差结合用于全面描述正态分布计量资料的集中趋势与离散趋势。科研论文中表示为均数±标准差（$\bar{x} \pm s$），对于偏态分布资料则用中位数±四分位间距（$M \pm Q$）表示。

3. 同质的两组资料，在均数相近的条件下，标准差大表明该组各观测值分散（远离均数），因而均数的代表性较差，反之，标准差小，表明该组观测值集中在均数附近，因而均数的代表性较好。

（四）变异系数

标准差使用的度量衡单位与原始数据相同，在两组数据的均数相差不大，单位也相同时，从标准差的大小就可以直接比较两个样本的变异程度。但是，有时我们需要对均数相差较大或单位不同的几组观察值的变异程度进行比较，这时使用标准差就不适宜了（极差或四分位数间距同样不合适）。在这种情况可以使用变异系数（coefficient of variation，CV），其计算公式为

$$CV = \frac{s}{\bar{x}} \times 100\% \qquad\qquad (9-17)$$

例9–8 某地8岁男童的身高均数为125.20cm，标准差为4.62cm；体重均数为26.62kg，标准差为2.24kg，试比较身高和体重的变异程度。

该题度量衡单位不一致，不能直接由标准差进行比较，选用变异系数。

$$身高 \ CV = \frac{s}{\bar{x}} \times 100\% == \frac{4.62}{125.20} \times 100\% = 3.69\%$$

$$体重 \ CV = \frac{s}{\bar{x}} \times 100\% = \frac{2.24}{26.62} \times 100\% = 8.41\%$$

所以体重的变异度大于身高，即体重测量值相对于身高测量值更离散。

第二节　正态分布和医学正常值范围的制定

一、正态分布

正态分布（normal distribution）又称为高斯分布（Gauss distribution），是连续型随机变量的一种重要的分布，最初德国数学家 C. F. Gauss 和法国数学家 P. S. Laplace 分别于 1890 年和 1812 年作为描述相对误差与相对频数分布的模型而提出，并建立了误差理论。正态分布理论有广泛的应用，如医学参考值范围的确定、三大经典理论分布的推导等。人们将高峰位于中央、两侧逐渐下降并完全对称、两端理论上不与横轴相交的钟形曲线，称为正态曲线（normal curve），表示正态曲线的函数称为正态分布的密度函数。在医学领域中有很多指标都多呈正态或近似正态分布。

正态分布的密度函数，即正态曲线的方程由式（9-18）给出

$$f(x) = \frac{1}{\sigma \sqrt{2\pi}} e^{\frac{-(X-\mu)^2}{2\sigma^2}} \qquad -\infty < x < +\infty \qquad (9-18)$$

则称为 x 服从正态分布，记作 $x \sim N(\mu, \sigma^2)$，μ 为 x 的总体均数，σ^2 为总体方差。

式中，π 和 e 是两个常数，分别为圆周率和自然对数的底，其近似值分别为 3. 14159 和 2. 71828；μ 和 σ 是正态分布的两个参数，恰好是前面学过的最有实用意义的均数 $\bar{x}$ 和标准差 s。需要注意的是，μ 与 $\bar{x}$、σ 与 s 的意义并不完全相同，μ 和 σ 表示总体参数，而 $\bar{x}$ 和 s 表示样本统计量。

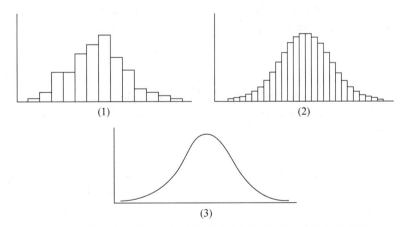

图 9-2　某地成年男子红细胞数的分布逐渐接近正态分布示意图

正态分布有以下几个特征：

（1）正态分布以均值为中心，左右对称。x 取值范围理论上没有边界，x 离 μ 越远，函数 $f(x)$ 值越接近于 0，但不会等于 0。

（2）正态分布中，曲线下面积集中以均值为中心的部分，越远离中心，曲线越接近 X 轴，曲线下面积越小，超过一定范围以外的面积（概率）可以忽略。

（3）正态分布曲线下面积分布有一定的规律，即所有的正态分布曲线，在 μ 左右的相同倍数的标准差范围内面积相同，如图9-3所示。

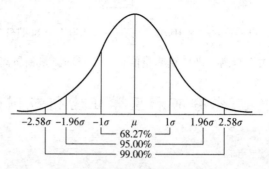

图9-3　正态分布曲线下的面积

（4）正态分布有两个参数，即位置参数 μ 和形态参数 σ。若固定 σ，改变 μ 值，曲线沿着 X 轴平行移动，其形状不变。若固定 μ，σ 越小，曲线越"瘦高"，表示数据分布越集中；反之，σ 越大，曲线越"矮胖"，表示数据分布越分散，如图9-4和图9-5所示。

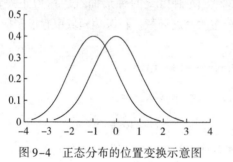

图9-4　正态分布的位置变换示意图

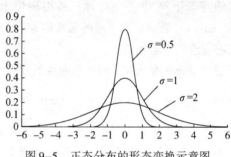

图9-5　正态分布的形态变换示意图

为了应用方便，对于任何一个 $N(\mu, \sigma)$ 的正态分布，都可以通过变量的标准正态变换 $u = (x - \mu) / \sigma$ 使之成为标准正态分布（standard normal distribution）用 $N(0, 1)$ 表示，即 $\mu = 0$，$\sigma = 1$ 的分布，亦称为 u 分布。u 称为标准正态变量。即将 $x \sim N(\mu, \sigma)$ 的正态分布转化为 $z \sim N(0, 1)$ 的标准正态分布。于是式（9-18）转化成式（9-19）

$$\varphi(z) = \frac{1}{\sqrt{2\pi}} e^{-z^2/2}, \quad -\infty < z < +\infty \tag{9-19}$$

式中，$\varphi(z)$ 为标准正态分布的密度函数，即纵轴高度。根据 z 的不同取值，按式（9-19）绘出标准正态分布图形，如图9-6所示。

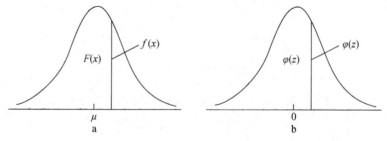

图9-6　正态分布与标准正态分布的面积与纵高

a. 正态分布　b. 标准正态分布

正态分布曲线下的总面积为100%或1。正态分布曲线和标准正态分布曲线下的面积可借助高等数学中微积分的方法分别对式（9-18）、式（9-19）求积分而得到。为了便于应用，将式（9-19）计算所得结果变成"标准正态分布曲线下的面积表"，通过查表可求出正态曲线下某区间的面积占总面积的比例，进而估计该区间的观察例数占总例数的百分比或变量值落入该区间的概率。实际工作中经常要用的面积分布规律有以下 3 个区间，要求记住，并结合图形理解其意义，见表 9-6 和图 9-7。

表 9-6 正态分布和标准正态分布曲线下面积分布的规律

正态分布	标准正态分布	面积（或概率）（%）
$\mu-1\sigma \sim \mu+1\sigma$	$-1 \sim 1$	68.27
$\mu-1.96\sigma \sim \mu+1.96\sigma$	$-1.96 \sim 1.96$	95.00
$\mu-2.58\sigma \sim \mu+2.58\sigma$	$-2.58 \sim 2.58$	99.00

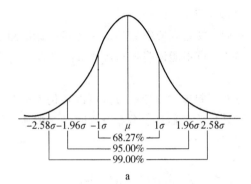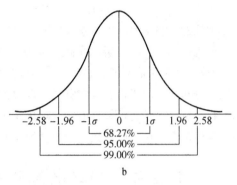

图 9-7 正态曲线与标准正态曲线的面积分布

a. 正态曲线的面积　b. 标准正态曲线的面积

二、医学正常值范围的制定

（一）正常值范围的意义

正常值是指正常人体或动物体的各种生理、心理常数，正常人组织、体液和排泄物中各种成分的含量，以及人体对各种试验的正常反应值等。由于个体变异是客观存在的，各种数据不仅因人而异，而且同一个人还会随着体内、外环境的变化而相应地波动。正常人测定值的波动范围，称为正常值范围（reference ranges），在医学上称为常模。正常值可作为判定正常或异常的标准。

制定正常值的要求和原则：①首先确定一批样本含量足够大（一般 n 大于 100）的"正常人"。所谓"正常人"是个相对概念，并不是指没有任何疾病或一切正常的人，而是指排除了影响所研究指标的疾病或因素的人。②确定单侧或双侧范围。单侧界值或双侧界值，通常根据专业知识和实际用途而定。若某指标过高和过低均属异常，则取双侧，需要确定正常值范围的下限和上限，如白细胞、血压值；若研究的指标过低（或过高）为异常，则取单侧，如智商过低为异常，确定单侧下限，而血铅过高为异常，确定单侧上限。③选定适宜的百分界值，正常值范围是指绝大多数正常人的测定值应该所在的范围。这里的绝大多数，是指正常人的 80%、90%、95%、99%，其中最常用的是 95%。④根据资料的分布类型选定适宜的方法进行正常值范围的估计。

（二）正常值范围的估计方法

估计正常值范围的方法很多，现以制定 95% 的正常值范围为例，介绍正态分布法、对数正态分布法和百分位数法的适合资料和界限值的计算公式。

1. 正态分布法 适用于正态或近似正态分布资料。

双侧界限为 $\bar{x} \pm 1.96s$ ，单侧上限为 $\bar{x} + 1.645s$ ，单侧下限为 $\bar{x} - 1.645s$ 。

2. 对数正态分布法 适用于对数正态分布资料。

双侧界限为 $\lg^{-1}(\bar{x}_{\lg x} \pm 1.96s_{\lg x})$ ，单侧上限为 $\lg^{-1}(\bar{x}_{\lg x} + 1.645s_{\lg x})$ ，单侧下限为 $\lg^{-1}(\bar{x}_{\lg x} - 1.645s_{\lg x})$ 。

3. 百分位数法 适用于偏态分布资料。

双侧界限为 $P_{2.5}$ 和 $P_{97.5}$ ，单侧上限为 P_{95} ，单侧下限为 P_5 。

例9-9 调查某地120名健康成年女性血红蛋白，直方图显示，其分布近似于正态分布，$\bar{x} = 117.4g/L$ ，$s = 10.2g/L$ ，试估计该地健康成年女性血红蛋白的95%医学参考值范围。

因血红蛋白过高、过低均为异常，所以95%的医学参考值范围应该是双侧的。

上限为 $\qquad$ $\bar{x} + 1.96s = 117.4 + 1.96 \times 10.2 = 137.4$ （g/L）

下限为 $\qquad$ $\bar{x} - 1.96s = 117.4 - 1.96 \times 10.2 = 97.4$ （g/L）

必须注意，95%的医学参考值范围仅仅告诉我们，特定人群中95%的个体该指标该测定值在此范围内，并不能说明凡在此范围内都"正常"；也不能说明凡不在此范围内都不"正常"。因此医学参考值范围在临床上只能作为参考。

正态分布法只限于正态分布资料、近似正态分布资料或以一定的方法可以转化为正态分布的资料。例如，某变量观察值经过对数变换后可转换为近似正态分布，这时可先求其对数值的参考值范围，再求反对数即为变量的参考值范围。

第三节 均数的抽样误差和总体均数的估计

一、均数的抽样误差与标准误

目前人们对某一总体进行研究的最重要、最常用的方法就是抽样研究，人们之所以这样推崇抽样研究的方法，是因为由样本推论总体的方法在实际工作中是十分必要的，有时甚至是唯一可行的。一方面，大多数情况下总体是无限的，不可能对所有个体逐一观察；另一方面，即使是有限总体，有时由于人力、物力、财力、时间等多方面原因，不可能也没必要将所有个体逐一研究，于是只能借助于抽样研究，通过样本指标来说明总体特征。这种从样本获得有关总体信息的过程称为统计推断（statistical inference）。例如欲了解某地2016年小学六年级学生智商（IQ）的平均水平，随机抽取了200名六年级小学生作为样本，算得IQ的样本均数为107.5，若从该地再随机抽取200名六年级小学生，由于个体变异的存在，其IQ样本均数则不一定是107.5，也不大可能恰好等于该地六年级小学生IQ的总体均数。这种由个体变异产生的，抽样造成的样本均数与总体均数之间的差异以及各样本均数之间的差异，称为均数的抽样误差（sampling error of mean）。由于生物间的个体差异是客观存在的，因此抽样误差在抽样研究中是不可避免的，但有一定规律性，可以用特定的指标描述抽样误差的大小。

数理统计推理和中心极限定理表明：①若原变量 x 服从正态分布 $N(\mu, \sigma)$ ，随机抽取样本含量为 n 的样本均数 $\bar{x}$ 也服从正态分布；即使从偏态总体随机抽样，当 n 足够大（如 $n > 100$），$\bar{x}$ 也近似服从正态分布。②从均数为 μ ，标准差为 σ 的正态或偏态总体，抽取例数为 n 的多个样本，则各样本均数 $\bar{x}$ 的总体均数也为 μ ，样本均数的标准差则比原个体值的标准差要小，为区别两者，样本均数的标准差用 $\sigma_{\bar{x}}$ 表示。通常，将样本统计量的标准差称为标准误（standard error, SE）。样本均数的标准差也称均数的标准误，它反映样本均数间的离散程度，也反映样本均数与相应总体均数间的差异，因而说明了均数的抽样误差大小。标准误 $\sigma_{\bar{x}}$（理论值）按下式计算。

$$\sigma_{\bar{x}} = \frac{\sigma}{\sqrt{n}} \qquad (9-20)$$

在实际工作中，由于总体标准差 σ 未知，而是用样本标准差 s 来估计。因此均数标准误的估计值为

$$s_{\bar{x}} = \frac{s}{\sqrt{n}} \qquad (9-21)$$

由上述式（9-20）、式（9-21）可见，标准误的大小与标准差大小成正比，而与 $\sqrt{n}$ 成反比，可通过增加样本含量 n 来减少标准误，从而降低抽样误差。

均数标准误的应用：

（1）表示抽样误差的大小，用来衡量样本均数的可靠性。标准误越小，说明样本均数越接近总体均数，因此用样本均数估计总体均数越可靠，反之亦然。

（2）结合样本均数可用于估计总体均数的可信区间。

（3）可用于均数的假设检验。

知识链接

标准差与标准误的区别和联系

1. 均数抽样误差是由抽样所致的样本均数与样本均数之间、样本均数与总体均数之间的差异。

2. 标准误是样本均数的标准差，是描述均数抽样误差大小的指标。

3. 增加样本含量可减小均数的标准误，从而降低抽样误差。

4. 标准差与标准误的区别与联系

（1）区别　见表9-7。

表9-7　标准差与标准误的区别

指标	意义	应用
标准差（s）	衡量观察值离散趋势（即变异程度）。s 越大，表示观察值越分散，样本均数的代表性越差，反之，样本均数的代表性就好	描述正态（或近似正态）分布资料的频数分布 医学参考值范围的估计
标准误（$s_{\bar{x}}$）	样本均数的变异程度，表示抽样误差的大小。$s_{\bar{x}}$ 越大，表示抽样误差越大，样本均数的可靠性越差；反之，样本均数的可靠性就好	总体均数的区间估计 假设检验，如两均数间的比较，即 t 检验

（2）联系　两者都是变异指标。$s_{\bar{x}}$ 的大小可由 s 的大小来估计。在样本含量一定时，s 越大，$s_{\bar{x}}$ 也越大，即抽取相同例数的前提下，标准差越大，样本均数抽样误差也越大。

二、t 分布

若某一随机变量 X 服从 $N(\mu, \sigma)$ 的正态分布，则可通过 z 变换 $[z = (x - \mu)/\sigma]$ 使一般的正态分布转化为标准正态分布 $N(0, 1)$，即 z 分布。同理，由于样本均数 $\bar{x}$ 服从 $N(\mu, \sigma_{\bar{x}})$ 的正态分布，则通过同样方式的 z 变换 $[z = (\bar{x} - \mu)/\sigma_{\bar{x}}]$ 也可将其转化为标准正

态分布 N（0，1），即 z 分布。在实际工作中，$\sigma_{\bar{x}}$ 未知，常用 $s_{\bar{x}}$ 作为 $\sigma_{\bar{x}}$ 的估计值，为与 z 转换区别，称为 t 转换，t 值的分布称为 t 分布（t-distribution），即

$$t = \frac{\bar{x} - \mu}{s_{\bar{x}}} = \frac{\bar{x} - \mu}{s/\sqrt{n}}, \quad \nu = n - 1 \tag{9-22}$$

式中，ν 为自由度，数学上指能够自由取值的变量个数。

t 分布的特征：

（1）以 0 为中心的对称分布。

（2）t 分布与自由度大小有关，有一个自由度就有一条 t 分布曲线，因此 t 分布是一簇曲线。

（3）v 越小，曲线越低平，v 越大，t 分布越接近 z 分布，当 $v = \infty$，t 分布与 z 分布吻合，如图 9-8 所示。

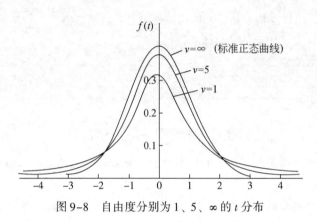

图 9-8　自由度分别为 1、5、∞ 的 t 分布

（4）t 分布曲线下面为 95% 或 99% 的界值不是一个常量，而是随 ν 大小而变化。

为了便于应用，统计学家编制了不同自由度 ν 下 t 值与相应概率关系的 t 界值表（附表 2）。此表的横标目为自由度；纵标目为尾部概率（P 或 α），表内数据为自由度为 ν，概率为 α 时，对应的 t 值（即 $t_{\alpha, \nu}$）。因 t 分布是以 0 为中心对称分布，t 界值表中只列出正值，若算得的 t 值为负值时，可用其绝对值查表。

从 t 界值表中可以看出：①在相同自由度时，t 值增大，概率 P 减小；②在相同 t 值时，双尾概率 P 为单尾概率 P 的两倍，如双尾 $t_{0.01/2, 10}$ = 单尾 $t_{0.05, 10}$ = 1.812。

三、总体均数可信区间的估计

在医学研究中，常常从总体中随机抽取样本进行研究，目的是通过样本的信息来推论总体特征，这就是统计推断。统计推断包括两个方面：参数估计和假设检验。所谓参数估计是指用样本指标（统计量）估计总体指标（参数），参数估计有点（值）估计和区间估计两种方法。

1. 点估计　点估计（point estimation）就是用相应样本统计量直接作为其总体参数的估计值。如用 $\bar{x}$ 估计 μ，s 估计 σ 等。其方法虽然简单，但未考虑抽样误差的大小。

2. 区间估计　区间估计（interval estimation）指按预先给定的概率（$1-\alpha$）所确定的包含未知总体参数的一个范围。该范围称为参数的可信区间或置信区间；预先给定的概率 $1-\alpha$ 称为可信度或置信度。常用 95% 或 99%。总体均数可信区间的计算方法，随总体标准差 σ 是否已知，以及样本含量 n 的大小而异，通常有 t 分布和 z 分布两类方法。下面以 95% 可信区间为例，介绍其计算公式。

（1）σ 已知时，由 z 分布原理，正态曲线下有 95% 的 z 值在 ±1.96 之间，即总体均数 μ 的 95% 可信区间为 $(\bar{x} - 1.96\sigma_{\bar{x}}, \ \bar{x} + 1.96\sigma_{\bar{x}})$。

（2）σ 未知，但 n 足够大（如 $n>100$）时，由 t 分布可知，t 分布逼近 z 分布，此时 t 曲线下有 95% 的 t 值约在 ±1.96 之间，即总体均数 μ 的 95% 可信区间为 $(\bar{x} - 1.96s_{\bar{x}}, \ \bar{x} + 1.96s_{\bar{x}})$。

（3）σ 未知且 n 较小时，一般按 t 分布原理，某自由度 v 的 t 曲线下有 95% 的 t 值在 ± $t_{0.05(v)}$ 之间，即总体均数 μ 的 95% 可信区间为：$(\bar{x} - t_{0.05/2, \ v} s_{\bar{x}}, \ \bar{x} + t_{0.05/2, \ v} s_{\bar{x}})$

例 9-10 随机抽取某大学在校学生 25 人，测得该样本智商水平 $\bar{x} = 110.5$，标准差 $s = 10.5$，试估计该大学在校学生智商总体均数的 95% 可信区间。

该例 $n=25$，$v=25-1=24$，$\alpha = 0.05$，查 t 界值表（附表 2），双侧 $t_{0.05/2, 24} = 2.064$ 代入公式

$$(\bar{x} - t_{0.05/2, \ 24} s_{\bar{x}}, \ \bar{x} + t_{0.05/2, \ 24} s_{\bar{x}})$$
$$= (110.5 - 2.064 \times 10.5/\sqrt{25}, \ 110.5 + 2.064 \times 10.5/\sqrt{25})$$
$$= (106.2, \ 114.8)$$

该大学在校学生智商总体均数的 95% 可信区间为 $(106.2, \ 114.8)$。

因此，可信区间的确切含义指的是：如果能够进行重复抽样试验，平均有 $1-\alpha$（如 95%）的可信区间包含了总体参数，而不是总体参数落在该范围的可能性为 $1-\alpha$。但在实际工作中，只能根据一次试验结果估计可信区间，如例 9-10 的 95% 可信区间为 $(106.2, \ 114.8)$，我们就认为该区间包含了总体均数 μ。根据小概率事件不太可能在一次试验中发生的原理，该结论错误的概率小于或等于 0.05。

可信区间估计优劣取决于两个方面：①可信度（$1-\alpha$），99% 可信度比 95% 可信度要好；②区间的宽度，区间越窄越好，95% 可信区间精度高于 99% 的可信区间。当样本含量为定值时，两者是矛盾的。在可信度确定情况下，增加样本含量（使 $t_{a, \ v}$ 和 $s_{\bar{x}}$ 减少）可提高精度。

第四节　假设检验的基本思想和步骤

一、假设检验的基本思想

假设检验（hypothesis test）亦称显著性检验（significance test），是统计推断的另一重要内容，其目的是比较总体参数之间有无差别。

例 9-11 根据大量调查，已知健康成年男子脉搏的均数为 72 次/分，某医生在一山区随机测量了 25 名健康成年男子脉搏数，求得其均数为 74.2 次/分，标准差为 6.5 次/分，能否认为该山区成年男子的脉搏数与一般健康成年男子的脉搏数不同？

本例两个均数不相等有两种可能性：

（1）山区成年男子的脉搏总体均数与一般健康成年男子的脉搏总体均数是相同的，差别仅仅由于抽样误差所致；

（2）受山区某些因素的影响，山区成年男子的脉搏与一般健康成年男子的脉搏确实是不相同的。到底是本质上的差异还是抽样误差，需进行假设检验。

假设检验的实质是判断观察到的"差别"是由抽样误差引起还是总体上的不同，目的是评价两种不同处理引起效应不同的证据有多强，这种证据的强度用概率 P 来度量和表示。

二、假设检验的基本步骤

假设检验就是首先根据设计和研究目的提出某种假设，再根据现有资料提供的信息，用适当的统计方法推断此假设应当拒绝还是不拒绝。

1. 建立检验假设和确定检验水准 假设检验中，包括无效假设（null hypothesis）和备择假设（alternative hypothesis）。

无效假设符号为 H_0，指需要检验的假设，如山区成年男子的脉搏总体均数与一般健康成年男子的脉搏总体均数相同，即

$$H_0 : \mu = \mu_0$$

这一假设通常与我们要验证的结论相反，是计算检验统计量和 P 值的依据。

备择假设符号为 H_1，是在 H_0 成立证据不足情况下而被接受的假设，如山区成年男子的脉搏总体均数与一般健康成年男子的脉搏总体均数不相同，可表示为

$$H_1 : \mu \neq \mu_0$$

备择假设有双侧和单侧两种情况。双侧检验指无论正方向还是负方向的误差，若显著地超出检验水准，拒绝 H_0。$H_1 : \mu \neq \mu_0$ 即为双侧检验。单侧检验指仅在正方向或负方向误差超出规定的水准时，拒绝 H_0，如山区成年男子的脉搏高于（或低于）一般成年男子可表示为

$$H_1 : \mu > \mu_0 \text{（或 } H_1 : \mu < \mu_0 \text{）}$$

双侧检验和单侧检验应如何选择，需根据研究目的和专业知识而定。

建立检验假设的同时，还必须给出检验水准。检验水准（size of a test）亦称显著性水准（significance level），符号为 α，是预先规定的拒绝域的概率值，其大小应根据分析的要求确定。通常取 $\alpha = 0.05$ 或 $\alpha = 0.01$。显然 α 值越大越容易得出有差别的结论。

2. 选定检验方法和计算统计量 根据研究设计的类型、研究设计方案和统计推断的目的要求选用不同的检验方法和计算公式。如完全随机设计中，两样本均数的比较可用 t 检验，样本含量较大时（$n>100$），可用 z 检验。不同的统计检验方法，可得到不同的统计量，如 t 值和 z 值。

3. 确定概率 P 值和作出推断结论 P 值是指在 H_0 所规定的总体中作随机抽样，获得等于及大于（或小于）现有统计量的概率。如双侧 t 检验 $|t| \geqslant t_{\alpha/2,\nu}$，则 $P \leqslant \alpha$，按 α 检验水准，拒绝 H_0，接受 H_1，即差异有统计学意义；若 $|t| < t_{\alpha/2,\nu}$，则 $P > \alpha$，现有样本信息还不能拒绝 H_0。P 值是假设检验下结论的主要依据，其含义是在原假设成立的条件下，观察到样本差别是由于机遇所致的概率。因此，P 值越小越有理由拒绝无效假设，认为总体之间有差别的统计学证据越充分。需要注意：不拒绝 H_0 不等于支持 H_0 成立，仅表示现有样本信息不足以拒绝 H_0。

第五节 t 检验和 z 检验

一、样本均数和总体均数比较的 t 检验和 z 检验

1. 样本均数和总体均数比较的 t 检验 t 检验的适用条件：①随机样本；②样本来自正态总体或近似正态总体；③样本含量较小（如 $n<50$）。

样本均数与总体均数比较的 t 检验，亦称为单样本 t 检验（one sample t-test）。即样本均数代表的未知总体均数与已知的总体均数（一般为理论值、标准值或经过大量观察所得的稳定值等）进行比较。这时检验统计量 t 值的计算公式为

$$t = \frac{\bar{x} - \mu_0}{s/\sqrt{n}} \qquad (9-23)$$

例 9-11 资料进行 t 检验。

（1）建立检验假设，确定检验水准

$H_0 : \mu = \mu_0$，即该山区健康成年男子脉搏均数与一般健康成年男子脉搏均数相同；

$H_1: \mu \neq \mu_0$，即该山区健康成年男子脉搏均数与一般健康成年男子脉搏均数不同。

$\alpha = 0.05$（双侧）。

（2）计算检验统计量 t 值　本例 $n = 25$，$s = 6.5$，样本均数 $\bar{x} = 74.2$，总体均数 $\mu_0 = 72$，代入公式

$$t = \frac{74.2 - 72}{6.5/\sqrt{25}} = 1.692$$

（3）确定 P 值，作出推断结论　本例 $\nu = 25 - 1 = 24$，查 t 界值表（附表 2），得 $t_{0.05/2,24} = 2.064$，现 $t = 1.692 < t_{0.05/2,24} = 2.064$，故 $P > 0.05$。按 $\alpha = 0.05$ 的水准，不拒绝 H_0，差异无统计学意义。结论：即根据样本资料还不能认为该山区健康成年男子脉搏数与一般健康成年男子不同。

2. 样本均数与总体均数比较的 z 检验　样本均数与总体均数比较的 z 检验适用于：①总体标准差 σ 已知；②样本含量较大时，比如 $n > 100$ 时。对于后者，因为 n 较大，ν 也较大，则 t 分布很接近 z 分布的缘故。

z 值的计算公式：

总体标准差 σ 已知，不管 n 值大小，计算 z 统计量。

$$z = \frac{\bar{x} - \mu_0}{\sigma/\sqrt{n}} \tag{9-24}$$

总体标准差 σ 未知，但 $n > 100$ 时，计算 z 统计量。

$$z = \frac{\bar{x} - \mu_0}{s/\sqrt{n}} \tag{9-25}$$

例 9-12　某托儿所三年来测得 21～24 月龄的 47 名男婴平均体重 11kg。查得近期全国九城市城区大量调查的同龄男婴平均体重 11.18kg，标准差为 1.23kg。问该托儿所男婴的体重发育状况与全国九城市的同期水平有无不同？（全国九城市的调查结果可作为总体指标）

（1）建立检验假设，确定检验水准

$H_0: \mu = \mu_0$，即该托儿所男婴的体重发育状况与全国九城市的同期水平相同；

$H_1: \mu \neq \mu_0$，即该托儿所男婴的体重发育状况与全国九城市的同期水平不同。

$\alpha = 0.05$（双侧）。

（2）计算检验统计量 z 值　本例因总体标准差 σ 已知，故可用 z 检验。

本例 $n = 47$，样本均数 $\bar{x} = 11$，总体均数 $\mu = 11.18$，总体标准差 $\sigma = 1.23$，代入式（9-25）得

$$z = \frac{11 - 11.18}{1.23/\sqrt{47}} = -1.003$$

（3）确定 P 值，作出推断结论　查附表 2（t 界值表中为 ∞ 一行），得 $z_{0.05/2} = 1.96$，$|z| = 1.003 < z_{0.05/2} = 1.96$，故 $P > 0.05$。按 $\alpha = 0.05$ 水准，不拒绝 H_0，差异无统计学意义。尚不能认为该托儿所男婴的体重发育状况与全国九城市的同期水平不同。

二、配对 t 检验

配对设计（paired design）是一种比较特殊的设计类型，其能够较好地控制非研究因素对研究结果的影响。其优点有：对观察的可比性提高，因随机误差减少，可发现较小的真实差异；配对比较不受两样本总体方差的干扰，分析时可以忽略两总体方差是否相等。

在医学研究中，配对设计主要适用以下情形：①两个同质受试对象分别接受两种处理，如把同窝别、同性别和体重相近的动物配成一对，或把同性别、年龄相近及病情相同的患者配成一对；②同一受试对象或同一标本的两个部分，随机分配接受两种不同的处理；③自身对比（self-contrast），即将同一受试对象处理（实验或治疗）前后的结果进行比较；如对高

血压患者治疗前后某一生理指标进行比较。前两种情况属于随机对照的配对设计，应采用配对 t 检验判断两种处理的效果有无差别；后一种自身对比不能随机分配处理，其前后的差别可能是处理因素的作用，也可能是其他因素的影响，因此在试验性研究中应设平行对照。

配对设计的资料具有对子内数据——对应的特征，研究者应关心对子的效应差值，而不是各自的效应值，因此进行配对 t 检验时，首先应计算各对数据间的差值 d，将 d 作为变量计算均数。配对样本 t 检验的基本原理是假设两种处理的效应相同，理论上差值 d 的总体均数 μ_d 为 0，现有样本差值不等于 0 的 $\bar{d}$ 可以来自 $\mu_d = 0$ 的总体，也可以来自 $\mu_d \neq 0$ 的总体。因此可将该检验理解为差值样本均数 $\bar{d}$ 与已知总体均数 μ_d（$\mu_d = 0$）比较的单样本 t 检验，其检验统计量为

$$t = \frac{\bar{d} - \mu_d}{s_d / \sqrt{n}} = \frac{\bar{d} - 0}{s_d / \sqrt{n}} \qquad (9-26)$$

例 9-13 15 对孪生兄弟的出生体重（kg）如表 9-8 所示，请问孪生兄弟中先出生者与后出生者体重有无差别。

表 9-8　15 对孪生兄弟的出生体重

编号	先出生者体重（kg）	后出生者体重（kg）	$d_i = x_{i_1} - x_{i_2}$
1	2.79	2.69	0.10
2	3.06	2.89	0.17
3	2.34	2.24	0.10
4	3.41	3.37	0.04
5	3.48	3.50	−0.02
6	3.23	2.93	0.30
7	2.27	2.24	0.03
8	2.48	2.55	−0.07
9	3.03	2.82	0.21
10	3.07	3.05	0.02
11	3.61	3.58	0.03
12	2.69	2.66	0.03
13	3.09	3.20	−0.11
14	2.98	2.92	0.06
15	2.65	2.60	0.05

（1）建立检验假设，确定检验水准

H_0：孪生兄弟体重相同，即 $\mu_d = 0$；

H_1：孪生兄弟体重不同，即 $\mu_d \neq 0$。

$\alpha = 0.05$。

（2）计算检验统计量　经计算得，$\bar{d} = 0.063$，$s_{\bar{d}} = 0.027$，$n = 15$。将数据代入式（9-26），

$$t = \frac{0.063 - 0}{0.104 / \sqrt{15}} = \frac{0.063}{0.027} = 2.33$$

（3）确定 P 值，作出推断结论　$\nu = n - 1 = 14$，查 t 界值（附表 2）表得 $t_{0.05/2,14} = 2.145$。本例 $t > t_{0.05/2,14}$，即 $P < \alpha$。因此拒绝 H_0，接受 H_1。认为在孪生兄弟中先出生者与后出生者的出生体重不同。

三、两样本均数比较的 t 检验和 z 检验

1. 两样本均数比较的 t 检验 两独立样本 t 检验又称成组 t 检验，它适用于完全随机设计的两样本均数的比较，其目的是检验两样本所来自总体的均数是否相等。完全随机设计是将受试对象随机地分配到两组中，每组对象分别接受不同的处理，分析比较两组的处理效应。

两独立样本 t 检验要求两样本所代表的总体服从正态分布，且两总体方差相等 $\sigma_1^2 = \sigma_2^2$，即方差齐性。若两总体方差不齐，可采用 t' 检验，或进行变量变换及用秩和检验方法处理。

两独立样本 t 检验的计算公式为

$$t = \frac{(\bar{x_1} - \bar{x_2})}{s_{\bar{x_1}-\bar{x_2}}}, \quad \nu = n_1 + n_2 - 2 \tag{9-27}$$

其中，

$$s_{\bar{x_1}-\bar{x_2}} = \sqrt{s_c^2 \left(\frac{1}{n_1} + \frac{1}{n_2} \right)} \tag{9-28}$$

$$s_c^2 = \frac{\sum x_1^2 - \dfrac{\left(\sum x_1\right)^2}{n_1} + \sum x_2^2 - \dfrac{\left(\sum x_2\right)^2}{n_2}}{n_1 + n_2 - 2} \tag{9-29}$$

s_c^2 称为合并方差（pooled variance），式（9-30）可用于已知两样本观察值原始资料时的计算，当两样本标准差 s_1 和 s_2 已知时，合并方差 s_c^2 为

$$s_c^2 = \frac{(n_1 - 1)s_1^2 + (n_2 - 1)s_2^2}{n_1 + n_2 - 2} \tag{9-30}$$

例 9-14 下列为国产与进口两种药物治疗绝经后妇女骨质疏松症第 2～4 腰椎骨密度改善值（mg/cm²）（表9-9），请问国产药与进口药治疗绝经后妇女骨质疏松症第 2～4 腰椎骨密度效果有无差别？

表 9-9　两种药物治疗绝经后妇女骨质疏松症第 2～4 腰椎骨密度改善值（mg/cm²）

国产药			进口药		
-5	68	77	-17	52	61
64	45	63	48	30	48
63	29	70	47	15	54
77	9	36	60	-4	22
74	77	82	58	60	65
25	-2	-14	11	-14	
38	89		23	72	

（1）建立假设，确定检验水准

H_0：$\mu_1 = \mu_2$，两种药物治疗绝经后妇女骨质疏松症第 2～4 腰椎骨密度效果无差别；

H_1：$\mu_1 \neq \mu_2$，两种药物治疗绝经后妇女骨质疏松症第 2～4 腰椎骨密度效果有差别。

$\alpha = 0.05$。

（2）计算检验统计量　由原始数据计算得

$$\bar{x}_1 = 48.2, \quad \bar{x}_2 = 36.4, \quad s_1 = 32.0, \quad s_2 = 27.6, \quad n_1 = 20, \quad n_2 = 19$$

代入式（9-27）

$$t = \frac{48.2 - 36.4}{\sqrt{\frac{(20-1) \times 32.0^2 + (19-1) \times 27.6^2}{20+19-2} \times \left(\frac{1}{20} + \frac{1}{19}\right)}} = 1.230$$

（3）确定 P 值，作出推断结论　两独立样本 t 检验自由度 $\nu = 20+19-2 = 37$；查 t 界值表（附表2），$t_{0.05/2,37} = 2.026$。由于 $t < t_{0.05/2,37}$，即 $P > 0.05$，按 $\alpha = 0.05$ 的检验水准，不拒绝 H_0，尚不能认为两种药物治疗绝经后妇女骨质疏松症第 2～4 腰椎骨密度效果有差异。

2. 两样本均数比较的 z 检验　如果变量 x 服从正态分布，则不论样本例数 n 大小，样本均数 $\bar{x}$ 均服从正态分布，z 服从标准正态分布。因此当总体标准差 σ 已知，或样本量较大（如 n 均 >50）时，两独立样本均数比较可用 z 检验。统计量 z 值得计算公式为

$$z = \frac{\bar{x}_1 - \bar{x}_2}{\sqrt{\frac{s_1^2}{n_1} + \frac{s_2^2}{n_2}}} \tag{9-31}$$

例 9-15　研究正常人与高血压患者胆固醇含量（mg）的资料如下，试比较两组血清胆固醇含量有无差别。

正常人组　　　　　　　　$\bar{x}_1 = 180.6, S_1 = 34.2, n_1 = 506$

高血压组　　　　　　　　$\bar{x}_2 = 223.6, S_2 = 45.8, n_2 = 142$

（1）建立检验假设，确定检验水准

$H_0: \mu_1 = \mu_2$，即正常人高血压患者血清胆固醇总体均数相同；

$H_1: \mu_1 \neq \mu_2$，即正常人高血压患者血清胆固醇总体均数不同。

$\alpha = 0.05$。

（2）计算检验统计量 z 值　将已知数据代入式（9-31），得

$$z = \frac{|180.6 - 223.6|}{34.2^2/506 + 45.8^2/142} = 10.40$$

（3）确定 P 值，作出推断结论　本例 $z = 10.40 > z_{0.01/2} = 2.58$，故 $P < 0.01$，按 $\alpha = 0.05$ 水准拒绝 H_0，接受 H_1，可认为正常人与高血压患者的血清胆固醇含量有差别，高血压患者高于正常人。

（刘　霞）

第六节　方　差　分　析

在医学研究中，有时研究者需要对多个实验/试验组施加不同的处理因素（treatment），根据多组样本均数的比较来推断多个处理组间的差异是否存在统计学意义。此时，采用方差分析（analysis of variance，ANOVA）可以比较多个样本均数的差别，即各种处理有无效果。

一、方差分析的基本思想

方差分析由英国统计学家 R. A. Fisher 于 20 世纪 20 年代提出，又称为 F 检验，它是一种通过对数据变异的分析，来推断两组或多组均数间差异是否有统计学意义的统计方法。下面，结合例 9-16 介绍完全方差分析的基本思想。

例 9-16　某医生为研究一种降糖药对 2 型糖尿病的临床疗效，按统一纳入标准选择 90 位 2 型糖尿病患者，采用完全随机设计将患者分为 3 组进行双盲试验，分别于治疗前、治疗 24 周后测量其糖化血红蛋白（HbA1c），以治疗前后糖化血红蛋白的降低值作为研究指标（表 9-10）。请问，3 个处理组患者治疗前后糖化血红蛋白降低值的总体均数有无差别，即 3 个处

理组对降低糖化血红蛋白的效果是否不同?

表 9-10　3 个处理组治疗后糖化血红蛋白降低值（%）

分组	糖化血红蛋白降低值										统计量			
											n	$\bar{x}_i$	$\sum x$	$\sum x^2$
安慰剂组	0.07	−0.22	0.10	0.05	−0.04	0.16	−0.09	0.31	−0.16	−0.17	30	0.02	30.68	32.44
	−0.07	−0.07	0.21	0.11	−0.11	0.14	−0.28	0.20	0.17	−0.16				
	0.18	0.20	0.13	0.02	−0.15	−0.18	0.08	0.02	−0.11	0.20				
低剂量组	0.37	0.37	0.43	0.48	0.69	0.26	0.74	0.43	0.72	0.47	30	0.48	14.25	7.84
	0.23	0.03	0.42	0.63	0.58	0.41	0.67	0.32	0.76	0.21				
	0.57	0.49	0.25	0.53	0.33	0.48	0.33	0.65	0.51	0.89				
高剂量组	1.36	0.98	1.08	0.78	1.45	0.88	1.10	0.98	0.88	1.01	30	1.02	0.56	0.72
	0.85	0.95	1.14	0.84	0.85	0.84	1.07	0.94	0.73	1.09				
	1.26	1.29	0.92	1.32	0.79	0.81	1.19	1.08	0.98	1.24				
合计											90	0.51	45.49	40.99

90 位患者接受不同处理 24 周后的糖化血红蛋白降低值（x）各不相同，即各测量值 x 与总均数（$\bar{x} = 0.51$）的不同，这种变异称为总变异（total variation），其大小为 x 与 $\bar{x}$ 差值的平方和表示，即离均差平方和（sum of squares of deviations from mean，SS），记为 $SS_{总}$，其计算公式为

$$SS_{总} = \sum_{i=1}^{g} \sum_{j=1}^{n_i} (x_{ij} - \bar{x})^2 = \sum_{i=1}^{g} \sum_{j=1}^{n_i} x_{ij}^2 - C \tag{9-32}$$

式中，$C = \left(\sum_{i=1}^{g} \sum_{j=1}^{n_i} x_{ij} \right)^2 / N$，$g$ 为组数，n_i 为第 i 组例数。

总变异可能源于以下两个方面。

1. 组间变异　90 位患者接受 3 种不同的处理后，每组糖化血红蛋白降低值的均数 $\bar{x}_i$ 各不相同，即每组的样本均数 $\bar{x}_i$ 与总均数 $\bar{x}$ 的不同，这种变异称为组间变异（variation between groups），其大小为 $\bar{x}_i$ 与 $\bar{x}$ 的离均差平方和，记为 $SS_{组间}$。它反映了三种不同处理因素的影响，但同时也包括了随机误差。其计算公式为

$$SS_{组间} = \sum_{i=1}^{g} n_i (\bar{x}_i - \bar{x})^2 = \sum_{i=1}^{g} \frac{\left(\sum_{j=1}^{n_i} x_{ij} \right)^2}{n_i} - C \tag{9-33}$$

2. 组内变异　在同一处理组内，即使接受同一处理，每个测量值 x 仍然各不相同，即各测量值 x 与每组的样本均数 $\bar{x}_i$ 的不同，这种变异称为组内变异（variation within groups），其大小为 x 与 $\bar{x}_i$ 的离均差平方和，记为 $SS_{组内}$。它反映了随机误差的影响。其计算公式为

$$SS_{组内} = \sum_{i=1}^{g} \sum_{j=1}^{n_i} (x_{ij} - \bar{x}_i)^2 \tag{9-34}$$

可以证明，这 3 种变异具有如下关系：

$$SS_{总} = SS_{组间} + SS_{组内} \tag{9-35}$$

但是，变异程度除与离均差平方和有关，还与自由度有关。由于以上三种变异的自由度各不相同，因此不能直接比较，需将各部分的离均差平方和除以相应的自由度，其比值称为均方（mean square，MS），计算公式为

$$MS_{\text{组间}} = \frac{SS_{\text{组间}}}{\nu_{\text{组间}}} \qquad (9-36)$$

$$MS_{\text{组内}} = \frac{SS_{\text{组内}}}{\nu_{\text{组内}}} \qquad (9-37)$$

其中，各离均差平方和的自由度为

$$\nu_{\text{总}} = N-1, \ \nu_{\text{组间}} = g-1, \ \nu_{\text{组内}} = N-g$$

$$\nu_{\text{总}} = \nu_{\text{组间}} + \nu_{\text{组内}} \qquad (9-38)$$

如果各样本代表的总体均数相等，在本例中可以理解为三种不同的处理效应相同，则组间变异与组内变异一样，$MS_{\text{组间}} = MS_{\text{组内}}$，即只能反映随机误差作用的大小。相反，如果组间变异与组内变异差距较大，$MS_{\text{组间}} > MS_{\text{组内}}$，则证明除了随机误差以外，还有组间变异，即不同组间的处理效应是不同的。

因此，将组间均方与组内均方的比值称为 F 统计量，它服从分子自由度为 ν_1，分母自由度为 ν_2 的 F 分布（F distribution）。

$$F = \frac{MS_{\text{组间}}}{MS_{\text{组内}}}, \ \nu_1 = \nu_{\text{组间}}, \ \nu_2 = \nu_{\text{组内}} \qquad (9-39)$$

理论上讲，如果各组处理效应相同，仅有随机误差的影响，则 F 值接近于 1，相反，各处理组效应不同时，则存在组间变异，$F > 1$。但 F 值要达到多少才能判断为有统计学意义的差异呢？可以根据 F 统计量的分布特征，按 α 水准（一般 $\alpha = 0.05$）F 分布的单尾界值 $F_{\alpha, (\nu_1, \nu_2)}$ 作为判断 F 统计量大小的标准，得到相应的 P 值，由此根据检验水准 α 作出统计推断的结论。

综上所述，方差分析的基本思想是按设计类型的不同，将全部观察值的变异分解成两个或多个组成部分，除随机误差外，每个部分的变异都可以由某个处理因素的作用解释，将各部分变异与随机误差比较，构造 F 统计量，通过 F 值和相应的 P 值来判断均数间的差别是否具有统计学意义，由此推断各种研究因素对实验/试验结果有无影响。

二、方差分析的应用条件

多个样本均数比较的方差分析应具有相应的应用条件：①各样本是相互独立的随机样本（独立性），均来自正态分布总体（正态性）；②各样本的总体方差相等，即具有方差齐性。

上述条件与两均数比较的 t 检验的应用条件是相同的。当组数为 2 时，方差分析与两均数比较的 t 检验是等价的。对同一资料，$t = \sqrt{F}$。

三、完全随机设计资料的方差分析

完全随机设计（completely randomized design），又称为单因素方差分析（one-way ANOVA）按照一种研究因素（该因素可以有两个或多个水平），采用完全随机化的分组方法，将同质的受试对象分配到 g 个组中，各组样本含量可以相等，也可不等，接受不同处理（该研究因素的不同水平），实验/试验结束后比较各组均数间的差别有无统计学意义，由此推论处理因素的效应。

1. 变异分解 完全随机设计方差分析的总变异分为组间变异和组内变异两部分。

$$SS_{\text{总}} = SS_{\text{组间}} + SS_{\text{组内}}, \ \nu_{\text{总}} = \nu_{\text{组间}} + \nu_{\text{组内}}$$

其方差分析见表9-11。

表 9-11 完全随机设计的方差分析

变异来源	SS	自由度	MS	F	P
总变异	$\sum\limits_{i=1}^{g}\sum\limits_{j=1}^{n_i} x_{ij}^2 - C$	$N-1$			
组间变异	$\sum\limits_{i=1}^{g} \dfrac{\left(\sum\limits_{i=1}^{n_i} x_{ij}\right)^2}{n_i} - C$	$g-1$	$\dfrac{SS_{组间}}{\nu_{组间}}$	$\dfrac{MS_{组间}}{MS_{组内}}$	$P<0.05$
组内变异	$SS_{总} - SS_{组间}$	$N-g$	$\dfrac{SS_{组内}}{\nu_{组内}}$		

2. 分析步骤 仍以例 9-16 说明完全随机方差分析的基本步骤。

（1）建立假设检验，确定检验水准

H_0：3 组总体均数相等，即用药后 3 组患者的糖化血红蛋白降低值相同；

H_1：3 组总体均数不等或不全相等，即用药后 3 组患者的糖化血红蛋白降低值不同。

$\alpha = 0.05$。

（2）计算统计量

$$C = \left(\sum_{i=1}^{g}\sum_{j=1}^{n_i} x_{ij}\right)^2 / N = 45.49^2/90 = 22.99$$

$$SS_{总} = \sum_{i=1}^{g}\sum_{j=1}^{n_i} x_{ij}^2 - C = 40.99 - 22.99 = 18.00, \nu_{总} = N - 1 = 90 - 1 = 89$$

$$SS_{组间} = \sum_{i=1}^{g} \frac{\left(\sum_{i=1}^{n_i} x_{ij}\right)^2}{n_i} - C = \left(\frac{30.68^2}{30} + \frac{14.25^2}{30} + \frac{0.56^2}{30}\right) - 22.99 = 15.17, \nu_{组间} = g - 1 = 3 - 1 = 2$$

$$MS_{组间} = \frac{SS_{组间}}{\nu_{组间}} = \frac{15.17}{2} = 7.58$$

$$SS_{组内} = SS_{总} - SS_{组间} = 18.00 - 15.17 = 2.83, \nu_{组内} = N - g = 90 - 3 = 87$$

$$MS_{组内} = \frac{SS_{组内}}{\nu_{组内}} = \frac{2.83}{87} = 0.03$$

$$F = \frac{MS_{组间}}{MS_{组内}} = \frac{7.58}{0.03} = 232.79$$

（3）确定 P 值，作出统计推断 按 $\nu_1 = 2$、$\nu_2 = 87$ 查 F 界值表（附表 3，按保守原则，取 $\nu_2 = 80$），得 $F_{0.01,(2,87)} = 6.96$，$232.79 > F_{0.01,(2,87)}$，$P < 0.01$。因此，按 $\alpha = 0.05$ 水准，拒绝 H_0，接受 H_1，认为用药后三组患者的糖化血红蛋白降低值的总体均数不等或不全相等，即不同剂量药物对降低糖化血红蛋白的效果不同。

 知识链接

方差分析所解决的问题

完全随机设计计量资料多个均数的方差分析结果如果为差异，有统计学意义，则只说明多个总体均数中至少有两个不同，不能说明任意两个均数不同。

要比较多个总体均数中哪两个不同，哪两个相同，需要进一步进行两两比较。

需要注意的是，完全随机设计中，对于正态分布且方差齐同的资料才能采用完全随机设计的方差分析；对于非正态分布或组间方差不齐的资料，可进行变量变换，如仍无法满足方差分析的条件，则应采用秩和检验（第十一章）。

四、多个样本均数之间两两比较的 q 检验

例 9-16 中，经方差分析拒绝 H_0，接受 H_1，认为用药后 3 组患者糖化血红蛋白降低值的总体均数不等或不全相等。但是若想了解具体哪两个总体均数不等，则需进一步进行多个样本均数之间的两两比较。

如果采用上一章学习的两样本均数比较的 t 检验进行多重比较，会增加犯 I 类错误的概率，将本来无差别的两个总体均数判为有差别。例如，在上例中的 3 组样本均数，两两组合数 $\binom{3}{2} = 3$，若采用 3 次 t 检验作比较，每次比较的检验水准 $\alpha = 0.05$，即不犯 I 类错误的概率为 $1 - 0.05 = 0.95$，则 3 次均不犯 I 类错误的概率为 $(1 - 0.05)^3 = 0.857$，这时，犯 I 类错误的概率增大为 $1 - 0.857 = 0.143$。因此多个样本间的两两比较不能用两均数比较的 t 检验。本节介绍一种常用的方法：q 检验。

q 检验又称为 SNK（Student-Newman-Keuls，SNK）检验，适用于多个样本均数中任意两组间的比较，计算公式为

$$q = \frac{\bar{x}_A - \bar{x}_B}{S_{\bar{x}_A - \bar{x}_B}} = \frac{\bar{x}_A - \bar{x}_B}{\sqrt{\frac{MS_{误差}}{2}\left(\frac{1}{n_A} + \frac{1}{n_B}\right)}}, \quad \nu = \nu_{误差} \tag{9-40}$$

式中，分子为任意两个对比 A、B 的样本均数之差，分母为差值的标准误，n_A、n_B 分别为 A、B 两组的样本含量，$MS_{误差}$、$\nu_{误差}$ 分别为前述方差分析中算得的组内均方和自由度。

对例 9-16 资料，3 组处理的降糖效果两两之间是否有差别。

（1）建立假设检验，确定检验水准

H_0：任意两对比组的总体均数相等；

H_1：任意两对比组的总体均数不等。

$\alpha = 0.05$。

（2）计算统计量　首先将 3 组样本均数由小到大排列，并编组次。

均数	0.02	0.48	1.02
组别	安慰剂组	低剂量组	高剂量组
组次	1	2	3

计算检验统计量 q 值。由前述方差分析已知 $MS_{误差} = MS_{组内} = 0.03$，$\nu_{误差} = 87$，各组例数均为 30，则 $s_{\bar{x}_A - \bar{x}_B} = \sqrt{\frac{MS_{误差}}{2}\left(\frac{1}{n_A} + \frac{1}{n_B}\right)} = 0.0316$。

表 9-12 所示：第 1 列为所有两两对比组；第二列为两对比组均数之差；第三列为对比组内包含的组数；第四列为计算所得的 q 值；第 5、6 列为自由度为 $\nu_{误差}$ 时 q 界值表（附表 5）的界值，如本例 $\nu_{误差} = 87$（按保守原则取 60）和 a 查 q 界值表得 $q_{0.05(a, 60)}$，$q_{0.01(a, 60)}$ 的界值；第 7 列为算得的 q 值与相应 q 界值进行比较所得的各组 P 值。

表 9-12　资料的多个均数两两比较的 q 检验计算表

对比组次（1）	$\bar{x}_A - \bar{x}_B$（2）	a（3）	q（4）	$q_{0.05}$（5）	$q_{0.01}$（6）	P（7）
1，2	0.46	2	14.55	2.83	3.76	<0.01
1，3	1.00	3	31.62	3.40	4.28	<0.01
2，3	0.54	2	17.08	2.83	3.76	<0.01

按检验水准 $\alpha = 0.05$，3 个对比组两两比较，均拒绝 H_0，接受 H_1，差别有统计学意义，可以认为用药后安慰剂组与低剂量组、安慰剂组与高剂量组、低剂量组与高剂量组间的降糖效果均有差别。

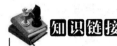

多组均数间两两比较的方法

（1）多组均数方差分析后，如果 $P<\alpha$，拒绝 H_0，可认为各总体均数不全相等。此时，若要知道哪些相等，哪些不等，可以采用两两比较的方法。

（2）两两比较的方法很多，常用 q 检验、LSD-t 检验等。q 检验适用于探索性研究，对每两个样本均数都进行检验，LSD-t 检验适用于事先有明确假设的证实性研究，如多个处理组与对照组的比较，某一对或某几对在专业上有特殊意义的均数间的比较等。

q 检验法适用于多个样本均数任意两组之间的全面比较。除该方法外，还有 Dunnett-t 检验，适用于多个试验组与一个对比组均数差别的多重比较；以及 LSD-t 检验，适用于一对或多对在专业上有特殊意义的样本均数间的比较，可参考其他有关书籍。

第七节 假设检验中的两类错误和注意事项

一、假设检验中的两类错误

在第四节中我们学习了假设检验的基本思想和步骤。假设检验是在假定 H_0 成立的情况下计算检验统计量及其相应的 P 值，利用小概率原理根据 P 值作出统计推论。例如，拒绝 H_0 的理由是在 H_0 成立时，出现现有样本及更极端情况的概率很小（一般 $P<0.05$）。但是，概率小并不代表这种情况就不会发生，如果真实情况是 H_0 成立的，作出拒绝 H_0 的结论就错了。相反亦然。因此，当我们进行假设检验拒绝或接受 H_0 时，作出的结论都具有概率性，可能犯两类错误（表 9-13）。

表 9-13 假设检验的两类错误（概率）

客观实际	假设检验结论	
	拒绝 H_0	不拒绝 H_0
H_0 成立	Ⅰ型错误（α）	推断正确（$1-\alpha$）
H_0 不成立	推断正确（$1-\beta$）	Ⅱ型错误（β）

1. Ⅰ类错误 如果零假设 H_0 实际是成立的，但由于样本资料的检验统计量得出拒绝 H_0 的结论，此时就犯了Ⅰ类错误（type Ⅰ error），即拒绝了实际上成立的 H_0（弃真）。第四节所讲的检验水准，就是预先规定的允许犯Ⅰ类错误概率的最大值，用 α 表示。当我们以检验水准 α 进行统计学推断时，如果 $P \leqslant \alpha$，拒绝 H_0，推断差异有统计学意义，犯Ⅰ类错误的概率就等于 α。例如规定 $\alpha = 0.05$，当作出拒绝 H_0 的结论时，理论上 100 次检验平均有五次错误地拒绝了实际成立的 H_0。

如果把 H_0 看作阴性事件，H_1 看作阳性事件，则Ⅰ类错误可以看成是"假阳性"错误。把 H_0 看作"无病"，H_1 看作"有病"，则Ⅰ类错误就是"误诊率"。

2. Ⅱ类错误 如果真实情况零假设 H_0 不成立（H_1 成立），而由于样本资料的检验统计量

得出接受 H_0 的结论，则犯了Ⅱ类错误（type Ⅱ error），即不拒绝实际上不成立的 H_0（存伪），其概率大小用 β 表示。β 的大小需由两总体差值（如 $\mu_1 - \mu_2$ 等）、α 及样本含量 n 算出。相应地，Ⅱ类错误也可以被看作"假阴性"错误或"漏诊率"。

图9-9以单样本 z 检验来具体说明两类错误。设 $H_0: \mu = \mu_0$，$H_1: \mu > \mu_0$。若 H_0 确实成立，但由于抽样误差得到较大的 $\bar{x}_1$ 值以及 z 值，使得 $z > z_\alpha$，按 $\alpha = 0.05$ 的检验水准，拒绝 H_0，接受 H_1，结论为 $\mu > \mu_0$。这种推论当然是错的，此时错误为Ⅰ类错误，其概率为 α。相反，若 H_0 不成立，H_1 为真，但由于抽样误差获得一个较小的 $\bar{x}_2$ 值以及 z 值，使得 $z < z_\alpha$，不拒绝 H_0，此时的错误是Ⅱ型错误，其概率为 β。

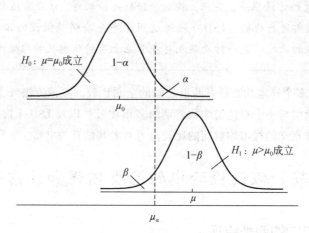

图9-9　两类错误示意图（单侧 z 检验为例）

图9-9中，$1-\beta$ 称为检验效能（power of test），亦成为把握度，其意义为，当两总体确有差异，按规定的检验水准 α，假设检验能发现该差异（拒绝 H_0）的能力。例如 $1-\beta = 0.90$，若两总体确有差异，则理论上在100次抽样中，平均有90次能得出差异有统计学意义的结论。

从图9-9中也可以发现，α 愈小，β 愈大；相反，α 愈大，β 愈小。若要同时减小Ⅰ类错误的概率 α 和Ⅱ类错误的概率 β，就必须通过增加样本含量 n 减小抽样误差。一般地，Ⅰ类错误 $\alpha = 0.05$；Ⅱ类错误 $\beta = 0.2$。需要注意的是：拒绝 H_0，只能犯Ⅰ类错误，不可能犯Ⅱ类错误；而不拒绝 H_0，只能犯Ⅱ类错误，不可能犯Ⅰ类错误。

二、假设检验的注意事项

1. 严密的研究设计是进行假设检验的前提　样本需要具有代表性，应该根据研究目的从同质总体中随机抽取获得，并保证足够的样本含量。试验单位随机分组，除处理因素外，其他可能影响研究结局的非处理因素都应在组间保持均衡。在研究实施过程中，要有良好的质量控制，以减少偏倚。

2. 根据研究设计、资料类型选用适当的检验方法　在选择假设检验的方法时，要考虑研究设计、资料类型，以及相应假设检验方法的前提条件。如前所述，方差分析要求数据独立来自正态分布的总体，组间总体方差相等。对于不满足这些条件的资料，在变量转换后满足条件方可使用方差分析；如果仍不满足，则应该选择其他适应的检验方法。

3. 正确理解 P 值的含义　P 值是在 H_0 成立条件下，出现现有样本统计量及更极端情况的概率。P 值越小，当前样本的证据越倾向于拒绝 H_0；当 P 值小于等于事先规定的检验水准 α 时，则拒绝 H_0。因此，P 值的大小并不表示总体间差别的大小，不能认为 P 值越小，总体参数间的差别越大。假设检验只能作出拒绝 H_0 或不拒绝 H_0 的定性判断，不能给出总体参数间的差别大小和方向。

4. 结论不能绝对化　假设检验是根据 P 值的大小，与事先确定的检验水准 α 进行比较，作出拒绝 H_0 或不拒绝 H_0 的结论。拒绝 H_0，可能犯 I 类错误；不拒绝 H_0，可能犯 II 类错误。因此，统计结论具有概率的性质，尽量不要使用"肯定""一定"等词。报告结论时，最好列出具体 P 值或确切范围（如 $P=0.023$ 或 $0.02<P<0.03$）。当 P 值与 α 大小接近时，下结论尤其要慎重。

5. 统计学意义与专业意义　统计学结论表现为是否拒绝 H_0，差异是否有统计学意义；专业结论要结合专业背景知识和统计学结论，给出差异是否具有实际意义。假设检验的结论应该同时包含统计学意义与专业意义，将两者充分结合，得到恰如其分、符合客观实际的最终结论。

6. 假设检验与区间估计的联系与区别　假设检验用于推断两总体参数是否不等，给出一个确切的概率 P 值，判断质的不同；而区间估计注重推断总体参数的范围，说明量的大小。两者既有区别，又有联系。区间估计可以回答假设检验的问题，例如算得的可信区间包含了 H_0，则按检验水准 α 不拒绝 H_0；反之，如果不包含 H_0，则拒绝 H_0，接受 H_1。另一方面，区间估计还可提示差别是否具有实际的专业意义。如图 9-10 中（1）（2）（3）的可信区间均未包含 H_0，具有统计学意义。但是（1）有实际的专业意义（可信区间高于实际专业意义的值）；（2）提示可能有实际专业意义；（3）提示无实际专业意义；而（4）（5）提示差异无统计学意义，但其中（4）的可信区间较宽，可能由于样本含量较小，抽样误差较大；（5）提示可"接受" H_0，因为可信区间较窄，即使增加样本含量，差异纵有统计学意义，也无实际专业意义。

虽然可信区间可以回答假设检验的问题，但并不能完全代替假设检验。可信区间只能在预先规定概率（$1-\alpha$）的前提下计算，而假设检验能够获得确切的概率 P 值。因此，可信区间与假设检验的作用是相辅相成的，将两者结合起来才可以提供全面完整的统计推断结果。

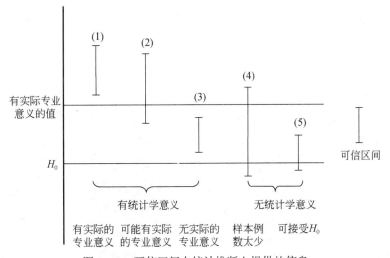

图 9-10　可信区间在统计推断上提供的信息

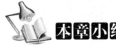 **本章小结**

数值变量资料是由某随机变量的定量测量值所构成的资料，其统计分析包括统计描述和统计判断。其中统计描述（包括集中趋势和离散趋势）主要借助适当的统计指标及统计图表

来全面、准确地反映所研究的随机变量的频数分布及其数量特征。统计判断包括总体均数的估计和假设检验（t检验、z检验和F检验），通过样本信息推断总体的数量特征，即统计推断亦是统计分析的重要内容。另外，两类错误和假设检验的注意事项也是本章非常重要的内容。

 思考题

1. 描述集中趋势和离散趋势的指标有哪些？
2. 什么是正态分布？正态分布有哪些特征？
3. 什么是医学参考值范围？制定医学参考值的步骤是什么？
4. 什么是可信区间？
5. 假设检验的基本步骤是什么？
6. t检验适用于何种资料？其目的是什么？
7. 配对t检验适用于何种资料？有什么优点？
8. 方差分析的基本思想是什么？
9. 假设检验的注意事项是什么？

（夏结来　李　晨）

第十章 分类变量资料的统计分析

案例讨论

案例 某医师为比较中药和西药治疗胃炎的疗效，随机抽取140例胃炎患者分成中药组和西药组，结果中药组治疗80例，有效64例，西药组治疗80例，有效48例。该医师采用成组t检验（有效=1，无效=0）进行假设检验，结果$t=-2.811$，$P=0.006$，差异有统计学意义，故认为中西药治疗胃炎的疗效有差别，中药疗效高于西药。

问题 本资料为何种类型？本资料属于何种设计方案？该医师统计方法是否正确？为什么？本资料应该用何种统计方法？其步骤如何？

前面章节主要讲解了数值变量的统计描述与统计分析方法，本章将讲解分类变量的统计学描述与常用分析方法。

第一节 分类变量资料的统计描述

在生物医药研究中，常常会得到的检查指标有阴性和阳性、治愈与未愈、有效与无效等类型的资料，该类资料先将研究对象按照属性或特征分组，再计算每一组的频数（个数），组间效应的比较往往不能通过相应组的个数进行直接比较，如甲方案治疗100人，治愈80人，乙方案治疗70人，治愈65人，此时要比较两种治疗方案的优劣不能用治愈的80人和65人直接相比，需要计算两种方案各自相对治愈率80/100和65/70，而这就是相对数的基本思想。

一、常用相对数

相对数（relative number）是由两个有联系的指标之比构成的，可以是绝对数之比，也可以是两个相对数之比。常用的相对数指标为率、构成比和相对比。

1. 率（rate） 为某现象实际发生数与可能发生该现象观察单位总数之比，其应用意义在于可以用于比较和反映某现象发生的频率和强度。常以百分率、千分率、万分率和十万分率来表示，计算公式为：

$$率 = \frac{某现象实际发生数}{可能发生该现象观察单位总数} \times K \tag{10-1}$$

式中，K 为比例基数，可取 100%，1000‰、10000/万或 10 0000/10 万。如治愈率、病死率，习惯用百分率表示；出生率、死亡率，习惯用千分率表示；肿瘤的患病率、死亡率，习惯用十万分率表示。另外，选择比例基数的原则是使计算结果至少保留一至两位整数。

2. 构成比（proportion ratio） 是指事物内部各组成部分所占的比例，常用百分数表示。同一事物内部各部分构成比之和为 100%。

$$构成比 = \frac{某事物或现象内部某一部分的个体数}{某事物或现象内部个体数总和} \times 100\% \qquad (10-2)$$

3. 相对比（relative ratio） 是 A、B 两个有关指标之比，用于描述两者的对比水平。两个指标相比需有一定的专业意义，不能随意地对两个指标进行相比。相对比大于1，通常用倍数表示，小于1，采用百分数表示。

$$相对比 = \frac{A 指标}{B 指标} \qquad (10-3)$$

二、应用相对数时的注意事项

1. 使用相对数时，分母不宜过小 当分母过小，意即观察单位数太少时，计算出的相对数不稳定。如用某药治疗 5 例患者，治愈人数为 1 例之差时，其相应的治愈率的变化却很大，此时最好采用绝对数进行表示，若非要采用相对数（此时为治愈率），需要给出相应的可信区间。但在动物实验中，因为可以严格控制实验条件和选择实验对象，受试对象间的个体差异较小，即使每组仅 10 只实验动物，也可以采用相对数。

2. 分析时注意构成比与率不能混淆 构成比反映的是已经发生事物的内部各部分所占的相对比例，率用于反映某现象发生的频率或者强度，初学者常将构成比当作率进行运用，如某年某省高速公路上发生1000 起交通事故，肇事车辆颜色有 800 起为银灰色轿车，100 起为黑色轿车，其他颜色车辆100 起，有人得出银灰色轿车在该省高速公路上交通事故发生率为80%，因此得出银灰色轿车更容易发生交通事故的结论。这明显地就是把构成比当成率进行判定的结论。

3. 观察单位数不等的几个率求其平均率时，不能简单相加 道理很简单，如甲医院激光治疗近视 100 人，有效 80 人，有效率80%；乙医院激光治疗 80 人，有效 40 人，有效率50%；则两个医院合计的有效率不能等于（80% +50%）/2＝65%，应该为（80+40）/(100+80)＝66.67%。

4. 资料对比时需要注意是否具备可比性 相对数是分类变量资料的统计描述指标，不同资料间相对数的比较应该注意可比性，即比较的资料应该是同质的，除了要比较的要素之外，其他的条件应该基本相同，如研究方法、观察时间、检测方法、动物品系等。同时，对于不同时期、不同地区和不同条件下的资料比较应该注意是否具备可比性。若两组资料内部构成不同，应该分组计算频率指标或标准化后再做比较。

5. 若是抽样研究，相对数间比较要考虑存在抽样误差 组间相对数的比较（率或构成比），不能仅凭相对数的大小直接下结论，如上例甲医院有效率80%，乙医院有效率50%，不能直接认为甲医院的有效率优于乙医院，因为80%和50%分别为两医院治疗近视的一个样本统计量，与各自总体有效率之间均存在抽样误差，为了排除抽样误差的影响，应该进行参数估计和假设检验。

三、率的标准化法

（一）标准化法的意义和基本思想

在医学科研和疾病防治工作中，当比较的两组或多组对象内部构成（如年龄、性别、工龄、病情轻重、病程长短）不同，且影响到分析结果时，直接比较两个合计率是不合理的。

例10-1 某市甲、乙两医院某传染病治愈率的比较，见表10-1，试分析之。

表10-1 某市甲、乙两医院某传染病治愈率（%）的比较

类型	甲医院			乙医院		
	患者数	治愈数	治愈率（%）	患者数	治愈数	治愈率（%）
普通型	300	180	60.0	100	65	65.0
重型	100	40	40.0	300	135	45.0
暴发型	100	20	20.0	100	25	25.0
合计	500	240	48.0	500	225	45.0

从表10-1的资料可知，甲医院各型传染病治愈率均低于乙医院，但合计传染病治愈率甲医院却高于乙医院。其原因是甲、乙两院该传染病的各型患者构成不同，甲医院以普通型患者所占相对密度大，而乙医院以重型患者所占相对密度大，并且各型治愈率也有很大差别，因此造成两医院合计治愈率不同。

要正确比较两医院的合计治愈率，必须先将两医院患者的病型构成按照统一标准进行校正，然后计算出校正的标准化治愈率再进行比较。这种用统一的内部构成，然后计算标准化率（standardization rate）的方法，称为率的标准化法（standardization）。标准化法的基本思想是：采用某影响因素的统一标准构成以消除构成不同对合计率的影响，使通过标准化后的标准化合计率具有可比性。

（二）标准化率的计算

标准化率的计算方法有直接法和间接法，现仅介绍直接法。进行计算时，关键是选定标准。标准的选定方法通常有：①选择有代表性的，较稳定的，数量较大的人群，如全国、全省、本地区的或本单位历年累计的数据；②在相互比较的两组资料中，任选其中一组人口或两组人口数合并作为标准。

例10-2 据表10-2资料，求甲、乙两医院的标准化治愈率。

1. 用标准人口数计算

（1）选定标准 将甲、乙两医院各型患者相加为标准患者数，见表10-2第（2）列。

（2）求预期治愈人数 将各型患者的标准人口数分别乘以相应的原治愈率，即得到各型患者的预期治愈人数，见表10-2第（4）（6）列。

（3）计算标准化治愈率 将各型患者的预期治愈人数相加再除以标准总人数，即得甲、乙两医院的某传染病的标准化治愈率。

表10-2 某市甲、乙两医院某传染病标准化治愈率（%）的比较

病型（1）	标准患者数（2）	甲医院		乙医院	
		原治愈率（3）	预期治愈人数 (4) = (2) × (3)	原治愈率（5）	预期治愈人数 (6) = (2) × (5)
普通型	400	60.0	240	65.0	260
重型	400	40.0	160	45.0	180
暴发型	200	20.0	40	25.0	50
合计	1000	-	440	-	490

$$甲医院的标准化治愈率 = \frac{440}{1000} \times 100\% = 44.0\%$$

$$乙医院的标准化治愈率 = \frac{490}{1000} \times 100\% = 49.0\%$$

经标准化法，乙医院治愈率高于甲医院，与分组比较的治愈率结论一致，校正了标准化前甲医院合计治愈率高于乙医院的不妥结论。

2. 用标准人口构成比计算

（1）选定标准　将甲、乙两医院某传染病各病型的患者数之和组成的人口构成作标准，见表10-3第（2）列。

（2）求分配治愈率　将标准人口构成比分别乘以相应的原治愈率，即得各型传染病的分配治愈率，见表10-3第（4）（6）列。

（3）计算标准化治愈率　将第（4）（6）列中的分配治愈率直接相加，其合计值为标准化治愈率。

甲医院标准化治愈率 = 24.0% + 16.0% + 4.0% = 44.0%
乙医院标准化治愈率 = 26.0% + 18.0% + 5.0% = 49.0%

表10-3　某市甲、乙两医院某传染病标准化治愈率（%）的比较

病型 (1)	标准患者数构成 (2)	甲医院		乙医院	
		原治愈率 (3)	分配治愈率 (4) = (2) × (3)	原治愈率 (5)	分配治愈率 (6) = (2) × (5)
普通型	0.4	60.0	24.0	65.0	26.0
重　型	0.4	40.0	16.0	45.0	18.0
暴发型	0.2	20.0	4.0	25.0	5.0
合　计	1.0	–	44.0	–	49.0

经计算，甲医院的某传染病标准化治愈率低于乙医院。其结论与用标准人数计算的一致。

（三）应用标准化法的注意事项

（1）当各组内部构成（如年龄、性别、职业、民族等）不同，且影响到分析结果时，应对率进行标准化，然后再作比较。

（2）标准化的目的是采用统一的标准，使资料间具有可比性。根据选用的标准不同，所计算的标准化率也不同。标准化率只表明相互比较资料间的相对水平，而不代表其实际水平。

（3）各年龄组对应的率出现明显交叉，如低年龄组死亡率甲地高于乙地，而高年龄组则甲地低于乙地，此时宜分别比较各年龄组死亡率，而不用标准化法进行比较。

（4）如是抽样研究资料，两样本标准化率的比较也应作假设检验。

第二节　率的抽样误差和总体率的估计

一、率的抽样误差和标准误

在抽样研究中，率和均数一样，也存在抽样误差。例如，为了解某地中小学生蛔虫感染情况，随机抽取 800 名中小学生的粪便检查，结果发现蛔虫感染者 350 名，蛔虫感染率 43.75%。这一感染率只是一个样本率（p）。当地所有中小学生的蛔虫感染率是总体率（π），而样本率往往不一定恰好等于总体率。这种由抽样造成的样本率和总体率的差别，称为率的抽样误差。率的抽样误差可用率的标准误（standard error of rate）表示，其计算公式为

$$\sigma_p = \sqrt{\dfrac{\pi(1-\pi)}{n}} \qquad\qquad (10-4)$$

式中，σ_p 为率的标准误，π 为总体率，n 为样本含量。实际工作中，π 往往是未知，常用样本率 p 来代替，即

$$s_p = \sqrt{\dfrac{p(1-p)}{n}} \qquad\qquad (10-5)$$

式中，s_p 为率的标准误的估计值，p 为样本率，n 为样本含量。

例 10-3 某地随机抽取 10 岁儿童 200 名，作牙齿患龋率的调查，结果患龋 130 人，患龋率 65.0%，试计算其标准误。

本例 $n=200$，$p=65.0\%=0.65$

$$s_p = \sqrt{\dfrac{0.650(1-0.650)}{200}} = 0.0337 = 3.37\%$$

率的标准误是指描述率的抽样误差大小的指标。率的标准误小，说明抽样误差小，表示样本率与总体率较接近，用样本率代表总体率的可靠性大；反之，率的标准误大，说明抽样误差大，表示样本率与总体率相距较远，用样本率代表总体率的可靠性小。

二、总体率的可信区间估计

总体率估计包括点值估计和区间估计，点值估计是用样本率来估计总体率，区间估计是按一定概率来估计总体率所在的范围，即估计总体率的可信区间。根据 n 和 p 的大小，可采取下列两种方法。

1. 正态近似法 当样本含量 n 足够大，样本率 p 或 $1-p$ 均不太小时［如 np 和 $n(1-p)$ 均大于 5］，样本率的分布近似正态分布，可按正态分布的理论来估计总体率的可信区间。计算公式为

总体率的 95% 可信区间：$(p-1.96s_p, \ p+1.96s_p)$ 　　　　　　(10-6)

总体率的 99% 可信区间：$(p-2.58s_p, \ p+2.58s_p)$ 　　　　　　(10-7)

例 10-3 中，该地 10 岁儿童患龋率的 95% 可信区间为

$65.0\%-1.96\times3.37\%$，$65.0\%+1.96\times3.37\%$，即 $58.39\% \sim 71.61\%$。

99% 的可信区间：

$65.0\%-2.58\times3.37\%$，$65.0\%+2.58\times3.37\%$，即 $56.31\% \sim 73.69\%$。

2. 查表法 当 n 较小时，如 $n\leq50$，特别是 p 接近 0 或 1 时，按二项分布原理估计总体率的可信区间。因其计算比较复杂，统计学家已编制了总体率可信区间估计用表，可根据样本含量 n 和阳性数 X 查阅统计学专著中的附表。

第三节 　χ^2 检验

分类变量的统计推断是统计学重要研究内容之一。前面章节介绍 t 检验和方差分析时介绍过 t 分布和 F 分布，分类变量的统计推断也是一样，符合 χ^2 分布，对于分类变量，正是基于 χ^2 分布进行主要统计推断。χ^2 分布是一种连续型随机变量的概率分布，且具有叠加性。如果 z 服从标准正态分布，则 z^2 服从自由度为 1 的 χ^2 分布，若存在 ν 个相互独立的标准正态分布随机变量 z，则其平方和 $(z_1^2+z_2^2+\cdots+z_\nu^2)$ 服从自由度为 ν 的 χ^2 分布，记作 χ^2 分布。χ^2 分布的形态与其自由度密切相关，当自由度 $\nu=1$ 时，其分布为 L 型；随着自由度 ν 的增大，其分布逐渐趋于对称；当 ν 正无穷大时，χ^2 分布逼近正态分布，图 10-1 为自由度为 1、4、10 和 20 时的 χ^2 分布图。

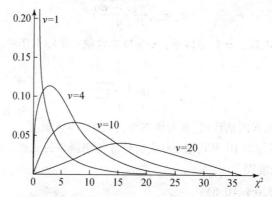

图 10-1 四种自由度时 χ^2 分布的概率密度曲线

 知识链接

χ^2 检验的主要用途

①推断两个或两个以上总体率（或构成比）之间有无差别；②两变量间有无相关关系；③检验频数分布的拟合优度。

一、成组四格表资料的 χ^2 检验

χ^2 检验可以用于单个样本分布类型的检验，也可以用于两个或多个以上样本率及构成比的检验。成组四格表设计 χ^2 检验，试验设计类型为成组设计，与前面两独立样本 t 检验和单因素设计方差分析的设计相同，但试验效应指标为二分类，而不是数值变量。

（一）基本思想

例 10-4 某医师将 131 例食管癌患者随机分成 2 组，分别做联合化疗和单纯化疗，治疗 5 年后，两组的存活率见表 10-4，问两种术后化疗方案的 5 年存活率是否相同？

表 10-4 两种术后化疗方案 5 年生存率比较

处理	存活数	死亡数	合计治疗数	5 年存活率（%）
联合化疗	39（33.4）a	8（13.6）b	47（$a+b=n_1$）	83.0
单纯化疗	54（61.6）c	30（22.4）d	84（$c+d=n_2$）	64.3
合计	93（$a+c=m_1$）	38（$b+d=m_2$）	131（$a+b+c+d=n$）	71.0

案例解析：本例 131 例食管癌患者随机分成两组，分别采用联合化疗与单纯化疗，实验设计为成组设计，研究结局指标为生存与死亡，为二分类，因此构成 2×2 四格表资料。联合化疗组治疗 47 人，5 年后存活 39 人（a），死亡 8 人（b），5 年存活率为 83.0%；单纯化疗组治疗 84 人，5 年后存活 54 人（c），死亡 30 人（d），5 年存活率 64.3%。从表 10-4 中数据看出，联合化疗组的 5 年生存率 83% 要高于单纯化疗组 64.3%，但这种现象有两种可能，一是联合化疗 5 年生存率真的高于单纯化疗组，二是两者 5 年存活率相同，出现上述结果为抽样误差导致，如表 10-4。

为了验证上述两种可能，我们采用假定两种化疗方案总体有效率相等（$\pi_1 = \pi_2 = 71.0\%$），然后用统计方法推断抽样误差能否导致 83% 与 64.3% 之间的差异，如果 $P < 0.05$，则说明若两者总体率相等，抽样误差不可能导致出现 83% 与 64.3% 这么大的差别，进一步说

明两个总体率是有差别的；如果 $P > 0.05$，则说明若两个总体率相等，抽样误差可以导致83%与64.3%之间的差别，说明不能认为两个总体率不相等。

本例 a、b、c 和 d 均为试验产生的真实数据，因此成为实际频数（actual frequency，A），括号内的数字为假定两组总体率相等（73.3%）的情况下，理论上应该存活与死亡的人数，简称理论频数（theoretical frequency，T）。理论频数计算的公式为

$$T_{RC} = \frac{n_C n_R}{n} \tag{10-8}$$

式中，n_C 为列合计，n_R 为行合计，T_{RC} 为第 R 行 C 列的理论频数，n 为总例数。

如

$$T_{11} = \frac{n_1 m_1}{n} = \frac{47 \times 93}{131} = 33.4$$

$$T_{21} = \frac{n_2 m_1}{n} = \frac{84 \times 93}{131} = 59.6$$

$$T_{12} = \frac{n_1 m_2}{n} = \frac{47 \times 38}{131} = 13.6$$

$$T_{22} = \frac{n_2 m_2}{n} = \frac{84 \times 38}{131} = 24.4$$

上式中93/131为总体5年生存率，38/131为总体5年死亡率。χ^2 检验的基本思想就是通过计算实际频数与理论频数的吻合程度（大小以 χ^2 值表示），来判断所给的处理因素是否有效（或处理因素各水平的效果是否相同）。检验公式为

$$\chi^2 = \sum \frac{(A - T)^2}{T} \tag{10-9}$$

由式（10-9）可见，χ^2 值的大小反映了各格子中的实际频数 A 与理论频数 T 的接近程度。若两总体率相等，则实际频数 A 与理论频数 T 应当相差不大，此时的 χ^2 值就比较小；反之，若两个总体率不等，则实际频数 A 与理论频数 T 应当相差较大，χ^2 值也就比较大。同时 χ^2 值的大小还与格子数目有关，格子数越多，χ^2 值也可能更大，所以计算 χ^2 值时还应该考虑格子数（自由度）的影响，这样才能正确反映实际频数与理论频数之间的吻合程度。

自由度的计算公式为

$$\nu = (R - 1)(C - 1) \tag{10-10}$$

式中，ν 为自由度；R 为行数；C 为列数。

方法与步骤：

（1）建立假设，确定检验水准

H_0：$\pi_1 = \pi_2$，两种疗法5年存活率相等；

H_1：$\pi_1 \neq \pi_2$，两种疗法5年存活率不同。

$\alpha = 0.05$

（2）选择方法，计算统计量

$$\chi^2 = \sum \frac{(A - T)^2}{T} = \frac{(39 - 33.4)^2}{33.4} + \frac{(8 - 13.6)^2}{13.6} + \frac{(54 - 59.6)^2}{59.6} + \frac{(30 - 24.4)^2}{24.4} = 5.11$$

$$\nu = (R - 1)(C - 1) = (2 - 1) \times (2 - 1) = 1$$

（3）确定 P 值，作出推断结论 查 χ^2 界值表（附表6），$\chi^2_{0.05,1} = 3.84$，$\chi^2 = 5.11 > 3.84$，$P < 0.05$。按照 $\alpha = 0.05$ 的检验水准，拒绝 H_0，接受 H_1，认为两种治疗方法患者5年存活率不同。

（二）专用公式

对于成组四格表资料，实现 χ^2 检验之前，应该先计算理论频数 T，然后才可以进行 χ^2 检验，这无疑增加了计算的步骤与复杂程度，而我们知道理论频数 T 的计算均是由原始数据 a、

b、c 和 d 构成，在实际操作过程中，我们将理论公式中的理论频数全部用 a、b、c 和 d 进行替换，即可实现不用计算理论频数，直接利用原始 a、b、c 和 d 进行 χ^2 检验，其公式为：

$$\chi^2 = \frac{(ad - bc)^2 n}{(a + b)(c + d)(a + c)(b + d)} \tag{10-11}$$

对于例 10-3 的资料，采用专用公式计算得：

$$\chi^2 = \frac{(ad - bc)^2 n}{(a + b)(c + d)(a + c)(b + d)} = \frac{(39 \times 30 - 54 \times 8)^2 \times 131}{93 \times 38 \times 47 \times 84} = 5.11$$

计算结果与基本公式法相同。成组设计四格表 χ^2 检验需要根据样本量与理论频数 T 的大小，选择合适的检验统计量公式，一般根据如下条件进行选择：

（1）当总样本例数 $n \geq 40$ 且 $T \geq 5$ 时，可以直接采用 χ^2 检验公式进行计算。

（2）当总例数 $n \geq 40$ 但 $1 \leq T < 5$ 时，应该采用校正的 χ^2 检验。

（3）当 $n < 40$ 但 $T < 1$ 时，需要采用 Fisher 确切概率法。

（三）校正公式

χ^2 检验的校正公式是由 Yates（1934 年）提出，校正后的 χ^2 值记为 χ_c^2，公式如下。

1. 基本校正公式

$$\chi_c^2 = \sum \frac{(|A - T| - 0.5)^2}{T} \tag{10-12}$$

2. 专用校正公式

$$\chi^2 = \frac{(|ad - bc| - n/2)^2 n}{(a + b)(c + d)(a + c)(b + d)} \tag{10-13}$$

例 10-5 某学者将 55 名儿童随机分成 2 组，其中一组给予某新型补钙制剂（试验组），另一组给予普通钙片（对照组），观察结果见表 10-5，问两种补钙药物预防儿童佝偻病的效果是否相同？

表 10-5 两种补钙药物预防儿童佝偻病的效果比较

组别	发病数	未发病数	合计	发病率（%）
试验组	8（9.9）	31（29.1）	39	20.5
对照组	6（4.1）	10（11.9）	16	37.5
合计	14	41	55	25.5

假设 $H_0: \pi_1 = \pi_2$；$H_1: \pi_1 \neq \pi_2$；$\alpha = 0.05$，

根据表 10-5 中数据可见，理论频数 $T_{21} = 4.1 < 5$，因此应该采用校正公式。

$$\chi^2 = \frac{(|ad - bc| - n/2)^2 n}{(a + b)(c + d)(a + c)(b + d)} = \frac{(|8 \times 10 - 31 \times 6| - 55/2)^2 \times 55}{14 \times 41 \times 39 \times 16} = 0.946, \nu = 1$$

查 χ^2 界值表（附表 6），$\chi_{0.05, 1}^2 = 3.84$，$\chi^2 = 0.946 < 3.84$，$P > 0.05$。按照 $\alpha = 0.05$ 的检验水准，尚不能拒绝 H_0，即还不能认为两种补钙制剂对佝偻病预防效果有差别。

（四）Fisher 确切概率法

Fisher 确切概率法为 R. A. Fisher 于 1934 年提出，是一种直接计算概率的方法，当成组设计四格表资料 $n < 40$，或任意一个格子的 $T < 1$ 时，采用 Fisher 确切概率法直接计算概率，或者当 χ^2 检验后得到的 P 值与检验水准非常接近时采用，其计算公式为：

$$P_i = \frac{(a + b)!\ (c + d)!\ (a + c)!\ (b + d)!}{a!\ b!\ c!\ d!\ n!} \tag{10-14}$$

式中，a、b、c、d 为四格表中的 4 个实际频数，n 为总例数，! 为阶乘符号，直接根据计算出来的 P 值大小进行判断，无需查表确定。因为 Fisher 确切概率法计算量较大，一般多通过软件进行计算，此处不再进行演示。

二、配对设计分类变量资料的 χ^2 检验

上面介绍的四格表资料卡方检验的试验设计为成组设计，组与组之间数据相互独立，在我们科研研究中，当研究设计为配对设计时，样本之间将不再独立，因此就不能按照前面讲的成组设计的卡方检验进行分析，应该采用与试验设计相对应的配对设计资料卡方检验。分类资料配对设计常见的情况为：①观察对象根据条件配成对子，同一对子内两个个体分别接受不同的处理；②同一批样品采用两种不同的方法进行处理；③两个评估者对同一组研究对象进行评估。配对设计卡方检验最常见的为 2×2 设计。

例 10-6 有 260 份血清样品，每份样品分成 2 份，用两种不同的免疫学检测方法检验类风湿因子，结果见表 10-6，试问两种免疫学检验结果阳性率有无差别？

表 10-6 两种免疫学检验类风湿因子结果

A 方法	B 方法		合计
	阳性	阴性	
阳性	172 (a)	8 (b)	180 (n_1)
阴性	12 (c)	68 (d)	80 (n_2)
合计	184 (m_1)	76 (m_2)	260 (n)

表 10-6 中如果用 184/260 与 180/260 进行两种方法阳性率的比较是不对的，因为两种方法检测的为同一样本，两组数据不再相互独立，不可以按照前面成组设计率的计算方式进行比较。

由表 10-6 中数据可以发现，$a=172$ 和 $d=68$ 是两种方法共同检测为阳性和阴性结果的数值，a 和 d 的数值对比较这两种方法的优劣并不能发挥作用，而 b 和 c 是两种检测方法结果不同的部分，对于评价两种检测方法的优劣承载着重要的信息。同时，从表 10-6 中可见

$$A\ \text{方法的阳性率} = \frac{n_1}{n} = \frac{a+b}{n}$$

$$B\ \text{方法的阳性率} = \frac{m_1}{n} = \frac{a+c}{n}$$

两种阳性率相减 $= \frac{a+b}{n} - \frac{a+c}{n} = \frac{b-c}{n}$，也与 a 和 d 无关。因此，要比较两种检验方法阳性率是否差别，只需对频数 b 和 c 进行 χ^2 检验即可。

在假设两种检验方法检测阳性率相等的情况下，b 和 c 单元格的理论频数均应该为 $(b+c)/2$，当 $b+c \geqslant 40$ 时，由 χ^2 检验基本公式推导可得

$$\chi^2 = \sum \frac{(A-T)^2}{T} = \frac{\left(b - \frac{b+c}{2}\right)^2}{\frac{b+c}{2}} + \frac{\left(c - \frac{b+c}{2}\right)^2}{\frac{b+c}{2}} = \frac{(b-c)^2}{b+c} \qquad (10-15)$$

即 2×2 配对设计 χ^2 专用公式为

$$\chi^2 = \frac{(b-c)^2}{b+c}, \ \nu = 1 \qquad (10-16)$$

若 $b+c < 40$，需要对式进行校正，公式为

$$\chi^2 = \frac{(|b-c|-1)^2}{b+c}, \ \nu = 1 \qquad (10-17)$$

计算步骤如下：

（1）建立假设，确定检验水准

$H_0: \pi_1 = \pi_2$，A、B 两种检测方法检测阳性率相同；

$H_1: \pi_1 \neq \pi_2$，A、B 两种检测方法检测阳性率不同。

$\alpha = 0.05$。

（2）选择方法，计算统计量

本例 $b+c = 12+8 = 20 < 40$，因此采用 χ^2 校正公式。

$$\chi^2 = \frac{(|b-c|-1)^2}{b+c} = \frac{(|8-12|-1)^2}{8+12} = 0.45$$

（3）确定 P 值，作出统计推断　本例自由度 $\nu = 1$，查 χ^2 检验界值表（附表6），$\chi^2_{0.05,1} = 3.84$，本例 $\chi^2 = 0.45 < 3.84$，所以根据 $\alpha = 0.05$ 的检验水准，$P > 0.05$，因此尚不能拒绝 H_0，不能认为 A、B 两种检测方法检测阳性率不同。

因为配对四格表 χ^2 检验思想由 McNemar 在 1947 年提出，因此又称为 McNemar χ^2 检验，主要用于配对四格表资料，用于比较两种方法所得结果之间的差异是否有统计学意义。

三、成组设计行×列表资料的 χ^2 检验

前面介绍的成组设计的 2×2 四格表资料，只能对 2 个率或构成比进行比较，然而在实际科研过程中，往往遇到处理超过四个格子的情况，包括三种情况：①多个样本率比较时，有 R 行 2 列，称为 $R \times 2$ 表；②两个样本构成比的比较时，有 2 行 C 列，称为 $2 \times C$ 表；③多个样本构成比的比较时，有 R 行 C 列，称为 $R \times C$ 表。以上三种情况的资料可以整理为多行多列分类计数资料的形式，超过两行或者超过 2 列的资料统称为行×列表资料。

行×列表资料整理好后，需计算理论频数 T，当 $1 \leq T < 5$ 的格子数不超过总格子数的 1/5，且不能有任何一个格子的理论频数小于 1 时，可以采用 Pearson χ^2 检验的基本公式，也可以用专用公式：

$$\chi^2 = n\left(\sum \frac{A^2}{n_R n_C} - 1\right) \qquad \nu = (行数-1)(列数-1) \qquad (10-18)$$

式中，n 为总例数，R 和 C 分别为行数和列数，A 为第 R 行第 C 列位置上的实际频数，n_R 为实际频数所在行的行合计；n_C 为实际频数所在列的列合计。

例 10-7　为比较三种方剂治疗胃溃疡的效果，将 200 名病情类似的患者随机分到 3 个治疗组，疗效见表 10-7，试分析三种方剂的治疗效果有无差别？

表 10-7　三种方剂治疗胃溃疡的效果

治疗方法	治疗效果		合计
	有效	无效	
甲方剂	42	18	60
乙方剂	27	38	65
丙方剂	56	19	75
合计	125	75	200

计算步骤：

（1）建立假设，确定检验水准

$H_0: \pi_1 = \pi_2 = \pi_3$；

$H_1: \pi_1$、π_2、π_3 不等或者不全等。

$\alpha = 0.05$。

（2）选择方法，计算检验统计量　本例行列表资料为 3×2 表，成组设计 3 组，研究结局

变量为二分类率的资料，计算如下：

$$\chi^2 = n\left(\sum \frac{A^2}{n_R n_C} - 1 \right) = 200\left(\frac{42^2}{125 \times 60} + \frac{18^2}{75 \times 60} + \cdots + \frac{19^2}{75 \times 75} - 1 \right) = 18.36$$

$$\nu = (\text{行数} - 1)(\text{列数} - 1) = (3-1)(2-1) = 2$$

（3）确定 P 值，作出统计推断　查 χ^2 界值表（附表 6），得 $\chi^2_{0.01, 2} = 9.21$，本例检验统计量 $\chi^2 = 18.36 > 9.21$，所以 $P < 0.01$，按照 $\alpha = 0.05$ 的检验水准，拒绝 H_0，接受 H_1，可认为三种方剂治疗的疗效有差别。

例 10-8　某研究组为了解不同民族血型分布情况，获得资料见表 10-8，问不同民族的血型是否有差异？

表 10-8　不同民族血型分布构成

民族	血型				合计
	A 型	B 型	O 型	AB 型	
汉族	60	70	45	100	275
回族	43	32	19	31	125
满族	19	23	22	20	84
合计	122	125	86	151	484

计算步骤：

（1）建立假设，确定检验水准

H_0：不同民族的血型构成相同；

H_1：不同名族的血型构成不同。

$\alpha = 0.05$。

（2）选择方法，计算检验统计量　本例为 3×4 表行×列表资料，3 种不同民族构成成组设计，研究结局变量为 4 种血型的构成，因此本例是对构成比的比较。

$$\chi^2 = n\left(\sum \frac{A^2}{n_R n_C} - 1 \right) = 484\left(\frac{60^2}{122 \times 275} + \frac{70^2}{125 \times 275} + \cdots + \frac{20^2}{151 \times 84} - 1 \right) = 15.35$$

$$\nu = (\text{行数} - 1)(\text{列数} - 1) = (3-1)(4-1) = 6$$

（3）确定 P 值，作出统计推断　查 χ^2 界值表，得 $\chi^2_{0.05, 6} = 12.59$，本例检验统计量 $\chi^2 = 15.35 > 12.59$，所以 $P < 0.05$，按照 $\alpha = 0.05$ 的检验水准，拒绝 H_0，接受 H_1，可认为不同民族的血型构成有差异。

行×列表资料的 χ^2 检验注意事项：

（1）行×列表资料卡方检验要求样本量不能太小，当 $1 \leqslant T < 5$ 的格子数不超过总格子数的 1/5，且不能有任何一个格子的理论频数小于 1 时，可以直接采用前面公式进行计算，如果不满足，通常可以进行如下处理方法：①进一步增大研究样本量，以提高理论频数；②相邻组合并以增大理论频数 T，合并根据专业知识进行，不能盲目合并；③删除理论频数太小的行或者列；④改用行×列表资料确切概率法，计算复杂，一般通过计算机软件实现。

（2）多组比较时，若得到 $P < 0.05$ 的结果，拒绝 H_0，接受 H_1，只能认为各总体率或构成比之间总的来说差别有统计学意义，但不能说明任意两个总体率或构成比之间差别均有统计学意义。要进一步获悉哪两个总体之间存在差异，需要做两两比较。

两两比较分为多个实验组之间两两比较和多个实验组与对照组比较两种情况，其基本思想就是对检验水准 α 进行分割，如表 10-6，3 组两两比较的次数为 3 次，则两两比较的调整后检验水准 $\alpha' = \alpha/3 = 0.05/3 = 0.017$，查表后 $P < 0.017$ 方可认为有统计学差异。若 3 组中有一个共有的对照组，则只需比较 2 次，此时调整后检验水准 $\alpha' = \alpha/2 = 0.05/2 = 0.025$，查表

后 $P<0.025$ 方可认为有统计学差异。

多组间两两比较调整检验水准的计算公式：

$$\alpha' = \frac{\alpha}{k(k-1)/2} \qquad (10-19)$$

多个实验组与对照组比较调整检验水准的计算公式：

$$\alpha' = \frac{\alpha}{k-1} \qquad (10-20)$$

式中，α 为事先确定的检验水准，通常为 0.05，k 为组数。

（3）行×列表资料卡方检验，包括双向无序、单项有序（行有序、列有序）和双向有序（属性相同和属性不同）等多种情况，本节所述为双向无序的情形，其他类型根据研究目的可有不同的研究方法，不能一律用本节公式计算。

 本章小结

在医学科学研究过程中，研究者收集资料时按照事物的属性、类别或特征进行分组所获得的相关数据，称为分类变量资料。分类变量资料常规的数据形式是绝对数（如某病的治愈人数、死亡人数，某种药物的治疗人数、有效人数等），此时绝对数通常不具有可比性，需要计算相对数指标。最常用的相对数类型指标有率、构成比、相对比。在进行两组或多组率或构成比的比较时，不仅要考虑因内部构成不同而导致无可比性的问题，还要考虑比较时资料是否满足应用条件（成组四格表资料的 χ^2 检验、成组四格表资料的 χ^2 检验和成组设计行×列表资料的 χ^2 检验等）。

 思考题

1. 常用相对数有哪些？使用时有哪些注意事项？
2. χ^2 检验的主要用途是什么？
3. 试述四格表 χ^2 检验的注意事项？
4. 试述行×列表资料 χ^2 检验的注意事项？

（武 松）

第十一章 秩和检验

案例讨论

案例 某医师用改良的 Seldinger's 插管技术对 8 例经临床和病理证实的恶性滋养细胞肿瘤进行选择性盆腔动脉插管灌注化疗。测定治疗前后血中的 HCG 含量如表 11-1 所示。该医师考虑到数据相差较大，采用对数变换后进行两样本均数比较的 t 检验，得 $t =$ 2.460，$P<0.05$，差异有统计学意义，故认为治疗前后血中 HCG 的含量有差别。

表 11-1 灌注化疗前后 HCG 含量测定结果（pmol/L）

病历号（1）	灌注前（x_1）（2）	灌注后（x_2）（3）	$\lg x_1$（4）	$\lg x_2$（5）
1	1280000	210000	6.1072	5.3222
2	75500	3300	4.8799	3.5185
3	12450	2210	4.0952	3.3444
4	1500000	9.3	6.1761	0.9685
5	10000	2500	4.0000	3.3979
6	9700	1203	3.9868	3.0803
7	15588	4825	4.1928	3.6835
8	4223	914	3.6256	2.9609

问题 这属于什么类型资料？本实验属于何种设计方案？本医师统计方法是否正确？为什么？

前面介绍的 t 检验、方差分析，都属于参数检验。参数检验（parametric test）是假定随机样本来自于某已知分布（如正态分布）的总体，推断两个或多个总体参数是否相同的假设检验方法。然而，在实际工作中，有些资料的总体分布类型是未知的，或者不符合参数检验的适用条件，这时可以选用对总体分布类型不做具体要求，也不针对总体参数进行统计推断的检验方法，即非参数检验（nonparametric test）。非参数检验方法很多，本章仅介绍其中常用的秩和检验。

秩和检验是通过样本数据排序编秩后，基于秩次比较的非参数检验方法。这种方法适用范围广，除了可用于总体分布类型未知或非正态分布的计量资料，还适用于等级资料及一端或两端无确定数值的资料。但由于这种方法只是利用了数据的秩次信息，因此当数据满足参数检验的条件时，若选用了秩和检验，会降低检验效能。

知识链接

参数统计与非参数统计

（1）参数统计方法或参数检验是一类依赖总体分布的具体形式的统计推断方法。大都假定样本所来自的总体分布为正态分布，但其参数（即正态分布均数）为未知，统计推断的目的就是对这些未知参数进行检验。

（2）非参数统计方法或非参数检验是一类不依赖总体分布类型的检验，即在应用中可以不考虑研究对象为何种分布以及分布是否已知，检验假设中没有包括总体参数的一类统计方法。

常用的秩和检验根据设计方案的不同有配对资料的符号秩和检验、两样本比较的秩和检验及多个样本比较的秩和检验。

一、配对资料的符号秩和检验

配对资料的符号秩和检验又称 Wilcoxon 符号秩和检验（Wilcoxon signed-rank test），适用于配对设计的计量资料，用于推断配对资料差值的总体中位数是否等于0。其基本思想：假定两种处理的效应相同，则变量差值的总体中位数为0，即样本差值的正、负秩和的绝对值应相近，一般不会超出按 α 水准所列界值范围；反之，若两种处理效应不同，则变量差值的总体中位数不为0，样本差值的正、负秩和的绝对值相差就会越大，往往会超出按 α 水准所列界值范围。方法步骤见例 11-1。

例 11-1 分别用离子交换法与蒸馏法检测 10 名健康人的尿汞值，检测结果如表 11-2 所示。

表 11-2 离子交换法与蒸馏法检测 10 名健康人的尿汞值结果

编号（1）	离子交换法（2）	蒸馏法（3）	差值（4）=（2）-（3）	秩次（5）
1	1.3	2.0	-0.7	-5
2	2.7	3.5	-0.8	-6
3	4.4	4.7	-0.3	-2.5
4	1.8	1.2	0.6	4
5	1.0	4.5	-3.5	-10
6	6.2	3.3	2.9	9
7	2.3	1.3	1.0	7.5
8	0.2	0.1	0.1	1
9	2.1	1.1	1.0	7.5
10	0.5	0.2	0.3	2.5

（1）建立检验假设，确定检验水准

H_0：$M_d = 0$，即两种检测方法差值的总体中位数为零。

H_1：$M_d \neq 0$，即两种检测方法差值的总体中位数不为零。

$\alpha = 0.05$。

（2）编秩并计算秩和 首先计算出各对数据的差值，见表 11-2 第（4）列；然后编秩次，按照差值绝对值大小由小到大编，并按差值的正负给秩次加上正负号；若差值为 "0"，舍去不计，总的对子数相应减去此对子；若差值绝对值相等，取其平均秩次。最后，分别计算正负秩次之和 T_+ 与 T_-，任取 T_+ 或 T_- 为检验统计量 T。本例 $T_+ = 31.5$，$T_- = 23.5$，选取 $T = 23.5$。

（3）确定 P 值，作出推断结论 当 $n \leq 50$ 时，根据 n 和 T 及配对设计用的 T 界值表（附表 7），若 T 值在界值范围内，则 P 值大于表上方相应的概率值；若 T 值在界值范围外，则 P 值小于表上方相应的概率值。本例 $n = 10$，查 T 界值表（附表 7）得 T 的双侧临界值范围为 $T_{0.05/2,10} = 8 \sim 47$，$T = 23.5$ 在 $8 \sim 47$ 范围内，$P > 0.05$，按 $\alpha = 0.05$ 水准不拒绝 H_0，差异无统计学意义，即尚不能认为离子交换法与蒸馏法检测健康人的尿汞值有差别。

当 $n > 50$ 时，可利用秩和分布的正态近似法，将 T 转换为 u，即在 H_0 成立时，近似地有

$$u = \frac{|T - n(n+1)/4| - 0.5}{\sqrt{\dfrac{n(n+1)(2n+1)}{24}}} \qquad (11-1)$$

式中，0.5 为连续性校正数，u 近似服从标准正态分布。

当相同秩次较多时，用式（11-1）求得的 u 值偏小，应采用校正公式，即

$$u_c = \frac{|T - n(n+1)/4| - 0.5}{\sqrt{\dfrac{n(n+1)(2n+1)}{24} - \dfrac{\sum(t_j^3 - t_j)}{48}}} \qquad (11-2)$$

式中，t_j（$j = 1, 2, \cdots$）为第 j 个相同秩次（即平均秩次）的个数，如有两个秩次为 2.5，两个秩次为 7.5，则 $t_1 = 2$，$t_2 = 2$，故有

$$\sum(t_j^3 - t_j) = (t_1^3 - t_1) + (t_2^3 - t_2) = (2^3 - 2) + (2^3 - 2) = 12$$

二、两独立样本比较的秩和检验

成组设计（或完全随机设计）的两样本（即两独立样本）计量资料的比较，当数据不满足两独立样本比较的 t 检验条件时，可采用秩和检验。两独立样本比较的秩和检验又称 Wilcoxon 秩和检验（Wilcoxon rank sum test），适用于成组设计的两样本计量资料或等级资料，用于推断两样本所代表的总体分布位置是否相同。方法步骤见例 11-2 和例 11-3。

1. 两独立样本计量资料的比较

例 11-2 观察肺炎患者与正常人的血清铁蛋白含量（μg/L）如表 11-3 所示。问肺炎患者与正常人血清铁蛋白含量是否不同？

表 11-3 肺炎患者和正常人的血清铁蛋白含量（μg/L）

肺炎患者		正常人	
血清铁蛋白含量	秩次	血清铁蛋白含量	秩次
31	1	34	2
68	9.5	43	3
174	13.5	46	4
199	16	47	5
228	17	48	6

续表

肺炎患者		正常人	
血清铁蛋白含量	秩次	血清铁蛋白含量	秩次
237	18	51	7
456	21	54	8
492	22	68	9.5
515	23	95	11
597	24	133	12
		174	13.5
		176	15
		267	19
		293	20
$n_1 = 10$	$T_1 = 165$	$n_2 = 14$	$T_2 = 135$

（1）建立检验假设，确定检验水准

H_0：肺炎患者与正常人的血清铁蛋白含量的总体分布位置相同；

H_1：肺炎患者与正常人的血清铁蛋白含量的总体分布位置不同。

$\alpha = 0.05$。

（2）编秩并计算秩和　将两样本 24 个数据由小到大统一编秩，结果见表 11-3。编秩时若有相同数据取平均秩。本例中有相同的血清铁蛋白含量 68 和 174，原秩次应分别为 9、10 与 13、14，取平均秩次分别为 9.5 和 13.5。然后，将两组的秩次分别计算秩和，见表 11-3。若两组例数相同，则任取一组的秩和为检验统计量；若两组例数不同，则取例数较少（n_1）组的秩和作为检验统计量。本例肺炎患者组例数较小，$n_1 = 10$，则 $T = T_1 = 165$。

（3）确定 P 值，作出推断结论　当 $n_1 \leq 10$，$n_2 - n_1 \leq 10$ 时，查两样本比较的 T 界值表（附表 8），先从 T 界值表的左侧找到 n_1，本例为 10；再从 T 界值表上方找到两样本量的差（$n_2 - n_1$），本例 $n_2 - n_1 = 4$，两者交叉处即为 T 的界值范围。如果 T 在界值范围内，则 P 值大于 T 界值表上方相应的概率值；若 T 值在界值范围外，则 P 值小于 T 界值表上方相应的概率值。本例 T 的双侧临界值范围为 $T_{0.05/2,(10,4)} = 91 \sim 159$，检验统计量 $T = 165$，超出范围，$P < 0.05$，按 $\alpha = 0.05$ 水准拒绝 H_0，接受 H_1，差异有统计学意义，可认为肺炎患者血清铁蛋白含量高于正常人（注：肺炎患者平均秩为 16.5，正常人的平均秩为 9.64，血清铁蛋白含量越高，平均秩越大）。

若 $n_1 > 10$ 或 $n_2 - n_1 > 10$，超出附表 7 的范围，可用正态近似法做 z 检验，即

$$z = \frac{|T - n_1(N+1)/2| - 0.5}{\sqrt{n_1 n_2 (n_1 + n_2 + 1)/12}} \qquad (11-3)$$

式中，$N = n_1 + n_2$。

当相同秩次较多时，采用下面校正公式

$$z_c = \frac{T - n_1(N+1)/2}{\sqrt{\dfrac{n_1 n_2 (N+1)}{12}\left(1 - \dfrac{\sum (t_j^3 - t_j)}{N^3 - N}\right)}} \qquad (11-4)$$

式中 t_j（$j = 1,2,\cdots$）为第 j 个相同秩次的个数。

2. 两独立样本等级资料的比较

例 11-3　某医院用两种稀释浓度的 A 型肉毒毒素治疗上面部动力性皱纹，结果见表 11-4 第（2）（3）列。问两种稀释浓度的 A 型肉毒毒素治疗上面部动力性皱纹的疗效是否有

差别？

表 11-4　两种稀释浓度的 A 型肉毒毒素治疗上面部动力性皱纹的疗效比较

疗效（1）	例数			统一编秩		例数较小组的秩和
	低浓度组（2）	高浓度组（3）	合计（4）	秩次范围（5）	平均秩次（6）	（7）=（2）×（6）
显效	51	55	106	1～106	53.5	2728.5
有效	11	12	23	107～129	118.0	1298.0
无效	4	2	6	130～135	132.5	530.0
合计	66	69	135	－	－	4556.5

（1）建立检验假设，确定检验水准

H_0：两种稀释浓度 A 型肉毒毒素治疗上面部动力性皱纹疗效的总体分布位置相同；

H_1：两种稀释浓度的 A 型肉毒毒素治疗上面部动力性皱纹疗效的总体分布位置不同。

$\alpha = 0.05$。

（2）计算检验统计量　先确定各等级的合计人数、秩次范围和平均秩次，见表 11-4 的（4）（5）（6）栏，再计算样本含量较小组的秩和，见第（7）栏。本例 $T = 4556.5$，用式（11-4）计算 z_c 值，得出

$$z_c = \frac{T - n_1(N+1)/2}{\sqrt{\dfrac{n_1 n_2(N+1)}{12}\left(1 - \dfrac{\sum(t_j^3 - t_j)}{N^3 - N}\right)}}$$

$$= \frac{4556.5 - 66 \times (135+1)/2}{\sqrt{\dfrac{66 \times 69 \times (135+1)}{12}\left(1 - \dfrac{106^3 - 106 + 23^3 - 23 + 6^3 - 6}{135^3 - 135}\right)}}$$

$$= 0.422$$

（3）确定 P 值，作出推断结论　由于 $z_c = 0.422 < z_{0.05/2} = 1.96$，$P > 0.05$，按 $\alpha = 0.05$ 水准不拒绝 H_0，差异无统计学意义，尚不能认为两种稀释浓度的 A 型肉毒毒素治疗上面部动力性皱纹疗效的总体分布位置不同。

知识链接

Wilcoxon 两样本秩和检验应用

　　Wilcoxon 两样本秩和检验用于完全随机设计两样本资料的比较，可用于分布偏态或方差不齐的计量资料的比较，也可用于单向有序资料一端或两端无确切数据的资料的比较。目的是推断两样本分别代表的总体分布是否不同。

三、多个独立样本比较的秩和检验

　　对于多组计量资料，如果各样本分别来自方差相等的正态分布总体的假设成立，则可以使用单因素方差分析进行比较，否则采用 Kruskal-Wallis H 检验。这种方法主要用于推断多个独立样本的计量资料或多组等级资料的总体分布位置有无差别。方法步骤见例 11-4 和例 11-5。

　　例 11-4　随机分配四组小鼠观察摘除垂体后分别给予不同剂量的肾上腺皮质激素后小鼠的生存时间（天），结果见表 11-5。问四组小鼠的生存时间有无差别？

表 11-5　摘除垂体后接受不同剂量肾上腺皮质激素的小鼠的生存时间（天）

A 组		B 组		C 组		D 组	
生存时间	秩次	生存时间	秩次	生存时间	秩次	生存时间	秩次
1	1.5	1	1.5	3	9.5	2	4.5
2	4.5	3	9.5	3	9.5	5	19
2	4.5	4	14.5	4	14.5	7	23.5
2	4.5	5	19	4	14.5	8	25.5
3	9.5	7	23.5	5	19	11	27
3	9.5	8	25.5	5	19	12	28.5
3	9.5	12	28.5	5	19	13	30
4	14.5	15	31	6	22	19	32
R_i	58	–	153	–	127	–	190
$\bar{R}_i$	7.25	–	19.13	–	15.88	–	23.75

（1）建立检验假设，确定检验水准

H_0：摘除垂体后接受不同剂量肾上腺皮质激素的小鼠生存时间的总体分布位置相同；

H_1：摘除垂体后接受不同剂量肾上腺皮质激素的小鼠生存时间的总体分布位置不全相同。

$\alpha = 0.05$。

（2）计算检验统计量　先将各组数据统一按从小到大顺序编秩，若有相同数据取平均秩次；然后分别计算各组的秩和 R_i，最后计算检验统计量 H，即

$$H = \frac{12}{N(N+1)}\left(\sum \frac{R_i^2}{n_i}\right) - 3(N+1) \tag{11-5}$$

式中，$N = n_1 + n_2 + \cdots + n_i$ 为各组例数之和。本例 $N = 32$，$R_1 = 58$，$R_2 = 153$，$R_3 = 127$，$R_4 = 190$，代入式（11-5）得到

$$H = \frac{12}{N(N+1)}\left(\sum \frac{R_i^2}{n_i}\right) - 3(N+1)$$

$$= \frac{12}{32 \times (32+1)} \times \left(\frac{58^2}{8} + \frac{153^2}{8} + \frac{127^2}{8} + \frac{190^2}{8}\right) - 3 \times (32+1) = 13.22$$

本例相同秩次较多，应对 H 值进行校正，即

$$H_c = H/C \tag{11-6}$$

式中，$C = 1 - \sum (t_j^3 - t_j)/(N^3 - N)$，$t_j$（$j = 1, 2, \cdots$）为第 j 个相同秩次（即平均秩次）的个数。本例有

$$C = 1 - [(2^3 - 2) + (4^3 - 4) + (6^3 - 6) + (4^3 - 4) + (5^3 - 5) + (2^3 - 2) + (2^3 - 2)$$
$$+ (2^3 - 2)]/(32^3 - 32) = 0.986$$

$$H_c = H/C = 13.22/0.986 = 13.41$$

本例 $k = 4$，且最小样本量为 8，大于 5，查 χ^2 界值表（附表6），$\nu = k - 1 = 4 - 1 = 3$，$\chi^2_{0.005, 3} = 12.84$，$H_c > \chi^2_{0.005(3)}$，$P < 0.005$，按 $\alpha = 0.05$ 水准拒绝 H_0，接受 H_1，差异有统计学意义，可认为摘除垂体后接受不同剂量肾上腺皮质激素的小鼠生存时间的总体分布位置不全相同。

例 11-5　为评价低剂量重组组织型纤溶酶原激活剂（rt-PA）联合尿激酶静脉溶栓治疗对发病 6 小时内急性缺血性脑梗死的疗效和安全性，选择发病 6 小时内的急性缺血性脑梗死患者 161 例，随机分为四组，联合溶栓组（A组）、单用 rt-PA 组（B组）、单用尿激酶组（C组）和对照组（D组），4 组患者治疗后 28 天的疗效见表 11-6。问各组间的疗效有无差别？

表 11-6　四组患者治疗后 28 天的疗效比较

疗效 (1)	例数					秩次范围 (7)	平均秩次 (8)	秩和			
	A组 (2)	B组 (3)	C组 (4)	D组 (5)	合计 (6)			A组 (9)	B组 (10)	C组 (11)	D组 (12)
痊愈	8	8	5	3	24	1~24	12.5	100	100	62.5	50
显著进步	12	10	5	3	30	25~54	39.5	474	395	197.5	118.5
进步	16	12	14	15	57	55~111	83	1328	996	1162	1245
无变化	6	4	4	18	32	112~143	127.5	765	510	510	2295
恶化	1	1	2	4	8	144~151	147.5	147.5	147.5	295	590
死亡	1	2	2	5	10	152~161	156.5	156.5	313	313	782.5
合计	44	37	32	48	161	—	—	2971	2461.5	2540	5068.5

（1）建立检验假设，确定检验水准

H_0：四组患者疗效的总体分布位置相同；

H_1：四组患者疗效的总体分布位置不相同或不全相同。

$\alpha = 0.05$。

（2）计算检验统计量　先计算各疗效等级的合计人数、秩次范围和平均秩次，见表 11-6 的（6）（7）（8）栏；再计算各组的秩和 R_i，见表 11-6 的第（9）（10）（11）（12）栏；最后用式（11-5）计算 H。本例 $N=161$，$R_1=2971$，$R_2=2461.5$，$R_3=2540$，$R_4=5068.5$，由此得到

$$H = \frac{12}{N(N+1)}\left(\sum \frac{R_i^2}{n_i}\right) - 3(N+1)$$

$$= \frac{12}{161 \times (161+1)} \times \left(\frac{2971^2}{44} + \frac{2461.5^2}{37} + \frac{2540^2}{32} + \frac{5068.5^2}{48}\right) - 3 \times (161+1) = 20.64$$

本例相同秩次较多，应对 H 值进行校正，本例有

$C = 1 - [(24^3 - 24) + (30^3 - 30) + (57^3 - 57) + (32^3 - 32) + (8^3 - 8) + (10^3 - 10)]/$
$(161^3 - 161) = 0.937$

$H_c = H/C = 20.64/0.937 = 22.03$

（3）确定 P 值，作出推断结论　本例 $k=4$，且最小样本量为 32，大于 5，查 χ^2 界值表（附表 6），$\nu = k-1 = 4-1 = 3$，$\chi^2_{0.005, 3} = 12.84$，$H_c > \chi^2_{0.005, 3}$，$P<0.005$，按 $\alpha = 0.05$ 水准拒绝 H_0，接受 H_1，差异有统计学意义，可认为四组患者疗效的总体分布不全相同。

四、多个样本两两比较的 Nemenyi 法检验

当经过多个独立样本比较的 Kruskal-Wallis H 检验拒绝 H_0，接受 H_1，认为多个总体的分布位置不全相同时，若要进一步推断哪两两总体分布位置有差别，可用 Nemenyi 法检验。方法步骤见例 11-6。

例 11-6　对例 11-4（表 11-5）资料做四个样本间的两两比较。

（1）建立检验假设，确定检验水准

H_0：任意两生存时间的总体分布位置相同；

H_1：任意两生存时间的总体分布位置不全相同。

$\alpha = 0.05$。

（2）计算检验统计量

$$\chi^2 = \frac{(\bar{R}_i - \bar{R}_j)^2}{\frac{N(N+1)}{12}\left(\frac{1}{n_i} + \frac{1}{n_j}\right)C}, \quad \nu = k - 1 \tag{11-7}$$

式中，R_i、R_j 为任意两个对比组的秩和，n_i、n_j 分别为相应两组的样本例数，平均秩 $\bar{R}_i = R_i/n_i$，$\bar{R}_j = R_j/n_j$，k 为比较组数，N 为各组例数的和。如比较 A 组和 B 组，代入式（11-7）得

$$\chi^2_{A,B} = \frac{(\bar{R}_i - \bar{R}_j)^2}{\frac{N(N+1)}{12}\left(\frac{1}{n_i} + \frac{1}{n_j}\right)C} = \frac{(7.25 - 19.13)^2}{\frac{32 \times (32+1)}{12} \times \left(\frac{1}{8} + \frac{1}{8}\right) \times 0.986} = 6.51$$

同样可以计算得 $\chi^2_{A,C} = 3.43$，$\chi^2_{A,D} = 12.55$，$\chi^2_{B,C} = 0.49$，$\chi^2_{B,D} = 0.98$，$\chi^2_{C,D} = 2.85$。

$\nu = 4 - 1 = 3$，查 χ^2 界值表得 $\chi^2_{0.05,3} = 7.81$，除 A 与 D 比较的 $P < 0.05$，其余各组两两比较均为 $P > 0.05$。因此，可以认为 A 组与 D 组的生存时间有差别，尚不能认为 A 组与 B、C 组，B 组与 C、D 组，C 组与 D 组生存时间有差别。

知识链接

完全随机设计多组比较的秩和检验的应用

1. 完全随机设计多组比较的秩和检验是由 Kruskal 和 Wallis 在 Wilcoxon 秩和检验的基础上扩展而来，又称为 $K-W$ 检验或 H 检验。该检验的目的是推断多组样本分别代表的总体分布是否不同。其原理与两组样本的秩和检验相同。

2. H 检验适用于方差不齐或不服从正态分布的多组定量资料的比较。

3. H 检验还可用于多组有序分类资料的比较或多组一端或两端无确切数据的资料间的比较。

本章小结

非参数统计方法对资料的分布没有要求，适用于总体分布未知、总体分布为非正态分布、方差不齐、等级资料、一端或两端无确切数据的资料等情况。秩和检验则是基于秩次的一种非参数统计方法，使用范围非常广泛，但资料满足参数统计方法条件时，仍首选参数统计法。根据研究设计及比较组别数的不同，秩和检验主要包括 Wilcoxon 符号秩检验、Wilcoxon 秩和检验、$K-W$ 检验等。

思考题

1. 什么叫非参数检验？其与参数检验有什么区别？

2. 如果资料符合参数统计条件，且检验结果 $P < 0.01$，差异有统计学意义，那么，用非参数统计方法，分析结果和结论会怎样？为什么？

3. 两组或多组有序分类资料的比较，为什么宜用秩和检验而不用 χ^2 检验？

4. 为什么当资料适合参数检验的条件时，用非参数统计方法会降低检验效率？

（毛淑芳）

第十二章 直线相关与回归分析

学习要求

1. **掌握** 相关性质的确定和相关程度的度量；相关系数的假设检验；直线回归方程的建立及回归系数 b 的计算；回归关系的假设检验；相关与回归的联系与区别。
2. **熟悉** 相关系数与回归系数的意义。
3. **了解** 直线回归分析应满足的条件；回归分析的意义。

案例讨论

案例 在一项营养调查中，研究者检测了12名调查对象的体重和身高值，并计算出他们的BMI值，结果见表12-1。试检验体重与BMI之间是否相关？

表12-1 12名调查对象的体重和BMI值

编号	1	2	3	4	5	6	7	8	9	10	11	12
体重（kg）	62.00	58.00	52.00	79.00	61.00	50.00	33.00	49.00	35.00	56.00	46.00	104.00
BMI（kg/m²）	26.49	22.38	21.93	29.37	22.68	18.59	14.47	18.79	15.77	22.15	17.62	35.99

问题 如何用直线回归与相关分析体重与BMI之间的数量关系？直线回归与相关分析有何区别和联系？

前面各章介绍的都是用于单变量资料的统计分析方法，可以描述某个变量的统计特征或是推断某个变量在各组间有无差别。但在医学研究实践中，常常要分析两个变量之间的关系，如成年人空腹血糖与体质指数、产妇孕期增重与新生儿出生体重之间的关系等。研究两个变量之间的关系，常用的统计分析方法是相关与回归分析。

第一节 直线相关

一、直线相关的概念

例如探讨7岁男童的体重与胸围之间是否存在直线关系？如果存在，这种关系是表现体重与胸围是同时增加还是一升一降呢？像这类判断两个数值变量 x 和 y 之间有无直线相关关系，以及相关的方向和相关程度的问题，可采用直线相关分析方法。直线相关（linear correlation）又称简单相关（simple correlation），用于双变量正态分布（bivariate normal distribution）资料。直线相关的性质可以用散点图直观地说明。

1. 正相关（positive correlation） 如图12-1a所示，散点呈椭圆形分布，x、y 同时增

大或减小，变化趋势是同向的；散点的分布越集中，相关越密切，当各点完全在一条直线上时如图 12-1b，称为完全正相关（perfect positive correlation）。

2. 负相关（negative correlation） 如图 12-1c 所示，散点呈椭圆形分布，x 增大时 y 减小，变化趋势是反向的；散点的分布越集中，相关越密切，当各点完全在一条直线上时如图 12-1d，称为完全负相关（perfect negative correlation）。

3. 无相关（zero correlation） 如图 12-1e、图 12-1f、图 12-1g，无论 x 增大还是减小，y 不受其影响。

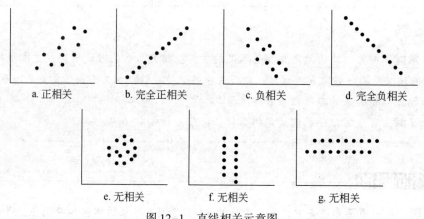

图 12-1 直线相关示意图

正相关或负相关并不一定表示一个变量的改变是另一个变量变化的原因，有可能它们同受另一个因素的影响。因此，相关关系不一定是因果关系。两个数值变量之间相关的方向和相关的密切程度可以用相关系数进行定量描述。

二、相关系数的计算

相关系数（correlation coefficient）又称 Pearson 积差相关系数（coefficient of product moment correlation），以 r 表示样本相关系数，以 ρ 表示总体相关系数，其计算公式为

$$r = \frac{l_{xy}}{\sqrt{l_{xx}l_{xy}}} = \frac{\sum (x - \bar{x})(y - \bar{y})}{\sqrt{\sum (x - \bar{x})^2 \sum (y - \bar{y})^2}} \tag{12-1}$$

式中，l_{xy} 表示 x 与 y 的离均差积和，l_{xx} 表示 x 的离均差平方和，l_{yy} 表示 y 的离均差平方和，其计算公式为

$$l_{xy} = \sum (x - \bar{x})(y - \bar{y}) = \sum xy - \frac{(\sum x)(\sum y)}{n} \tag{12-2}$$

$$l_{xx} = \sum (x - \bar{x})^2 = \sum x^2 - \frac{(\sum x)^2}{n} \tag{12-3}$$

$$l_{yy} = \sum (y - \bar{y})^2 = \sum y^2 - \frac{(\sum y)^2}{n} \tag{12-4}$$

相关系数没有度量单位，其值为 $-1 \leqslant r \leqslant +1$。$r > 0$ 表示正相关，$r < 0$ 表示负相关，$r = 0$ 表示无相关，$|r| = 1$ 表示完全相关。相关系数的绝对值越接近 1，相关越密切；相关系数越接近 0，相关越不密切。

例 12-1 从某地 7 岁男童中随机抽取 12 名组成样本，分别测量每个男童的体重和胸围，结果如表 12-2 所示，试计算体重与胸围的相关系数。

表 12-2 12 名 7 岁男童体重（kg）与胸围（cm）的测量结果

编号	体重（x）	胸围（y）	xy	x^2	y^2
1	27.5	62.0	1705.00	756.25	3844.00
2	23.0	60.1	1382.30	529.00	3612.01
3	24.5	61.3	1501.85	600.25	3757.69
4	26.7	58.4	1559.28	712.89	3410.56
5	28.5	64.7	1843.95	812.25	4186.09
6	24.8	58.5	1450.80	615.04	3422.25
7	19.6	57.1	1119.16	384.16	3260.41
8	17.2	53.5	920.20	295.84	2862.25
9	20.2	57.9	1169.58	408.04	3352.41
10	21.0	57.6	1209.60	441.00	3317.76
11	24.6	58.7	1444.02	605.16	3445.69
12	24.3	60.1	1460.43	590.49	3612.01
合计	281.9	709.9	16766.17	6750.37	42083.13

（1）绘制散点图　根据表 12-2 的数据绘制散点图（图 12-2），可见两变量间呈直线趋势。

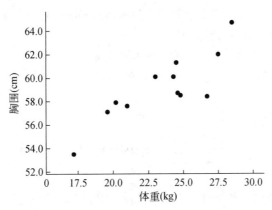

图 12-2　12 名 7 岁男童体重与胸围关系的散点图

（2）计算相关系数　本例 $\sum x = 281.9$，$\sum x^2 = 6750.37$，$\sum y = 709.9$，$\sum y^2 = 42083.13$，$\sum xy = 16766.17$，$n = 12$，代入计算式（12-2）、式（12-3）、式（12-4）得

$$l_{xy} = \sum xy - \frac{\left(\sum x\right)\left(\sum y\right)}{n} = 16766.17 - \frac{281.9 \times 709.9}{12} = 89.436$$

$$l_{xx} = \sum x^2 - \frac{\left(\sum x\right)^2}{n} = 6750.37 - \frac{281.9^2}{12} = 128.069$$

$$l_{yy} = \sum y^2 - \frac{\left(\sum y\right)^2}{n} = 42083.13 - \frac{709.9^2}{12} = 86.629$$

按式（12-1）计算相关系数为

$$r = \frac{l_{xy}}{\sqrt{l_{xx}l_{yy}}} = \frac{89.436}{\sqrt{128.069 \times 86.629}} = 0.849$$

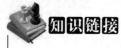知识链接

相关分析的前提条件

直线相关是分析服从正态分布的两个随机变量 x 和 y 有无线性相关关系的一种统计分析方法。

相关分析的前提条件：两个随机变量；散点图呈线性关系；两个变量均服从正态分布。

三、相关系数的假设检验

因为 12 名 7 岁男童是样本，r 是样本相关系数，对于 7 岁男童体重和胸围间是否真的存在相关关系，尚需进行相关系数的假设检验，即检验 r 是否来自 $\rho \neq 0$ 的总体。可以用 t 检验法，其公式为

$$t = \frac{r - 0}{\sqrt{\dfrac{1 - r^2}{n - 2}}}, \quad \nu = n - 2 \qquad (12-5)$$

式中，分母为 r 的标准误。求得 t 值后查 t 界值表（附表 2）得 P 值，按所取检验水准作出推断结论。也可以根据 r 值，查 r 界值表（附表 10）得到 P 值，若 $r > r_{\alpha/2,\nu}$，则可以认为两变量间存在直线相关关系。

例 12-2 对例 12-1 所得 r 值，检验 7 岁男童体重和胸围是否存在直线相关关系？

（1）建立检验假设，确定检验水准

H_0：$\rho = 0$，即体重和胸围之间不存在直线相关关系；

H_1：$\rho \neq 0$，即体重和胸围之间存在直线相关关系。

$\alpha = 0.05$。

（2）计算检验统计量

$$t = \frac{0.849 - 0}{\sqrt{\dfrac{1 - 0.849^2}{n - 2}}} = 5.081, \quad \nu = 12 - 2 = 10$$

（3）确定 P 值，作出推断结论　查 t 界值表（附表 2），得 $t_{0.001/2,10} = 4.587$，$t > t_{0.001/2,10}$，$P < 0.001$，按 $\alpha = 0.05$ 水准，拒绝 H_0，接受 H_1，可以认为 7 岁男童体重和胸围之间存在正相关关系。

直接查 r 界值表（附表 10），得 $r_{0.001/2,10} = 0.823$，$r > r_{0.001/2,10}$，$P < 0.001$，结论相同。

四、直线相关分析应用的注意事项

（1）相关分析适用于两个变量均为随机变量，变量取值非随机时不能做相关分析。

（2）相关分析适用于两个变量均服从正态分布的情形。如果资料不服从正态分布，应先通过变量变换，使之近似正态分布后再进行相关分析；如果仍不能达到正态分布，则进行等级相关分析。

（3）相关系数是反映两个变量相关方向和相关密切程度的，当相关系数的假设检验结果为 $P < \alpha$ 时，$|r|$ 越大，相关程度越密切。一般而言，$|r| < 0.4$ 时，表示低度相关；$0.4 < |r| \leq 0.7$ 时，表示中度相关；$0.7 < |r| \leq 1$ 时，表示高度相关。

（4）相关关系不等于因果关系。

第二节 直 线 回 归

一、直线回归的概念

对于两个变量 x 和 y，当 x 改变时，y 也相应地改变，此时称 x 为自变量（independent variable），y 为因变量（dependent variable），可以用一个直线回归方程来定量描述两个变量在数量上的依存关系，这个回归方程叫做直线回归方程（linear regression equation），可表示为

$$\hat{y} = a + bx \qquad (12-6)$$

式中，$\hat{y}$ 是给定 x 时 y 的估计值，a 为常数项（constant term），是回归直线在 y 轴上的截距（intercept），其统计意义是当 x 取值为 0 时相应 y 的估计值；b 为回归系数（regression coefficient），是回归直线的斜率，其统计意义是当 x 变化一个单位时 y 的平均改变量的估计值。计算回归系数 b 和常数项 a 的数学原理是最小二乘法（method of least squares），该方法的原则是保证各实测点到回归直线的纵向距离的平方和最小。按照这一原则，由样本数据计算 a 和 b 的公式为

$$b = \frac{l_{xy}}{l_{xx}} = \frac{\sum (x - \bar{x})(y - \bar{y})}{\sum (x - \bar{x})^2} \qquad (12-7)$$

$$a = \bar{y} - b\bar{x} \qquad (12-8)$$

式中，l_{xy} 表示 x 与 y 的离均差积和，l_{xx} 表示 x 的离均差平方和；$\bar{x}$ 和 $\bar{y}$ 分别为两个变量 x 和 y 的均数。

二、直线回归方程的估计

例 12-3 某研究者收集 10 名女中学生体重与肺活量资料见表 12-3，试进行回归分析。

表 12-3 10 名女中学生的体重（kg）与肺活量（L）回归分析数据

编号	体重（x）	肺活量（y）	xy	x^2	y^2
1	35	1.60	56.00	1225	2.5600
2	37	1.60	59.20	1369	2.5600
3	37	2.40	88.80	1369	5.7600
4	40	2.10	84.00	1600	4.4100
5	40	2.60	104.00	1600	6.7600
6	42	2.50	105.00	1764	6.2500
7	42	2.65	111.30	1764	7.0225
8	43	2.75	118.25	1849	7.5625
9	44	2.75	121.00	1936	7.5625
10	45	2.80	126.00	2025	7.8400
合计	405	23.75	973.55	16501	58.2875

（1）绘制散点图 根据表 12-3 的数据绘制散点图（图 12-3），可见两变量间呈直线趋势。

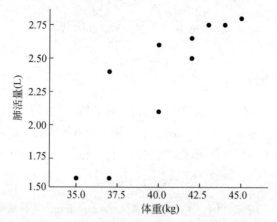

图 12-3　女中学生体重与肺活量之间关系的散点图

（2）计算回归系数与常数项　本例 $\sum x = 405$，$\sum x^2 = 16501$，$\sum y = 23.75$，$\sum y^2 = 58.2875$，$\sum xy = 973.55$，$n = 10$，代入式（12-2）、式（12-3）、式（12-7）和式（12-8），得

$$l_{xy} = \sum xy - \frac{\left(\sum x\right)\left(\sum y\right)}{n} = 973.55 - \frac{405 \times 23.75}{10} = 11.675$$

$$l_{xx} = \sum x^2 - \frac{\left(\sum x\right)^2}{n} = 16501 - \frac{405^2}{10} = 98.5$$

$$b = \frac{l_{xy}}{l_{xx}} = \frac{8.925}{98.5} = 0.119$$

$$a = \bar{y} - b\bar{x} = 2.375 - 0.119 \times 40.5 = -2.445$$

则回归方程为

$$\hat{y} = -2.445 + 0.119x$$

 知识链接

直线回归分析的前提条件

（1）线性　两个变量间存在线性关系。

（2）独立性　任意两个观察值相互独立。

（3）正态性　因变量 y 是服从正态分布的随机变量。

（4）方差齐性　给定 x 后，应变量 y 的方差相等。

三、回归系数的假设检验

由样本资料计算得到的回归系数 b，也需要通过假设检验推断 b 是否来自于 $\beta \neq 0$ 的总体（β 为总体回归系数）。常用的方法有方差分析及 t 检验。

1. 方差分析　根据方差分析的基本思想，需要对因变量 y 的离均差平方和即 $\sum (y - \bar{y})^2$ 做分解，即

$$\sum (y - \bar{y})^2 = \sum (\hat{y} - \bar{y})^2 + \sum (y - \hat{y})^2 \qquad (12-9)$$

式中，$\sum (y - \bar{y})^2$ 为 y 的离均差平方和，表示因变量 y 的总变异，记作 $SS_{总}$；$\sum (\hat{y} - \bar{y})^2$ 为

回归平方和，表示在 y 的总变异中，可以用 y 与 x 的直线关系解释的那部分变异，记作 $SS_{回}$；$\sum (y - \hat{y})^2$ 为残差平方和，用于表明除了 x 对 y 的线性影响之外的其他随机因素对 y 的变异的影响，记作 $SS_{残}$。用公式表示有

$$SS_{总} = SS_{回} + SS_{残} \qquad (12-10)$$

回归系数的假设检验可用下面的简化公式计算

$$SS_{总} = \sum (y - \bar{y})^2 = \sum y^2 - \frac{\left(\sum y\right)^2}{n} \qquad (12-11)$$

$$SS_{回} = \sum (\hat{y} - \bar{y})^2 = bl_{xy} = \frac{l_{xy}^2}{l_{xx}} = b^2 l_{xx} \qquad (12-12)$$

$$SS_{残} = SS_{总} - SS_{回} \qquad (12-13)$$

三个离差平方和对应的自由度依次为 $\nu_{总} = n-1$，$\nu_{回} = 1$，$\nu_{残} = n-2$，相应的均方为

$$MS_{回} = \frac{SS_{回}}{\nu_{回}}, \quad MS_{残} = \frac{SS_{残}}{\nu_{残}} \qquad (12-14)$$

检验统计量为

$$F = \frac{MS_{回}}{MS_{残}} \qquad (12-15)$$

例 12-4 对例 12-3 的回归系数进行假设检验。

（1）建立检验假设，确定检验水准

H_0：$\beta = 0$，即体重和肺活量之间无直线关系；

H_1：$\beta \neq 0$，即体重和肺活量之间有直线关系。

$\alpha = 0.05$。

（2）计算检验统计量

$$SS_{总} = \sum (y - \bar{y})^2 = \sum y^2 - \frac{\left(\sum y\right)^2}{n} = 58.2875 - \frac{23.75^2}{10} = 1.881$$

$$SS_{回} = b^2 l_{xx} = 0.119^2 \times 98.5 = 1.395$$

$$SS_{残} = SS_{总} - SS_{回} = 1.881 - 1.395 = 0.486$$

列出方差分析表，如表 12-4 所示。

表 12-4　方差分析表

变异来源	自由度	SS	MS	F	P
总变异	9	1.881			
回归	1	1.395	1.395	22.869	<0.01
残差	8	0.486	0.061		

（3）确定 P 值，作出推断结论　$\nu_1 = 1$，$\nu_2 = 8$，查 F 界值表（附表4），$F_{0.01(1,8)} = 11.26$，$F > F_{0.01(1,8)}$，$P < 0.01$，按 $\alpha = 0.05$ 水准，拒绝 H_0，接受 H_1，可以认为女中学生体重与肺活量之间存在线性回归关系。

2. t 检验　对 $\beta = 0$ 是否成立进行 t 检验的公式为

$$t = \frac{b - 0}{s_b}, \quad \nu = n - 2 \qquad (12-16)$$

$$s_b = \frac{s_{y \cdot x}}{\sqrt{l_{xx}}} \qquad (12-17)$$

$$s_{y \cdot x} = \sqrt{\frac{SS_{残}}{n-2}} \qquad (12-18)$$

式中，$s_{y\cdot x}$ 为回归剩余标准差（standard deviation of residuals），s_b 为样本回归系数的标准误。

例12-4的 $H_0：\beta=0$，即体重和肺活量之间无直接关系；$H_1：\beta\neq0$，即体重和肺活量之间有直接关系；$\alpha=0.05$。$n=10$，$SS_{残}=0.486$，$l_{xx}=98.5$，$b=0.119$

按式（12-17）、式（12-18）计算得

$$s_{y\cdot x}=\sqrt{\frac{SS_{残}}{n-2}}=\sqrt{\frac{0.486}{10-2}}=0.246$$

$$s_b=\frac{s_{y\cdot x}}{\sqrt{l_{xx}}}=\frac{0.246}{\sqrt{98.5}}=0.025$$

$$t=\frac{b-0}{s_b}=\frac{0.119}{0.025}=4.76$$

$\nu=8$，查 t 界值表（附表2），得 $P<0.01$，按 $\alpha=0.05$ 水准，拒绝 H_0，接受 H_1，结论可以认为中学生体重与肺活量之间存在线性回归关系。

四、直线回归分析应用的注意事项

（1）在做回归分析时，如果两个变量之间有因果关系，则以原因变量为 x，结果变量为 y；如果两个变量之间的因果关系难以确定，则把易测变量或变异较小者为 x。

（2）直线回归分析中，x 可以是随机变量，也可以是给定变量；而 y 须是正态分布的随机变量。如果 y 不服从正态分布，应先进行变量变换，使应变量符合直线回归分析的要求。

（3）使用回归方程估计 y 时，不要把 x 扩大到建立方程时自变量的取值范围以外，因为超出样本取值范围时，回归方程是否成立难以判断。

 知识链接

回归方程假设检验的方法

回归方程需要进行假设检验，以推断两个变量间的线性关系是否存在。

回归方程假设检验的方法有方差分析和 t 检验，两者的检验结论相同。

对同一资料，F 检验与回归系数的 t 检验结果相同，有 $t=\sqrt{F}$。

第三节　直线相关与直线回归的区别与联系

一、直线相关与直线回归的区别

（1）在资料要求上不同　直线回归分析时，要求因变量 y 服从正态分布，x 可以是服从正态分布的随机变量，也可以是能精确测量和严格控制的非随机变量；相关分析中要求 x、y 均为随机正态变量，即双变量正态分布。因此，能够做回归分析的资料不一定可做相关分析，但可做相关分析的资料可进行回归分析。

（2）统计意义不同　相关反映两变量间的伴随关系，这种关系是相互的、对等的，不一定有因果关系；回归则反映两变量间的依存关系，有自变量与因变量之分，一般将"因"或较易测定、变异较小者定为自变量。这种依存关系可能是因果关系或从属关系。

（3）在应用上不同　分析变量间关系的密切程度和方向时用相关，描述变量间在数量上相互依存关系时用回归。

二、直线相关与直线回归的联系

（1）对同一组资料，相关系数 r 与回归系数 b 的符号相同。r 为正（或负）则 b 为正（或负），均表示 x 与 y 呈同向（或反向）变化。

（2）同一资料相关系数 r 与回归系数 b 的假设检验结果是等价的，即 $t_r = t_b$。由于回归系数 b 的检验过程较为复杂，而相关系数 r 的检验过程简单并与之等价，故在实际应用中常用相关系数 r 的检验来代替回归系数 b 的检验。

（3）可以用直线回归解释直线相关。r 的平方称为决定系数（coefficient of determination），可表示为 R^2，其计算公式为

$$R^2 = r^2 = \frac{l_{xy}^2}{l_{xx}l_{yy}} = \frac{l_{xy}^2/l_{xx}}{l_{yy}} = \frac{SS_{回}}{SS_{总}} \qquad (12-9)$$

此式说明了当 $SS_{总}$ 不变的情况下，回归平方和的大小决定了相关系数的大小，R^2 反映出回归平方和在总平方和中所占的相对比重。R^2 越接近 1，表示回归的效果越好。如某资料 $r = 0.2$，经检验 $P < 0.05$，可认为两变量相关有统计学意义，但 $R^2 = 0.04$，说明 $SS_{回}$ 在 $SS_{总}$ 中仅占 4%，所以两变量间的回归关系实际意义并不大。

本章小结

直线相关与回归分析即是研究两变量间线性统计关系的一种分析方法。通过直线相关分析，构建相关系数，以描述变量 y 与变量 x 间的线性相关的密切程度与方向。通过直线回归分析，拟建立一个变量 y 依赖于变量 x 变化而变化的数量关系式，以描述变量 y 与变量 x 间的数量依存关系，通过 x 预测 y，以及在给定 x 情况下控制 y 的变化。

思考题

1. 什么是相关系数？其特点是什么？

2. 在有相关关系时，如何根据 r 值判断两变量相关的密切程度？

3. 直线回归分析的前提是什么？

4. 简述直线相关分析应用的注意事项。

5. 简述直线回归分析应用的注意事项。

6. 试述直线相关与直线回归的区别与联系。

（毛淑芳）

第十三章 统计表与统计图

学习要求

1. **掌握** 统计表的基本结构，列表的基本要求；统计表的种类；编制统计表的注意事项。
2. **熟悉** 统计图制作的原则和要求。
3. **了解** 常用统计图形的选择及注意事项。

案例讨论

案例 为比较复方丹参滴丸与复方丹参片治疗冠心病心绞痛的疗效，某医师将200例65~76岁确诊的冠心病稳定型心绞痛患者随机分为两组，每组100例。试验组服用复方丹参滴丸，对照组服用复方丹参片。两组除治疗药物不同外，其他条件基本相同。采用双盲法治疗和观察1个疗程后，200例患者中有效例数共164例，无效例数共36例，有效率为82.0% [95%可信区间（*CI*）为76.7%~87.3%]。其中，试验组有效91例，无效9例，有效率为91.0%（95% *CI* 为85.4%~96.6%）；对照组有效73人，无效27人，有效率为73.0%（95% *CI* 为64.3%~81.7%）。该医师采用完全随机设计四格表资料的χ^2检验比较两种药物的有效率，得 Pearson $\chi^2 = 10.976$，$P = 0.001$，差异有统计学意义，故认为复方丹参滴丸治疗心绞痛的疗效高于复方丹参片。

问题 这是什么资料？实验结果的描述方式是否直观？为什么？

统计表（statistical table）和统计图（statistical graph）是重要的统计描述方法。它们不仅具有简单、明了、易于理解和接受的优点，而且便于比较和分析。我们人类大脑对图表的处理能力与速度要远远高于对文字的处理速度，用文字叙述可能需要进行长篇大论的解释，而且还受语言不同的限制，而用统计表或统计图则可一目了然。

第一节 常用统计表

一、统计表的概念、结构与要求

（一）统计表的概念

统计表是指将统计资料及其指标以表格的形式列出。统计表能使数据系统化、条理化。统计表分为广义统计表和狭义统计表，广义统计表包括统计工作中常用的调查表、整理表和统计分析表等，狭义统计表仅指调查报告和研究论文中使用的统计分析表，一般不特指基本为狭义的统计表。

（二）统计表的结构与要求

统计表的基本结构包括标题、标目、线条、数字以及备注基本元素，各自在一个统计表中对应的位置见表13-1。

标题 ——→ **表13-1 不同疗法治疗前后中医证候积分的变化($\bar{x} \pm s$)** ←—— 顶线

组别	n	治疗前	治疗后
针推组	30	16.63±2.87	4.57±2.43**##
针灸组	30	17.00±2.60	6.43±2.22
推拿组	30	16.90±2.68	6.47±2.06

纵标目（分割线）、横标目、数字、底线

备注 ——→ 注：**与针灸组比较，$P<0.01$，##与推拿组比较$P<0.01$。

1. 标题 标题是统计表的名称，置于表的上方正中，要求用词确切，高度概括，说明表的主要内容。必要时注明资料来源的时间和地点，有多张表时需加编号，编号与标题同行，放在标题的前面，编号用（表）加上阿拉伯数字表示，如"表1"。当文中只有一张表时，可以写成"附表"。

2. 标目 标目包括横标目和纵标目，分别用以表示表格中每行和每列数字的意义。习惯上，将被描述对象（常按类别、属性等分组）放在表的左边，作为横标目，是表的主语；纵标目位于表的右侧、分隔线以上，是说明横标目的标志特征或统计指标的内容，是表的谓语。主语和谓语连贯起来能读成一句完整而通顺的句子，如表13-1的标题。在实验设计时的三要素，受试对象、研究因素和受试效应中，一般研究因素作为横标目，实验效应作为纵标目。复合表的纵标目和横标目之上冠以总标目。标目的内容应按照顺序排列，如时间顺序、地区的自然排列、事物的重要性、数量多少等，以利于说明规律性。需要时，横标目下面、纵标目右边可设有合计栏。

3. 线条 统计表中的线条力求简洁，但至少三条横线，俗称"三线表"，顶线、底线和分割线，有时根据需要也可以添加合计线，此外的其余线条一般都应去掉。表格中不宜出现竖线和斜线，其中顶线和底线将表格与文章的其他内容分隔开来，标目分隔线将标目的文字区与表格的数字区分隔开来。部分表格还可添加短横线将合计分隔开，或将两重纵标目分割开。

4. 数字 表内数字用阿拉伯数字表示，同一指标的数据小数位数应该保持一致，并且小数点要对齐。表内不能留有空格，如有缺失常用"…"表示，用"–"表示无数字，数据为0时记为"0"。

5. 备注 表中不列备注项，如需说明者，可在右上方标出"＊""#"等符号，在表的下方再以注释形式说明。

二、统计表制作的一般原则

1. 重点突出，一事一表 即一张表一般只表达一个中心内容，不要把过多的内容放在同一张统计表中，如果内容较多，可以按照不同的内容对表格进行拆分，制备多个表格。通常表的维度不超过三维，超过三维的一般采用分开描述制表。

2. 层次清楚 层次清楚要求标目的安排和分组要合理，符合逻辑，便于分析比较。表内各内容的排列应有一定的规则。对有统一次序者（如疾病严重程度，病理的分期等）应该按照规定的次序排列；没有一定的规定次序者可按照实物的重要性或者频度高低排列，对变量频数分配资料可按照变量值的大小排列，把变量值小的放在上面；不同时期对比的内容，应该按照时间顺序排列。

3. 简单明了 简单明了是指统计表中的一切文字、数字和线条等尽量从简。

三、统计表的种类

根据说明事物主要标志的复杂程度，统计表可分为简单表和复合表。

1. 简单表　只有一个主语和一个谓语组成的表格称为简单表，常用于相互独立的各个事物或者某个事物不同水平间的比较，如表13-1所示。

2. 复合表　复合表中主语分两个或两个以上，并与谓语结合起来，如表13-2所示。

表13-2　不同性别与工种肝癌死亡情况

调查对象	石棉厂工人			食品加工厂工人		
	观察人数	死亡人数	死亡率（%）	观察人数	死亡人数	死亡率（%）
男性	2126	8	0.37	1629	1	0.06
女性	1866	6	0.32	4705	3	0.06
合计	3992	14	0.35	6334	4	0.06

第二节　常用统计图

一、统计图的概念、结构与要求

（一）统计图的概念

统计图是用点的位置、线段的升降、直条的长短、面积的大小等来表达统计数据的一种形式。与统计表相比，统计图能够更加直观地表达资料的特征，给读者留下深刻印象。有些统计图中图形元素所代表的数值大小没有确切标出，此时只能提供概略的情况，可结合统计表一起使用。

（二）统计图的结构与要求

统计图由标题、图域、标目、刻度和图例等要素构成，如图13-1所示。

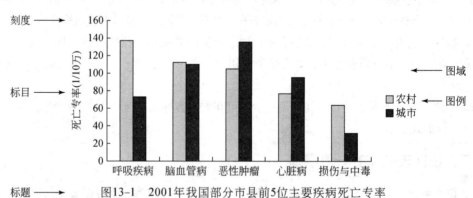

图13-1　2001年我国部分市县前5位主要疾病死亡专率

1. 标题　与统计表相同，统计图用标题来高度概括图资料来源的时间、地点以及主要内容，标题应简明扼要，其位置一般在图的下方中央，同时注意标题前要标注图形的编号。

2. 图域　即作图空间，以纵横轴为坐标绘制的图形，一般取第一象限为作图区，以两轴的交点为起点，为了图形美观，图域的纵横比例一般以7∶5或5∶7为宜。

3. 标目　描述被研究事物或统计指标，横标目置于横轴的下方，纵标目位于纵轴的左侧，有度量衡单位时，纵、横标目均应注明单位。

4. 刻度　指在纵轴和横轴上的坐标刻度数值按从小到大的顺序排列，纵轴自下而上，横轴从左至右，刻度值一般标于横轴下侧和纵轴外侧。

5. 图例　当一张统计图内表达不同事物和对象的统计量时，需要采用不同线形，图标或颜色以区分不同内容，并附图例加以说明。图例可放在图域的空隙处，或图的右侧或下方位置。

二、统计图制作的一般原则

（1）应该根据资料性质和分析目的选择合适的统计图。通常表示事物各组成部分的构成情况的资料可用圆图，频数分布资料可用直方图，资料内容各个独立者可用直条图，表示事物数量的发展过程的连续性资料可用线图，表示两种事物的相关性和趋势可用点图。此外，尚有用点、线、颜色或符号等标志于地图上表示事物的地理分布情况者为统计地图。

（2）除圆图外，一般用直角坐标系的第一象限表示图域或制图空间，或者用长方形框架表示。

（3）所绘制的图形应准确、美观，给人以清晰的印象。

三、统计图的种类

医学中常用的统计图有条图、直方图、圆图、百分条图、散点图、线图、半对数线图等。下面分别讲述各自的适用范围和绘制方法。

（一）直条图

直条图（bar chart）简称条图，适用于相互独立的资料。以等宽直条长短的比例代表各相互独立指标的数值及它们之间的对比关系，直条图分单式和复式两种。单式直条图只有一个统计指标，一个分组因素，如图13-2所示，复式直条图具有一个统计指标，两个及以上分组因素，如图13-3所示。

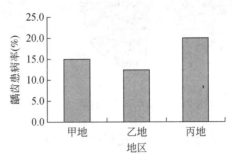

图13-2　不同地区儿童龋齿患病率

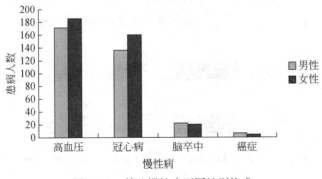

图13-3　某地慢性病不同性别构成

（1）绘图要点如下：一般以横轴为基线，表示各个独立指标，纵轴表示各个项目相应的次数，即指标的数值，直条竖放，当分析的事物较多时，直条亦可横放。

（2）纵轴尺度必须从"0"开始，等距离划分，中间一般不折断，否则会改变各组间的对比关系，若个别数据偏离主体部分较远，为使图形集中在某一区间，可采取折断再续的方法，即在坐标轴上插入"//"符号。

（3）尺度单位在同一图内，代表同一数量者必须相等。

（4）各直条可按指标值的大小排列，若有自然顺序，也可按照自然顺序排列。

（5）各直条宽度相等，间隔一般与直条等宽或为其一半。

（6）绘制复式直条图时，同一观察项目各组之间无间距。不同组的各直条应用不同的颜色或者纹理加以区分，并附图例说明各自所代表的指标。

（二）构成图

适用于构成比资料，采用面积的大小描述分类变量各类别所占的比例。常用的构成图有圆图和百分条图。

1. 圆图（pie chart） 表示事物各个组成部分的构成情况，以圆的总面积代表事物的总数，用圆内各扇形面积表示事物内部各组成部分。

绘制要求：将圆周360°分成100等份，则每个等份为3.6°，各构成比分别乘以3.6°，得到各构成比圆心角的度数。通常以时钟12点的位置为起点，以圆的半径顺时针方向量出各圆心角度数，将圆分割成若干扇形面积，标出百分比。不同的扇形面积用不同颜色或纹理区别，并附加文字说明或图例标注，见图13-4。

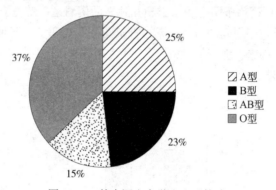

图13-4 某次调查大学生血型构成

2. 百分条图（percent bar chart） 是以直条的面积为100%，以各段面积大小表示事物内部各组成部分的构成。

绘制要求：绘制一比例尺，然后以"0"为基线，绘制与比例尺等长的直条；按照事物内部各部分所占比例，从大到小或按照自然顺序将直条分成若干段，分割后的各段用不同颜色或纹理进行区分，标出百分比，并附加文字说明或者图例标注，见图13-5。

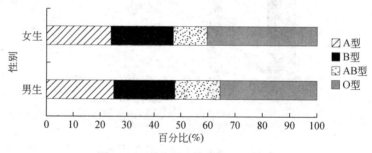

图13-5 某次调查大学生血型构成

（三）线图

适用于连续性资料。其利用线段的升降表示数值的变化，描述某统计量随另一连续性变量变化而变化的趋势或者速度，或者某研究变量随时间变化的过程。如某地不同时期某病的发病率。常用的线图有普通线图和半对数线图。本章主要介绍普通线图。

普通线图的横坐标与纵坐标均为算数尺度，表示事物随时间变化趋势或随另一事物变化的趋势，反映事物变化的绝对差别。

制图要点：

（1）横轴通常是时间或者其他连续性变量，纵轴为统计指标。

（2）纵轴坐标可以不从"0"开始，因此看图时应该注意纵轴的起点坐标。

（3）如果以组段为单位，则每组均以组段的下限为起点，数据点画在组段中间位置。

（4）各测定值标记点间用直线连接，不可修匀成光滑曲线。直线不能任意延伸。

（5）纵轴与横轴尺度间隔应该适宜，横轴和纵轴的比例一般为 7∶5 或 5∶7，以避免人为缩小或者夸大变化趋势。

（6）同一图域内不宜绘制太多的曲线，以免混淆。如有两条以上的曲线，则需要使用不同的线形或颜色进行区分，无数据的组段可以用虚线连接，并附以图例说明，见表 13-3 和图 13-6。

表 13-3　某地 1975~1990 年痢疾与百日咳死亡率（1/10 万）

年度	痢疾（%）	百日咳（%）
1975	1.45	0.22
1980	0.82	0.05
1985	0.23	0.02
1990	0.14	0.01

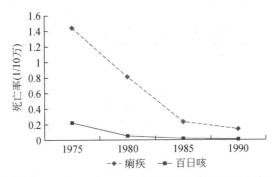

图 13-6　某地 1975~1990 年痢疾与百日咳死亡率

（四）直方图

直方图（histogram）用于表示连续性定量变量的频数分布或频率分布，揭示频数分布的特征和类型，以相连直条面积的大小表示各组频数的多少。

绘图要点：

（1）横轴表示变量，纵轴表示频数（次数）。纵轴尺度从"0"开始。

（2）各直条间不留空隙，条与条间可用线隔开或不隔开。

（3）组距相等的资料，可以直接依据纵轴尺度绘制相应的直条面积。组距不等的资料应该进行换算，全部转化为组距相等的资料，再用转化后的频数进行绘图。

（4）取直条图各长方形顶端中点相连，即成多边形图，常用于两个资料的频数分布特点的比较。

如表 13-4 为某小学 134 名五年级男孩身高（cm）的频数表，请选用合适的统计图进行描述，如图 13-7 所示。

表 13-4 某小学 134 名五年级男孩身高（cm）的频数表

分组	130 ~	132 ~	134 ~	136 ~	138 ~	140 ~	142 ~	144 ~	146 ~	148 ~	150 ~	152 ~
人数	2	4	5	9	13	18	22	21	15	12	8	4

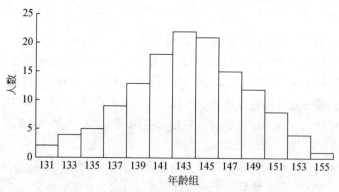

图 13-7 某小学 134 名五年级学生身高分布

（五）散点图

散点图（scatter plot）以点之间的密集程度及趋势，描述两变量之间的关系。

绘图要点：

（1）通常以横轴代表自变量，纵轴代表因变量。纵、横轴均不必从零开始。

（2）散点图的点与点之间不用直线连接。

如表 13-5 为研究血糖与胰岛素之间的关系，对某医院 20 位体检青年的血糖和胰岛素进行了检测，得到了如下结果。

表 13-5 20 位青年男子血糖与胰岛素情况

血糖（mmol/L）	胰岛素（μIU/ml）	血糖（mmol/L）	胰岛素（μIU/ml）
12.21	15.2	6.44	25.1
14.54	16.7	9.49	16.4
12.27	11.9	10.16	22
12.04	14	8.38	23.1
7.88	19.8	8.49	23.2
11.1	16.2	7.71	25
10.43	17	11	16.8
13.32	10.3	10.82	11.2
19.59	5.9	12.49	13.7
9.05	18.7	9.21	24.4

分析：结合医学专业知识，胰岛素会影响血糖的水平。因此胰岛素作为横轴，血糖作为纵轴，绘制散点图，如图 13-8 所示。从图 13-8 中可见，随着胰岛素含量水平的增大，血糖值呈现下降趋势，即为一种负相关关系，但要了解相关关系的强弱以及两者间的数量依存关系，可以进一步作线性相关与回归分析。

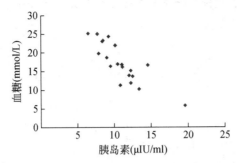

图 13-8　20 名体检者血糖与胰岛素关系图

 知识链接

各种统计图的比较

分类	统计图	意义和用途	变量类型	注意事项
比较图	条图	主要用于多个组别和多个类别的统计指标的比较	分类变量 离散型数值变量	纵轴必须从 0 开始
	圆图	主要用于描述或比较单个或多个构成比	分类变量	多个构成比的比较宜选用百分条图
	百分条图			
分布图	直方图	描述连续型数值变量的频数分布	连续型数值变量	纵轴尺度必须从 0 开始；横轴的变量取值为各组段的组中值；组距相等
	箱式图	不同类别之间某个连续型数值变量分布特征比较，也用于发现异常值	连续性数值变量	
	统计地图	描述某种现象的数值在地域空间上的分布	分类变量 数值变量	
动态图	普通线图	描述某项指标随某个连续型数值变量变化而变化的幅度（绝对变化趋势）	连续型数值变量	
动态图	半对数线图	描述某项指标随某个连续型数值变量变化而变化的速度（相对变化趋势）	连续型数值变量	
关系图	散点图	描述两个连续型数值变量之间的相关关系	连续型数值变量	

 本章小结

　　统计表和统计图是呈现数据分析结果的重要工具。对变量进行统计描述时，统计表和统计图可以代替冗长的文字叙述，以直观、清晰明了的方式对统计数据的基本特征进行描述，使读者对所要研究的事物有一个整体的、印象深刻的视觉感受。统计表是用表格形式表达事物之间的数量关系；统计图（常用统计图包括条图、直方图、圆图、百分条图、普通线图、散点图等）是用点的位置、线段的升降、直条的长短以及面积的大小等几何图形表达事物数量的大小、对比关系及变化趋势。

 思考题

1. 试述统计表的结构与编制要求。
2. 常用的统计图有哪些？使用条件分别是什么？

（武 松）

第四篇

流行病学原理与方法

第十四章 流行病学概述

第一节 流行病学的定义和发展历程

 案例讨论

案例 在20世纪的多数年代里，冠心病一直是美国的主要死因之一。冠心病的死亡率在1960年达到了高峰。1968年之后，死亡率持续下降，而且种族和性别的死亡率几乎保持在同一水平。截至1993年，年龄调整的冠心病死亡率已经下降到248/10万。与1965年相比，下降了54%。下降的原因不完全清楚，但是主要的原因是生活模式中危险因素的减少，如吸烟、高血压、体育活动少和营养状况差等。在美国，诸如这些可以控制的危险因素，是靠大规模流行病学研究确定的，如弗明汉研究等（Dawber，1980）。基于这些大规模流行病调查结果，以及之后开展的公共卫生项目获得的成功，如1972年开展的"国家高血压教育项目"，冠心病很多危险因素可以得到很好控制的现实和知识在医务界和公众得到了普及。加之医疗服务和冠心病的有效治疗，使得冠心病死亡率明显下降，获得了巨大成功。这个项目，虽然持续了近30年，花费了大量的人力和物力，但是与取得的社会和经济效益比，仍然载入了流行病学成功范例的史册。

问题 何为流行病学？案例中通过控制吸烟等危险因素，使冠心病死亡率下降的措施，属于何种流行病学研究？

流行病学（epidemiology）是在人类与疾病斗争过程中逐渐发展起来的古老而又年轻的工具学科，它的思想萌发于2000多年前，但学科的基本形成不过百余年。早期的流行病学重点是研究人类疾病的分布和发生的频率，以后扩展到研究疾病的影响因素。世界卫生组织报告中指出，20世纪全球公共卫生的十大成就（如疫苗、健康的饮食、传染病控制、降低心脑血管病死亡率、控烟、饮水加氟等领域）的取得都直接或间接地与流行病学研究有关。流行病学词典的主编Last教授称流行病学是公共卫生之母，它不仅是预防医学的骨干学科，也是现代医学一门重要的基础学科。

一、流行病学的定义和诠释

流行病学的英文来源于希腊文epi（在……之中）、demos（人群）和logos（研究），直译即为"研究人群中发生的事情的学问"。在医学范畴中自然首先指的就是人群的疾病问题。由于不同时期人们面临的主要疾病和健康问题不同,流行病学的定义也具有鲜明的时代特点。

中国研究者在多年实践的基础上,总结和提炼出流行病学的定义为:"流行病学是研究人群中疾病与健康状况的分布及其影响因素,并研究防制疾病及促进健康的策略和措施的科学"。该定义与 Last 提出的定义一致,既适合目前中国的卫生实践,又充分显示了学科的本质。

流行病学定义虽可简要概括为两句话,但该定义的内涵丰富。现代流行病学定义的诠释如下。

1. 流行病学研究内容的三个层次　流行病学是从以传染病为主的研究内容发展起来的,目前已扩大到所有的疾病和健康状态,包括了疾病、伤害和健康三个层次。疾病包括传染病和非传染性疾病等一切疾病。伤害包括意外伤害、残疾、智障和身心损伤等。健康状态包括身体生理、生化的各种功能状态、疾病前状态等。

2. 流行病学研究任务的三个阶段　第一阶段的任务是"揭示现象",即揭示疾病流行或分布的现象。第二阶段为"寻找原因",即从分析现象入手找出流行与分布的规律和原因。第三阶段为"探求对策和措施",即合理利用前两阶段的结果,找出预防或控制的策略与措施。

3. 流行病学工作深度的三个范畴　当我们的任务是"揭示现象"时,开展的基本上是描述性流行病学工作,即通过描述性流行病学方法来实现。这个工作深度通常仅能提供深入探讨原因的线索,不能直接找出原因,更不能检验措施的效果,可对现象作初步分析。深入一步的任务是"寻找原因",这时就需要借助分析性流行病学方法来检验或验证所提出的病因假说。最后的任务是以找到的原因为基础来"探求对策和措施",并进一步确证措施的有效性,常采用人群的实验流行病学的工作来完成。

4. 流行病学研究的三种基本方法　从方法学看,流行病学研究方法分为观察法、实验法和数理法三大类,其中尤以观察法最为重要。思维的逻辑推理是任何学科及日常生活都离不开的,流行病学工作当然也不例外。

二、流行病学发展历程

任何一门学科的出现,都会有其历史发展的需要与必然,流行病学学科也不例外。它是在与疾病(最初是传染病)的斗争中应运而生的。同时,作为一门科学,它是从观察开始,经过实践,上升为理论,进而找出规律性并采取相应办法予以改变。这也是流行病学学科发展的必然轨迹。在这条历史长河中,许多流行病学先驱功不可没,正是他们的创造性贡献推动了流行病学学科的形成和发展。梳理流行病学的发展史,就是帮助我们了解流行病学学科的特点及其在历史上的地位和作用。

(一)学科形成前期

学科形成前期是指人类自有文明史以来至18世纪的一个漫长的历史时期。这一时期,科学的流行病学学科尚未形成,但与其密切相关的一些概念、观察的现象及采取的措施已构成流行病学学科的"雏形"。以下几个事实应予注意。

(1)古希腊著名的医师希波克拉底(Hippocrates,公元前 460 ~ 377 年),其著作涵盖领域极广,最著名的《空气、水及地点》是全世界最早的关于自然环境与健康和疾病关系的系统表述。而流行(epidemic)一词也是这时期在他的著作中出现的。在中国,"疫""时疫""疫疠"作为疾病流行的文字记载,也几乎是同时代出现的。像《说文解字》中的"疫者,民皆病也"和《素问·刺法论》中的"五疫之至,皆相染易,无问大小,症状相似"。

（2）15 世纪中叶，意大利威尼斯开始出现原始的海港检疫法规，要求外来船只必须先在港外停留检疫 40 天，成为最早的检疫（quarantine）。中国在隋朝就开设了"疠人坊"以隔离麻风患者，是传染病隔离的早期实践。

（3）1662 年，英国的 John Graunt 首次利用英国伦敦一个教区的死亡数据进行了死亡分布及规律性研究，并创制了第一张寿命表，用生存概率和死亡概率来概括死亡经历。在研究死亡规律和死亡资料质量的同时提出了设立比较组的思想。他的贡献在于将统计学引入流行病学领域。

（二）学科形成期

学科形成期是指 18 世纪末至 20 世纪初，大约 200 年的时间。这时，西方开始了工业革命，资本主义社会出现并得到迅速发展。人们开始聚居于城市，为传染病的大面积流行提供了可能，而传染病的肆虐使流行病学学科的诞生成为必然。以下几个事实应予注意。

（1）1747 年，英国海军外科医生 James Lind 提出由于维生素 C 缺乏在"Salisburg"号海船上引起身体虚弱的坏血病病因假说，并将 12 名患病海员分为 6 组进行对比治疗试验，开创了流行病学临床试验的先河。

（2）1796 年，英国医生 Edward Jenner 发明了牛痘接种以预防天花，从而使天花的烈性传染得到了有效控制，为传染病的控制开创了主动免疫的先河。

（3）18 世纪，法国革命对流行病学产生了深远的影响。其代表人物 Pierre Charles Alexandre Louis 被喻为现代流行病学的先驱之一。他通过对比观察，探索放血疗法对炎症性疾病的疗效；利用寿命表对结核病的遗传作用进行了研究。此后又与他的学生，英国统计总监 William Farr 在英国首创了人口和死亡的常规资料收集，并通过这些数据的分析提出了许多流行病学的重要概念，如标化死亡率、人年、剂量反应关系、患病率＝发病率×病程等。这一系列工作不仅使他们成为生命统计领域的先驱，也为流行病学的定量研究、对比研究打下了坚实的理论基础。1850 年，全世界第一个流行病学学会"英国伦敦流行病学学会"成立时，特别强调了路易斯将统计学应用于流行病学中的历史贡献。同时，学会的成立也标志着流行病学学科的形成。同年，伦敦流行病学中心成立，负责霍乱流行的医学信息发布，这标志着以传染病控制为主的流行病学诞生了。

（4）1848～1854 年，英国著名内科医生 John Snow 针对伦敦霍乱的流行，创造性地使用了病例分布的标点地图法，对伦敦宽街的霍乱流行及不同供水区居民霍乱的死亡率进行了调查分析。他首次提出了"霍乱是经水传播"的著名科学论断，并通过干预成功地控制了进一步的流行，成为流行病学现场调查、分析与控制的经典实例。

值得一提的是，当时的疾病病因有两大理论，即瘴气学说和细菌学说。Snow 医师的霍乱研究彻底否定了瘴气学说，而霍乱弧菌的发现则是在 29 年后的 1883 年。这说明流行病学现场调查分析完全可以在病原不明的情况下开展，并实施有效的干预。1883 年，显微镜的问世使微生物学得到了长足的发展，细菌理论甚嚣尘上，使得 19 世纪末英国的流行病学研究进入了低谷时期。与此同时，美国的流行病学研究充分利用新的细菌学知识和方法开展环境中病原微生物的调查、移民筛查；并于 1887 年建立了国立卫生研究所的前身——卫生实验室，在传染病的控制方面做了大量工作。20 世纪 50 年代，美国流行病学情报所（Epidemiological Intelligence Service，EIS）成立，并开始系统地培训流行病学现场工作者。

（三）学科发展期

学科发展期大约从第二次世界大战后的 20 世纪四五十年代起至今，也可以称之为现代流行病学（modern epidemiology）时期。这一时期的主要特点是：①流行病学从研究传染病扩大为研究所有疾病和健康问题；②研究方法由传统的调查分析扩展为定量与定性相结合、宏观与微观相结合,分析方法不断完善,分析手段更加先进;③研究从"流行"发展为"分布",动静态结合,由三环节两因素扩展到社会行为因素;④流行病学的分支学科不断涌现,使流行病学的应用范围越来越广。按目前国际流行病学界比较公认的分类方法,现代流行病学又可分为三个阶段。

1. 第一阶段 为20世纪40年代到50年代,该阶段创造了对慢性非传染性疾病的研究方法,包括危险度的估计方法。具有代表性的经典实例当属英国的 Richard Doll 和 Austin Bradford Hill 关于吸烟与肺癌关系的研究,开创了生活方式的研究领域。该研究不仅证实了吸烟是肺癌的主要危险因素,同时,也通过队列研究开启了慢性病病因学研究的一片新天地。其次就是美国的弗明汉对心血管病的研究(Framingham Heart Study),他通过对同一批人群的长期随访观察,研究心血管病及其影响因素。弗明汉心血管病研究经过三代(1948~、1971~和2002~)研究者的努力,在过去的50余年发表了1000多篇科学论文,确定了心脏病、脑卒中和其他疾病的重要危险因素,为进一步的临床试验铺平了道路,并带来预防医学的革命,改变了医学界和公众对疾病起源的认识。这一阶段,流行病学方法及病因学研究也得到了长足发展。1951年,Jerome Cornfield 提出了相对危险度、比值比等影响深远的测量指标。1959年,Nathan Mentel 和 William Haenszel 提出了著名的分层分析法,成为迄今为止被引用最多的流行病学研究方法。此外,在传染病方面,1954年,由 Jonas Edward Salk 组织开展的脊髓灰质炎疫苗现场试验涉及美国、加拿大和芬兰的150余万1~3年级儿童,不仅证实了疫苗的保护效果,也为人类最终实现消灭脊髓灰质炎的目标奠定了基础。

2. 第二阶段 为20世纪60年代到20世纪80年代,该阶段是流行病学分析方法长足发展的时期,包括混杂和偏倚的区分、交互作用以及病例对照研究设计的实用性发展。如1979年,Sackett 总结了分析性研究中可能发生的35种偏倚。Miettinen 于1985年提出了一种偏倚分类,即比较(comparison)、选择(selection)、信息(information)偏倚三大类。第一个多变量模型由 Jerome Cornfield 在弗明汉心血管病研究中建立,Logistic 回归模型成为流行病学时髦的分析手段。在此期间,一批有代表性的流行病学教科书和专著问世,如 MacMahon(1970年)、Lilienfeld(1980年)和 Rothman(1986年)的流行病学专著。1983年,Last 出版了第一本流行病学辞典。

3. 第三阶段 为20世纪90年代至今,是流行病学与其他学科交叉融合、更新理念和模式、不断推出新的分支学科、扩大流行病学应用领域的时期。微观上,流行病学与分子生物学的交叉形成了分子流行病学,并且在1993年由 Schulte 出版了第一本专著《分子流行病学——原理和实践》。宏观上,强调从分子、个体和社会多个水平,以及历史、现在与未来多个维度研究疾病与健康的相关问题,提出了生态流行病学(eco-epidemiology)模式。随着信息化时代的到来,如何在资源有限的情况下,系统总结证据,优胜劣汰,基于当前最佳的研究成果来制定临床和预防决策迫在眉睫,循证医学和循证保健遂成为世纪交替时一场震惊医学界的革命。

三、中国流行病学的成就

新中国成立以前,中国的流行病学比较落后,工作不具规模也不够系统,但个别工作仍然很卓越。如伍连德博士(1879~1960年)分别参与了1910年和1920年开始的东北和华北两次鼠疫较大流行的调查防控工作。他带领防疫队查清了鼠疫首发地点和疫情蔓延情况,两次流行分别死亡6万人和1万人。他通过积极的防控实践发现了肺鼠疫及其通过空气飞沫传播而在东北流行。他还在中国首次发现旱獭是鼠疫的主要贮存宿主。他不仅对鼠疫流行病学有巨大贡献,还是20世纪初期中国霍乱防制工作的卓越领导者和组织者,尤其是对海港检疫工作贡献很大。他对中国流行病学有着多方面的贡献,堪称中国流行病学的先驱者和奠基人。

1911 年 4 月，在沈阳召开的有 11 国代表参加的国际鼠疫会议上，伍连德博士荣任主席。他还是 1937 年成立的中华医学会公共卫生学会的第一任会长。

新中国成立后，国家制定了预防为主的卫生工作方针，先后成立了各级卫生防疫、寄生虫病防制、地方病防制等机构；建立、发展了生物制品研究机构，大面积使用多种疫苗；颁布了"传染病管理办法"；并相应地在医学院校设立了卫生系，还在全国范围内建立了流行病学的研究机构，大力培养各级流行病学专业人才。经过短短几年的努力，就在全国基本上消灭和控制了血吸虫病等五大寄生虫病。之后又消灭了天花和古典型霍乱，控制了人间鼠疫，还曾以防治与取缔娼妓相结合的措施一度在全国范围内基本消灭了性病。大力提倡新法接生，显著地降低了新生儿破伤风的发病率。以后的二三十年间，防疫战线在防制麻疹、脊髓灰质炎、白喉、百日咳、流脑、乙型脑炎、病毒性肝炎、肾综合征出血热等方面也取得了卓越的成绩。这些都是流行病学专家和广大防疫人员辛勤努力和艰苦奋斗的结果。

这里值得一提的是作为中国流行病学先驱者和奠基人之一的苏德隆教授（1906～1985年），他毕生从事传染病与非传染性疾病的流行病学防制研究，积极参与了国家对血吸虫病和霍乱的防制研究，在血吸虫病等方面贡献卓著。1972 年春，他亲自率队查明了上海一起不明原因的皮炎大流行是由桑毛虫引起。晚年，他将研究方向转向肝癌，提出肝癌很可能与饮用水质有关，在学术观点上"独树一帜"，引起人们的重视。在生命的最后时刻，他仍十分关心多发病、常见病的防治技术和方法的改进。另一位流行病学先驱者和奠基人何观清教授（1911～1995 年），早年通过调查发现中华白蛉是中国黑热病的传播媒介，之后在否定痢疾噬菌体对痢疾的预防作用、证明鼠脑制成的乙脑疫苗有严重不良反应，以及 20 世纪 70 年代率先在卫生部领导下建立以急性传染病为主的全国疾病监测网等工作中，做出了很大贡献，足以为后继者之师。

20 世纪 70 年代末以后，中国实现改革开放，加强了国际合作与学术交流，吸收了先进的流行病学知识和方法，使中国流行病学研究呈现了前所未有的发展。40 年来，中国对慢性病，如肿瘤、高血压、冠心病、结核病、糖尿病及精神和神经系统疾病开展了大规模的调查，取得了可观的基线数据资料，引起了国际上的重视。在此基础上，又开展了胃癌、食管癌、肝癌、宫颈癌和高血压等病的病因和防治研究，也取得了一定成绩，得到了国际上的好评。

1989 年 2 月，全国人大常委会通过并颁布了《中华人民共和国传染病防治法》，防疫工作在以往巨大成绩的基础上纳入法制轨道。20 世纪 80 年代初，卫生部与联合国儿童基金会合作，实行了儿童免疫扩大规划，城市和农村分两期达到 85% 的接种率。这一工作的效率空前，收效很大，使中国的免疫预防工作提高到一个崭新阶段，进一步完成了消灭和控制传染病的任务。

2003 年 5 月 9 日公布施行了《突发公共卫生事件应急条例》，标志着中国突发公共卫生事件的应急处理工作纳入法制轨道。目前我们面临的是既要完成以控制传染病为主的第一次卫生革命任务，又正开始进行以防治慢性病和促进健康为主要任务的第二次卫生革命，所以，流行病学工作者任重道远。

第二节 流行病学的基本原理和用途

一、流行病学的基本原理

疾病在人群中并不是随机分布的，而是表现出一定的时间、地区和社会人口学分布特征。

这种分布上的差异又与危险因素的暴露或个体的易感性有着密切联系。若对此进行测量、评价并采取相应的控制措施，疾病是可以预防的。基于这样的思路，现代流行病学的基本原理包括：疾病和健康在人群中的分布规律，其中包括疾病的流行现象；疾病的发病过程，其中涵盖了机体的感染过程和传染病的流行过程；人与环境之间的相互关系，即疾病的生态学；病因论，特别是多病因论；病因推断的基本原则；疾病防制的策略和措施，其中包括疾病的三级预防措施；疾病发展的数理模型等。现代流行病学的原理已经超越了以传染病为主要研究内容的传统流行病学。如探索疾病病因时，以多病因论作为指导，根据生物—心理—社会的医学模式，既涉及自然、社会和生态的外环境因素，又涉及人体生理、心理和精神的内环境因素。

二、流行病学的用途

伴随着现代医学的发展，流行病学方法和原理的扩展，流行病学的用途也越来越广泛。已深入到医药卫生、疾病预防和公共卫生事业的各个方面。

1. 疾病预防控制和健康促进　流行病学的根本任务之一就是预防控制疾病。疾病三级预防的指导思想包括无病时预防使其不发生（病因预防），疾病的早期发现、早期诊断、早期治疗（"三早"，即临床前期预防），发生后使其得到控制或尽快康复（"康复防残"，即临床预防）。这一用途在传染病、寄生虫病和慢性非传染性疾病的预防上已显而易见。例如，通过接种麻疹疫苗来降低麻疹的发病；通过杀灭钉螺来消灭血吸虫病；对肺癌，提倡以戒烟作为主要措施；采取控制高血压、戒烟、限酒、合理膳食和积极的体育锻炼等综合措施来预防冠心病。另外，流行病学还在健康促进方面具有重要的作用。

2. 疾病的监测　疾病的监测是贯彻预防为主方针的一项很好的措施。监测地区可大可小，可以是一个地区或是整个国家，可以是长期也可以是短期；疾病可以是一种或多种，可以是传染病，也可以是非传染性疾病或其他（如伤残或健康状态），既监测发生的疾病又监测已执行的措施。中国目前已有国家卫生和计划生育委员会建立的全国传染病监测系统和死因监测系统，它们都正在发挥很好的作用。

3. 疾病病因和危险因素的研究　为了彻底达到预防疾病的目的，必须进行疾病病因的探索。因为只有透彻地了解疾病发生或流行的原因才能更好地防制乃至消灭某一疾病，流行病学必定要有发掘病因及疾病危险因素的工作。

疾病的病因有单因（如传染病中的麻疹、刀割伤等），也有多因素综合作用的结果（如高血压、高脂血症、吸烟、肥胖等）。流行病学的主要用途之一就是尽量逐个澄清这些危险因素。有时，真正的病因尚未完全被阐明，而诸多危险因素已被发掘出来，据此防治疾病仍可收到很好的效果。如吸烟可致肺癌，但吸烟只是肺癌的一个危险因素，病因可能是烟草中的某个成分；尽管如此，控制吸烟仍能有效地预防肺癌。因此，流行病学工作不拘泥于非找到病因不可，若找到一些关键的危险因素，也能在很大程度上解决防病的问题。

流行病学工作常常遇到"未明原因"（指一时原因不明，不意味着原因根本不能查明）疾病的调查。这些疾病是突然暴发或是短时期内多发的，而临床医务人员一时不能作出诊断。以流行病学观点，采取流行病学调查分析的方法，再配合临床检查和检验，由寻找危险因素入手，最终这类暴发大多都能找到原因。这种例子很多，如1958年，新疆的"察布查尔病"证明是肉毒杆菌毒素引起的中毒；1959年，湖南、安徽等地区出现的"烧热病"由长期进食生棉籽油引起；1972年，上海大规模的皮炎流行由桑毛虫引起。

4. 了解疾病的自然史　通过流行病学方法研究人类疾病和健康的发展规律，以进一步应用于疾病预防和健康促进。疾病在个体中有一个自然发展过程，如亚临床期、症状早期、症状明显期、症状缓解期、恢复期。在传染病中有潜伏期、前驱期、发病期、恢复期。这是个体的疾病自然史。疾病在人群中也有其自然发生的规律，称为人群的疾病自然史。如对慢性肝炎或迁延性肝炎患者进行定期随访，研究其转归状况和规律，有助于采取有效措施，以促进恢复健康。自然史研究既有理论意义，也有实际意义。如通过自然史观察，我们了解到乙型肝炎有很大可能通过孕妇垂直传播给新生儿，故采用接种疫苗来实现早期预防。

5. 疾病防治的效果评价 这涉及防治疾病效果的最终判断。如观察儿童接种某种疫苗后，是否阻止相应疾病的发生，可用实验流行病学的方法比较接种儿童和对照儿童的发病情况。在社区中实行大规模干预，如饮水加氟以防龋齿，减少吸烟以降低肺癌等疾病，也需使用流行病学实验方法去评价。类似的评价也用于卫生工作或卫生措施效果的评价，这属于卫生事业管理流行病学。在评价人群有关疾病、健康诸问题时，个体测量是办法之一，实验室检验也是办法之一，但归根结底要看人群中的效果，看是否降低了人群发病率，是否提高了治愈率和增加了健康率等。只有人群中的结果才能最终说明人群中的问题。因此，只有流行病学才能承担此任务。

第三节　流行病学的研究方法和思维

一、流行病学的研究方法

流行病学既是一门应用学科，也是逻辑性很强的科学研究方法。它以医学为主的多学科知识为依据，利用观察和询问等手段来调查社会人群中的疾病和健康状况，描述频率和分布，通过归纳、综合分析提出假说，进而采用分析性研究对假说进行检验，最终通过实验研究来证实。在对疾病的发生规律了解清楚之后，还可以上升到理论高度，用数学模型预测疾病的发生。

流行病学研究采用观察法、实验法和数理法，又以观察法和实验法为主。观察法按是否有事先立的对照组可进一步分为描述性研究和分析性研究。因此，流行病学研究按设计类型可分为描述流行病学、分析流行病学、实验流行病学和理论流行病学四类，每种类型又包括多种研究设计。描述流行病学主要是描述疾病或健康状态的分布情况，起到揭示现象、为病因研究提供线索的作用，即提出假设；而分析流行病学主要是检验或验证科研的假设；实验流行病学则用于证实或确证假设，见图14-1。

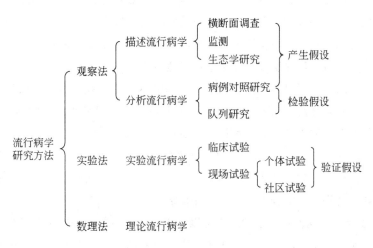

图14-1　流行病学研究方法（按设计类型分类）

二、流行病学的思维和观点

流行病学作为一门医学科学的基础学科和方法学，在其学术体系中体现着如下一些思维和观点。

1. 群体的观点 流行病学研究人群中的疾病现象与健康状态，即从人群的各种分布现象入手，将分布作为研究一切问题的起点，而不仅是考虑个人的患病与治疗问题，更不是考虑它们如何反映在器官和分子水平上。我们的目光始终着眼于人群中的问题。人群组成了社会，这是人与其他高等动物的根本不同点。人群的疾病或健康现象不可避免地被打上社会的烙印。如研究他们的分布，少不了研究职业、宗教信仰、居住地点等社会特征的分布。分析资料时也要看行为生活方式、社会经历、经济条件等社会因素的影响。因此，流行病学的研究结果是"群体诊断"，是对人群的疾病和健康状况的概括。流行病学方法也借用了社会学的研究方法，如调查中的非概率性抽样、问卷的设计及其技巧的使用、处理资料时的定性分析方法等。进行决策及采取措施时，更常运用社会手段，如加强宣传教育，改善生活与经济条件，改进卫生设施及医疗保健服务等。流行病学是医学中渗透或结合了诸多社会因素的一门学科。

2. 比较的观点 在流行病学研究中自始至终贯穿着比较的思想，比较是流行病学研究方法的核心。只有通过对比调查、对比分析，才能从中发现疾病发生的原因或线索。如比较高血压组和非高血压组的冠心病发病率，比较素食者与非素食者寿命之长短等。流行病学工作常常是比较疾病患者群与正常人群或亚临床人群的某种概率的差异，这可能是流行病学工作中独特之处。对比差异的同时，我们还可以看出两个或两个以上的结果之间有无相关现象，即不是看两者之差异而是看两者之符合程度，这也是一种比较。例如，进行某项结果的一致性检验，看有无剂量反应关系，计算相关系数等，在流行病学研究中也经常使用。

3. 概率论的观点 描述各种分布情况时，流行病学极少使用绝对数，多数使用相对数等频率指标，因为绝对数不能显示人群中发病的强度或死亡的危险度。频率实际上就是一种概率，流行病学强调的是概率，而概率必须有正确的分母数据才能求得。此外，流行病学工作要求有数量，而且是足够大的人群，分布本身就要求群体和数量。所谓大数量不是越大越好，而是要足够的合理的大数量，过多则增加无谓的经济负担和工作上的难度，过少则难以正确地说明问题。合理的数量依靠统计学方法来正确地估计。

4. 社会心理的观点 人群健康同环境有着密切的关系。疾病的发生不仅仅同人体的内环境有关，还必然受到自然环境和社会环境的影响和制约。在研究疾病的病因和流行因素时，应该全面考察研究对象的生物、心理和社会生活状况。

5. 预防为主的观点 作为公共卫生和预防医学的一门分支学科，流行病学始终坚持预防为主的方针，并以此作为学科的研究内容之一。与临床医学不同的是，它面向整个人群，着眼于疾病的预防，特别是一级预防，保护人群健康。

6. 发展的观点 纵观流行病学的历史可以看出，针对不同时期的主要卫生问题，流行病学的定义、任务是不断发展的，研究方法在近年内也不断完善，尤其是流行病学学科不断从其他学科的发展中汲取新的思想，产生了许多新分支，这些都标志着学科发展的特征。

第四节　疾病的分布

案例讨论

案例　2006年6～8月，四川省部分地区发生了人感染猪链球菌事件。本病一年四季均可发生，但5～11月份发生较多。此次疫情四川省累计报告人感染猪链球菌病例204例，其中死亡38例。病例分布在资阳、内江、成都等地区，其中发病年龄最小26岁，最大82岁，平均发病年龄为54岁。发病最多的为50～60岁年龄组，占病例总数的42%。分析现有详细调查资料的25例死亡病例：潜伏期，最短6小时，最长8.7天，中位数1.5天。病程，最短10小时，最长5天，中位数21.5小时。诊断分型，以休克型为主（69.6%），混合型次之（17.4%）。疫情于6月下旬开始，7月16日起发病明显增多，22日达到高峰，19至25日发病稳定在较高水平，7月28日开始下降，8月4日以后，没有新发病例。截至8月21日，已连续16天无新发人感染猪链球菌病病例，已超过1个潜伏期，疫情已基本控制。

问题　应该如何描述此次疫情？应该采取哪些描述疾病分布的指标？此次疫情的发病率、死亡率、病死率等指标应该如何计算？此次疫情属于何种流行强度？

　　疾病的分布（distribution of disease）是指疾病的人群现象，以疾病的频率为指标，描述疾病事件（发病、患病、死亡等）在不同时间、不同地区（空间）、不同人群（人间）中发生及发生多少的现象，在流行病学中简称"三间分布"。这是流行病学研究的起点和基础。每种疾病都有其各自特有的分布特征，它受到病因包括遗传因素与环境因素等影响而变化。研究疾病分布具有重要意义：①它是研究疾病的流行规律和探索病因的基础；②还可帮助人们认识疾病流行的基本特征，为临床诊断和治疗等提供重要信息；③对疾病分布规律及其决定因素的分析可为合理地制订疾病的预防和控制策略及措施提供科学依据，同时也为评价干预措施实施的效果提供依据。

一、疾病频率常用的测量指标

　　流行病学的根本任务在于预防和控制疾病，从而降低疾病负担，即疾病对人群的危害及对社会和经济所造成的影响。疾病对人群的危害可反映在疾病分布上，常用疾病事件在人群中出现的频率加以描述。

（一）发病率

1. 定义　发病率（incidence）表示在一定期间内，一定人群中某病新发生的病例出现的频率。

$$发病率 = \frac{一定期间内某人群中某病新病例数}{同时期暴露人口数} \times K \qquad (14-1)$$

$$K = 100\%、1000‰ 或 10000/万……$$

观察时间单位可根据所研究的疾病病种及研究问题的特点决定，通常以年表示。

2. 分子与分母的确定　分子是一定期间内的新发患者数。若在观察期间内一个人可多次发病时，则应分别计为新发病例数，如流感、腹泻等。对发病时间难以确定的一些疾病可将初次诊断的时间作为发病时间，如恶性肿瘤、精神病等。分母中所规定的暴露人口是指观察地区内可能发生该病的人群，对那些不可能发生，如因已经感染了传染病或因接种疫苗而获得免疫力者，理论上不应计入分母内，但实际工作中不易实现。当描述某些地区的某病发病率时，分母多用该地区该时间内的平均人口，这时应注明分母用的是平均人口。如观察时间以年为单位时，可为年初人口与年终人口之和除以2，或以当年年中（7月1日零时整）的人口数表示。

发病率可按不同特征（如年龄、性别、职业、民族、种族、婚姻状况、病因等）分别计算，此即发病专率。由于发病率的水平受很多因素的影响，所以在对比不同资料时，应考虑年龄、性别等的构成，进行发病率的标化或使用发病专率。

3. 应用 发病率可用来反映疾病对人群健康的影响，发病率高说明疾病对健康影响大，反之则影响小。发病率可用作描述疾病的分布，其变化可能是某些自然发生的波动，可能反映了病因因素的变化，也可能是某些有效措施的结果。通过比较不同特征人群的某病发病率，可用于病因学的探讨和防治措施的评价。

（二）患病率

1. 定义 患病率（prevalence）也称现患率或流行率，是指某特定时间内一定人群中某病新旧病例所占比例。患病率可按观察时间的不同分为时点患病率（point prevalence）和期间患病率（period prevalence）两种。时点患病率较为常用。通常患病率时点在理论上是无长度的，但实际调查或检查时一般不超过1个月。而期间患病率所指的是特定的一段时间，通常多超过1个月。

$$时点患病率 = \frac{某一时点一定人口中现患某病新旧病例数}{该时点人口数（被观察人数）} \times K \qquad (14-2)$$

$$期间患病率 = \frac{某观察期间一定人口中现患某病的新旧病例数}{同期的平均人口数（被观察人数）} \times K \qquad (14-3)$$

$$K = 100\% 、1000‰ 或 10000/万 \cdots\cdots$$

2. 影响患病率的因素

（1）能使患病率升高的因素 包括：①病程延长；②未治愈者的寿命延长；③发病率增高；④病例迁入；⑤易感者迁入；⑥健康者迁出；⑦诊断水平提高；⑧报告率提高。

（2）能使患病率降低的因素 包括：①病程缩短；②病死率高；③发病率下降；④病例迁出；⑤健康者迁入；⑥治愈率提高。

3. 患病率与发病率、病程的关系 患病率取决于两个因素，即发病率和病程。因此患病率的变化可反映出发病率的变化或疾病结果的变化或两者兼有。例如由于治疗的改进，患者免于死亡但并未恢复，这可导致患病率增加。患病率下降既可由于发病率下降，也可由于患者恢复快或死亡快，病程缩短所致。如果发病率增高但同时病程缩短，患病率仍可能降低。图14-2患病率锅示意图表示患病率与发病率的关系，锅的水平线表示患病率，加水的速度表

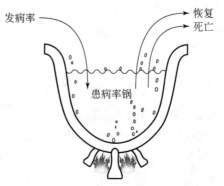

图 14-2　发病率和患病率的关系

示发病率，水的蒸发表示疾病的结束（死亡或恢复）。可见患病率水平（所有病例）是随着发病率（新病例）增高而增高，并随着疾病的死亡或恢复加速而下降。

当某地某病的发病率和该病的病程在相当长时间内保持稳定时，患病率、发病率和病程三者的关系是：患病率＝发病率×病程。例如，有人曾调查美国明尼苏达州癫痫的患病率是376/10 万，发病率为30.8/10 万，则病程为12.2 年。

4. 应用 患病率是横断面研究常用的指标，通常用来反映病程较长的慢性病的流行情况及其对人群健康的影响程度，如冠心病、肺结核等。患病率可为医疗设施规划、估计医院床位周转、卫生设施及人力的需要量、医疗费用的投入等提供科学的依据。

（三）感染率

1. 定义 感染率（prevalence of infection）是指在某个时间内能检查的整个人群样本中，某病现有感染者人数所占的比例。

$$感染率 = \frac{受检者中阳性人数}{受检人数} \times K \qquad (14-4)$$

感染者或感染状态可通过检出某病的病原体的方法来发现，也可用血清学或其他方法证明。

2. 应用 感染率是评价人群健康状况常用的指标。感染率常用于研究某些传染病或寄生虫病的感染情况、流行势态和分析防治工作的效果，特别是对那些隐性感染、病原携带及轻型和不典型病例的调查较为有用，如乙型肝炎、脊髓灰质炎、结核、寄生虫病等。感染率也可为制定防治措施提供依据。

（四）死亡率

1. 定义 死亡率（mortality rate, death rate）表示在一定期间内，一定人群中，死于某病（或死于所有原因）的频率。

$$死亡率 = \frac{某期间内（因某病）死亡人数}{同时期平均人口数} \times K \qquad (14-5)$$

$$K = 100\% 、1000‰ 或 10000/ 万$$

其分子为某期间内死亡人数，分母为可能发生死亡事件的总人口数（实际工作中，通常用同时期的平均人口数代替总人口数）。常以年为单位。未经过调整的率也称粗死亡率（crude death rate）。死亡率也可按不同特征，如年龄、性别、职业、民族、种族、婚姻状况及病因等分别计算，即死亡专率。计算时应注意分母必须是与分子相对应的人口。对不同地区的人口死亡率进行比较时，需注意不同地区人口构成的不同对比较结果可能存在的影响，为消除年龄构成不同所造成的影响，需将死亡率进行调整（标化）后才可进行比较。

2. 应用 死亡率是用于衡量某一时期，一个地区人群死亡危险性大小的一个常用指标。它可反映一个地区不同时期人群的健康状况和卫生保健工作的水平，也可为该地区卫生保健工作的需求和规划提供科学依据。某些病死率高的恶性肿瘤，死亡率与发病率十分接近，其死亡率基本上可以代表该病的发病率，而且死亡率准确性高于发病率，因此常用作病因探讨的指标。死亡专率可提供某病死亡在人群、时间、地区上变化的信息，可用于探讨病因和评价防治措施。

（五）病死率

1. 定义 病死率（case fatality rate）是表示一定时期内，患某病的全部患者中因该病死亡者的比例。一定时期对于病程较长的疾病可以是 1 年，病程短的可以是月、天。理论上应该是分母中的每个成员都已经发生明确的结局，然后计算其中发生死亡结局的患者所占的比例，但在实际中对于病程短的疾病可以做到每个成员都已经发生明确的结局后计算，而病程长的疾病很难做到。

$$病死率 = \frac{某时期内因某病死亡人数}{同期患某病的人数} \times 100\% \qquad (14-6)$$

2. 应用 病死率表示确诊疾病的死亡概率，因此可反映疾病的严重程度。该指标也可反映诊治能力等医疗水平。病死率通常多用于急性传染病，较少用于慢性病。一种疾病的病死率在不同流行中可因病原体、宿主和环境之间的平衡发生变化而变化。但是在比较不同医院的病死率时，需特别注意。因为医疗设备好、规模较大的医院接受危重型患者比较小的医院要多，因而大医院有些疾病的病死率可能高于小医院。所以用病死率作为评价不同医院的医疗水平时，要注意可比性。

二、疾病流行的强度

疾病流行的强度是指某种疾病在某地区一定时期内某人群中，发病数量的变化及其各病例间的联系程度。常用散发、暴发及流行等表示。

（一）散发

散发（sporadic）是指发病率呈历年的一般水平，各病例间在发病时间和地点方面无明显联系，散在发生。确定散发时多与此前三年该病的发病率进行比较。散发适用于范围较大的地区。

疾病分布出现散发的原因如下：

（1）该病在当地常年流行或因预防接种的结果使人群维持一定的免疫水平，因而出现散发。如麻疹流行后，易感人群数减少或因接种麻疹疫苗后人群中具有一定的免疫力，而出现散发。

（2）有些以隐性感染为主的疾病，可出现散发，如脊髓灰质炎、流行性乙型脑炎等。

（3）有些传播机制不容易实现的传染病也可出现散发。如个人卫生条件好时，人群中很少发生斑疹伤寒，一些人畜共患疾病由于人与动物接触机会少故很少发生，如炭疽。

（4）某些长潜伏期传染病也易出现散发，如麻风病。

（二）暴发

暴发（outbreak）是指在一个局部地区或集体单位中，短时间内突然有很多相同的患者出现。传染病暴发时的患者多有相同的传染源或传播途径，大多数患者常同时出现在该病的最长潜伏期内，如托幼机构的麻疹、流行性脑脊髓膜炎等暴发。非传染性疾病也可呈暴发状态，如食用毒菌引起的食物中毒、1983年上海桑毛虫皮炎暴发等。

（三）流行

流行（epidemic）是指某病在某地区显著超过该病历年发病率水平。流行的判定应根据不同病种、不同时期、不同历史情况进行。有时疾病迅速蔓延可跨越一省、一国或一洲，其发病率水平超过该地一定历史条件下的流行水平时，称大流行（pandemic），如流感、霍乱的世界大流行。

三、疾病分布的形式

疾病的流行特征通过疾病在人群、时间和地区上的三间分布得以表现，是流行过程的可见形式。流行特征是判断和解释病因的根据，也是形成病因假设的重要来源。所以，不论是描述性还是分析性的流行病学研究，最初的着手处都在于疾病的流行特征。离开流行特征，不可能进行流行病学研究。

（一）人群分布

人群可根据不同的自然或社会属性，如年龄、性别、民族、职业、宗教、婚姻与家庭、流动人口等进行分组或分类，不同疾病在某一属性（如年龄）上有其分布特点。

1. 年龄　年龄与疾病之间的关联比其他因素的作用都强。随着年龄的增长，几乎大部分疾病的发生频率都显著变化。有些疾病几乎特异地发生在一个特殊的年龄组中。

一般来说，慢性病的发病水平有随年龄增长而逐渐增加的趋势。如随年龄增长糖尿病的患病率增加十分明显。对某些疾病的发生频率来说，年龄分布特征是特别明显的，如关节炎的发病在 45~64 岁的人群中，是 45 岁以下人群的 10 倍，是 65 岁以上者的 2 倍。

国外研究发现，意外伤害的高发生率出现在一个特定的年龄组中，而且可以明确找出一个特定的有损健康的原因。

有些传染病发病的年龄分布会发生改变。例如，既往麻疹是学龄前儿童的主要疾病，但近些年来其发病高峰后移到 5~15 岁的大龄儿童，甚至在新入学的大学生、新入伍的战士中都见有发生，且症状往往比年幼者重或不典型。另一方面，麻疹发病年龄提前，有报道显示 56 天婴儿发生麻疹。如 Hon 等人观察 10 例 1~16 岁儿童青少年 SARS 患者，发现儿童症状轻，病程短；Boot 等对多伦多 144 名 SARS 患者的统计表明，SARS 病死率随着年龄的增高而增高，70~79 岁高达 28%。

年龄分布出现差异的原因：

（1）接触暴露病原因子机会的差异　如水痘可见于同在一起学习或玩耍的小学生或幼儿园中的幼儿。

（2）免疫水平　由于胎儿可经胎盘得到来自母体的 IgG 抗体而获得被动免疫，所以 6 个月以内新生儿很少发生麻疹、白喉、猩红热等病。反之，怀孕的母体抗体水平低下，致使新生儿也成了易感者。同样，在边远山区和农村，由于人口密度小，交往过少，受感染的机会也少，一旦有传染源进入该地，成人也可患儿童多见病。例如，1988 年广西某瑶族积聚山区麻疹暴发，在此之前该屯有 24 年没有发生过麻疹，人群易感性较高。此次暴发中，从 6 个月以上的婴儿到 37 岁成人均有发病，罹患率 45.19%。感染后机体产生免疫力的时间及其持久性也影响疾病的年龄分布。

（3）有效的预防接种可改变某些疾病固有的发病特征　如在普遍接种麻疹疫苗前，麻疹主要发生于幼儿及学龄儿童中，但推行了扩大免疫规划之后，如前所述，麻疹发病年龄向两方面发展，多见于大龄儿童、少年及 20 岁以上的成人中，同时小于 6 个月的婴儿中发病也增加。

2. 性别　很多疾病的死亡率存在着明显的性别差异，通常各个年龄的性别死亡率男性均高于女性（图 14-3），但不同地区或不同疾病会有所不同。男女性别之间的疾病发病率也存在明显差别。

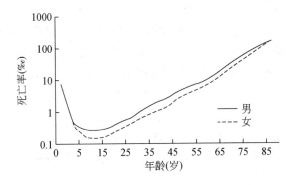

图 14-3　中国 2003 年不同年龄男女死亡率

疾病分布出现性别差异的主要原因包括如下：

（1）男女两性接触致病因素的机会不同　对传染病来说，男女发生率不同是因感染机会不同所致。男性在儿童时期较活跃，成年后社会活动范围较广，因此与传染源接触的机会也多。森林脑炎多见于伐木工人、地质勘探人员、狩猎者等，这些人多以男性为主。

（2）与男女两性的解剖、生理特点及内分泌代谢等的差异有关　内分泌或生理因素可使不同性别易患疾病或者被保护而不患病。例如，男性冠心病的患病率高于女性。胆囊炎、胆结石多见于女性。地方性甲状腺肿女性多于男性，可能与碘缺乏不能满足女性较多的需求有关。

（3）男女两性行为、生活方式不同也可能导致疾病的性别分布差异　如肺癌，男女发生频率不同是由于男性中吸烟者的频率高于女性所致。男性肝硬化多于女性是因为男性饮酒的机会多于女性。

3. 职业　不同职业暴露在不同的物理因素、化学因素、生物因素及职业性的精神紧张下，均可导致疾病分布的不同。在石棉工人中间皮瘤、肺癌及胃肠癌的发生多见；矿工、翻砂工易患肺尘埃沉着病；生产联苯胺染料的工人易患膀胱癌；林业工人、狩猎者易患森林脑炎；饲养员、屠宰工人、畜牧业者易患布鲁杆菌病；矿工、建筑工人及农民均有较高的发生意外伤害和死于外伤的比率；脑力劳动者易患冠心病。神经高度紧张的强脑力劳动和严重消耗性体力劳动均可导致心血管、神经系统的早期功能失调和病理变化。相反，从事某些职业可能会预防某些疾病的发生。如从事某些体力劳动可起到预防冠心病发生的作用。

在研究职业与疾病的关系时应考虑以下几方面：

（1）疾病的职业分布不同与感染机会或暴露于致病因素的机会不同有关。

（2）暴露机会的多少与劳动条件有关。

（3）职业反映了劳动者所处的社会经济地位和卫生文化水平。

（4）不同职业的体力劳动强度和精神紧张程度不同，在疾病的种类上也有不同的反映。

此外，还应注意的是，由于从事作业的工人一般要求身体状况好而不发病，同时轻度职业暴露引起的较轻的病变不易被发现。另外，有人可终生固定在一个单位工作，有的人可多次更换职业，甚至有人即使在同一单位也有工种的改变，所以不能轻易地确定疾病与职业间的关联。同时还应注意疾病的职业分布虽然取决于暴露概率的大小，但同样可以人为地改变这种情况，以降低暴露水平。

4. 民族和种族　不同民族和种族之间在疾病的发生和死亡及其严重性等方面可有明显差异。这种分布差异的主要原因如下。

（1）不同民族、种族的遗传因素不同　民族/种族是个相对稳定的群体，不同民族/种族群体的遗传基因表型的分布也有一定差异，这是影响疾病分布出现差异的主要原因。例如，黑人中镰状细胞贫血多见，而所有黑人极少发生 Ewing's 肉瘤。

（2）不同民族的风俗习惯、生活习惯和饮食习惯不同　如新几内亚的 Fore 部落，有食死者脑的葬俗而感染慢病毒，患 Kuru 病，其他部落因无此风俗而不发病或很少发病。

（3）不同民族间的社会经济状况、医疗保健水平等不同　例如，美国黑人中的大多数疾病，如恶性肿瘤、高血压性心脏病、脑血管意外、梅毒、结核病、枪杀及意外伤害等的死亡率均明显高于白人。黑人中子宫癌死亡率显著高于白人，成为黑人中女性的主要死因。而白人中动脉硬化性心脏病、自杀的死亡率高于黑人。

（4）不同民族所处定居点的自然环境和社会环境不同，使发病与健康状况也存在明显的差异。

在分析疾病发生的民族与种族差异时，不能单纯地从一方面去找原因，应综合考虑遗传、环境、社会经济水平、卫生保健、心理等多方面因素。

5. 宗教　不同宗教有其各自独立的教义、教规，因而对其生活方式也产生一定影响。不同人群因宗教信仰不同，其生活方式也有明显差异，这些也对疾病的发生和分布规律产生一定的影响。如犹太教有男性自幼"割礼"的教规，其结果犹太人男性阴茎癌发病甚少，女性宫颈癌发病率亦低。伊斯兰教信徒不食猪肉，所以免除了患猪绦虫病的危险。

宗教有时可成为少数民族的一个标志，所以政治、经济、文化背景与宗教信仰有很强的联系。因此，在讨论宗教对疾病的影响时还应兼顾到不同民族的生活条件、居住环境、饮食卫生习惯、风俗习惯及心理状态等因素的影响。

6. 婚姻与家庭

（1）不同婚姻状况人群的健康常有很大的差别　国内外的许多研究证实，离婚者全死因死亡率最高，丧偶及独身者次之，已婚者最低，可见离婚、丧偶对个体精神、心理和生活的影响尤为明显，是导致发病率或死亡率高的重要原因。

（2）婚姻状况对女性健康有明显影响　婚后的性生活、妊娠、分娩、哺乳等对女性健康均有影响。在已婚的妇女中宫颈癌多见。在单身妇女中多见乳腺癌，初孕年龄过晚也是其危险因素。

（3）近亲婚配　由于近亲婚配会增加基因纯合的概率，进而增加隐性遗传疾病的发生概率，所以子女的流产率、早期死亡率和遗传病发病率均明显高于非近亲婚配者。中国婚姻法明文规定：直系血亲和三代以内的旁系血亲禁止结婚。但局部地区仍有近亲结婚现象，甚至很严重。目前中国已知近亲婚配率最高的群体系四川傈僳族，1980年该族的近亲通婚率高达58%，因此应引起重视。

（4）家庭　家庭是社会组成基本单位，家庭成员中数量、年龄、性别、免疫水平、文化水平、风俗习惯、嗜好不同对疾病分布频率会产生影响。家庭成员相互之间接触密切，均生活在同一环境中，使其疾病分布有一定特点。随着社会的发展，家庭的组成形式及其成员也在发生变化。这将影响到疾病在家庭内的分布。研究疾病的家庭集聚现象及其规律，不仅可了解遗传因素与环境因素在发病中所起的作用，同时还可以阐明疾病的流行特征、评价防疫措施的效果等。

7. 流动人口　流动人口对疾病的暴发流行起到加剧的作用，这为疾病的防治工作提出一个亟待解决的新问题。20世纪80年代以来，随着改革开放、市场经济体制的建立，人口大流动已成为相当长时期的客观事实。流动人口对疾病分布的影响如下。

（1）流动人口是传染病暴发流行的高危人群　流动人口可能是接种的空白人群，对所到的新环境可能会不适应，同时他们的居住、饮水、饮食条件、卫生防护措施比较差，预防医疗组织不健全，所以这些人极易发生传染病的暴发流行。

（2）流动人口是疫区与非疫区间传染病的传播纽带　疟疾、霍乱、鼠疫等的暴发和大流行不少是因流动人口的带入性和输入性病例引起的。

（3）流动人口对传播性传播疾病起到不可忽视的作用　供销、采购、边境贸易、国际交流、服务行业等流动人口成为性传播疾病的高危人群。在中国的性传播疾病传播中这些人起到举足轻重的作用。

（4）流动人口　流动人口给儿童计划免疫的落实增加难度，使计划免疫适龄儿童出现免疫空白。

（二）时间分布

是对某一地区人群中发生的一种疾病按时间的变化进行描述，以验证可能病因因素与该病的关系。病因因素的种类或分布随着时间的推移而发生变化。疾病时间分布的背后隐藏着大量影响和决定疾病流行过程的各种情况。所以研究疾病的时间分布是流行病学研究中最基本、最重要的一个方面。研究不仅可以提供疾病病因的重要线索，也可反映疾病病因的动态变化，同时还有助于我们验证可疑的致病因素及其与该种疾病的关系。疾病的时间分布常包括以下几方面。

1. 短期波动（rapid fluctuation）　　短期波动的含义与暴发相近，其区别在于暴发常用于少量人群，而短期波动常用于较大数量的人群。短期波动或暴发系因人群中大多数人在短时间内接触或暴露于同一致病因素所致。因致病因素的特性不同、接触致病因素的数量和期限不同可导致潜伏期的长短不一致，但多数病例发生于该病的最长潜伏期与最短潜伏期之间。同时可根据发病时间推算出潜伏期，从而可推测出暴发的原因及暴露的时间。

传染病常表现有暴发或短期波动，如食用污染食物引起的甲型肝炎暴发，可在短期内出现大量患者。传染病的流行曲线多呈对数正态分布，曲线达高峰的速度与流行期限、传染性、潜伏期长短、人群中易感者的比例及易感人群的密度等因素有关。如疟疾的发病曲线的升高与蚊子的数量、外潜伏期的长短等因素有关。

非传染性疾病也表现有短期波动或暴发现象，如1972年7月至10月间上海市桑毛虫皮炎的暴发，有的单位罹患率可达51.1%。

2. 季节性波动（seasonal variation）　　疾病的季节性是指疾病每年在一定季节内呈现发病率升高的现象。季节性升高是很重要的流行病学特征，在流行季节患者数可占全年的绝大部分。

传染病可表现有以下几种明显的季节性特点：

（1）严格的季节性　　传染病发病多集中在少数几个月内，这种严格的季节性多见于虫媒传播的传染病。

（2）季节性升高　　虽一年四季均发病，但仅在一定月份发病升高，如肠道传染病夏秋季高发、呼吸道传染病冬春季高发。非传染性疾病也有季节性升高的现象。如克山病有明显的季节多发现象，这是克山病显著的流行病学特点之一。在东北、西北地区，各型克山病患者多集中出现在冬季，当年11月至次年2月为高峰，其中多发月份为当年12月至次年1月，占全年总发病人数的80%～90%，而西南地区却以当年6月至8月为高峰。

季节性升高的原因较为复杂，分析时应因病、因时、因地而异，常见的原因包括：①病原体的生长繁殖受气候条件影响；②媒介昆虫的吸血活动、寿命、活动力及数量的季节消长均受到温度、湿度、雨量的影响；③与野生动物的生活习性及家畜的生长繁殖等因素有关；④受人们的生活方式、生产条件、营养、风俗习惯及医疗卫生水平变化等的影响；⑤与人们暴露病原因子的机会及人群易感性的变化有关。

3. 周期性变化（cyclic change）　　周期性（periodicity）是指疾病发生频率经过一个相当规律的时间间隔，呈现规律性变动的状况。通常每隔1、2年或几年后发生一次流行。有些传染病由于有效预防措施的存在，这种周期性的规律也发生了改变。例如，中国麻疹疫苗普及应用前，城市中每隔一年麻疹流行一次；1965年对易感者进行普种疫苗后，其发病率降低，周期性流行规律也不复存在。

疾病出现周期性的常见原因及实现条件是：

（1）多见于人口密集、交通拥挤的大中城市。那里存在着传染源及足够数量的易感人群，特别是新生儿的积累提供了相应数量的易感者。当没有有效的预防措施时，周期性便可发生。

（2）传播机制相对容易实现的疾病，人群受感染的机会较多，只要有足够数量的易感者，疾病便可迅速传播。

（3）由于这类疾病可形成稳固的病后免疫，所以一度流行后发病率可迅速下降。

（4）病原体的变异及变异速度同样也决定着流行的间隔时间。

4. 长期趋势（secular trend）　　也称长期变异（secular change），是对疾病动态的连续数年乃至数十年的观察，在这个长时间内观察探讨疾病的病原体、临床表现、发病率、死亡率等的变化或它们同时发生的变化情况。如有些疾病可表现出几年或几十年的持续的发病上升或下降的趋势。这种变化不仅在传染病中可观察到，在非传染性疾病中也同样可观察到。

20世纪20年代，中国猩红热以重型病例居多，病死率可高达15%～20%，但近年来其发病率与死亡率均有明显降低，几乎未见有病死者。

世界范围内，美国的癌症流行趋势受人瞩目。从1990开始，美国癌症的发病率和死亡率均呈下降趋势，在前10位癌症中，有8种下降或持平。其中男性肺癌从1930～1990年的60年间，呈明显升高趋势，1960年后升高更为明显。但1990年后开始下降，其原因与自20世纪70年代的烟草消耗量明显下降有关，见图14-4。

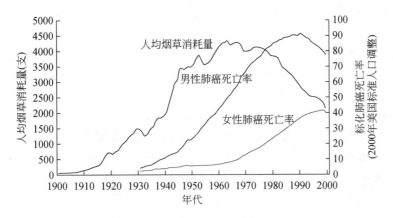

图14-4　美国1900～1999年人均烟草消耗量、男女肺癌死亡率变动趋势

研究疾病的长期趋势，可为探索疾病的病因线索和疾病预防策略及措施的制定提供依据。

（三）地区分布

各种疾病（包括传染病、非传染性疾病及原因未明疾病）均具有地区分布的特点。不同地区疾病的分布不同，这与周围的环境条件有关，它反映出致病因子在这些地区作用的差别。所以疾病的地区分布不同的根本原因是致病危险因素的分布和致病条件的不同。

1. 疾病在不同国家间的分布

（1）有些疾病只发生于世界某些地区，如黄热病只在非洲及南美洲流行。

（2）有些疾病虽在全世界均可发生，但其在不同地区的分布不一，各有特点。如霍乱，多见于印度，可能是因为该地区水质适合霍乱弧菌生长，且与当地人群的生活习惯、宗教活动有关。

（3）有些非传染性疾病，虽然全世界各地都可见发生，但其发病和死亡情况不一。如日本的胃癌及脑血管病的调整死亡率或年龄死亡专率居首位，而其乳腺癌、大肠癌及冠心病则最低。研究认为，日本低脂肪的进食量与低血清胆固醇量和低冠心病发病率有关，而其高盐摄入量可能是高血压及脑卒中的主要病因。恶性肿瘤的总体发病率以澳大利亚和新西兰最高，南亚地区最低；肝癌多见于亚洲、非洲；乳腺癌、肠癌多见于欧洲、北美洲。

2. 疾病在同一国家内的不同地区分布　无论传染病还是非传染性疾病，即使在同一国家，不同地区的分布也有明显差别。如中国血吸虫病仅限于南方的一些省份。中国HIV感染者最多见于云南，主要是因为这里地处边境地区，贩毒及吸毒现象严重，绝大多数感染者为吸毒所致。鼻咽癌最多见于广东，故有"广东瘤"之称。食管癌以河南林县为高发；肝癌以江苏启东为高发；原发性高血压北方高于南方。

3. 疾病的城乡分布　城市与农村由于人口密度、生活条件、交通条件、卫生状况、动植物的分布等情况不同，所以疾病的分布也出现差异。

（1）城市　城市有其特殊的环境条件，即人口多、密度大、居住面积狭窄、交通拥挤，出生率保持在一定水平，人口流动性较大，这使得城市始终保持一定数量的某些传染病的易感人群，因此可使某些传染病常年发生，并可形成暴发或流行，也常常出现周期性。城市工业较集中，车辆多，空气、水、环境受到严重污染，慢性病患病率明显升高，如高血压，城市高于农村。肺癌及其他肿瘤城市发病率高于农村。与空气污染或噪声有联系的职业性因素所致的病害，也多见于城市，而且疾病频率消长与环境有密切关系。

（2）农村　农村由于人口密度低，交通不便，与外界交往不频繁，呼吸道传染病不易流行，可是一旦有传染病传入，便可迅速蔓延，引起暴发，而且发病年龄也有后延的现象。农村还由于卫生条件较差，接近自然环境，所以肠道传染病较易流行。农村的虫媒传染病及自然疫源性疾病，如疟疾、肾综合征出血热、钩端螺旋体病等均高于城市。一些地方病如地方性甲状腺肿、氟骨症等也高于城市。改革开放以来，中国农村经济也发生了大的改变，乡镇企业如雨后春笋迅速发展，但其防护条件和劳动条件较差，职业中毒和职业伤害也不断发生。农村人口不断流入城市，使农村常见的一些传染病不断流入城市，同时也把城市常见的传染病带回农村。

4. 地方性疾病　地方性疾病（endemic diseases）局限于某些特定地区内相对稳定并经常发生的疾病。地方性疾病不需要从外地输入。在中国，地方病指与当地水土因素、生物学因素有密切关系的疾病，其病因存在于发病地区的水、土壤、粮食中。通过食物和饮水作用于人体而致病。判断一种疾病是否属于地方性疾病的依据是：

（1）该地区的各类居民、任何民族的发病率均高。

（2）在其他地区居住的相似的人群中该病的发病频率均低，甚至不发病。

（3）迁入该地区的人经一段时间后，其发病率和当地居民一致。

（4）人群迁出该地区后，发病率下降或患病症状减轻或自愈。

（5）除人之外，当地的易感动物也可发生同样的疾病。

符合上述标准的数量越多，说明该病与该地区的有关致病因素越密切。

（四）三间分布的综合描述

在流行病学研究实践中，常常将疾病在人群、地区和时间上的分布特征进行综合描述，只有这样才能全面获取有关病因线索和流行因素的资料。移民流行病学就是进行综合描述的典型实例。移民流行病学是对移民人群的疾病分布进行研究，以探讨病因。它是通过观察疾病在移民、移民移入国当地居民及原居住地人群间的发病率、死亡率的差异，从其差异中探讨病因线索，区分遗传因素或环境因素作用的大小。

移民由于居住地不同，加之气候条件、地理环境等自然因素出现明显变化，同时其生活方式、风俗习惯等许多社会因素方面也存在很大差异，因此可对疾病造成影响。对移民疾病分布特征的研究，不仅是时间、地区和人群三者的结合研究，而且也是对自然因素、社会因素的全面探讨。

移民流行病学常用于慢性非传染性疾病及某些遗传病的研究，探讨其病因。移民流行病学研究应遵循下列原则：①若环境因素是引起发病率、死亡率差别的主要原因，则移民中该病的发病率及死亡率与其原居住地人群的发病率或死亡率不同，而与移居地当地居民人群的发病率及死亡率接近；②若遗传因素是对发病率及死亡率起主要作用的因素，则移民的发病率及死亡率不同于移居地人群，而与其原居住地人群相同。

进行移民流行病学研究结果的分析时，还应考虑到：移居它地的原因及移民的人口学特征（如年龄、职业、文化水平等）及其工作条件、生活环境的变化是否和非移民相同，这些都有可能影响到流行病学的研究结果。

知识链接

疾病分布的意义

疾病的分布是以疾病的频率为指标，描述疾病在不同的人间、时间和空间上的分布特征，简称"三间分布"，是各种流行病学研究方法的基础。

疾病分布的意义：①正确认识疾病流行的基本特征；②探讨疾病的流行规律，提供疾病线索；③确定卫生服务的重点，为制定合理的疾病防治及健康促进策略、措施提供科学依据。

本章小结

流行病学是预防医学与公共卫生的核心学科，也是现代医学重要的方法学。流行病学概述不仅介绍了流行病学的定义、发展简史、基本原理和用途、研究方法、思维与观点等，还介绍了流行病学常用的疾病频率的测量指标和疾病在不同人群、不同时间和不同地区分布现象。疾病频率的测量指标和描述疾病的分布是流行病学研究的基础。全面系统地描述疾病分布，有助于认识疾病的群体现象、分布规律及影响因素，从而为临床诊断和治疗决策提供依据，为进一步探讨病因提供线索。为临床医学和卫生服务需求提供重要信息，以及为合理制定疾病防治、保健策略和措施提供科学依据。

思考题

1. 简述流行病学的基本概念。
2. 阐述流行病学的主要用途。
3. 简述流行病学特征。
4. 发病率与患病率的区别有哪些？
5. 影响患病率的因素有哪些？
6. 移民流行病学分析的原则有哪些？

（金岳龙）

第十五章　描述性研究

 案例讨论

案例　病毒性肝炎是由肝炎病毒引起的以肝脏损害为主要特征的一组传染性疾病。其中，乙型肝炎病毒（HBV）感染已成为中国非常严重的公共卫生问题之一；据估计，全世界HBV感染者约3/4在亚洲，中国是HBV感染的高发区。近年来，通过大规模接种乙型肝炎疫苗，中国HBsAg流行率及HBV流行率均有所下降，通过此次某省部分地区的乙型肝炎流行病学调查，并与全国乙型肝炎流行病学特征进行比较，了解该地区自然人群HBV的感染状况、流行特征及其免疫情况。

问题　这是一种什么性质的流行病学调查？是普查还是抽样调查？是描述性的还是分析性的？本次调查的目的是什么？本种研究有何特点？应用范围有哪些？

描述性研究（descriptive study）又称描述流行病学（descriptive epidemiology），是指利用常规监测记录或通过专门调查获得的数据资料，按不同地区、不同时间及不同人群特征分组，描述人群中有关疾病或健康状态的分布状况。描述性研究是流行病学研究方法中的最基本类型，主要用来描述人群中疾病或健康状况及暴露因素的分布情况，目的是提出病因假设，为进一步调查研究提供线索，是分析性研究的基础；还可以用来确定高危人群，评价公共卫生措施的效果等。

描述性研究有许多方法，常见的类型除了本章重点介绍的暴发调查、现况研究外，还包括生态学研究、病例报告、疾病监测等。生态学研究（ecological study）是以群体为基本单位收集和分析资料，通过描述不同人群中某因素的暴露状况与某种疾病的频率，在群体的水平上研究某种因素与某种疾病之间的关系。病例报告（case report）又称"个案报告"，是临床上对某种罕见病的单个病例或少数病例进行研究的主要形式，也是唯一的方法。通常是对单个病例或5个以下病例的病情、诊断及治疗中发生的特殊情况或经验教训等的详尽临床报告。疾病监测（surveillance of diseases）是长期和连续地收集、核对、分析疾病的动态分布及其影响因素的资料，将信息反馈给所有应该知道的人（如决策者、卫生部门工作者和公众等），以便采取干预措施。

描述性研究资料可以来源于已有的常规记录，如死亡报告、出生登记、出生缺陷监测、药物不良反应监测和疾病监测记录等；也可以通过专门设计的调查研究，如现况调查、生态学研究、个案调查以及暴发调查来获得描述性资料。

第一节　暴发调查

一、暴发调查的概述

暴发（outbreak）是指一个局部地区或集体单位中，在短时间内有很多相同的病例出现，在采取有效控制措施后，病例迅速减少。对暴发所进行的流行病学调查叫暴发调查。暴发既有传染病的暴发，也有非传染病的暴发。传染病的暴发有集中、同时的暴发，如呼吸道传染病；也有连续、蔓延的暴发，如痢疾、伤寒、甲型肝炎等。非传染病的暴发，如农药中毒、急性皮炎等，暴发表现形式多种多样。

疾病暴发时病例发生比较集中，临床症状基本相似，一般有共同的传染源或传播途径；对于传染病来讲，大多数病例出现在该病的最长潜伏期内；所以，进行暴发调查时要抓住这些重要特征。疾病暴发通常初期原因不明，且发展迅速，调查的任务在于迅速查明暴发原因，采取紧急措施，以达到及时消灭暴发的目的。

二、暴发调查的步骤

1. 组织和准备　周密的准备和组织将使现场工作事半功倍，组织现场调查可以从以下几方面入手。

（1）明确任务　首先要明确调查的目的和具体的调查任务，确定调查范围。

（2）组成现场调查组　调查组需要哪些专家和人员取决于对暴发作出的初步假设。调查组成员一般包括流行病学、实验室和临床医学等专业人员，必要时还应增加其他卫生专业人员和管理人员。

（3）职责分工　现场调查组应有负责人，组织协调整个调查组在现场的调查工作；调查组其他成员也应明确各自的职责。

（4）技术支持　携带好专业书籍、应急预案、应急处理技术方案及调查表等。事先联系好专业的实验室，安排好标本的采集和检测工作。

（5）物资准备　必须在最短的时间内获得必要的物资，所需物资主要有救护装备、采样设备、消毒药剂和器械、现场联系资料和通讯工具、计算机、照相机和个人防护用品、交通工具等。

2. 核实诊断　核实诊断的目的在于排除医务人员的误诊和实验室检验的差错。到达现场后，通常先到收治患者的医疗机构了解情况，既要尊重临床所做的诊断，还要亲自观察核实，重视流行病学史和流行病学特征在疾病诊断中的作用。首先，收集患者的基本情况，如年龄、性别、地址、职业以及发病日期，对流行特征进行简单描述；其次，收集患者的主要临床症状、体征及实验室检查结果；对上述材料综合分析做出正确诊断。如果通过实验室检测的方法确诊了一部分患者，其他人则可根据体征、症状等进行临床诊断。

3. 证实暴发或流行的存在　疾病暴发的信息最初可能来源于基层医疗机构、疾病监测点、常规和紧急疾病报告等。接到报告信息后，必须仔细核查信息的真实性，排除疫情的人为夸大或缩小。尽快从多个渠道收集信息并进行比较，首先，对接诊病例的医生进行访谈调查是非常必要的，不仅应询问诊断的结果，更应询问病例的症状和体征，这为获得疾病发生的线索，确定流行的存在提供有力的证据；其次，可以向发病单位的相关人员了解情况；还可以派遣经验丰富的公共卫生医师进行现场访问；根据临床特征、实验室检测结果等判断暴发信息的真实性。

4. 建立病例定义　建立病例定义主要是确定发现病例的统一标准，使发现的病例具有可比性。病例定义一般可分为疑似病例、临床诊断病例和实验室确诊病例。现场调查中的病例定义应包括以下信息：流行病学信息（即病例的时间、地区、人群分布特征）、临床信息和实验室检查信息。现场调查的不同阶段对病例定义的限定可以不同，早期使用宽松、敏感性高的病例定义，以便发现更多的病例；中期使用严格、特异性高的病例定义，以便进行病因研究；后期应建立监测用病例定义，以便实现对疾病进一步监测。

5. 病例的发现与核实 核实病例的目的在于根据病例定义尽可能发现所有可能的病例，并排除非病例。发现病例可以通过现有的疾病监测系统进行搜索，还可以建立主动监测系统，提高发现病例的能力。根据疾病本身特点和发生地区情况，查找病例的方法也应该相应地有所变化。大多数暴发或流行均有一些可辨认的高危人群，所以，这些病例的发现就相对容易。对于那些没有被报告的病例，可以利用多种信息渠道，如询问医师、查阅住院病历及门诊日志、电话调查、入户调查、血清学调查等。发现病例后要针对病例开展个案调查，以调查疾病暴发的"来龙去脉"，寻找可疑的病因线索。

6. 描述疾病三间分布 许多疾病都有其独特的流行病学特征，不同类型疾病表现出不同的流行特点。在暴发调查中，通过描述疾病的时间、地区和人群分布，来发现高危人群及防制的重点，为疾病的防制提供依据，还能描述某些因素与疾病之间的关联，以逐步建立病因假设。

7. 建立并验证假设 调查者根据获得的数据和信息，对暴发或流行的来源提出假设，建立假设的过程中应始终保持开放的思维，注重现场的观察，并及时请教相关领域的专家。一个假设中应包括危险因素来源、传播的方式和载体、引起疾病的特殊暴露因素、高危人群等几项因素。假设应符合现代生物学知识，被调查中的事实所支持（包括流行病学、实验室和临床特点），并能够解释大多数病例。假设必须建立在分析性流行病学研究设计之前，通常会考虑多种假设。建立假设和验证假设的过程往往是一个螺旋上升的过程。假设建立以后是否正确，需要用病例对照研究和队列研究进行进一步验证。在这个过程中，我们应该本着实事求是的原则，不断地去证实和修正我们的假设，甚至推翻我们原来的假设，建立并继续验证新的假设，直至其符合客观事实。

8. 采取控制措施 应根据疾病的传染源和传播途径以及疾病特征确定控制和预防措施。预防控制的主要措施包括消除传染源、减少与暴露因素的接触、防止进一步暴露和保护易感人群，最终达到控制、终止暴发或流行的目的。

现场调查过程中调查和控制处理应同时进行，即在现场调查开始不仅要收集和分析资料，寻求科学的调查结果，而且应当采取必要的公共卫生控制措施，尤其在现场调查初期可以根据经验或常规知识先提出简单的控制和预防措施。

9. 完善现场调查 为使现场调查更完善，提高病例鉴别的敏感性和特异性，可用多种方法调查高危人群，例如将血清学调查和较完整的临床资料结合在一起，可以提高病例数的准确度以及获得较准确的高危人群。另外，对确诊病例的再次面谈可能获得有关接触暴露因子的程度或剂量反应等粗略的量化数据，这是认识某种疾病病原学有用的信息。

10. 分析总结 调查结束后，要及时将调查过程整理成书面材料，包括暴发的经过、调查过程与主要表现、采取的措施与效果、经验教训与结论等，尽量用数字、表格、统计图来说明。报告既可供卫生部门决策时参考，还可能有医疗和法律上的用途。

开展暴发调查通常包括上述几个步骤，但这并不意味着在每一次现场调查中这些步骤都必须具备，而且开展现场调查的步骤也可以不完全按照上述顺序进行，这些步骤可以同时进行，也可以根据现场实际情况进行适当调整。

三、暴发与流行的类型

暴发可根据暴露于病原体的性质和时间长短、蔓延和传播的方式以及暴发和流行的间期而分类，通常分为同源暴发、连续传播性流行和混合型。

1. 同源暴发（common source outbreak）　　同源暴发指某易感人群暴露于某一共同的致病因素而引起的暴发。如果是同源一次暴露引起的暴发，易感人群在相同时间内暴露于某一共同的致病因素，病例集中出现，如一次会餐引起的食物中毒，则流行曲线呈单峰；如果是同源多次暴露引起的暴发，易感人群在不同时间多次暴露于某一共同的致病因素，病例分批出现，例如包装的食品、罐装的饮料或药物等受到污染，此时由于暴露（即消费）的地点和时间可能有所不同，因而在不同地点和时间引起暴发，所以流行曲线呈多峰或不规则形。

2. 连续传播性流行（continuous propagated epidemic）　　致病性病原体从一个受感者转到另一个受感者。转移可通过直接接触或经中介的人、动物、节肢动物或媒介物而实现；还可以通过行为传播，如静脉内使用毒品者和同性恋者中的乙型肝炎和艾滋病的传播。

3. 混合型流行（mixed epidemic）　　混合型流行是同源暴发和连续传播性流行的结合。其特点为开始多表现为一次同源暴发，而后可通过人与人接触传播而继续流行，例如水型伤寒暴发后，常常继续发生日常生活间接接触传播，使得发病数下降缓慢，流行持续较长时间，其流行曲线表现为陡峭的单峰曲线右侧拖一长尾。

第二节　现况调查

一、现况调查的概述

（一）现况调查的概念

现况调查是研究特定时点（或时期）和特定范围内人群中的有关因素与疾病或健康状况的关系，以描述该疾病或健康状况的分布及与疾病分布有关的因素。现况调查一般不是收集过去的暴露史或疾病情况，也不是追踪观察将来的暴露与疾病情况，而是对现在暴露和患病情况进行研究。从时间上说，资料的收集是在特定时间内进行的，即在某一时点或在短时间内完成，犹如时间维度的一个断面，故又称之为横断面研究（cross-sectional study）。从研究的分析指标来说，其所得的频率指标一般为特定时间与范围内该群体的患病频率，故也称之为患病率研究（prevalence study）。

（二）现况调查的特点

1. 研究开始时一般不设有对照组　　在其开始时，根据研究的目的来确定研究对象，然后调查研究对象在某一特定时点上的暴露（特征）和疾病的状态，而不是根据暴露状态或疾病状态先进行分组，然后再收集研究对象的资料。但是在资料处理与分析时，则可根据暴露（特征）的状态或是否患病的状态来分组比较。

2. 现况调查的特定时点或时期　　现况调查关心的是某一特定时点上或时期内某一群体中暴露和疾病的状况及联系。对于特定时点来讲，并不强调必须是在某年某月的某一特定时间，对于该群体中的每一个个体，时点所指的具体时间可能不同。例如在一个人群中调查高血压的患病情况，则对每个个体来说，特定时点是指测量血压、诊断是否为高血压的时间。

3. 在确定因果联系时受到限制　　一般而言，现况调查所揭示的暴露与疾病之间的统计学联系，仅为建立因果联系提供线索，是分析性研究（病例对照研究和队列研究）的基础，而不能以此作因果推断。理由如下：其一，现况调查揭示的是某一时点或时期暴露与疾病的关系，而不能确定暴露与疾病的时间顺序关系。例如，现况调查发现直肠癌患者比非直肠癌患者的血清胆固醇水平要低，且有统计学上的显著意义，但仍很难解释是低血清胆固醇水平增加了患直肠癌的风险，还是直肠癌导致了低血清胆固醇水平。其二，在现况调查中，某种疾病病程短的患者将很难包括在一个时点或一个短时期的研究中，包括的是大量存活期长的患者，这种情况下，就很可能将影响存活的因素当作影响发病的因素。

4. 对研究对象固有的暴露因素可以作因果推断 对于性别、种族、血型等这类不会因是否患病而发生改变的因素，现况调查可以提供相对真实的暴露与疾病的时间先后顺序的联系，从而进行因果推断。

5. 用现在的暴露（特征）来替代或估计过去情况的条件 在对现况调查结果解释时，常常会以研究对象目前的暴露状态或特征来替代或估计其过去的暴露状况，以便对研究结果做出专业上更有意义的推论，但需符合如下条件：①现在的暴露或暴露水平与过去的情况存在着良好的相关关系，或已证明变化不大；②已知研究因素暴露水平的变化趋势或规律，以此趋势或规律来估计过去的暴露水平；③回忆过去的暴露或暴露水平极不可靠，而现在的暴露资料可以用来估计过去的暴露情况。

6. 定期重复进行可以获得发病率资料 两次现况调查的患病率之差，除以两次现况调查之间的时间间隔，即是该时期的发病率。采用这种计算方法的要求是两次现况调查之间的时间间隔不能太长，该时间范围内发病率的变化不大，且疾病的病程稳定。

（三）现况调查的用途

1. 掌握目标群体中疾病的患病率及其分布状态 例如，通过进行高血压全国抽样调查，可以了解中国高血压的总患病率，以及高血压在各地区、城乡、年龄、性别中的分布情况。

2. 提供疾病致病因素的线索 通过描述疾病患病率在不同暴露因素状态上的分布现象，来进行逻辑推理而提出可能为该疾病的病因因素，为开展其他类型流行病学研究提供基线资料。

3. 确定高危人群 确定高危人群是疾病预防中一项极其重要的措施，特别是慢性病的预防与控制，确定高危人群是早发现、早诊断、早治疗的首要步骤。例如，为了预防与控制冠心病和脑卒中的发生，则需要将目标人群中具有这类疾病危险度较高的人鉴别出来。现有知识认为高血压是这类疾病的一个重要危险因素，应用现况研究可以发现目标人群中的高血压患者，并对此进行有效的血压控制和监测。

4. 用于疾病监测 在某一特定的人群中利用现况调查方法长期进行疾病监测，可以对所监测疾病的分布规律和长期变化趋势有深刻的认识和了解。

5. 评价预防接种等防治措施的效果 在预防接种的实施过程中，在不同阶段重复开展现况调查，通过对不同阶段患病率差异的比较，对防治策略、措施的效果进行评价。

（四）现况调查的类型

现况调查根据涉及研究对象的范围可分为普查和抽样调查。

1. 普查（census） 普查指在特定时点或时期、特定范围内的全部人群（总体）均为研究对象的调查。"特定时点"应该较短，有时甚至指某个时点，如时间太长，人群中某种疾病的患病率或健康状况会发生变化，影响普查质量。"特定范围"是指某个地区或某种特征的人群。例如，对某地全部儿童（≤14岁）的体格检查。

开展普查必备的条件如下：①所普查的疾病患病率较高，以便短时间内调查能得到足够的病例；②疾病的检验方法不很复杂，试验的敏感度和特异度较高；③要有足够的人力、物资和设备用于发现病例和及时治疗。普查的优点有：能够早发现、早诊断患者，并能寻找出全部病例，普及医学卫生知识；普查资料没有抽样误差，能较全面地描述疾病的分布与特征，为病因分析研究提供线索。但普查也存在一定局限性，例如，工作量大而不易细致，诊断可能不够准确；仪器、设备及人力等不足会影响检查的速度与精确性；不适用于患病率低、无简便易行诊断手段的疾病；普查的费用往往较大。

2. 抽样调查（sampling survey） 抽样调查指通过随机抽样的方法，对特定时点、特定范围内人群的一个代表性样本的调查，以样本的统计量来估计总体参数所在范围，即通过对样本中的研究对象的调查研究，来推论其所在总体的情况。

与普查相比，抽样调查具有省时间、人力、物力和工作易于做细的优点。但是抽样调查的设计、实施与资料分析均比普查要复杂，重复或遗漏不易被发现，对于变异过大的研究对象和需要普查、普治的疾病则不适合抽样调查，患病率太低的疾病也不适合抽样调查，如果抽样比大于75%，则不如进行普查。抽样调查的基本要求是能从样本获得的结果推论到整个群体（总体），为此，抽样必须保证随机化，且样本量要足够。

 知识链接

现况调查方法

现况调查的方法包括面访、信访、电话访问、自填式调查问卷、体格检查和实验室检查。

二、现况调查的设计与实施

由于现况调查的规模一般都较大，涉及的工作人员和调查对象也很多，因此，有一个良好的设计方案是保证该研究成功实施的前提，也是该研究项目获得成功的保证。

（一）明确调查目的与类型

确定调查目的是现况调查的第一步，它对现况调查的各个步骤都有决定性的影响。应该根据研究所提出的问题，明确该次调查所要达到的目的，如是要描述某种疾病或健康状况的三间分布，还是要寻找疾病危险因素的线索，发现高危人群，或者是为了评价疾病防治措施的效果等。然后根据具体的研究目的来确定采取普查还是抽样调查。

确定调查目的需要做许多准备工作，包括文献的查阅、现场的实地考察、向专家咨询、自己实践经验的总结等。只有充分掌握背景资料，了解该问题现有的知识水平、国内外进展情况，才能阐明该研究的科学性、创新性和可行性，估计其社会效益和经济效益。

（二）确定研究对象

合适的研究对象同样是顺利开展现况调查的关键环节，研究对象的选择应注意它的代表性和足够的数量。如果是普查，在设计时可以将研究对象规定为某个区域内的全部居民，也可以是其中的一部分，如该区域内≤14岁的儿童，也可以是某一时点上的流动人员，如某年、月、日在某医院就诊的人，也可以采用某些特殊群体作为研究对象，如采用煤矿工人来研究硅沉着病等。如果是抽样调查，则首先要明确该抽样研究的总体是什么，采用何种抽样方法及如何确定样本含量。

（三）确定样本含量

一般来说，抽样调查较普查有很多优越性，所以，现况调查常采用抽样的方法。

抽样调查需要一定的样本含量，样本太小，不能达到统计学要求；太大，则造成不必要的浪费，增加系统误差。决定样本量大小的因素有多方面，但其主要是：①预期的现患率（P），如现患率高，样本含量可以小些，现患率低样本含量要大些；②对调查结果精确性的要求，精确性要求越高，即容许误差（δ）越小，所需样本就越大，反之则小；③显著性水平（α），α越小，样本量越大，α通常取0.05或0.01。

1. 计量资料样本量大小的估计

（1）用式（15-1）估计

$$n = \frac{z_\alpha^2 \sigma^2}{\delta^2}$$ （15-1）

式中，n为样本量大小；z_α为正态分布中自左至右的累积概率为$\alpha/2$时的z值（如$z_{0.05}$=1.960，$z_{0.01}$=2.576），σ表示标准差，δ表示容许误差，即样本均数与总体均数之间的容许范围。

（2）用式（15-2）估计

$$n = \frac{t_\alpha^2 s^2}{\delta^2}$$ （15-2）

式中，s为样本标准差代替总体标准差σ，以t分布中的t_α代替正态分布中的z_α，当样本含量$n<30$时，用式（15-2）更合适。

例15-1 欲调查某病患者血红蛋白含量，预定$\alpha=0.05$，则$Z_\alpha=1.960$，据以往类似的研究得知，$\sigma=3.0g/100ml$，要求误差不超过$0.4g/100ml$，则该调查样本大小为

$$n = \frac{z_\alpha^2 \sigma^2}{\delta^2} = \frac{1.96^2 \times 3.0^2}{0.4^2} \approx 216 \text{（人）}$$

2. 计数资料样本量大小的估计 可用式（15-3）。

$$n = \frac{t_\alpha^2 PQ}{\delta^2}$$ （15-3）

式中，n为样本量大小；δ为容许误差，即样本率与总体率之差，是调查设计者根据实际情况规定的；P为预期的某病现患率，$Q=1-P$，t_α为t分布中的累积概率。

例15-2 某公司有员工2万余人，现需估计全体员工乙型肝炎表面抗原携带情况。已知该地区乙型肝炎表面抗原携带率为约10%。现采用抽样调查，要求容许误差为0.1P，$\alpha=0.05$，则该调查样本大小为

$P=10\%=0.1$ $Q=1-P=0.9$ $\delta=0.1$ $P=0.01$ $t_\alpha=1.96\approx2$

$$n = \frac{t_\alpha^2 PQ}{\delta^2} = \frac{4 \times 0.1 \times 0.9}{0.01^2} = 3600 \text{（人）}$$

（四）确定抽样方法

抽样可分为非随机抽样和随机抽样。非随机抽样是指抽样时不遵循随机原则，而是按照研究人员的主观经验或其他条件来抽取样本的一种抽样方法，如典型调查等。随机抽样是指按照随机的原则，即保证总体中每一个对象都有已知的、非零的概率被选入作为研究对象，保证样本的代表性。

常用的抽样方法有单纯随机抽样、系统抽样、分层抽样、整群抽样和多级抽样。

1. 单纯随机抽样（simple random sampling） 也称简单随机抽样，是最简单、最基本的抽样方法。从总体N个对象中，利用抽签或其他随机方法（如随机数字）抽取n个，构成一个样本。它的重要原则是总体中每个对象被抽到的概率相等。单纯随机抽样仅适用于数目不大的情况，不适于样本量很大的研究，总体数量大时，必须有所有人的名单、编号，抽样麻烦，抽到的个体分散，资料收集困难。由于这一缺陷，单纯随机抽样方法在大型流行病学调查中的应用受到了限制，但它是理解和实施其他抽样方法的基础。

2. 系统抽样（systematic sampling） 又称机械抽样，是按照一定顺序，机械地每隔若干单位抽取一个单位的抽样方法。具体方法如下：设总体单位数为N，需要调查的样本数为n，则抽样比例为n/N，抽样间隔为$K=N/n$。即以K个单位为一组，用单纯随机抽样的方法

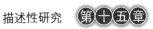

抽出第一组中一个单位，把它作为起点，之后每 K 个单位抽取一个单位进入样本。例如，拟从 1000 人口中抽取 100 人作为样本，则抽样间隔 $K = N/n = 1000/100 = 10$，从 1 ~ 10 号中按单纯随机抽样的方法抽 5 号作为起点，以后抽取 15，25，35，…995 号组成样本。

系统抽样的优点是简便易行，适合在总体量比较大，或者抽样量比较大的情况下进行。如果观察单位在总体中分布均匀，抽样误差与单纯随机抽样相似，抽样代表性较好。缺点是假如总体各单位的分布有周期性趋势，而抽取的间隔恰好是其周期，则抽取的样本可能产生偏性。

3. 分层抽样（stratified sampling） 先将总体按某种特征分为若干次级总体（层），然后再从每一层内进行单纯随机抽样，组成一个样本。分层变量应是导致总体内部变异的主要因素。例如，要调查某人群糖尿病患病率，此种疾病在不同年龄阶段患病率差别很大，就可以将年龄作为分层变量将人群分为若干层，然后按照事先计算的样本含量在每层中随机抽取所需的调查对象。该方法要求层间变异越大越好，层内个体变异越小越好。

分层是将一个内部变异很大的总体分成一些内部变异较小的层，并保证总体中每一层都有相应比例的个体被抽到，所以抽样误差较其他抽样方法小。但其抽样基础没有脱离单纯随机抽样或系统抽样，因而当总体较大时，该方法同样具有抽到的个体分散、资料难以收集的缺陷，也不适宜于大型流行病学研究。

4. 整群抽样（cluster sampling） 将总体分成若干群组，以群组为抽样单位进行随机抽样，被抽到的群组中全部个体均作为调查对象。例如，调查某市小学生龋齿患病率，该市有 20 所小学，共计 2 万学生，欲从中抽取 2000 名学生组成样本进行调查，只需随机抽取 2 所学校既满足样本含量，抽到的学校，所有学生均进行牙齿检查。整群抽样易于组织、实施方便，可以节省人力、物力；如群间差异越小，抽取的群越多，则精密度越好。由于整群抽样误差较大，故样本量比其他方法要增加 1/2。

5. 多级抽样（multistage sampling） 就是综合运用上述抽样方法进行多次抽样，亦称多阶段抽样。在大型流行病学调查中，根据需要，每个阶段的抽样都可以采用上述四种方法中的任意一种。具体方法是先从总体中抽取范围较大的单元，称为一级抽样单位，再从每个抽得的一级单元中抽取范围较小的二级单元，依此类推，最后抽取其中范围更小的单元作为调查单位。例如调查某县大骨节病的现患率，从全县 30 个乡中随机抽取 10 个乡，每个乡再随机抽取几个村，这就是二级抽样，或再从每个村随机抽取部分村民，这就是三级抽样。这里乡为初级抽样单位，村为二级抽样单位，村民就是三级抽样单位。多级抽样可以充分利用各种抽样方法的优势，克服各自的不足，并能节省人力、物力。但在抽样之前要掌握各级调查单位的人口资料及特点。

（五）资料的收集

现况调查中，收集资料的方法一经确定，就不应变更，在整个研究过程中必须前后一致，以避免研究资料的不同质性。资料收集过程中要注意，暴露（特征）的定义和疾病标准均要明确统一。所有参与检验或检测人员及调查人员都须经过培训，以统一调查和检测标准，避免测量偏倚的产生。

1. 确定拟收集资料的内容 现况研究最基本的内容是调查对象有无某种疾病或特征，并尽可能以分级或定量的方法进行调查。收集的有关资料一般包括个人的基本情况、职业、生活习惯及保健情况、环境资料及人口学资料等。

2. 资料的收集方法 现况调查常用的方法有面访、信访、电话访问、自填式问卷调查、体格检查和实验室检查等，近年来随着网络的普及还出现了网上调查等新的调查方法。尽量采用客观、定量的方法收集资料，常用的方法有：①利用现有的记录资料，如门诊病例登记、出院记录、传染病常规报告卡、疾病监测资料等；②访问，对于现有记录不能提供的信息，可以通过询问调查对象获得，可以采用面访、信函、电话访问等方式；③自填式问卷调查，是按照统一设计的问卷进行调查，由调查者向调查对象集中发放问卷，而由被调查者或知情人填答问卷；④体格检查和实验室检查，主要用于收集有关调查对象疾病和健康状况的信息，如身高、体重、血压、血脂等，也可以收集一些暴露因素如生化指标、免疫指标、营养状况等。该法常常与上面的方法结合进行。

3. 调查员培训 在资料收集前应对参加调查的人员按照标准的方法进行统一的培训，使其掌握调查的方法，保证收集资料的方法和标准一致性，这是保证资料收集准确性的重要环节。

（六）制定调查表

调查表又称问卷（questionnaire），是流行病学研究的主要工具，其设计好坏直接关系到调查的质量与水平，故需精心设计。要根据研究内容设计调查表格，一份好的调查表应该充分体现研究的内容，并便于实施调查及资料的分析。

1. 调查表的种类 按是否要被调查者自己填答可以分为代填问卷和自填问卷两类。代填问卷是由调查者按照统一设计的问卷向被调查者当面提出问题，然后再由调查者根据被调查者的口头回答来填写。代填问卷多用于面访、电话访问中，故又称访问问卷。

自填问卷的调查者一般不与被调查者直接见面，而由被调查者按照统一设计的有一定结构的调查表自己填答问卷，然后再返回调查者手里，为一种间接的调查。自填问卷可通过调查员直接发放、报刊发行、邮局传递、网络传送等方式交到被调查者手中。

2. 调查表的基本结构及设计原则 一般来说，一份调查表通常包括封面信、指导语、问题和答案、结尾部分。

（1）封面信 即一封致被调查者的短信，其作用在于向被调查者介绍和说明调查者的身份、调查的目的等内容。封面信的篇幅虽短小，但在整个调查表中却起着重要的作用。一般而言，在封面信中需要说明以下内容：调查的主办单位或个人的身份；调查的内容和范围；调查的目的；调查对象的选取方法和调查结果保密的措施。除此，有的调查表通常还把填答的方法、要求、回收调查表的方式和时间等具体事项写进封面信中。在信的结尾处还要向被调查者表示感谢。封面信的文笔要简明、亲切、谦虚、诚恳，切忌啰唆。

（2）指导语 即用来指导被调查者如何正确填答，指导调查员如何正确完成问卷调查工作的一组陈述。指导语包括卷头指导语和卷中指导语。卷头指导语一般以"填表说明"的形式出现在封面信之后，正式调查问题之前，其作用是对填表的要求、方法、注意事项等作一个总的说明。卷中的指导语一般是针对某些较特殊的问题所做出的特定指示，如"可选多个答案""请按重要程度排列"等。

总之，问卷中每一个有可能使回答者不清楚、不明白、难以理解的地方，一切有可能成为回答者填答问卷障碍的地方，都需要给予某种指导，而对于编写指导语来说，最主要的标准，就是要简明易懂。

（3）问题和答案 问题和答案是调查表的主体，可以说，被调查者的各种情况正是通过问题和答案来收集的。

1）问题 一般包括两部分，第一部分是一般性项目或叫识别项目，包括姓名、性别、年龄、出生年月、出生地、文化程度、民族、职业、工作单位、现住址等。另一部分即调查研究项目或叫研究变量，这是调查研究的实质部分，例如吸烟与肺癌关系研究中的吸烟量、吸烟开始年龄、吸烟年限等。

调查表中问题的形式主要分"封闭式"和"开放式"两种。"封闭式"即在问题后列出若干互斥的备选答案，供被调查者选定其中的一个。"封闭式"问题回答者填写问卷方便、容易，资料便于统计处理和定量分析，但限制了回答的范围和方式，也难以发现回答者的偏

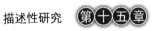

误。所谓"开放式"问题，就是不为回答者提供具体的答案，而是由回答者自由回答的问题。问题回答不受限制，获得的资料丰富生动。但它要求回答者要有较高的知识水平和文字表达能力，这就大大限制了调查的范围和对象，回答者需花费较多的时间和精力，且资料难于处理和定量分析。有时也可将两种方式结合起来提问，封闭式问题放在前，开放式问题放在问卷的结尾部分。

问题设计时要注意以下问题：①问题应具体、明确，不能是抽象、笼统的问题；例如"您对社区卫生服务中心印象如何？"这个问题让应答者不知从哪方面回答。②避免复合性或双重含义问题，例如"您父母吸烟吗？"这个问题中其实包含了两个问题，应答者难以回答。③问题措词要准确，不要使用模棱两可、含混不清或容易产生歧义的词或概念，例如"您是否经常吸烟？"；问题尽量做到通俗易懂，避免应用专业术语或冷僻的词汇。例如"您是否感到心悸？"，有些人不知何为"心悸"，故无法作出正确的回答。④避免带有倾向性和诱导性的问题例如"你吸烟吧？"有诱导之嫌。⑤问题按性质或类别排列，把同类性质的问题安排在一起；按逻辑顺序和心理反应排列，由浅入深，先一般后隐私，不要直接提出敏感性或具有威胁性的问题，例如直接询问"你是否吸过毒？"，则应答者如实回答的可能性很小。⑥必须围绕调查课题和研究假设选择最必要的问题，与本次调查有关的项目一项也不能缺，而与本次调查无关的项目一项也不应有。⑦问题要尽量简短，一般以应答者能在 30 分钟内完成为宜。问题太长，容易引起应答者的厌烦情绪，从而影响填答的质量和回收率。

2）答案 是封闭式问题中非常重要的一半。如何列举答案，不仅关系到回答者是否能够回答，是否容易回答，还关系到所收集资料的价值大小。因此，设计答案时应注意以下几个方面的问题：①答案的设计应符合实际情况，要根据研究的需要来确定变量的测量层次。②要保证答案的穷尽性和互斥性。所谓穷尽性是答案包括了所有可能的情况，不能有遗漏；例如询问"你爱吃酸还是爱吃辣？"，如果供选择的答案只有"爱吃酸"和"爱吃辣"两项，则漏了"酸辣都爱吃"和"酸辣都不爱吃"两种答案。所谓的互斥性，是指答案相互之间不能相互重叠或相互包含。③答案只能按一个标准分类；程度式答案应按一定的顺序排列，前后须对称，注意等级答案的明确性。④当答案太多时，除了选择几个主要的答案列出外，然后再加上"其他"，以便回答时能将其他未列出的答案归于其中。

问题和答案确定后对其进行编码，所谓编码就是赋予每一个问题及其答案一个数字作为它的代码，便于计算机处理，常在每项数据后留出编码用方框，以便编码输入。

（4）结尾部分 包括调查者的姓名、调查开始时间和结束时间、调查完成情况、被调查者的地址或单位（可以是编号）、审核员的姓名和审核意见等。

调查表具体的格式、内容的繁简、提问和回答的方式应服从于调查的目的，并适应于整理和分析资料的要求。所以，研究人员应依据本次调查的目的，根据自己的实践，汲取他人的经验并结合调查现场的实际情况拟定调查表。

一般来说，一个完善的调查表并不是一次就可以拟就的。如有可能，最好做几次包括设计人员参加的预调查，需几经试用和修改方可臻完善。

三、现况调查的资料分析

(一) 资料的整理

现况调查结束后首先应对原始资料逐项进行检查与核对，以提高原始资料的准确性、完整性，同时应填补缺漏、删去重复、纠正错误等，以免影响调查质量。接下来按照研究需要来整理原始资料，如组的划分、整理表的拟订，以便进一步分析计算。

（二）资料的分析

1. 常用分析指标

（1）率的计算　现况调查中常用的率是患病率。分析时要考虑到混杂因子的存在，如比较不同地区某疾病的患病率，直接比较会导致错误结论，常可采用率的标准化方法（标化率）。除患病率外，现况调查中还常用到感染率、病原携带率、抗体阳性率、某因素的流行率（如吸烟率）等指标。此外，还可能用到一些比、构成比等指标，如性别比、年龄构成等。在计算出上述的各种率以后，还要计算率的标准误，以估计率的抽样误差。

（2）其他常用指标　根据调查获得的定量数据，如年龄、身高、体重、肺活量等，可计算这些变量的均数与标准差等指标。

2. 分析方法

（1）描述分布　将资料按不同的人口学特征和时间、地区、某种生活习惯等加以整理，并计算疾病患病率等指标，以观察疾病在不同的人群、时间、地区上的分布特征，此即疾病的三间分布。

（2）相关分析　描述一个变量随另一个变量的变化而发生线性变化的关系，适用于双变量正态分布资料或等级资料，如体重与肺活量之间的相关关系。

（3）单因素对比分析　可按是否暴露于研究因素（或是否患病）进行分组，作有对照组的比较分析。

（4）多因素分析　在单因素分析的基础上，可进一步用多因素分析（多元线性回归、logistic 回归等）的方法进行分析。

3. 结果的解释

现况调查的结果解释一般应先说明样本的代表性、应答率等情况，然后估计分析调查中有无偏倚及其来源、大小、方向和调整方法，最后归纳疾病分布情况及提供病因线索。

现况调查若为了查明疾病分布，可根据"三间分布"的特征，结合有关因素进行解释；若是利用现况调查来提供病因线索，则在了解事件分布特征的基础上，还要依赖各种推理方法，根据资料分析阶段所做的分组比较、相关分析及多因素分析的结果提出可能的病因线索。

要注意：现况调查一般只能为进一步的分析流行病学研究（如队列研究及病例对照研究等）提供病因线索，不能做因果联系分析。

四、现况调查中常见的偏倚及其控制

影响现况调查资料准确性的有抽样误差和偏倚。抽样误差是不可避免的，但可以测量其误差大小和评价，且可以通过样本大小和抽样设计来适当控制。流行病学研究中的偏倚（bias），是指在流行病学调查研究设计或实施阶段，由于某些因素的影响，使得研究或推论的结果不符合真实的情况，或指在研究或推论过程中所获得的结果系统地偏离其真实值。偏倚属于系统误差，应设法防止其产生。偏倚造成的结果与真实值间的差异具有方向性，它可以发生在高于真实值的方向（正偏倚），也可发生在低于真实值的方向（负偏倚）。

（一）现况调查中偏倚的种类

1. 选择偏倚（selection bias）　指研究者在选择研究人群时由于选择条件受限制或设计失误所致的系统误差。

（1）无应答偏倚　调查对象不合作或因种种原因不能或不愿意参加，由于其身体素质、暴露状况、患病情况、嗜好等可能与应答者不同，由此产生的偏倚称为无应答偏倚。如应答率低于70%就较难以调查结果来估计整个研究人群的现况。

（2）选择性偏倚　在调查过程中，选择研究对象具有随意性，任意变换抽样方法，如根

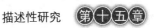

据出院号来随机抽样时，改用入院号等其他方法来抽样；被抽中的调查对象没有找到，而随便找了其他人代替，从而可能破坏了调查对象的同质性。

（3）存活者偏倚 在现况调查中，调查对象均为幸存者，无法调查死亡者，因此不能概括某病的实际现况，带有一定局限性和片面性。

2. 信息偏倚（information bias） 指在收集和整理有关暴露或疾病资料时所出现的系统误差，主要发生在观察、收集资料及测量等实施阶段。

（1）调查对象所引起的偏倚 询问调查对象有关个人疾病史、个人生活习惯、经济状况等，由于种种原因，回答不准确，从而引起偏倚，称之为报告偏倚。调查对象对过去的暴露史或疾病史等回忆不清，特别是健康的调查对象由于没有疾病的经历，而容易将过去的暴露等情况遗忘，而导致回忆偏倚。

（2）调查员偏倚 调查员有意识地深入调查某些人的某些特征，而不重视或马虎对待其他一些人的这些特征而导致的偏倚，称为调查员偏倚。如对肺癌患者调查员再三追问其吸烟史，而对健康者则不然。

（3）测量偏倚 在资料收集、现场测量中由于测量工具、检验方法不准确，检验技术操作不规范等，或工作粗枝大叶而造成的偏倚。

（二）防止产生偏倚的措施

偏倚是可以避免或减小的，因而在现况调查或其他类型的研究中均需要对调查资料进行质量控制，其目的是尽量减少偏倚的产生，从而能正确、真实地描述事物或事件的真实情况。在现况调查中，针对各种偏倚可能的来源，做好预防与控制，也是调查成功与否的重要环节。具体而言，现况调查中应着重强调以下几个方面。

1. 随机化 在抽取调查对象时，必须严格遵守随机化原则，使研究对象都有等同的概率被分配到各处理组中，从而使潜在的混杂因素，可测量或不可测量及无法预知的非处理因素（非研究因素）在各组间分布均衡。另外，样本大小要适当。

2. 提高应答率 采取各种措施提高抽中对象的应答率。对于不应答者，最好追踪调查，一般要求应答率达到90%以上。另外，在分析时还要分析不应答者的特征和原因。

3. 控制测量偏倚 选用不易产生偏差的仪器、设备，仪器使用前要进行校正。诊断标准、排除标准、纳入标准必须统一。

4. 培训调查员 在调查前必须对调查员进行系统、科学的培训，并组织调查员开展互相监督和复查工作。

5. 资料分析 做好资料的复查、复核等工作，选择正确的统计分析方法，注意辨析混杂因素及其影响。

五、现况调查的优点与局限性

1. 现况调查的优点 现况调查中常开展的是抽样调查。首先，抽样调查的样本一般来自人群，即从一个目标群体中，随机地选择一个代表性的样本来进行暴露与患病状况的描述研究，故其研究结果有较强的推广意义，以样本估计总体的可信度高。其次，现况调查是在资料收集完成之后，在资料分析阶段可以将研究对象按是否患病或是否暴露进行分组比较，即有来自同一群体自然形成的同期对照组，使结果具有可比性。最后，现况调查往往采用问卷调查或实验室检测等手段收集研究资料，故一次调查可同时观察多种因素，建立多种病因假设，其在疾病病因探索过程中，为不可或缺的基础工作之一。

2. 现况调查的局限性 现况调查中对特定时点即某一时间横断面和特定范围的规定，使收集的信息通常只能反映当时个体的疾病与暴露状况，难以确定先因后果的时相关系。再则，现况调查得到的是某一时点是否患病的情况，故不能获得发病率资料，除非在一个稳定的群体中，连续进行同样的现况调查。另外，如果在一次现况调查进行过程中，研究对象中一些人正处在所研究疾病的潜伏期或者临床前期，则极有可能会被误定为正常人，使研究结果发生偏倚，低估该研究群体的患病水平。

 本章小结

　　描述性研究是流行病学研究中最基本、最常用的一种方法，主要用来描述人群中疾病或健康状况与暴露因素的三间分布情况。描述性研究包括现况研究、生态学研究、病例报告、疾病监测等。描述性研究通过在特定人群中收集、归纳、整理资料及数据处理等客观地描述疾病、健康或有关卫生事件，能够将所研究问题在特定时间的频率及其分布特点展示出来，不仅可以为疾病控制和健康促进工作提供基础资料，也可以为进一步调查研究提供线索，是分析性研究的基础；还可以用来确定高危人群，评价公共卫生措施的效果等。

 思考题

　　1. 为什么一次现况调查只能得到患病率，而不能计算发病率？

　　2. 现况研究的优点有哪些？存在哪些局限性？

　　3. 现况研究中常见的偏倚有哪些？如何控制？

　　4. 现况研究通常能解决哪些问题？

（高金霞）

第十六章 筛检试验

 案例讨论

案例 一种新的血清检验方法将被用于筛检某种慢性病，在此之前需要对其真实性和可靠性作出评价，因此先对 400 名受试者进行预调查（其中患病者 150 例），结果有 200 人试验呈阳性反应，其中 100 人为真阳性。

问题 筛查试验真实性指标有哪些？筛查试验可靠性指标有哪些？如何计算该试验方法的灵敏度、特异度、阳性预测值和阴性预测值？预测值的影响因素有哪些？

流行病学的根本任务是预防与控制疾病及促进健康，对人群实施病因学预防和疾病早期防治是实现这一目标的重要策略。用有效的方法或手段对人群进行健康检查，发现高危人群及处于临床前期的患者，采取针对性的预防措施，控制疾病流行，促进人群健康是实现这一目标的具体措施。筛检便是在这样的背景下发展起来的一种流行病学研究方法，它是描述性研究的一个组成部分，属观察性研究范畴。

疾病自然史大致可分为易感期、临床前期、临床期和结局四个阶段。如果疾病在临床前期出现一些可以识别的异常特征，如肿瘤的早期标识物、血压升高、血脂升高等，则可使用一种或多种方法将其查出，并对其做进一步的诊断和治疗，从而延缓疾病的发展，改善其预后。它最初起源于 19 世纪，用来预防结核病。20 世纪早期，保险公司用它筛查参加保险的人员。近年来，筛检在疾病控制工作中的应用不断扩大，不仅用于发现人群中多种慢性病的早期患者，还用来识别可能发生这些疾病的高危个体。

第一节 筛检与筛检试验

一、筛检的概念

筛检（screening）是运用快速和简便的试验、检查或其他方法，将外表健康的人群中那些可能有病或缺陷的人与那些可能无病者鉴别开来的方法。筛检试验（screening test）是用于识别外表健康的人群中可能患有某疾病的个体或未来发病危险性高的个体的方法。它既可是问卷询问、体格检查、内窥镜与 X 线等物理学检查，也可是血清学、生物化学等实验室检验，甚至是基因分析等高级分子生物学技术。一项好的筛检试验应简单、廉价、快速、安全，易于被目标人群接受。此外，还要有良好的可靠性与真实性。筛检试验仅是一个初步的检查，对筛检结果阳性或可疑阳性者需进一步做确诊检查，对确诊者还需进行治疗。图 16-1 所示为筛检试验流程示意图。

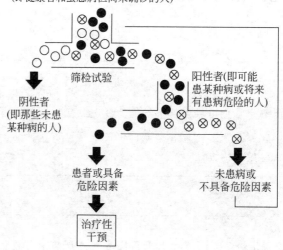

○：筛检试验阴性　⊗：筛检试验阳性但未患病　●：筛检试验阳性且目前已患病

图 16-1　筛检试验流程图

　　筛检有助于实现对疾病的早期发现、早期诊断、早期治疗，以提高疾病的治疗效果，改善疾病的预后（二级预防）。如通过检查尿糖水平来筛检糖尿病患者，阳性者再做进一步检查，达到早期诊断与治疗的目的。筛检也可用于发现人群中某些疾病的高危个体，并从病因学的角度采取措施，以减少疾病的发生，降低疾病的发病率，达到一级预防的目的。如筛检高血压预防脑卒中，筛检高胆固醇血症预防冠心病。近年来，筛检还被用来合理地分配有限的卫生资源。如利用高危评分的方法，筛检出孕妇中的高危产妇，将其安排到条件较好的县市级医院分娩，而危险性低的产妇则留在当地乡卫生院或村卫生室分娩，以降低产妇死亡率。

二、筛检的类型

　　按照筛检对象的范围分为整群筛检（mass screening）和选择性筛检（selective screening）。前者指在疾病患（发）病率很高的情况下，对一定范围内人群的全体对象进行普遍筛检，也称普查。如对 35 岁以上妇女作阴道细胞涂片筛检宫颈癌。或者根据流行病学特征选择高危人群进行筛检。如对矿工进行硅沉着病筛检，对石棉工人进行石棉肺、肺癌的筛检。

　　按筛检项目的多少分为单项筛检（single screening）和多项筛检（multiple screening）。前者指用一种试验筛检一种疾病，如以儿童呼吸次数筛检可疑儿童肺炎。后者是同时使用多项筛检试验筛检一种疾病。如同时进行胸透、查血沉、痰中结核杆菌等发现可疑肺结核，然后再进一步作明确诊断。

三、筛检试验与诊断试验的区别

　　诊断试验（diagnostic test）是对疾病进行诊断的方法。从表面看，筛检试验与诊断试验都是应用一些试验、检查等手段，确定受检者的健康状况，但实际上，两者存在许多区别。

　　1. 对象不同　筛检试验以健康人或无症状的患者为观察对象；诊断试验是以患者或筛检阳性者为观察对象。

　　2. 目的不同　筛检试验把可能患有某病的个体与可能无病者区分开来；诊断试验进一步

把患者与可疑有病但实际无病的人区分开来。

3. 要求不同 筛检试验要求快速、简便，有高灵敏度，尽可能发现所有可能的患者；诊断试验的技术要求较复杂，准确性和特异度高，尽可能排除所有非患者。相对于筛检试验的结果，诊断试验的结果具有更高的准确性和权威性。

4. 费用不同 筛检试验应是简单、廉价的方法；诊断试验多运用实验室、医疗器械等手段，一般花费较高。

5. 处理不同 筛检试验阳性者须进一步做诊断试验以确诊；而诊断试验结果阳性者要随之严密观察和及时治疗。

四、筛检的应用原则

在一项筛检计划实施前，要认真考虑一系列与筛检实施有关的标准。Wilse 和 Junger 在 1968 年提出了实施筛检计划的 10 条标准。在此基础上，世界卫生组织提出了筛检计划成功与否的 7 条标准。1999 年 Crossroads 提出了评价筛检计划更加全面的 13 条原则；英国国家筛检委员会提出 17 条标准。概括起来主要体现在四个方面。

1. 筛检的疾病 所筛检的疾病或状态应是该地区现阶段的重大公共卫生问题，它指的是疾病的患病率水平高，且能对人群健康和生命造成严重危害。例如，高血压患病率一般在 10% ~ 20%，如不加以控制和治疗可引起脑卒中、心肌梗死等严重的心血管疾病，被认为是导致中国城乡居民死亡的"隐形杀手"。其次，对筛检疾病或状态的自然史有比较清楚的了解，且有足够长的可识别临床前期和可识别的临床前期标志，以满足实施筛检，同时这种标识有比较高的流行率。例如，采用人乳头瘤病毒 DNA 检测发现宫颈癌癌前病变，成为预防宫颈癌的主要手段。最后，对所筛检疾病或状态的预防效果及其副作用有清楚的认识。

2. 疾病的筛检试验 要求试验方法简单、经济、安全、准确，且容易被受检者接受。

3. 疾病的治疗 对筛检出的阳性者能提供有效的治疗方法或可行的干预措施，即研究证明早期治疗优于晚期治疗。例如对筛检发现的高血压患者，进行口服降压药治疗，可有效降低血压，并减少卒中、心肌梗死等心脑血管疾病的发生。

4. 整个筛检项目 经高质量随机对照试验证明该筛检项目可以有效地降低死亡率和病死率，筛检带来的益处应当超过临床确诊检查和治疗引起的躯体及精神损害，与其他医疗卫生服务项目相比该筛检项目的成本效益合理，在临床、社会和伦理等方面，群众和医护人员可以接受该筛检服务。

总之，对某病的筛检，比较理想的是每一项标准均能达到，满足的标准愈多，说明筛检计划愈成熟；然而实际情况总会有一项或多项标准不能满足，尽管如此，筛检仍值得实施。最基本的条件是：适当的筛检方法、确诊方法和有效的治疗手段，三者缺一不可，否则将导致卫生资源浪费，给筛检试验阳性者带来生理和心理上的伤害等不良后果。

五、筛检的伦理学问题

不论是医疗实践还是医学研究，筛检对受试者的影响均具有不确定性，受试者都可能面临一定程度的风险。因此在实施时，必须遵守尊重个人意愿、有益无害、公正等一般伦理学原则。

筛检的宗旨是给受试者带来好处，但作为计划的受试者，有权利对将要参与的计划所涉及的问题"知情"。研究人员也有义务向受试者提供足够的信息，包括参与这项计划的利益与风险，并使他们理解提供的信息，据此做出理性的选择，决定是否同意参加。

有益无害原则在筛检实施的标准中有明确体现。如筛检试验必须安全可靠、无创伤性、易于被群众接受，不会给被检者带来身体和精神上的伤害。对筛检试验阳性者，有进一步的诊断、治疗方法，不会给他们带来不必要的心理负担，对健康产生负面影响。再者，筛检获得的是受试者个人的健康资料，因此个人的隐私权应受到尊重。除非得到本人允许，不得向外泄露。

公正原则要求公平、合理地对待每一个社会成员。如果筛检的价值和安全性已确定，并将用于医疗实践，给群众带来益处时，无论受试者的年龄、职务、性别、经济地位及与医务人员的关系如何，均应受到平等的对待。

第二节 筛检试验的评价

筛检试验除考虑安全可靠、简便快速及经济可行外，还要考虑其准确性和有效性，即该方法对疾病进行诊断的真实性和价值。具体过程为：先确定适宜的"金标准"（gold standard），诊断出目标疾病的患者和非患者，然后将待评价的试验结果与金标准诊断结果进行同步盲法比较，并用一系列指标来评价试验方法对疾病的诊断价值。为了减少偏倚，整个过程应遵循盲法原则。

一、筛检试验的评价方法

1. 选择"金标准" 所谓"金标准"是指当前临床医学界公认的诊断疾病的最可靠方法。使用金标准的目的就是准确区分受试对象是否为某病患者。较为常用的金标准有活检、手术发现、微生物培养、尸检、特殊检查和影像诊断、临床综合判断，以及长期随访的结果等。确定"金标准"要依据具体情况而定，要考虑诊断方法的准确性、危险性和成本等。任何一个金标准只是特定历史条件下的医学发展的产物，不具有永恒性。

2. 确定受试对象 选择受试对象的原则是：受试对象应能代表筛检试验可能应用的目标人群。为使病例组有代表性，受试目标疾病的患者应包括各种临床类型的病例，如不同病情程度的、不同病程的、典型和不典型的、有并发症和无并发症的、治疗过的与未治疗过的。对照组应选择用金标准证实没有目标疾病的其他病例，特别是那些易与该病产生混淆的疾病，以期考核待评价的筛检试验的鉴别诊断价值。故正常人一般不宜纳入对照组，因为将正常人纳入对照组将无法对筛检试验鉴别诊断能力进行评价。

3. 确定样本含量 与研究样本含量有关的因素有：①待评价筛检试验的灵敏度；②待评价筛检试验的特异度；③显著性检验水平 α；④容许误差 δ。当灵敏度和特异度均接近50%时，可用近似式（16-1）。

$$n = \left(\frac{z_\alpha}{\delta}\right)^2 (1 - P)P \tag{16-1}$$

式中，n 为所需样本量，z_α 为正态分布中累积概率等于 $\alpha/2$ 时的 z 值，如 $z_{0.05} = 1.96$ 或 $z_{0.01} = 2.58$，δ 为容许误差，一般定在 $0.05 \sim 0.10$。P 为待评价的筛检方法的灵敏度或特异度，通常用灵敏度估计病例组所需样本量，特异度估计对照组所需样本量。

当待评价的筛检试验的灵敏度或特异度小于20%或大于80%时，样本率的分布呈偏态，需要对率进行平方根反正弦转换，并用式（16-2）计算样本量。

$$n = \left[\frac{57.3 \times z_\alpha}{\sin^{-1}(\delta/\sqrt{P(1-P)})}\right]^2 \tag{16-2}$$

例16-1 待评价的筛检试验的估计灵敏度为70%，估计特异度50%，设 $\alpha = 0.05$，$\delta = 0.08$，试计算病例组和对照组所需要样本量。

则 $n_1 = (1.96 / 0.08)^2 \times (1 - 0.70) \times 0.70 = 126.05 = 126.05$

$n_2 = (1.96 / 0.08)^2 \times (1 - 0.50) \times 0.50 = 150.06 = 150.06$

所以，评价该筛检试验，病例组样本量为 127 例，对照组样本量为 151 例。

4. 整理试验结果　经"金标准"确诊的目标疾病患者和非患者，接受待评价的筛检试验检测后，可出现四种情况。整理成四格表（表 16-1）。

表 16-1　评价试验的整理表

待评价试验	金标准		合计
	病例	非病例	
阳性	A（真阳性）	B（假阳性）	R_1
阴性	C（假阴性）	D（真阴性）	R_2
合计	C_1	C_2	N

表 16-1 中，A（真阳性）是指金标准确诊的该病病例中，待评价的试验判断为阳性的例数；B（假阳性）是指金标准确诊的无该病的研究对象中，待评价的试验判断为阳性的例数；C（假阴性）是指金标准确诊的该病病例中，待评价的试验判断为阴性的例数；D（真阴性）是指金标准确诊的无该病的研究对象中，待评价的试验判断为阴性的例数。

二、筛检试验的评价指标

筛检试验的评价指标主要包括真实性、可靠性和收益三个方面。

（一）真实性

真实性（validity），亦称效度，指测量值与实际值相符合的程度，故又称准确性（accuracy）。用于评价真实性的指标有：灵敏度、特异度、假阳性率、假阴性率、正确指数、似然比。

1. 灵敏度（sensitivity）　又称真阳性率（true positive rate），指金标准确诊的病例中待评价试验也判定为阳性者所占的百分比。它可反映待评价试验能将实际患病的病例正确地判断为有病的能力，理想值应为 100%。

$$灵敏度 = \frac{A}{A+C} \times 100\% \tag{16-3}$$

2. 特异度（specificity）　又称真阴性率（true negative rate），指金标准确诊的非病例中待评价试验也判断为阴性者所占的百分比。它反映待评价试验能将实际未患病的研究对象正确地判断为未患某病的能力。理想值应为 100%。

$$特异度 = \frac{D}{B+D} \times 100\% \tag{16-4}$$

3. 假阳性率（false positive rate）　又称误诊率，是指金标准确诊的非病例中待评价试验错判为阳性者所占的百分比，理想值应为 0。

$$假阳性率 = \frac{B}{B+D} \times 100\% \tag{16-5}$$

假阳性率与特异度之间为互补关系，假阳性率 = 1 - 特异度；即特异度越高，假阳性率越低，反之亦然。

4. 假阴性率（false negative rate）　又称漏诊率，是指金标准确诊的病例中待评价试验错判为阴性者所占的百分比，理想值应为 0。

$$假阴性率 = \frac{C}{A+C} \times 100\% \tag{16-6}$$

假阴性率与灵敏度之间为互补关系，假阴性率 = 1 - 灵敏度；即灵敏度越高，假阴性率越低，反之亦然。

5. 正确指数 也称约登指数（Youden's index），是灵敏度与特异度之和减1。

$$正确指数 = （灵敏度+特异度）-1 = 1-（漏诊率+误诊率） \tag{16-7}$$

正确指数表示试验能正确地判断患者和非患者的总能力。指数范围为 0~1，指数越大，试验真实性越好，反之越差。但应注意，正确指数大时，并未明确是灵敏度高还是特异度高，因此，它不能代替前述四项指标。

6. 似然比（likelihood ratio，LR） 属于同时反映灵敏度和特异度的复合指标，是指病例组中某种试验结果出现的概率与非病例组中该试验结果出现的概率之比。因试验结果有阳性与阴性之分，故似然比相应地区分为阳性似然比和阴性似然比。

（1）阳性似然比（positive likelihood ratio，+LR） 试验结果真阳性率与假阳性率之比。说明患者中出现某种试验结果阳性的概率是非患者的多少倍。其值越大，试验结果阳性时为真阳性的概率越大。

$$阳性似然比 = \frac{真阳性率}{假阳性率} = \frac{灵敏度}{1-特异度} \tag{16-8}$$

（2）阴性似然比（negative likelihood ratio，-LR） 试验结果的假阴性率与真阴性率之比。说明患者中出现某种试验结果阴性的概率是非患者的多少倍。其值越小，试验结果阴性时为真阴性的可能性越大。

$$阴性似然比 = \frac{假阴性率}{真阴性率} = \frac{1-灵敏度}{特异度} \tag{16-9}$$

似然比是一个相对稳定的综合性评价指标，计算时只涉及灵敏度和特异度，不受患病率的影响。阳性似然比越大，阴性似然比越小，筛检试验的真实性越好。因此，在选择筛检试验时应选择阳性似然比高的方法。

例16-2 某社区拟对40岁以上的妇女进行宫颈癌普查，采用阴道脱落细胞涂片筛检宫颈癌可疑患者，为了评价涂片法的筛检效果，选择100名可疑宫颈癌妇女同时进行涂片法和活体组织病理检查，检查结果见表16-2，请对涂片法诊断宫颈癌的真实性进行评价。

表16-2 涂片法对可疑宫颈癌患者的诊断结果

涂片法	金标准（病理检查）		合计
	宫颈癌患者	正常人	
阳性	49	5	54
阴性	3	43	46
合计	52	48	100

（1）灵敏度 $= \frac{49}{49+3} \times 100\% = 94.23\%$

结果表示在病理检查确诊的宫颈癌患者中涂片法阳性人数所占的比例为94.23%。

（2）特异度 $= \frac{43}{43+5} \times 100\% = 89.58\%$

结果表示在病理检查正常人中涂片法阴性人数所占的比例为89.58%。

（3）假阴性率 $= \frac{3}{49+3} \times 100\% = 5.77\%$

结果表示在病理检查确诊的宫颈癌患者中涂片法为阴性的人数所占的比例为5.77%。

（4）假阳性率 $= \frac{5}{5+43} \times 100\% = 10.42\%$

结果表示在病理检查正常人中涂片法阳性人数所占的比例为 10.42%。

（5）约登指数 = 94.23% + 89.58% - 1 = 0.84

（6）阳性似然比 = $\dfrac{94.23\%}{10.42\%}$ = 9.04

结果表示宫颈癌患者中出现涂片法检测结果阳性的概率是正常人的 9.04 倍。

（7）阴性似然比 = $\dfrac{5.77\%}{89.58\%}$ = 0.06

结果表示宫颈癌患者中出现涂片法检测结果阴性的概率是正常人的 0.06 倍。

（二）可靠性

可靠性（reliability），也称信度、精确度（precision）或可重复性（repeatability），是指在相同条件下用某测量工具（如筛检试验）重复测量同一受试者时获得相同结果的稳定程度。

1. 评价筛检试验可靠性的指标

（1）标准差和变异系数 当某试验是做定量测定时，可用标准差和变异系数（coefficient variance，CV）来表示可靠性。标准差和变异系数的值越小，表示可重复性越好，精密度越高。反之，可重复性就越差，精密度越低。变异系数为标准差与算术均数之比。

$$变异系数 = \frac{标准差}{算数均数} \times 100\% \tag{16-10}$$

（2）符合率（agreement rate, consistency rate） 又称一致率，是筛检试验判定的结果与金标准诊断的结果相同的人数占总受检人数的比例。符合率可用于比较两个医师筛检诊断同一组患者，或同一医师两次筛检诊断同一组患者的结果。

$$符合率 = \frac{A + D}{A + B + C + D} \times 100\% \tag{16-11}$$

然而仅仅通过符合率来评价筛检或诊断试验的一致性是不全面的，没有考虑机遇因素对观察一致性的影响。近年人们常用 Kappa 分析评价两种检验方法和同一方法两次检测结果的一致性。

（3）Kappa 值 Kappa 值的计算可用式（16-12）。

$$Kappa = \frac{N(A + D) - (R_1C_1 + R_2C_2)}{N^2 - (R_1C_1 + R_2C_2)} \tag{16-12}$$

该分析考虑了机遇因素对一致性的影响。Kappa 值的取值范围介于 -1 和 +1 之间。如 $K<0$，说明由机遇所致一致率大于观察一致性；$K=-1$，说明两结果完全不一致。$K=0$，表示观察一致率完全由机遇所致；如 $K>0$，说明观察一致性大于因机遇所致一致的程度；$K=1$，说明两结果完全一致。一般认为 Kappa 值在 0.4 ~ 0.75 为中、高度一致，Kappa 值 ≥ 0.75 为一致性极好，Kappa 值 ≤ 0.40 时为一致性差。

例 16-3 甲、乙两位医生分别对 100 名糖尿病患者进行眼底检查，观察其是否出现视网膜变化，检查结果列于表 16-3，请分析两位医生诊断糖尿病视网膜病变的可靠性。

表 16-3 两位医生对 100 名糖尿病患者判定视网膜病变的一致性比较

乙医生	甲医生		合计
	正常	异常	
正常	36	8	44
异常	6	50	56
合计	42	58	100

1）符合率 $=\dfrac{36+50}{36+8+6+50}\times100\%=86\%$

说明甲乙两位医生对眼底视网膜病变检查结果一致的人数占受检人数的86％。

2）$Kappa=\dfrac{100(36+50)-(44\times42+56\times58)}{100^2-(44\times42+56\times58)}=0.71$

表明甲、乙两位医生对眼底视网膜病变检查结果有高度一致性。

2. 影响筛检试验可靠性的因素

（1）受试对象生物学变异　由于个体生物周期等生物学变异，使得同一受试对象在不同时间获得的临床测量值有所波动。例如，血压在一天内不同时间的测量值存在变异。

（2）观察者　由于测量者之间、同一测量者在不同时间的技术水平不一，认真程度不同，生物学感觉差异，预期偏倚等均可导致重复测量的结果不一致。例如，血压测量者的不一致性，X射线读片与化验结果判断的不一致性等。

（3）实验室条件　重复测量时，测量仪器不稳定，试验方法本身不稳定，不同厂家、同一厂家生产的不同批号的试剂盒的纯度、有效成分的含量、试剂的稳定性等均有不同，由此可能引起测量误差。

（三）收益

筛检试验是否切实可行，除了考虑其真实性、可靠性外，还须考虑其应用收益。收益是指通过筛检试验使原来未被发现的患者得到早期发现、正确诊断和治疗，从而改善预后，延长寿命和工作时间，提高生活质量，由此产生的经济效益和社会效益。这里简略介绍一下反映试验收益的指标。

1. 预测值（predictive value）　又称诊断价值。指应用筛检结果来估计受检者患病和不患病可能性大小的指标。它是表示试验能作出正确判断的概率，也表示实验结果的实际临床意义。根据试验结果的不同，预测值分为阳性预测值和阴性预测值。

（1）阳性预测值（positive predictive value，PPV）　试验结果阳性者患目标疾病的可能性。

$$阳性预测值=\dfrac{A}{A+B}\times100\% \tag{16-13}$$

（2）阴性预测值（negative predictive value，NPV）　试验阴性者不患目标疾病的可能性。

$$阴性预测值=\dfrac{D}{C+D}\times100\% \tag{16-14}$$

总的来讲，影响预测值的因素有灵敏度、特异度和患病率。试验的灵敏度越高，则阴性预测值越高；试验的特异度越高，阳性预测值越高。此外，预测值还与受检人群目标疾病患病率（P）的高低密切相关。阳性预测值、阴性预测值与患病率、灵敏度和特异度的关系可用以下公式表示：

$$阳性预测值=\dfrac{灵敏度\times患病率}{灵敏度\times患病率+（1-患病率）（1-特异度）} \tag{16-15}$$

$$阴性预测值=\dfrac{特异度\times（1-患病率）}{特异度\times（1-患病率）+（1-灵敏度）\times患病率} \tag{16-16}$$

灵敏度和特异度对阳性预测值的影响较阴性预测值明显。当灵敏度和特异度一定，疾病患病率升高时，阳性预测值升高，阴性预测值降低；疾病患病率降低时，则阳性预测值降低，阴性预测值升高。患病率对阳性预测值的影响较阴性预测值明显。表16-4说明了人群在不同患病率、灵敏度与特异度的情况下，阳性预测值与阴性预测值的变化。

表 16-4　在灵敏度、特异度和患病率不同水平时某人群糖尿病筛检的结果

患病率（%）	灵敏度（%）	特异度（%）	筛检结果	金标准 患者	金标准 非患者	合计	阳性预测值（%）	阴性预测值（%）
50	50	50	+	250	250	500	50	50
			−	250	250	500		
			合计	500	500	1000		
20	50	50	+	100	400	500	20	80
			−	100	400	500		
			合计	200	800	1000		
20	90	50	+	180	400	580	31	95
			−	20	400	420		
			合计	200	800	1000		
20	50	90	+	100	80	180	56	88
			−	100	720	820		
			合计	200	800	1000		

2. 效益指标　由于筛检试验要消耗一定费用，也应该进行经济学评价，主要从三个方面进行。

（1）成本效果分析（cost-effectiveness analysis）　分析实施筛检计划后取得的社会效益，如延长寿命，提高了生活质量等。

（2）成本效益分析（cost-benefit analysis）　通过筛检所取得的经济效益，如经过筛检早期发现患者所节约的医疗费用，正确诊断后因避免贻误而节省的医疗费用等。其估计是复杂的，可用直接和间接投入的成本与直接和间接获得的效益进行比较。

（3）成本效用分析（cost-utility analysis）　实施计划投入的费用与获得的生命质量改善。

（四）试验阳性结果截断值的确定

截断值（cut off point）是判定试验阳性与阴性的界值，即对试验测定某项指标的观察值有个界定，以区分某人可能"已患"或"未患"某病。如何确定试验阳性结果的截断值或临界点，与试验测得正常人与患者的观察值的分布有关。如图 16-2 所示，正常人与患者的测量值呈两个独立的分布曲线，无重叠处。如将临界点选在患者中的最小值，则试验的灵敏度和特异度均可达 100%。但事实上，多数情况下是难以达到的。

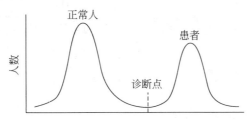

图 16-2　理想的正常人与患者测量值分布情况

通常遇到的是如图 16-3 所示的情况，正常人与患者的测量值呈两条相交的分布曲线，两条曲线下有一重叠区域。A 为患者的最低值，B 为正常人的最高值，在 A 和 B 之间即有正常人又有患者，形成一个重叠区。如果把正常人与患者的分界定在 A，固然不会漏掉患者，但会把较多的正常人划入患者组中，出现假阳性；如果将分界定在 B，虽然没有将正常人误诊为患者，但又漏掉了相当部分的患者。这种情况下，无论临界点选在何处，筛检试验的灵敏

度和特异度均不可能同时达到100%。在 A 和 B 两点间，当诊断点向右移时，特异度升高，灵敏度降低；反之，当诊断点向左移时，灵敏度增大，特异度降低。因此，在实践中很难达到灵敏度与特异度均高的目标。通常采取降低其中一方，以获得较高的另一方的策略。至于试验阳性结果的临界点选择在何处，则根据具体情况而定，常从以下几个方面进行考虑。

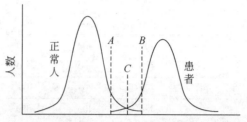

图 16-3　现实的正常人与患者测量值分布情况

（1）如疾病的预后差，漏掉患者可能带来严重后果，且目前又有可靠的治疗方法，则临界点向左移，以提高灵敏度，尽可能多地发现可疑患者，但会使假阳性增多。

（2）如疾病的预后不严重，且现有诊疗方法不理想，临界点可右移，以降低灵敏度，提高特异度，尽可能将非患者鉴别出来，但增加假阴性。

（3）如果假阳性者作进一步诊断的费用太高，为了节约经费，可将临界点向右移。

（4）如果灵敏度和特异度同等重要，可将临界点定在正常人分布曲线与患者分布曲线的交界处，如图 16-3 中的 C 点。

除上述四种情况外，人们常用受试者工作特征曲线（receiver operator characteristic curve），简称 ROC 曲线，来决定最佳临界点。ROC 曲线是以真阳性率（灵敏度）为纵坐标，假阳性率（1-特异度）为横坐标所做的曲线，是表示灵敏度和特异度之间相互关系的一种方法。

表 16-5 是以餐后 2 小时血糖浓度（mg/dl）作为糖尿病诊断试验的灵敏度和特异度变化情况，据此绘制 ROC 曲线，见图 16-4。图 16-4 所示，随着灵敏度的上升，1-特异度值增加，即特异度下降，反之亦然。该曲线最接近左上角的一点（A 点）或曲线左上方的拐点处定为最佳截断值，即最佳判断标准，因为此点灵敏度和特异度均较高，假阳性和假阴性之和最小。故 ROC 曲线常被用来确定诊断试验的最佳截断值。

表 16-5　不同血糖水平诊断糖尿病的灵敏度和特异度

血糖浓度（mg/dl）	灵敏度（%）	特异度（%）	血糖浓度（mg/dl）	灵敏度（%）	特异度（%）
90	98.6	7.3	150	64.3	96.1
100	97.1	25.3	160	55.7	98.6
110	92.9	48.4	170	52.9	99.6
120	88.6	68.2	180	50.0	99.8
130	81.4	82.4	190	44.3	99.8
140	74.3	91.2	200	37.1	100.0

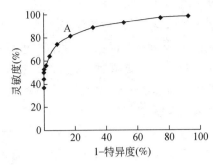

图 16-4　按不同血糖浓度诊断糖尿病的 ROC 曲线

此外，两种或两种以上诊断方法进行比较时，可将各试验的 ROC 曲线绘制到同一坐标中，以直观地比较不同试验的诊断价值。除了直观比较的方法外，还可计算 ROC 曲线下的面积。曲线下面积反映了诊断试验价值的大小，面积越大，越接近 1.0，诊断的真实度越高；越接近 0.5，诊断的真实度越低；当等于 0.5 时，则无诊断价值。

知识链接

确定判断标准的方法

①均数加减标准差法；②百分位数法；③根据实际情况人为确定判断标准；④受试者工作曲线。

第三节　提高试验效率的方法

在实际工作中，临床医生最关心的是如何利用现有的试验方法，提高试验的效率或收益，一般可通过以下途径实现。

一、优化试验方法

试验方法的优劣直接关系试验效率的高低，客观的试验指标，合适的截断值，试验方法、步骤及条件的标准化等，可以有效地提高试验的真实性，减少假阴性和假阳性的发生。同时尽量避免偏倚的产生，是提高试验效率的重要因素。

临床医生在优化试验方法的同时，还需结合患者情况和临床目的来合理选择试验。如试验目的是在人群中开展筛检，以早期发现患者，就选灵敏度高、简便易行、费用低的试验；若目的是对疾病进行诊断，在选择灵敏度高的前提下，要特别注重特异度高的试验，尽量避免假阳性的发生。

二、采用联合试验

任何一种试验都不可能尽善尽美，有的灵敏度高、特异度低，有的特异度高、灵敏度低。为了弥补单项试验的不足，可采用多项试验检查同一受试对象，以提高试验的灵敏度或特异度，增加试验的收益，这种方式称为联合试验。根据联合的形式，分为串联与并联。

1. 串联试验（serial tests）　又称系列试验，是依次进行几项试验，全部试验均为阳性时才判断为阳性。例如筛检糖尿病先做尿糖检查，阳性者再查餐后 2 小时血糖。只有两者都阳性时才作为筛检阳性，以便进一步用糖耐量确诊。

串联试验可以提高特异度和阳性预测值，降低误诊率，但降低了灵敏度和阴性预测值，漏诊率升高。当几种试验方法的特异度均不理想，或不必急于做出诊断，或进一步确诊费用高且不安全，或误诊可能造成严重后果时，常应用此法。

2. 并联试验（parallel test） 又称平行试验，是指同时进行几项诊断试验，只要有一项阳性即判为阳性。例如乳腺癌筛检，并联使用胸部触诊和乳腺 X 射线检查，不论何者阳性，均为筛检阳性，再做进一步确诊。与单项诊断试验比较，并联试验可提高灵敏度和阴性预测值，减少漏诊率，却使特异度和阳性预测值下降，增加了误诊率。若临床医师需要一项灵敏度高的诊断试验，而此时只有两项或多项不十分灵敏的诊断方法，并联试验是首选的方法。或者急需对疾病做出诊断，或尽可能发现患者，漏诊后果严重时才采用此方法。

例 16-4 某次试验采用粪便隐血试验（OB）和粪便隐白蛋白试验（OA）对大肠癌进行联合筛检，结果见表 16-6。

表 16-6　OB 和 OA 联合试验筛检大肠癌结果

试验结果		大肠癌患者	非大肠癌患者
OB	OA		
+	−	19	3
−	+	23	16
+	+	27	2
−	−	6	69
合计		75	90

粪便隐血试验（OB）

$$灵敏度 = \frac{19+27}{75} \times 100\% = 61.33\%$$

$$特异度 = \frac{16+69}{90} \times 100\% = 94.44\%$$

粪便隐白蛋白试验（OA）

$$灵敏度 = \frac{23+27}{75} \times 100\% = 66.67\%$$

$$特异度 = \frac{3+69}{90} \times 100\% = 80\%$$

串联试验

$$灵敏度 = \frac{27}{75} \times 100\% = 36\%$$

$$特异度 = \frac{3+16+69}{90} \times 100\% = 97.78\%$$

并联试验

$$灵敏度 = \frac{19+23+27}{75} \times 100\% = 92\%$$

$$特异度 = \frac{69}{90} \times 100\% = 76.67\%$$

三、选择患病率高的人群作为受试对象

一项试验的灵敏度与特异度是相对固定的，而人群患病率水平对试验阳性预测值的影响却很大，阳性预测值随患病率的升高而升高。某些疾病在年龄、性别、种族和职业暴露等特征人群中有较高的患病率，在这些高危人群中开展试验，这样既可发现较多患者，又可提高

阳性预测值，降低试验成本，以提高试验效率。

本章小结

筛检是早期发现患者和高危人群，开展流行病学监测，提高医疗保健质量的一项重要的、应用广泛的方法，是预防疾病发生、发展的一个重要手段。筛检试验不是诊断试验，仅是一个初步检查，对筛检结果阳性和可疑阳性的人必须进行确诊检查，对确诊的患者进行治疗。筛检试验除考虑安全可靠、简便快速及经济可行外，还要考虑其准确性和有效性，要对筛检试验的真实性、可靠性和收益进行评价。在筛检实际应用中，要注意应用原则，必须制订好筛检计划，明确目的，估计效果，权衡利弊。在此基础上，还可以进一步研究现有诊断试验的特性和临床价值，以指导临床应用。

思考题

1. 何谓筛检？筛检试验的应用原则是什么？
2. 如何对筛检试验作出评价？
3. 如何提高筛选效益？

（高金霞）

第十七章 分析性研究

"吸烟引起肺癌"曾是一个概念性假设，但"人群中长期吸烟的男子患肺癌的危险性显著大于不吸烟或少吸烟的同龄男子"就是一个可形成具体研究问题并可加以检验的假设。

分析性研究就是检验假设的一类研究方法，但研究结果也可产生新的假设。分析性研究主要有病例对照研究和队列研究两种。病例对照研究是已知结果，即发生了某研究疾病后，追查由某因素引起该病的可能性大小；队列研究是对研究对象追踪观察一段时间，比较暴露于某因素的研究对象中某病的发生率是否较不暴露于该因素研究对象更高。队列研究的结果更具可信性。

第一节 病例对照研究

 案例讨论

案例 20世纪20年代，许多工业发达国家报道肺癌死亡率逐年升高。1901～1920年男性为 1.1/（10万），女性为 0.6/（10万），1936～1939年上升到男性为 10.6/（10万），女性为 2.5/（10万）。关于肺癌的病因，当时有人提出过吸烟、大气污染等危险因素，但也有人提出肺癌病死率升高的原因是由于人口寿命延长、人口老龄化的结果，同时，对肺癌的诊断手段的改进，使肺癌的检出率与死因诊断水平提高，也可致肺癌的死亡率升高。

问题 如何提出病因假设？为验证上述因素和肺癌之间是否存在因果联系，可采用哪些流行病学研究方法？

病例对照研究（case-control study）是分析性流行病学研究方法中最基本、最重要的研究类型之一，是迄今最常用的一种分析性流行病学研究方法，也是研究罕见疾病危险因素的唯一实际可行的方法，在疾病病因的研究中得到广泛的应用。

一、病例对照研究的概述

（一）病例对照研究的基本原理

病例对照研究的基本原理是以确诊患有某种特定疾病的患者作为病例，以不患有该病但具有可比性的个体作为对照，分别追溯调查两组人群既往有无暴露于某个或某些因素及暴露程度（剂量），并进行比较以推测疾病与暴露因素之间有无关联及关联强度大小的一种观察性研究方法。这是一种回顾性的、由结果探索病因的研究方法，是在疾病发生之后追溯假定的病因因素的方法，是在某种程度上检验病因假设的一种研究方法。但病例对照研究得到的暴露与疾病之间的联系并不一定是因果联系，即使能消除随机误差和已知的系统误差，还可能有尚未认知的因素会影响这种关系。

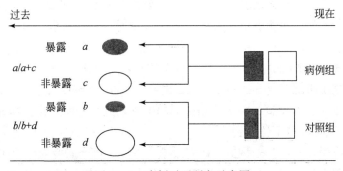

图 17-1　病例对照研究示意图

注：阴影区域代表暴露于所研究危险因素的研究对象

（二）病例对照研究的基本特征

1. 观察性研究　研究者只是客观地收集研究对象的暴露情况，而不给予任何干预措施。暴露因素是自然存在的，并非人为可以控制的。

2. 观察方向由"果"→"因"　研究开始时已知确定的结果，进而追溯可能与疾病有关的因素，且可同时研究多个暴露因素与疾病的关联。其调查方向是回顾性的。

3. 设立对照组　目的是为病例组提供用于比较的危险因素的暴露率。

4. 难以确定暴露与疾病的因果关系　由于受到回顾性研究方法的限制，并未观察到由"因"→"果"的发展过程，故只能推测暴露与疾病是否有关联。若多次病例对照研究的结果均存在"联系的一致性"，则有助于因果假设的验证。

（三）病例对照研究的用途

1. 探索疾病的可疑危险因素　对病因不明的疾病进行可疑因素的广泛探索是病例对照研究的优势，也是识别罕见疾病危险因素的唯一切实可行的研究手段。

2. 验证病因假设　经过描述性研究或探索性病例对照研究，初步产生了病因假设后，再应用精心设计的病例对照加以验证。

3. 提供进一步研究的线索　病例对照研究获得的明确病因线索是开展前瞻性研究的重要依据。根据病因假说中的暴露因素进行队列研究或实验性研究，从而证实该假说。

4. 临床疗效影响因素的研究　同样的治疗方法对同一疾病治疗可有不同的疗效反应，将发生和未发生某种临床疗效者分别作为病例组和对照组进行病例对照研究，以分析不同的影响因素。

5. 疾病预后因素的研究　同一种疾病可有不同的结局。将发生某种临床结局者作为病例组，未发生该结局者作为对照组，进行病例对照研究，可以分析产生不同结局的有关因素，从而采取有效措施，改善疾病的预后，或者对影响预后的因素给出正确的解释。

（四）病例对照研究的类型

按照病例与对照的关系可分为非匹配病例对照研究和匹配病例对照研究。

1. 非匹配的病例对照研究　在设计所规定的病例和对照人群中分别抽取一定数量的研究

对象，一般仅要求对照组的人数应等于或多于病例组的人数，其他方面不作限制和规定。

2. 匹配的病例对照研究　匹配又称配比（matching），即要求对照在某些因素或特征上与病例保持一致。例如，以年龄为匹配因素，在分析两组资料时，可避免由于两组年龄构成上的差异对疾病与因素关系的影响。根据匹配的方式不同，可分为成组匹配和个体匹配两种形式。

（1）成组匹配（category matching）　又称频数匹配（frequency matching），是指对照组具有某因素或特征所占比例与病例组保持一致。如做性别匹配，病例组男女各半，则对照组也应如此；如做年龄匹配，病例组年龄为 50 ~ 59 岁，则对照组亦相应为 50 ~ 59 岁。两组人数可相等也可不等。

（2）个体匹配（individual matching）　以病例和对照个体为单位进行匹配。1 个病例可匹配一个对照，这也叫配对（pair matching），也可以匹配多个对照，如 1：2，1：3…1：R。随着 R 的增加，效率也在提高，但效率增加的幅度越来越小，而工作量却显著增大。因此，R 值不宜超过 4，否则将得不偿失。

匹配的目的有两方面：首先是提高研究效率，表现为每个研究对象提供的信息量增加；其次是控制混杂因素的作用，去除这些因素对研究结果的干扰。因此，匹配的特征或变量必须是已知的混杂因子，或有充分理由怀疑为混杂因子，否则不应匹配。

匹配的同时也增加了选择对照的难度。一旦某个因素做了匹配，既不能分析它与疾病的关系，也不能充分分析它与其他因素的交互作用。若把不起混杂作用的因素进行匹配，将导致匹配过度（over-matching），可能会丢失某些重要信息，增加工作难度，研究效率反而降低。例如，吸烟对血脂有影响，而血脂与心血管疾病有病因关系，在研究吸烟与心血管病关系的病例对照研究中，按血脂水平对病例和对照进行匹配，则吸烟与疾病的关联消失。另一种是只与可疑病因有关而与疾病无关的因素不应匹配。例如，避孕药的使用与宗教信仰有关，但宗教信仰与研究的疾病并无关系，因此不应将宗教信仰作为匹配因素。

知识链接

病例对照研究的衍生类型

①巢式病例对照研究（nested case-control study，case-control study nested in a cohort）；②病例队列研究（case-cohort study）；③病例交叉研究（case-crossover design）；④单纯病例研究（case only study）；⑤病例时间对照设计（case-time-control design）等。

二、病例对照研究的设计与实施

（一）病例的选择

1. 病例的类型　新发病例、现患病例和死亡病例都可选为研究病例。新发病例对暴露因素记忆清楚，信息较可靠，但对于发病率低的疾病，短期内不易获得足够数量的病例；现患病例相对易获得，且节省研究时间，但对既往暴露的回忆易受到病程迁延和存活因素的影响，不易判断暴露因素与疾病的时间关系；死亡病例的暴露史主要从医学记录或由亲属人提供，信息偏倚较大，极少利用。

2. 病例的确定　针对所研究疾病的诊断标准做出明确规定，所有病例都应符合严格的诊断标准。疾病诊断标准应尽量采用国际通用标准和国内统一的诊断标准，便于与他人的工作比较。对于无明确诊断标准的疾病，可根据研究的需要制定明确的工作定义。另外，为了控制非研究因素对结果的干扰，可对研究对象的某些特征（如性别、年龄、民族等）作出规定

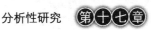

或限制。

3. 病例的来源

（1）以医院为基础　以医院的现患者或医院和门诊的病案及出院记录记载的既往患者作为研究对象。其优点是：病例比较合作，资料易获得且比较完整、准确，较易实施等；但医院的病例代表性较差，易产生选择偏倚。因此，为了减少选择偏倚，病例的选择应尽可能来自不同地区、不同等级的综合医院。

（2）以社区为基础　在社区人群中进行普查或抽样调查时发现的病例，或进行社区疾病监测时发现的病例等。其优点是：选择偏倚小，病例的代表性强；但研究对象的依从性难以保证，且工作量较大，因此，研究的可行性较差。

（二）病例对照的选择

在病例对照研究中，对照的选择往往比病例的选择更复杂、更困难。对照选择是否恰当是病例对照研究成败的关键之一。设立对照的目的是平衡研究因素以外的其他可能影响因素如年龄、性别、职业等对研究结果的干扰，以提供比较的基础。

病例对照的选择应遵循以下原则：①对照组应与病例组来自同一总体；②采用相同的诊断标准确定不患有所研究疾病的人，如可能尽量排除潜伏期或亚临床的患者；③不患与研究因素有关的其他疾病；④对照组与病例组有相似的暴露于研究因素的可能性。

1. 病例对照的形式

（1）成组比较法　若研究目的是广泛探索各种危险因素，除可比性之外，可不加任何限制选择对照。

（2）成组配比对照　对照组与病例组在配比因素所占的比例基本相同或大体相同。

（3）个体配比对照　病例和对照以个体为单位进行配比，按照研究因素以外的外部因素进行 $1:1$、$1:2$、$1:3$、$1:4\cdots 1:R$ 配比选择对照。

2. 病例对照的确定　对照最好是全人群的一个无偏样本，或是产生病例的人群中未患该病者的一个随机样本，以保证对照与病例具有可比性。但是，这种理想的对照在实际中很难得到。过分强调病例与对照的代表性，假定病例代表所有该病患者，对照代表全部非患者群是不恰当的。

3. 病例对照的来源　①同一或多个医疗机构中诊断的其他病例；②社区人口中的非该病患者或健康人；③病例的配偶、同胞、亲戚、同学或同事等；④病例的邻居或所在同一居委会、住宅区内的健康人或非该病患者；⑤社会团体人群中的非该病患者或健康人。

不同来源的对照要解决的问题不同，且各有优缺点。同胞对照有助于控制早期环境影响和遗传因素的混杂作用；配偶对照则主要考虑控制环境的影响；邻居对照有助于控制社会经济地位的混杂作用。

（三）样本含量的估计

1. 影响样本大小的因素　估计样本含量是病例对照研究的必要步骤。

（1）研究因素在对照组中的暴露率（p_0）；

（2）研究因素与疾病关联强度的估计值，相对危险度（RR）或暴露的比值比（OR）；

（3）假设检验的显著性水平，即第Ⅰ类错误的概率（α）；

（4）假设检验的把握度（$1-\beta$），β 为第Ⅱ类错误的概率。

2. 利用公式计算样本含量　不同研究设计的样本大小计算方法不同，可通过公式计算或查表获得。需要注意的是：①样本含量的估计是有条件的，并非一成不变，所估计的样本含量并非绝对准确的数值；②应当纠正样本含量越大越好的错误看法，样本含量过大会影响调查工作的质量，增加负担和费用；③在总样本量相同的情况下，病例组和对照组样本含量相等时统计学效率最高。

（1）非匹配设计且病例数和对照数相等时的样本含量估计　可用式（17-1）计算。

$$n = 2 \bar{p} \bar{q} (z_\alpha + z_\beta)^2 / (p_1 - p_0)^2 \qquad (17-1)$$

式中，n 为病例组或对照组人数，z_α 与 z_β 分别是 α 与 β 对应的正态分布分位数，p_0 与 p_1 分别是对照组与病例组估计的某因素的暴露率，$\bar{p} = (p_0 + p_1)/2$，$\bar{q} = 1 - \bar{p}$。p_1 可用式（17-2）计算。

$$p_1 = (OR \cdot p_0)/(1 - p_0 + OR \cdot p_0) \qquad (17-2)$$

例 17-1　拟进行吸烟与食管癌关系的病例对照研究，已知一般人群吸烟率约为 20%，预期吸烟者发生食管癌的相对危险度为 2.0，设 $\alpha = 0.05$（双侧），$\beta = 0.10$，估计样本含量 n 是多少？

已知 $p_0 = 0.2$，$OR \approx RR = 2.0$，计算得

$$p_1 = (0.2 \times 2)/(1 + 0.2 \times 1) = 0.333$$

$$\bar{p} = (0.2 + 0.333)/2 = 0.267$$

$$\bar{q} = 1 - 0.267 = 0.733$$

$$n = 2 \times 0.267 \times 0.733 \times (1.96 + 1.282)^2/(0.333 - 0.2)^2 = 232$$

即每组需要调查 232 人。

（2）非匹配设计病例数和对照数不等时的样本含量估计　设病例组人数：对照组人数 = $1:c$，所需病例数可通过式（17-3）计算。

$$n = (1 + 1/c) \bar{p} \bar{q} (z_\alpha + z_\beta)^2 / (p_1 - p_0)^2 \qquad (17-3)$$

式中，$\bar{p} = (p_1 + cp_0)/(1 + c)$，$\bar{q} = 1 - \bar{p}$，$p_1$ 的计算公式同式（17-2），对照组人数 $= cn$。

（3）1:1 匹配设计病例数和对照数的样本含量估计　在匹配研究中，只有病例与对照暴露情况不一致的对子才对分析有意义。设 m 为暴露情况不一致的对子数，计算公式如下。

$$m = [z_\alpha/2 + z_\beta \sqrt{p(1-p)}]^2 / (p - 1/2)^2 \qquad (17-4)$$

$$p = OR/(1 + OR) \approx RR/(1 + RR) \qquad (17-5)$$

需要调查的总对子数 M 用下式计算：$M = m/P_e$。

P_e 为匹配中暴露不一致的对子出现的概率，用式（17-6）计算：

$$P_e \approx p_0 q_1 + p_1 q_0, \quad M \approx m/(p_0 q_1 + p_1 q_0) \qquad (17-6)$$

例 17-2　拟进行饮酒与食管癌关系的病例对照研究，设 $\alpha = 0.05$（双侧），$\beta = 0.10$，对照组的暴露比例为 $p_0 = 0.3$，估计相对危险度为 2，估计样本含量 n 是多少？

已知 $p_0 = 0.3$，$OR \approx RR = 2$，计算得

$$p = OR/(1 + OR) \approx RR/(1 + RR) = 2/3$$

$$p_1 = p_0 RR/[1 + p_0(RR - 1)] = 0.46$$

$$q_0 = 1 - p_0 = 0.7$$

$$q_1 = 1 - p_1 = 0.54$$

$$m = \frac{[1.96/2 + 1.282\sqrt{(2/3)(1 - 2/3)}]^2}{[(2/3) - (1/2)]^2} = 90$$

$$M = \frac{90}{0.3 \times 0.54 + 0.46 \times 0.7} = 186$$

即需调查 186 对。

（4）1:R 匹配设计的样本含量估计　如前所述，总的样本量一定的情况下，病例对照研究中病例数与对照数之比是 1:1 时的统计学效率最高。当病例来源有限时，为了提高把握度，可以增加病例与对照比达 1:R。可用式（17-7）计算病例数与对照数之比为 1:R 时研究所需的

病例数 (n)，进而求得对照数为 $n \cdot R$。

$$n = \left[z_\alpha \sqrt{(1 + 1/r)\bar{p}(1 - \bar{p})} + z_\beta \sqrt{p_1(1 - p_1)/r + p_0(1 - p_0)} \right]^2 / (p_1 - p_0)^2 \quad (17-7)$$

式中，$p_1 = (OR \cdot p_0)/(1 - p_0 + OR \cdot p_0)$

$$\bar{p} = (p_1 + rp_0)/(1 + r)$$

例 17-3 研究再生障碍性贫血的危险因素，实施一项 1 : 4 匹配的病例对照研究，假设对照组某种危险因素暴露率为 20.1%，估计相对危险度为 5，设 $\alpha = 0.05$（单侧检验），$\beta = 0.10$，试问病例组与对照组各需多少例数？

已知 $\alpha = 0.05$（单侧检验），则 $z_{0.05} = 1.64$；$\beta = 0.10$，则 $z_{0.10} = 1.28$；

$$R = 4, \quad OR \approx RR = 5, \quad p_0 = 0.201$$

计算得

$$p_1 = (5 \times 0.201)/(1 - 0.201 + 5 \times 0.201) = 0.5571$$

$$\bar{p} = (0.5571 + 4 \times 0.201)/(1 + 4) = 0.2722$$

$$n = \left[1.64 \sqrt{(1 + 1/4) \times 0.2722(1 - 0.2722)} + 1.28 \sqrt{0.5571(1 - 0.5571)/4 + 0.201(1 - 0.201)} \right]^2 /$$
$$(0.5571 - 0.201) \times 2 = 15.89 \approx 16$$

即病例组需 $n = 16$ 例，对照组例数为 $n = 16 \times 4 = 64$ 例。

（四）资料的收集

1. 收集方法 主要包括面询、函询、电话询问、计算机辅助询问、自填问卷、查阅现有记录资料、现场观察、体格检查和实验室检查等，一般由经过统一培训的调查员按照专门设计的调查表进行。病例组和对照组在调查项目、调查员及调查方式等方面应相同，必要时可采用盲法；实验室检查或特殊调查项目应在方法、仪器、试剂等方面一致。

2. 收集内容 主要收集一般情况、疾病情况及暴露史等三个方面的资料。

（1）一般情况 主要包括年龄、性别、职业、民族及婚姻状况等人口学特征，可作为备查项目，也可作为匹配的依据，或用于组间可比性分析和混杂因素分析。

（2）疾病情况 主要包括疾病发病时间、诊断医院及诊断依据等。必须有统一的、明确的诊断标准，对照组也应有相同的标准加以排除。

（3）暴露史 主要包括所研究的危险因素、可疑的危险因素、混杂因素、可疑的混杂因素，以及效应修饰因素的暴露来源、特性、程度、时间（长短、首次和最后的暴露时间），以及暴露是连续的或间断的等。研究中可同时调查多种暴露因素。收集暴露信息的目的是：①评价暴露与疾病之间的联系；②估计致癌危险性评价中的阈效应；③评价暴露与疾病之间的时间关系（癌的始动与促进因子，累积暴露与癌，孕期暴露与致畸性）；④在暴露率低的情况（如职业人群），暴露评价尤为重要。

（五）资料的整理

资料整理工作越来越得到各方面的重视。为做好资料管理工作，把对资料的研究引向深入，使其能充分发挥作用，所以收集的资料需经过核查、修正、验收、归档等一系列步骤，以保证资料尽可能完整和高质量；原始资料要进行合理分组和适当的编码后录入计算机。收集的内容主要包括三个方面。

1. 一般情况 主要包括年龄、性别、民族、婚姻状况及职业等，可作为备查项目，也可作为匹配的依据，或用于组间的可比性分析和混杂因素的分析。

2. 暴露史 主要包括所研究的危险因素（包括可疑的危险因素）、混杂因素（包括可疑的混杂因素），暴露的来源、程度、时间和特性等。

3. 疾病状况 主要包括疾病的发病时间、诊断依据（必须是统一的、明确的诊断标准）

等。对照组也可应用相同的标准加以排除。

三、病例对照研究资料的分析

（一）统计描述

1. 描述研究对象的一般特征 描述研究对象的人数及各种特征的构成，如年龄、性别、职业、种族、出生地、居住地及疾病类型分布等。频数匹配时应描述匹配因素的频数比例。

2. 均衡性检验 比较病例组和对照组在某些基本特征是否相似或齐同，目的是检验病例组和对照组的可比性。对确有统计学显著差异的因素，在分析时应考虑到它对其他因素可能的影响。例如在吸烟与肺癌的关系研究中，年龄不均衡，病例组都是老年肺癌患者，而对照组都是年轻健康者，研究结果受到年龄的影响，就会夸大了吸烟的危害；相反，如果病例组都是年轻的肺癌患者，对照组都是老年健康者，则缩小了吸烟的危害。目的是研究吸烟与肺癌的关系，结果却被年龄左右，可见均衡性检验的重要意义。

（二）统计推断

1. 不匹配或成组匹配病例对照研究资料的分析

（1）将病例组和对照组按照某个因素暴露史的有无整理成四格表的形式（表17-1），并进行各暴露因素与疾病之间关联性及关联强度的分析。

表 17-1　非匹配或成组匹配病例对照研究资料整理表

暴露因素	病例组	对照组	合计
有	a	b	$a+b=n_1$
无	c	d	$c+d=n_0$
合计	$a+c=m_1$	$b+d=m_0$	N

检验病例组某因素的暴露比例（a/m_1）与对照组（b/m_0）之间的差异有无统计学意义，检验方法一般采用四格表 χ^2 检验或 Fisher 确切概率法。

$$\chi^2 = \frac{(ad-bc)^2 n}{(a+b)(c+d)(a+c)(b+d)} \tag{17-8}$$

$N \geqslant 40$ 且 $T_{min} \geqslant 5$ 时

$$\chi^2 = \frac{(|ad-bc|-n/2)^2 n}{(a+b)(c+d)(a+c)(b+d)} \tag{17-9}$$

$N \geqslant 40$，但 $1 \leqslant T_{min} < 5$ 时

当 $N < 40$ 或 $T_{min} < 1$ 时，需采用 Fisher 确切概率法。

（2）如果两组某因素暴露比例差异有统计学意义，表明该暴露与疾病存在统计学关联，则进一步分析其关联强度。

病例对照研究中表示疾病与暴露之间关联强度的指标为比值比（odds ratio，OR；又可译作比数比、优势比、交叉乘积比）。所谓比值（odds）是指某事物发生的可能性与不发生的可能性之比。病例对照研究不能计算发病率，所以也不能计算相对危险度，只能用 OR 作为反映关联强度的指标。

病例组的暴露比值为

$$\frac{a/(a+c)}{c/(a+c)} = a/c \tag{17-10}$$

对照组的暴露比值为

$$\frac{b/(b+d)}{d/(b+d)} = b/d \tag{17-11}$$

$$比值比(OR) = \frac{病例组的暴露比值(a/c)}{对照组的暴露比值(b/d)} = \frac{ad}{bc} \quad (17-12)$$

在不同患病率和不同发病率的情况下，OR 与 RR 是有差别的，疾病率小于 5% 时，OR 可以较好地反映 RR，是 RR 的近似估计值。

OR 的含义与相对危险度相同，指暴露组发生疾病危险性为非暴露者的多少倍或百分之几。$OR<1$，表明暴露因素与疾病之间呈"负"关联，数值越小，该因素成为保护因素的可能性越大；$OR=1$，表示暴露因素与疾病无关联；$OR>1$，表明暴露因素与疾病之间呈"正"关联，数值越大，该因素成为危险因素的可能性越大。

（3）OR 可信区间的计算 OR 值是一个点估计，它不能全面地反映 OR 值，故需要样本 OR 值推测总体 OR 值所在的范围，即可信区间。一般计算 OR 值的 95% 可信区间。常用 Woolf 自然对数转换法和 Miettnen 卡方值法计算 OR 值 95% 的可信区间，这两种方法计算结果基本一致，Miettnen 法较 Woolf 法计算的可信区间范围窄，且计算方法简单，较常用。

1）Woolf 自然对数转换法 此法建立在 OR 方差的基础上。OR 自然对数的方差为

$$Var(\ln OR) = 1/a + 1/b + 1/c + 1/d \quad (17-13)$$

$$\ln OR\ 95\%\ CI = \ln OR \pm 1.96 \sqrt{Var(\ln OR)} \quad (17-14)$$

2）Miettnen 卡方值法

$$OR\ 95\%\ CI = OR^{(1 \pm 1.96\sqrt{\chi^2})} \quad (17-15)$$

例 17-4 某地开展了职业暴露（从事制鞋、染料、化工等）与膀胱癌关系的病例对照研究，其资料整理如表 17-2 所示。

表 17-2 职业暴露与膀胱癌关系的病例对照研究

暴露史	病例	对照	合计
有	118 (a)	69 (b)	187
无	257 (c)	299 (d)	556
合计	375	368	743 (N)

计算得

$$H_0: \pi_1 = \pi_2 \quad H_1: \pi_1 \neq \pi_2 \quad \alpha = 0.05$$

$$\chi^2 = \frac{(ad - bc)^2 n}{(a+b)(c+d)(a+c)(b+d)}$$

$$\chi^2 = \frac{(118 \times 299 - 69 \times 257)^2 \times 743}{(118+257)(118+69)(69+299)(257+299)} = 15.95$$

$$\chi^2 = 15.95 > \chi^2_{0.05,1} = 3.84$$

按 $\alpha = 0.05$ 水准，$P<0.05$，拒绝 H_0，接受 H_1，差异有统计学意义，可认为职业暴露与膀胱癌有关联。

计算 OR 值及 OR 值 95% 的可信区间

$$OR = \frac{118 \times 299}{69 \times 257} = 1.99$$

$$OR\ 95\%\ CI = OR^{(1 \pm 1.96\sqrt{\chi^2})} = 1.99^{(1 \pm 1.96\sqrt{1.88})} = 1.42 \sim 2.79$$

即 OR 值 95% 的可信区间为 $1.42 \sim 2.79 > 1$，表明职业暴露与膀胱癌有联系。

2.1:1 匹配病例对照研究资料的分析

（1）在病例对照研究中为了控制可疑混杂因素对研究结果所产生的假象，或者为了提高研究效率而常常采用配对的方法来选择对照。下面主要介绍 1:1 配对资料的分析。

病例对照研究 1:1 配对资料是由病例和对照配成对子，在资料分析时不能将对子拆开分

析,根据每一个病例与其对照构成的每个对子的暴露情况,将资料整理如下,表17-3内的 a、b、c、d 是病例和对照配成的对子数。

表17-3　1:1匹配的病例对照研究资料整理

病例	对照		合计
	有暴露史	无暴露史	
有暴露史	a	c	$a+c$
无暴露史	b	d	$b+d$
对子数	$a+b$	$c+d$	N

检验病例组某因素的暴露比例与对照组之间的差异有无统计学意义,检验方法一般采用配对四格表 χ^2 检验。

$$\chi^2 = \frac{(b-c)^2}{(b+c)} \quad (b+c \geq 40) \tag{17-16}$$

$$\chi^2 = \frac{(|b-c|-1)^2}{(b+c)} \quad (b+c < 40) \tag{17-17}$$

(2)如果两组某因素暴露比例差异有统计学意义,表明该暴露与疾病存在统计学关联,则进一步分析其关联强度。

$$OR = \frac{c}{b} \quad (\text{或 } OR = \text{疾病}_{\text{暴露}} \cdot \text{对照}_{\text{非暴露}} / \text{疾病}_{\text{非暴露}} \cdot \text{对照}_{\text{暴露}}) \tag{17-18}$$

(3)OR 可信区间的计算

$$OR\ 95\%\ CI = OR^{(1 \pm 1.96\sqrt{\chi^2})}$$

例17-5　以孕妇妊娠早期感染风疹病毒与新生儿畸形关系的病例对照研究为例,其资料整理如表17-4所示。

表17-4　孕早期感染风疹病毒与新生儿畸形关系的病例对照研究

病例	对照		合计
	有暴露史	无暴露史	
有暴露史	4	24	28
无暴露史	6	34	40
合计	10	58	68

计算得

$$H_0: B=C \quad H_1: B \neq C \quad \alpha = 0.05$$

由于 $b+c = 30 < 40$,采用校正公式

$$\chi^2 = \frac{(|6-24|-1)^2}{(6+24)} = 9.63$$

$$\chi^2 = 9.63 > \chi^2_{0.05,1} = 3.84$$

按 $\alpha = 0.05$ 水准,$P < 0.05$,拒绝 H_0,接受 H_1,差异有统计学意义,可认为孕早期感染风疹病毒与新生儿畸形有关联。

计算 OR 值及 OR 值95%的可信区间

$$OR = \frac{24}{6} = 4$$

$$OR\ 95\%\ CI = OR^{(1\pm1.96\sqrt{x^2})} = 4^{(1\pm1.96\sqrt{9.63})} = 1.66 \sim 9.60$$

结果表明，孕妇妊娠早期感染风疹新生儿发生畸形的危险性是未感染的 1.66 ~ 9.60 倍，孕妇妊娠早期感染风疹是新生儿畸形的危险因素。

四、病例对照研究中常见的偏倚及其控制

病例对照研究在设计、实施、资料分析乃至推论的过程中都有可能受到多种因素的影响，使研究结果与真实情况存在系统误差，即产生了偏倚（bias）。偏倚的存在可歪曲研究因素与研究疾病的关系，甚至得出完全错误的结论。因此应充分认识偏倚的可能来源，并尽可能减少和控制。在病例对照研究中常见的偏倚有选择偏倚、信息偏倚和混杂偏倚。

1. 选择偏倚及其控制　选择偏倚（selection bias）主要产生于研究的设计阶段，是由于研究对象的选择不当造成的，其主要表现是病例不能代表目标人群中病例的暴露特征，或对照不能代表目标人群的暴露特征。常见的选择偏倚有入院率偏倚、现患病例–新发病例偏倚、检出症候偏倚和无应答偏倚等。

减少选择偏倚，关键在于严密科学的设计。研究者对在整个研究中可能会出现的各种选择偏倚应有充分的了解、掌握；严格掌握研究对象纳入与排除的标准；以医院为基础的病例对照研究，尽可能选择多家医院新发病例；在研究中采取相应措施，尽量取得研究对象的合作，以获得尽可能高的应答率。

2. 信息偏倚及其控制　信息偏倚（information bias）也称观察偏倚（observation bias）或测量偏倚（measurement bias）。信息偏倚是在收集整理信息过程中由于测量暴露与结局的方法有缺陷而造成的系统误差。信息偏倚常发生在资料的收集阶段。常见的信息偏倚有回忆偏倚和调查偏倚等。

避免和控制信息偏倚的方法主要是在于研究者对拟进行的研究要制定明细的资料收集方法和严格的质量控制方法；尽可能采用"盲法"收集资料；尽量采用客观指标的信息；在调查询问研究对象的远期暴露史时，由于记忆力的限制，很难避免回忆偏倚；资料的校正等。

3. 混杂偏倚及其控制　在病例对研究中，由于一个或多个外来因素的存在，掩盖或夸大了研究因素与疾病的关系，从而部分或全部地歪曲了两者之间的真实联系，称之为混杂偏倚（confounding bias）。最常见的混杂因素有性别和年龄等。混杂偏倚使研究结论不能反映真实的因果联系。这种偏倚的产生常常是研究者专业知识局限，不了解混杂的存在或忽略其存在。

通常在研究的设计阶段，可用随机化、限制、匹配的方法来控制混杂偏倚的产生；在资料的分析阶段，可用分层分析及多因素分析的方法来控制混杂偏倚。

五、病例对照研究的优点与局限性

1. 病例对照研究的优点

（1）特别适用于少见病、罕见病的研究，有时往往也是罕见病病因研究的唯一选择。

（2）所需的样本含量少，节省人力、物力和时间，且易组织实施。

（3）可以同时研究多个因素与某种疾病的联系。

（4）在短时间内获得结果，对于慢性病可较快得到危险因素的估计。

（5）该方法不仅应用于病因探讨，而且广泛应用于许多方面，例如研究药物不良反应、疫苗效果的考核及暴发调查等。

（6）对研究对象多无损害。

2. 病例对照研究的局限性

（1）不适用于研究人群中暴露比例很低的因素，因为需要的样本量很大。

（2）选择研究对象时，难以避免选择偏倚。

（3）获得既往信息时，难以避免回忆偏倚。

（4）暴露与疾病的时间先后顺序常难以判断，因此论证因果关系的能力没有队列研究强。

（5）不能计算发病率，不能直接计算相对危险度，只能用比值比估计相对危险度。

第二节　队列研究

案例讨论

案例　1948 年，美国国立卫生研究院在马塞诸塞州 Framingham 小镇启动了一项心血管病研究，目的是研究在正常人群中冠心病的表现及其决定因素。Framingham 邻近波士顿的几个医学研究中心，小镇居民失业率低，人口稳定，当地医生较为配合，这些是进行长期随访研究的前提条件。Framingham 研究初始队列由 5209 名 28～62 岁男女组成，每两年随访一次。1971 年启动 Offspring 研究，对象为初始队列的子女和配偶，共计 5124 人，每三年随访一次。1995 年开始 Omni 研究，观察拉丁裔与亚、非、拉美裔人群新发心血管疾病的异同。

问题　上述研究属于哪种流行病学研究？试述本种研究方法的特点和应用。

队列研究（cohort study）是分析流行病学研究中的重要方法之一。它可以直接观察暴露于不同危险因素或不同特征人群的结局，其检验病因假设的效能优于病例对照研究。与此类似的名称还有前瞻性研究（prospective study）、随访研究（follow-up study）及纵向研究（longitudinal study）。

一、队列研究的概述

（一）队列研究的基本原理

队列研究是将某一特定人群按是否暴露于某可疑因素及其暴露程度分为不同的亚组，随访观察一定时间，比较各组的结局（一般是发病率或死亡率），以检验该暴露因素与某疾病之间有无因果关联及关联强度大小的一种观察性研究方法。队列研究的结构模式可见图 17-2。

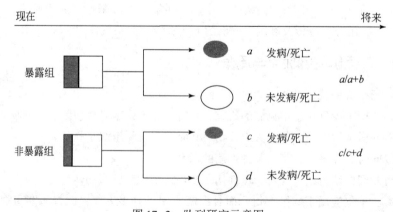

图 17-2　队列研究示意图

注：阴影区域代表发生/死于所研究疾病的研究对象

（二）队列研究的基本特征

1. 观察性研究　暴露不是人为给予的，而是在研究开始前就已客观存在，这一点根本区

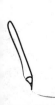

别于实验研究。

2. 设立对照组 对照组可与暴露组来自同一人群，也可来自不同的人群。

3. 观察方向由"因"→"果" 在研究过程中先确定其可疑因素（暴露因素），再纵向观察而究其果（发病或死亡）。其研究方向是前瞻性的。

4. 证实暴露与疾病的因果联系 由于研究者能切实掌握研究对象的暴露状况及随后结局的发生，且结局是发生在有确切数目的暴露人群中，所以能据此准确地计算结局的发生率，估计暴露人群发生该结局的危险程度，进而判断其因果关系。因此，根据队列研究作出的某因素与某疾病存在联系的结论要比病例对照研究可靠性强。

（三）队列研究的用途

1. 检验病因假设 由于队列研究检验病因假设的能力较强，因此深入检验病因假设是队列研究的主要目的和用途。通常，一次队列研究只能检验一种暴露与一种疾病之间因果的关联，但也可同时检验一种暴露因素与多种结局之间的关联。

2. 描述疾病自然史 队列研究可观察到疾病的自然史，即疾病从易感期、潜伏期、临床前期、临床期到结局的整个自然发展过程，这是临床观察所做不到的。因此，可以补充临床观察的不足。

3. 预防、治疗及预后研究 有时在随访人群中研究对象可能受各种因素的影响而自行采取一种与暴露致病作用相反的措施，出现预防效果，这种反向作用并不是研究者人为施加的，而是研究对象自行决定的，这种现象称为"人群的自然实验（population natural experiment）"。此外，队列研究还可研究某种疾病的长期变动趋势，为制定新的预防规划、治疗方案或康复措施提供依据。

（四）队列研究的类型

根据研究对象进入队列及终止观察的时间不同，队列研究可分为三种：前瞻性队列研究、历史性队列研究和双向性队列研究。这3种队列研究方法示意图如图17-3所示。

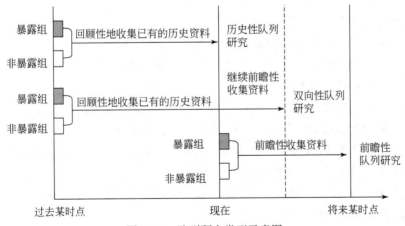

图 17-3 队列研究类型示意图

1. 前瞻性队列研究（prospective cohort study） 队列研究的基本形式。研究开始时暴露因素已经存在，但研究结局尚未发生，研究的结局要前瞻观察一段时间才能得到，这种设计模式称为前瞻性队列研究，也叫同时性或即时性（concurrent）队列研究。前瞻性队列研究最大的优点在于不论暴露或结局资料，研究者都可以亲自监督获得一手资料，偏倚较小。其缺点是随访时间较长，所需观察的人群样本多，经费开支大，因而影响其可行性。

2. 历史性队列研究（retrospective cohort study） 研究开始时暴露和疾病均已发生，即研究的结局在研究时已从历史资料中获得，研究对象的确定与分组是根据研究开始已掌握的历史资料，这种设计模式即为历史性队列研究，也称为非同时性或非即时性（nonconcurrent）队列研究。这种研究方法无需等待疾病的发生，暴露和结局资料可在短时间内搜集完，并且可以同时进行。

历史性队列研究在研究开始时，暴露和疾病均已发生，可迅速得到研究结果，大大节省了时间、人力和物力。因此这种研究适宜于诱导期长和长潜伏期的疾病，并且也常用于具有特殊暴露的职业人群的研究。其缺点是资料积累时未受研究者的控制，内容上未必符合要求。

3. 双向性队列研究（ambispective cohort study） 也称混合性队列研究，即在历史性队列研究之后，继续进行一段时间的前瞻性队列研究（图 17-3）。这种研究方法兼有上述两种方法的优点，在一定程度上弥补了它们的不足，在实际工作中常常用到，适用范围较广。

 知识链接

队列的形式

队列（cohort）原意是指古罗马军团中的一个分队，流行病学加以引用来表示一个特定的研究人群。根据所研究人群的稳定程度，队列一般可分为两种：一种是固定队列（fixed cohort），是指将某特定事件发生时的所有人员作为一个队列，如由广岛原子弹爆炸时的幸存者组成的队列。有时也指一个相对稳定的人群或相对大的人群。另一种叫做动态人群（dynamic population），是相对于固定队列而言，指原有队列成员可以不断退出，新的观察对象可以随时加入的观察人群。

二、队列研究的设计与实施

（一）选用队列研究方法的指征

在决定进行队列研究之前，应经过周密的考虑。

（1）要有明确的研究目的和检验假设。

（2）要检验的暴露因素选择应比较准确，明确规定暴露因素。

（3）所研究疾病的发病率或死亡率一般不应低于 5‰。

（4）要有把握获得观察人群的暴露资料。

（5）要有确定发病或死亡等结局的手段和方法，且简便而可靠。

（6）把握获得足够数量的符合条件观察人群，并将其清楚地分成暴露组与非暴露组。

（7）观察人群能被长期随访观察而取得完整可靠的资料。

（8）要有足够的人力、物力和财力。

（9）若要采取历史性队列研究，要有足够数量的完整可靠的记录或档案材料。

（二）研究对象的选择

研究对象包括暴露组和对照组，暴露组中有时还有不同暴露水平的亚组。根据研究目的和研究条件的不同，一般有以下四种选择。

1. 暴露人群的选择

（1）职业人群 如果要研究某可疑职业暴露因素与疾病的关系，必须选择相关职业人群作为暴露人群。职业人群的暴露史比较明确，有关暴露于疾病的历史记录往往比较全面、真实和可靠，故在进行历史性队列研究中首选。如研究联苯胺的致癌作用，可选择染料厂工人；研究 CS_2 与冠心病的关系选择粘纤厂的工人；研究石棉致癌作用选石棉作业工人等。

（2）特殊暴露人群　特殊暴露人群是研究某些罕见的特殊暴露因素的唯一选择，如选择原子弹爆炸的受害者或接受过放射线治疗的人来研究射线与白血病的关系。

由于对某些职业暴露或特殊暴露的危险效应不是一开始就认识到的，而一旦认识到危险都会采取防护措施，所以一般不易也不允许进行前瞻性队列研究，而历史性队列研究是常用方法。

（3）一般人群　一个范围明确的地区的全部人群或其样本，由具有不同暴露因素的个体组成，适用于同时观察多种暴露和多种疾病间的关系。在一般人群中选择暴露组，通常基于两点考虑：①着眼于研究一般人群的发病情况及今后在一般人群中的防治，使研究结果具有普遍意义；②暴露因素和所研究的疾病在人群中都常见，不需要或没有特殊暴露人群可寻，特别是研究一般人群的生活习惯或环境因素时。如美国 Framingham 地区的心脏病研究就是一个很好的例子，其主要目的是前瞻性观察冠心病的发病率，以及年龄、性别、家族史、职业、文化水平、国籍、血压、血脂、体力活动、吸烟、饮酒等因素在冠心病发生、发展中的作用。

（4）有组织的人群团体　该类人群可以看作是一般人群的特殊形式，如医学会会员、工会会员、机关、社会团体、学校或部队成员等。选择该类人群的主要目的是利用他们的组织系统，便于有效地收集随访资料。而且他们的职业和暴露的经历往往相同，可增加可比性。如 Doll 和 Hill 选择英国医师协会会员研究吸烟与肺癌的关系就属于这种情况。

2. 对照人群的选择　队列研究结果的真实性取决于是否正确选择了对照人群。选择对照组的基本要求是尽可能保证与暴露组具有可比性，即对照人群除未暴露于所研究的因素外，其余各因素的影响或人群特征（年龄、性别、职业、民族、文化程度等）都应尽可能与暴露组相同。做到对照组与暴露组有良好的可比性是很不容易的，关键在于选择恰当的对照组。选择对照人群大致可分为四种。

（1）内对照　也就是说在同一个研究人群中内部既包含了暴露组，又包含了对照组。将同一研究人群中的非暴露人群或具有最低暴露剂量的人群作为内对照。如研究某人群中吸烟与疾病的关系，不吸烟者或少吸烟者就是内对照。这是最理想的对照，除暴露因素本身外，其他因素可比性较强，研究偏倚较小。

（2）外对照　也称特设对照。选择人口学特征与暴露组相似的另一个非暴露人群作对照，称为外对照。当以职业人群或特殊暴露人群为暴露组时，常不能从这些人群中选出对照，需在该人群之外寻找对照。如以放射科医生为研究射线致病作用的暴露对象时，可以不接触或极少接触射线的儿科或内科医生为对外照。选用外对照的优点是在随访观察时可免受暴露组的影响，但缺点是需费力去另外组织一个人群。

（3）总人口对照　也称一般人群对照。用暴露人群所在地区的一般人群的发病率、死亡率或其他结局与暴露组相比较。这实际上并非严格意义上的对照，因为它未与暴露组平行设立一个对照组，而是利用了当地现成的发病或死亡统计资料。其优点是对照统计资料容易得到，但是资料比较粗糙，不是十分的精确，可比性较差。实际应用时，常采用间接标化比来比较。

（4）多重对照　即用上述两种或两种以上的形式同时作对照，以减少只用一种对照所带来的偏倚，增强结果的可靠性。

（三）样本含量的估计

1. 确定队列样本大小需考虑的问题

（1）抽样方法　一般而言，队列研究很难把全部符合要求的研究对象包括在内，往往需要从研究人群中抽取一定数量的样本。其抽样方法与现况研究相同，不同的抽样方法将直接影响样本含量大小。

（2）暴露组与对照组的比例　一般来说，对照组的样本含量不宜少于暴露组的样本含量，通常采取两组等量的方法。

（3）失访率　队列研究通常要随访观察相当长的一段时间，在此期间研究对象的失访是不可避免的。因此估计样本量时要考虑到失访率，防止在研究的最后阶段因数量不足而影响结果的分析。通常按 10% 来估计失访率，故按计算出来的样本量再加 10% 作为实际样本量。

2. 影响样本含量的因素

（1）一般人群中所研究疾病的发病率水平 p_0　p_0 越接近 0.5，所需观察的人数越少。

（2）暴露人群的发病率 p_1　用一般人群发病率 p_0 代替非暴露组的发病率。两组之差 $d = p_1 - p_0$，d 值越大，所需观察人数越少。

（3）显著性水平　即检验假设时的第 I 类错误 α 值，要求的显著性水平越高（即 α 值越小）所需观察人数越多。通常 α 取 0.05 或 0.01。

（4）把握度（power）　即 $1-\beta$，为拒绝无效假设的能力或避免假阴性的能力。β 为检验假设时 II 类错误的概率。把握度要求越高（即 β 值越小）所需观察人数越多。通常 β 取 0.10。

3. 利用公式计算样本含量　计算公式与病例对照研究相同。

$$n = 2\bar{p}\bar{q}(u_\alpha + u_\beta)/(p_1 - p_o)^2 \tag{17-19}$$

但是，此时 p_1 与 p_0 分别代表暴露组与非暴露组的发病率，而不是病例组与对照组的暴露率，为两组发病率的平均值，

例如，用队列研究观察放射线暴露与白血病的关系。已知一般人群白血病发病率为 $p_0 = 0.0001$，有放射线暴露的人白血病发病率为 $p_1 = 0.001$。如果研究者将 α 定为 0.05（双侧检验），$\beta = 0.1$，则 $u_\alpha = 1.96$，$u_\beta = 1.282$。将这几个参数值代入式（17-19）：$n = 14265.8 \approx 14266$ 人。即暴露组与非暴露组各需 14266 人。考虑失访的影响，尚需再加 10% 的样本量，最后估计样本量为 $14266 + 14266 \times 10\% = 15692.6$，即暴露组与非暴露组各应观察 15693 人。

（四）资料的收集与随访

1. 基线资料的收集　研究对象选定后，必须详细收集每个研究对象在研究开始时的基本情况，包括暴露的资料与个人的其他信息，这些资料一般称为基线资料或基线信息。基线资料一般包括待研究的暴露因素的暴露情况，疾病与健康状况，个人特征信息（性别、年龄、职业、文化程度、婚姻、个人生活习惯等）。

 知识链接

获得基线资料的方法

获取基线资料的方式一般有以下 4 种：①查阅医院、工厂、单位及个人健康保险的记录或档案；②访问研究对象或其他能够提供信息的人；③对研究对象进行体格检查和实验室检查；④环境调查与检测。

2. 随访（follow up）　研究对象的随访时队列研究中一项艰巨和重要的工作。研究对象失访过多，研究的真实性就会受到质疑，因此保证随访质量是队列研究成功的关键之一。随访的目的有 3 个：确定研究对象是否仍处于观察之中，即确定分母信息；确定研究人群中的结局事件，即确定分子信息；进一步收集有关暴露和混杂因素的资料，以备分析时用。

（1）随访对象与方法　不论是暴露组还是对照组都应采用相同的方法同等地进行随访，并坚持追溯到观察终止期。对失访者尽可能进行补访，对未能追访到的应尽量了解原因，以便进行失访原因分析。随访的方法有以下几种。

1）利用记录或档案　利用常规登记的人群和疾病资料来随访研究对象。在一些发达国家，每个公民都有一个全国计算机联网的个人识别号，通过它可查到有关就业、医疗、死亡等情况。在中国，可利用人事档案、肿瘤报告、传染病报告、死亡证明等记录与档案。

2）进行特殊安排的随访　访问研究对象或其他能够提供信息的人，定期家庭访视、电话询问或通信等。对研究对象进行测定或检查，如做体格检查或测定他们的血压、血脂、血糖等。

3）有时需对环境做调查与检测，以确证一项暴露　如对水质进行化验，测定环境污染、食物成分等。

（2）随访期　对每个研究对象开始随访的时间以及随访时间的长短直接关系到队列研究的功效，因此开始随访和终止随访日期均应明确。确定随访期应了解疾病的诱导期和潜伏期，并据之做出假设。诱导期指病因开始作用至疾病发生的一段时间，在此期间充分病因逐步完成。潜伏期指从疾病发生到临床上被发现的时间间隔。随访时间的长短取决于暴露与疾病的联系强度以及疾病的诱导期与潜伏期长短。暴露因素作用越强，随访时间越短；潜伏期越长，随访时间也越长。

（3）观察的终点与终止时间　观察终点（end-point）指观察对象出现了预期的结果，至此就不再继续观察该对象了。观察终止时间（end-time of observation）是指整个研究工作已经按计划完成，可以得出结论的时间。观察终点常为规定的疾病的发生或死亡。如规定发生冠心病或肺癌死亡为终点，则患了其他病不应视为已达观察终点，如得了糖尿病还应继续随访。但是如果研究对象在未到观察终点之前死于其他疾病，尽管不能对其继续随访，仍不能按到达随访终点对待，这是失访的一种。这种认识至关重要，它直接影响资料的分析。

一般情况下，观察终点是疾病或死亡，但也可是某些指标的变化，如血清抗体的出现、尿糖转阳或血脂升高等。根据研究的要求不同而不同。发现终点的方法是要敏感、可靠、简单、易被接受。

（4）随访者　应当由经过严格培训和考核合格的调查员进行随访。调查员的工作作风、科学态度，以及调查的技巧和技术，直接影响到调查结果的真实性和可靠性。观察终点需要有经验的临床医师来判断。研究者不一定亲自参加随访，因为研究者易于带来主观的偏性。当用盲法获取信息时，更不能由研究者自己进行追踪。

（五）质量控制

队列研究费时、费力、花费大，为了保证研究的真实性和可靠性，资料收集和随访过程中的质量控制至关重要。质量控制主要包括调查员的选择和培训、制定调查员手册、对调查过程和调查结果实施监督等，具体内容可参见现况调查。

三、队列研究的资料分析

（一）资料的整理

根据统计分析的要求，队列研究的资料一般整理成表17-5的模式。

表17-5　队列研究资料的归纳整理

	发病	未发病	合计
暴露史	a	b	$a+b=n_1$
非暴露史	c	d	$c+d=n_0$
合计	$a+c=m_1$	$b+d=m_0$	$a+b+c+d=t$

（二）率的计算

1. 累积发病率（cumulative incidence，CI）或累积死亡率（cumulative mortality，CM）

当研究的目标人群流动性较小，样本量又足够大，观察时间较短，可以计算累积发病率或病死率，公式如式（17-20）：

$$CI(CM) = \frac{n}{N} \tag{17-20}$$

式中，n 为观察期内被研究疾病的发病或死亡人数；N 为观察期开始时的研究对象人数。

假设北方某市有 200 万人口，其中 HBsAg 携带者 10 万人，经过 2 年的前瞻性研究，发现 HBsAg 携带者中发生原发性肝癌 250 例，而非 HBsAg 携带者中仅发生 95 例，求其累积发病率。

暴露组　　　　$CI_1 = 250/100000 = 250/10$ 万
非暴露组　　　$CI_0 = 95/1\ 900000 = 5/10$ 万

累积发病率高低受随访研究时间长短的影响，在比较几项随访时间不等的前瞻性研究的发病率或死亡率时，通常不用累积发病率而采用发病密度。

2. 发病密度（incidence density，ID）　研究对象在随访期间人-时的发病或死亡频率。分子为随访期间被研究疾病的发病或死亡率；分母则不是普通的人口数，而是人-时（人-月或人-年）数。因为前瞻性研究随访观察时间很长，由于失访或死亡等原因，以及因为人口流动，人数每年都在变动；同时随着时间的推移，研究对象年龄不断增长，一个年龄组中，每年都有低年龄组的成员进入，超过年龄的要进入高年级组。所以计算发病密度不能用一个固定的人口数字，应用人-月、人-年来表示。这种以人-月或人-年计算的发病密度又称为人-时发病率或死亡率。

人-时数等于观察的人口数乘以观察的时间（月或年）。如对 1 个研究对象持续观察了 1 个月，计 1 人-月；观察了 1 年，计 1 人-年；观察了 5 年，计 5 人-年。

发病密度的计算公式如式（17-21）。具体计算需根据样本量的大小，参考有关书籍，选择应用大样本、寿命表法或小样本的计算方法。

$$ID = \frac{n}{PT} \tag{17-21}$$

式中，n 为观察期内所研究疾病的发病数或死亡数；PT 为人-时数、人-年或人-月数。

3. 率的显著性检验　检验暴露组与对照组的发病（死亡）率是否有显著性差异可采用多种方法。

若观察样本量较大，样本率的频数分布近似正态分布，可用 z 检验。

$$z = \frac{p_1 - p_0}{\sqrt{s_{p_1}^2 + s_{p_0}^2}} \tag{17-22}$$

式中，p_1 为暴露组的率，p_0 为对照组的率，s_{p_1} 为暴露级率的标准误，s_{p_0} 为对照组率的标准误。求出 z 值后，查 z 界值表得 P 值，按所取得检验水准即可作出判断。

如果率比较低，样本率的频数分布不符合正态分布，可改用二项分布或泊松分布检验，其检验方法可参阅有关书籍。此外，还可以用卡方检验来检验两组是否有显著性差异。

$$\chi^2 = \frac{(|ad - bc| - n/2)^2 n}{(a+b)(c+d)(a+c)(b+d)} \tag{17-23}$$

（三）暴露与疾病关联强度的测量

队列研究的最大特点在于可确证暴露与疾病的因果联系。通常用以下几个指标来表示。

1. 相对危险度（relative risk，RR）　也叫危险度比（risk ratio）或率比（rate ratio），均以 RR 表示，它是说明暴露与疾病关联的强度及其在病因学上意义大小的指标。设 $I_e = a/n_1$ 为暴露组的率，$I_0 = c/n_0$，则

$$RR = \frac{I_e}{I_0} = \frac{a/n_1}{c/n_0} \tag{17-24}$$

RR 表明暴露组发病或死亡的危险是非暴露组的多少倍或百分之几。对于 RR 值的大小反映关联强度应根据的标准可参考表 17-6。

表 17-6　相对危险度与关联强度

相对危险度		关联强度
保护因素	危险因素	
0.9 ~ 1.0	1.0 ~ 1.1	无
0.7 ~ 0.8	1.2 ~ 1.4	弱
0.4 ~ 0.6	1.5 ~ 2.9	中等
0.1 ~ 0.3	3.0 ~ 9.9	强
<0.1	10 ~	很强

2. 归因危险度（attributable risk，AR）　又叫特异危险度，或叫率差（rate difference，RD），表明暴露组与对照组发病危险相差的绝对值，即暴露者单纯由于暴露而增加的发病概率。

$$AR = I_e - I_o = \frac{a}{n_1} - \frac{c}{n_0} \text{ 或 } AR = I_0(RR - 1) \tag{17-25}$$

RR 或 AR 同为估计危险度的指标，但其公共卫生意义不同。RR 说明暴露使个体比未暴露情况下增加相应疾病的危险程度，是比值；AR 则是暴露使人群比未暴露情况下增加超额疾病的数量。如果暴露因素消除，就可以减少这个数量的疾病。下面以表 17-7 为例说明两者的区别。

表 17-7　吸烟者与非吸烟者死于不同疾病的 RR 与 AR

疾病	吸烟者 (1/10 万人年)	非吸烟者 (1/10 万人年)	RR	AR (1/10 万人年)
肺癌	48.33	4.49	10.8	43.84
心血管疾病	296.67	169.54	1.7	125.13

它说明吸烟对每个受害者来说，患肺癌的危险性比患心血管病的危险大得多。但就整个人群来看，吸烟引起心血管病的死亡率却比肺癌高。前者具有病因学意义，后者更有疾病预防和公共卫生上的意义。

3. 归因危险度百分比（AR%）　Lilienfeld 等称它为病因分值 EF_e。是指暴露人群中发病归因于暴露的成分占全部病因的百分比。

$$AR\% = \frac{I_e - I_o}{I_e} \times 100\% \tag{17-26}$$

$$\text{或 } AR\% = \frac{RR - 1}{RR} \times 100\% \tag{17-27}$$

4. 人群归因危险度（population attributable risk，PAR）　它说明人群由于暴露于某一危险因子而增加的发病率。PAR 与 AR 不同，因为 AR 仅仅是从抽取的人群资料中计算出来，而研究对象暴露与非暴露的比例不会与目标人群中两者的比例一致，若目标人群中暴露的比例低，尽管 AR 较高，人群中的实际发病者也不会很高，即人群中的归因危险度受人群暴露比例的影响。

设 I_t 为全人群的率，P_e 为全人群的暴露比例。

$$PAR = I_t - I_o = AR \cdot P_e \tag{17-28}$$

5. 人群归因危险度百分比（PAR%） 类似地可以得到

$$PAR\% = \frac{I_t - I_o}{I_t} \times 100\% = \frac{P_e(RR - 1)}{P_e(RR - 1) + 1} \times 100\% \tag{17-29}$$

可见，PAR 和 $PAR\%$ 取决于暴露因子的流行率和相对危险度两个因素，可用于估计某危险因子对整个人群引起的疾病负担，说明在整个社会的卫生问题中哪些是重要的，在卫生保健工作及卫生管理上意义较大。

例17-6 有资料显示，吸烟者的肺癌年死亡率为 0.96‰（I_e），非吸烟者的肺癌年死亡率为 0.07‰（I_o），全人群的肺癌年死亡率为 0.56‰（I_t），吸烟者占人群的百分比为 56%（P_e），试计算各测量危险度的数值。

$RR = I_e / I_o = 0.96‰ / 0.07‰ = 13.7$，说明吸烟组的肺癌死亡危险是非吸烟组的 13.7 倍；

$AR = I_e - I_o = 0.96‰ - 0.07‰ = 0.89‰$，说明如果去除吸烟因素，则可使吸烟人群肺癌死亡率减少 0.89‰；

$AR\% = \dfrac{I_e - I_o}{I_e} \times 100\% = \dfrac{0.89}{0.96} \times 100\% = 92.7\%$，说明吸烟人群中由吸烟引起的肺癌死亡占所有肺癌死亡的比例是 92.7%；

$PAR = I_t - I_o = 0.56‰ - 0.07‰ = 0.49‰$，说明如果去除吸烟因素，则可使全人群中的肺癌死亡率减少 0.49‰；

$PAR\% = \dfrac{I_t - I_o}{I_t} \times 100\% = \dfrac{0.49}{0.56} \times 100\% = 87.5\%$，说明全人群中由吸烟引起的肺癌死亡占所有肺癌死亡的比例是 87.5%。

四、队列研究中常见的偏倚及其控制

在研究设计、实施和分析等各个环节都可能产生偏倚。常见的偏倚有选择偏倚、失访偏倚、信息偏倚和混杂偏倚。有关偏倚的概念、产生的原因及采取的控制措施已在前一节详述，本节将重点介绍队列研究中的特殊偏倚。

1. 选择偏倚及其控制 在队列研究中，如果暴露组与对照组在一些影响研究结果的主要特征上不一致，就会产生选择偏倚。常见的原因有：最初参加研究的对象有权拒绝参加；或进行历史性队列研究时，有些人的档案丢失了或记录不全；研究对象由志愿者组成，他们往往是较健康或具有某种特殊倾向或习惯的；早期患者，在研究开始时未能发现等，就会破坏了暴露组与对照组原有的均衡性，从而造成选择偏倚。如在进行职业流行病学研究时，由于被选择作为暴露组的工人的健康状况优于一般人群，导致暴露组的发病率或死亡率低于一般人群，即发生了所谓的健康工人效应（health worker effect），发生这种选择偏倚的研究常会低估暴露与疾病的联系。

选择偏倚一旦产生就很难消除，因此必须采取预防为主的方针。首先，要严格按规定的标准选择对象；其次，尽量提高研究对象的应答率和依从性，对象一旦选定，必须克服困难，坚持随访到底。对研究对象中有志愿参加或拒绝参加者，则应了解他们的基本情况，并与正常参加的人群进行比较，观察两者之间有无明显差异，以估计选择偏倚大小。在进行历史性队列研究时，要求目标人群的资料齐全，丢失或不全的记录必须在一定限度内，否则应谨慎使用。

2. 失访偏倚及其控制 队列研究的研究方法决定了它不可避免地要发生失访偏倚（follow-up bias），因为在一个较长的随访观察期内，总会有对象迁移、外出、死于非终点疾病或拒绝继续参加观察而退出队列。这种偏倚实质上与选择偏倚相同，即使研究人群与目标人群的人群特征发生了偏差，但它是在追踪随访过程中出现的。一般而言，一项研究的失访率最好不超过10%，否则其结论的真实性值得怀疑。

由于失访者的发病率多数情况下是未知的，所以要想发现失访是否导致偏倚及偏倚的方向是困难的。目前控制失访偏倚主要靠提高研究对象的依从性。在尽量减少失访的基础上，对失访者和已随访者的特征进行比较分析，从各种途径了解失访者最后的结局，并与已随访者的最后观察结果做比较，有助于正确估计研究结果的正确性。

3. 信息偏倚及其控制 在获取暴露、结局或其他信息时所出现的系统误差叫信息偏倚。队列研究中信息偏倚主要有错分偏倚和报告偏倚。信息偏倚的控制方法主要有做好调查员培训；选择精确、稳定的测量方法；调准仪器；严格实验操作规程；同等地对待每个研究对象；提高临床诊断技术；明确各项标准；严格按规定执行等。

4. 混杂偏倚及其控制 研究因素与结果的联系被其他外部因素所混淆导致的偏倚即为混杂偏倚。在流行病学研究中，性别、年龄是最常见的混杂因素。混杂偏倚的防止可以采取限制、匹配、随机化；资料分析时计算标准化率，进行分层分析或多因素分析等方法。

五、队列研究的优点与局限性

1. 队列研究的优点

（1）研究人群定义明确，选择性偏倚较小。

（2）由于是前瞻性的，有可能使测量暴露的方法标准化，以减少观察者、对象和技术变异而引起的误差，又由于事先不知道谁将发病，信息偏倚较小。

（3）可以直接计算暴露组和非暴露组的率，从而计算出 RR 和 AR 等反映疾病危险关联的指标，可以充分而直接地分析病因的作用。

（4）有可能观察到暴露和疾病在时间上的先后。

（5）有助于了解人群疾病的自然史。有时还可能获得多种预计以外的疾病的结局资料。

（6）可按暴露水平分级，从而有可能观察到剂量反应关系。

2. 队列研究的局限性

（1）不适于发病率很低的疾病的病因研究，因所需对象数量很大，难以达到。即使是研究常见病，仍需大量对象，才能获得暴露组与对照组之间有意义的差异。

（2）需要长期随访，对象不易保持依从性，容易产生各种失访偏倚。

（3）研究费时间，费人力、物力，其组织与后勤工作相当艰巨。

（4）研究者虽然可预先根据暴露与否进行分组，但有时难以控制暴露以外的其他特征在两组中的分布，而造成混杂偏倚。

 本章小结

分析性研究主要包括病例对照研究和队列研究。本章内容主要介绍了病例对照研究和队列研究的基本原理、特点、设计类型、研究常见的偏倚及控制及优缺点。病例对照研究与队列研究相比较，需要的样本量小、省时、省经费、出结果快，特别适用于发病率很低疾病的危险因素的研究，但容易出现选择偏倚和回忆偏倚。而队列研究的检验效能高于病例对照研究，且用于检验验证病因假设、评价自发的预防效果和描述疾病的人群自然史。其研究设计类型分为前瞻性队列研究、双向性队列研究和历史性队列研究。另外，由于样本量大，结果较为稳定。其局限性在于花费的时间长，人力、物力耗费高，不适于罕见疾病的病因学研究，容易出现失访偏倚。

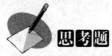

思考题

1. 简述病例对照研究和队列研究的基本概念、特点、目的与用途及设计类型。
2. 在病例对照研究中如何选择病例组和对照组？
3. 病例对照研究有哪些优缺点？
4. 队列研究的暴露组和对照组如何选择？
5. 简述队列研究的主要优点和局限性。
6. 简述病例对照研究和队列研究中的偏倚及其控制方法。

（金岳龙）

第十八章　实验流行病学

第一节　概　　述

案例讨论

> **案例**　2009年6月至2011年6月，西安、北京、上海、广州等4个城市八家医院就诊的慢性胃炎患者311例。纳入标准：18~70岁，性别不限；^{13}C或^{14}C尿素呼气试验阳性；未接受过根除HP治疗或胃部手术；签署知情同意书。排除标准：消化性溃疡、肿瘤及明显的胃黏膜糜烂、出血等疾病；既往对所用药物有过敏史；合并急性感染、心肺功能不全、肝肾功能障碍、恶性疾病；孕妇、哺乳期妇女或试验期间有生育计划者；入选前5天内用过质子泵抑制剂（PPI）或入选前两周内曾连续使用PPI超过3天；试验期间需要用规定外的药物，如感冒药、外用药、其他中药、其他胃黏膜保护剂、H_2受体拮抗药、抗生素、胃动力药物、其他PPI、非甾体类抗炎药；试验前3个月内参加过其他药物临床试验；酗酒、有药物依赖或其他不宜进行药物临床试验者。剔除标准：纳入后无用药记录者；纳入后发现不符合入选标准或排除标准者。
>
> **问题**　本研究的研究对象是什么？多中心选取研究对象有何益处？为何要详尽制定纳入和排除标准以及剔除标准？

实验流行病学（experimental epidemiology）又称流行病学实验（epidemiologic experiment）、干预研究（intervention study），是流行病学研究的主要方法之一。

在人群中进行的流行病学实验研究最早要追溯到18世纪，1747年James Lind关于坏血病病因的研究被公认为开创了流行病学实验研究的先河，该研究通过设立对照，比较分析观察结果，初步显示出了平行对照研究设计的科学价值。1848年Semmelweis关于产褥热的研究、1914年Goldberger关于糙皮症的研究是早期采用平行对照的流行病学实验设计的经典案例。在1948年英国医学研究委员会开展的使用链霉素治疗肺结核的临床试验中，首次采用了随机化双盲设计，该研究设计包含了流行病学实验研究的每个重要特征。随着医学科学研究的快速发展，实验流行病学并不局限于实验室，以人群作为研究对象，以工厂、学校、社区作为研究场所。1938年明尼苏达大学开展的感冒疫苗研究是早期现场人群实验之一，迄今规模最大的人群实验是1955年Francis进行的Salk疫苗现场试验，实验对象为近百万在校儿童，为脊髓灰质炎的预防奠定了坚实的基础。

近年来，流行病学实验研究进入了蓬勃发展时期，循证医学的思想和理论体系形成并逐渐发展成熟，随机化对照试验的结果被公认为临床和公共卫生实践领域的最佳证据。

一、实验流行病学的基本概念

实验流行病学（experimental epidemiology）亦称流行病学实验（epidemiological experiment），指来自同一总体的人群作为研究对象，根据研究目的，按照设计的研究方案随机分配到实验组和对照组，对实验组人为地施加或减少某种因素，对照组不做处理或给予安慰剂，随访观察该因素的作用结果，并比较和分析两组人群的结局，从而判断处理因素效果的一种前瞻性、实验性研究方法（图18-1）。由于这种研究经过精心设计，并在严格控制的现场实验条件下进行，且试验组和对照组是随机分配的，因此实验流行病学主要用于验证病因假设和评价疾病的防治效果。

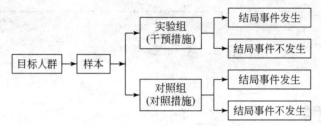

图18-1　实验流行病学研究原理示意图

二、实验流行病学的基本特点

1. 属于前瞻性研究　流行病学实验研究必须干预在前，结局在后，属于前瞻性研究，研究结果也具有较强的验证性。

2. 随机分组　应遵循随机化原则，对研究对象进行随机分组，以提高实验组和对照组之间的可比性，控制偏倚与混杂。当受条件限制无法进行随机分组时，应尽可能保证两组的基本特征均衡可比。

3. 有均衡可比的对照　实验流行病学的研究对象均来自同一总体的样本人群，两组在各相关方面应接近或相似，排除研究因素以外其他因素对研究结果的干扰。分析时可作均衡性检验，这样，实验结果的组间差异才能归之于干预处理的效应。设立对照应注意避免对照组受到"沾染"。

4. 人为施加干预措施　实验流行病学不同于观察性研究，它需要研究者根据研究目的对实验组进行人为施加干预措施，对照组不做处理，然后随访观察两组之间的结局事件发生差异。因为有人为施加干预，所以流行病学实验容易产生医学伦理问题。

三、实验流行病学的主要类型

关于流行病学实验研究的分类，目前尚无统一的分类标准。一般根据研究场所和研究对象的不同，可分为临床试验、现场试验和社区试验。也可以根据实验设计所具备的基本特征，如实验是否设立对照组或是否进行随机分组，可分为真实验和类实验。

1. 临床试验（clinical trial）　研究场所设在医院或其他医疗服务环境，以患者为研究对象，主要用于评价药物或临床治疗方案、措施的效果，同时也可用于观察药物的不良反应。遵循随机化并设立对照的临床试验，即随机化临床试验（randomized clinical trial，RCT）是这类实验中应用广泛的一种设计。

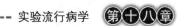

2. 现场试验（field trial）　研究场所设在某一特定的环境下，以自然人群作为研究对象。研究对象与临床试验有所不同，其研究的是未患所研究疾病的"健康"个体。选择既往未感染过的个体为实验对象，以有效评价机体的免疫应答情况及不良反应发生情况。但为了提高实验的效率，一般会选择对干预措施敏感人群进行研究。如评价乙型肝炎疫苗预防乙型肝炎病毒感染的效果，应在母亲 HBsAg 阳性者的婴儿中进行，这样预防乙型肝炎感染的现场试验效率就较高。现场试验常用于评价疾病预防措施的效果，所以又称之为预防试验（preventive trial）。现场试验的设计和实施，可参照 RCT 相关要求和方式进行。

3. 社区试验（community trial）　又称为社区干预试验（community intervention trial），研究场所设在社区，以社区人群为干预单位，从人群或亚人群整体层面评价干预措施的效果。例如食盐加碘预防地方性甲状腺肿或通过改水降氟预防饮水型地方性氟中毒，干预措施是施加于整个人群，而不是分别给予每一个体。如果某种疾病的危险因子分布广泛，不易确定高危人群时，也需要采用社区试验。例如，评价戒烟对降低心血管病发病效果的评价。由于吸烟（为心脑血管疾病的危险因素）很普遍，确定高危人群就必须对人群进行详细的筛查。这样做不但费用高，而且需要人群的大力配合。在这种情况下，就应该采取针对整个人群的干预措施，以降低危险因子的暴露（危险因子可通过现况调查发现）。通过降低人群对危险因子的暴露，就可以降低人群中疾病的发病率。

4. 类实验（quasi-experiment）　又称半实验（semi-experiment），一个完全的流行病学实验必须具备前述四个基本特征：设立对照、随机分组、有干预措施、前瞻性，但往往不易全面做到。在一些研究中，因为受到条件限制不能对研究对象进行随机分组或无法设置平行的对照组，称为类实验。严格说起来，社区试验就是一种类实验。根据类实验是否设立对照组可分为两类。

（1）不设立对照组　虽然这类实验没有设立对照组，但不等于没有对比，因为只有通过比较，才能分析判断干预措施的效果。这种类实验的对比主要通过下列两种方式进行：一是干预前后的自身对照，即同一受试对象在接受干预措施前后的比较，如比较高血压患者服药前后血压的变化；二是与已知的不给该项干预措施的结果比较。如已知中国人群乙肝病毒表面抗原（HBsAg）携带率平均为 10%，在现阶段欲评价儿童接种乙型肝炎疫苗的效果，由于乙肝疫苗已纳入儿童免疫规划程序，在儿童中全面推行疫苗接种，所以难以获得不接种疫苗的对照人群。另外，中国人群 HBsAg 携带率是一个已知相对稳定的水平，故该研究不一定要设对照组。

（2）设对照组　类实验虽然设立了对照组，但研究对象的分组不是随机的。如在社区试验中，并不是都能获得随机对照，有时只能对整个居民区人群实行预防，而选择具有可比性的另一个社区人群作为对照组。

实验流行病学不论是临床试验、现场试验还是社区试验，在具体实施过程中都可以使用随机对照试验和非随机对照试验。

四、实验流行病学的优点与局限性

实验流行病学是流行病学研究的高级阶段，其所具有的基本特征，如设立对照、随机分组、有干预措施、前瞻性，具有观察性研究无可比拟的优点，同时也存在一些局限性。

1. 优点

（1）实验为前瞻性研究　研究因素事先设计，结局变量和测量变量事先规定。通过随访将每个对象的干预过程和结局追踪观察，不存在回忆偏倚，因果论证强度高。

（2）分组遵循随机化原则　试验组与对照组均衡可比，能够较好地控制研究中的偏倚与混杂。

（3）有助于了解疾病的自然史　可以获得一种干预与多种结局的关系。

2. 局限性

（1）整个实验设计和实施条件要求高、控制严、难度较大，研究费时间、费人力、花费高，在实际工作中有时难以做到。

（2）受干预措施适用范围的约束，所选择的研究对象代表性不够，以致会不同程度地影响实验结果推论到总体。

（3）研究人群数量较大，试验计划实施要求严格，随访时间长，因此依从性不易做得很好，可因退出、搬迁等原因造成失访，从而影响试验效应的评价。

（4）干预措施是研究者根据研究目的施加于研究对象，有时可涉及伦理道德问题。

第二节　临床试验

临床试验是最常用的实验流行病学研究类型，以患者为研究对象，常用于临床上评价药物或疗法是否安全有效的一种研究方法。在临床试验中，随机对照试验（RCT）是目前评估临床干预措施最严谨、最可靠的实验设计。以下就以随机化临床试验为例阐述。

一、临床试验的定义与特点

（一）临床试验的定义

以患有某种疾病的患者作为研究对象，按照随机分配原则将患者分为试验组和对照组，对实验组施加某种预防或治疗的干预，对照组不施加这种措施或给予安慰剂，盲法随访观察一段时间，比较两组患者的临床结局，从而评价该措施的预防或治疗效果。

临床试验的目的有两个：①对新药的安全和有效性进行系统地评价，确定安全有效之后，才能被批准进入市场广泛使用；②对目前临床上应用的药物或治疗方案进行比较，从中找出一种最有效的药物或治疗方案。

（二）临床试验的特点

1. 是一种特殊的前瞻性研究　并不要求每个患者从同一时间开始随访，但对随访的起点应有明确规定。

2. 研究对象是患者，随机分到试验组和对照组　在研究开始时各组必须具有相似的基本特征或具有较好的均衡性。

3. 研究者可根据研究目的人为设置干预措施　干预措施必须经过鉴定确实对人体无害后才能应用于临床。

4. 有正确、科学的实验设计　设计是实验研究及其重要的环节，一个良好的设计能合理有效地安排各种实验因素，严格控制实验误差和混杂因素，是实验研究获得预期结果的保证。

由于实验研究具备这些特点，就使得实验研究中各比较组之间具有较好的均衡性及可比性，大大减少了各种非处理因素或背景干扰因素对实验效应及结果的影响，可以更为有效地控制实验误差，提高了实验研究的效率及实验结果的可靠性。

二、临床试验的基本要素

临床试验的目的就是要阐明不同药物或治疗方案对受试对象产生的效应。因此，处理因素、受试对象和实验效应是临床试验设计的基本要素。

（一）处理因素

处理因素（treatment factor）是指受试对象在实验过程中接受研究者施加的干预措施。干预措施可以是某一个或多个因素不同水平的组合，一个实验因素的不同数量等级或不同状态称为水平。确定处理因素要注意以下几个问题。

1. 抓住实验研究中的主要因素 任何实验效应都是多种因素（包括已知的和未知的）综合作用的结果，我们不可能控制所有的影响实验的因素，只能把握其中主要的、关键的几个因素。处理因素不宜过多，否则不仅会增加试验设计和实施的难度，影响试验结果的准确性，而且不利于对主因素效应的正确判断。

2. 控制研究中的非处理因素 非处理因素指的是除处理因素之外的所有能影响实验结果的因素。研究者首先要明确区分处理因素与非处理因素，再进一步采取适当措施使得非处理因素在所比较各组中的分布尽量一致，以便充分显示处理因素的作用。例如，研究某药治疗高血压的疗效，若实验组与对照组的病情严重程度不同则会影响对该药疗效的评价。

3. 处理因素的标准化 指处理因素在整个实验过程中始终保持不变，包括处理的施加方法、强度、频率和持续时间等。如果一种药物在试验的不同时间使用不同的批号、剂型或剂量，或者手术开始阶段不熟练而后期熟练，这实际上等于处理因素不同，结果就不具有可比性。

（二）受试对象

受试对象（study subjects）是指研究者施加干预措施的对象。受试对象的选择，对实验效应评价具有重要的影响作用。选择受试对象的原则包括受益、代表性、均衡可比和依从性等。

研究者根据研究目的确定研究对象，并制订出明确的标准，包括入选标准和排除标准。临床试验一般以患有某病的患者作为研究对象，这就要求做到正确的诊断、正确的分期和病情的正确判断。除了选择病例的标准之外，还需制订具体的条件，保持受试对象的一致性，以排除非处理因素的影响。例如，我们研究肺结核患者的细胞免疫功能改变，除了按肺结核的诊断标准选择患者，还要排除近期使用过免疫抑制剂的患者，伴有肺心病、硅沉着病、慢性气管炎等患者也应排除。

（三）实验效应

实验效应（experimental effect）是指受试对象接受处理因素后所出现的实验结果，通常用效应指标来反映。效应表现是多方面的，临床试验常用的指标有发病率、死亡率、治愈率、病死率、复发率、毒副作用、体征的改变和实验室测定结果等。如果指标选择不当，就不能准确反映处理因素的作用，选择恰当的观察指标是关系研究成败的重要环节。在选择效应指标时应注意下列几个方面。

1. 尽量选择客观指标 效应指标从性质上分为客观指标、半客观指标和主观指标。客观指标是通过一定的方法、工具、仪器等检测获得的结果，如心电图、实验室检测数据、微生物培养结果等。主观指标则是依靠研究对象或研究人员的主观感觉来判断，如疼痛、乏力、食欲、精神状态等，易受心理因素影响。但有些客观指标也存在主观判断问题，如X射线片、病理检查、内镜检查指标等均属此类，可称之为半客观指标。在研究中，应尽量采用客观或半客观指标，减少主观因素对结果判断的干扰。

2. 尽量选用敏感性高、特异性好的指标 灵敏度反映检出真阳性的能力，要想能如实反映轻微的效应变化，应选择先进的、敏感性高的检测方法和仪器。特异度反映其鉴别真阴性的能力，特异性好是指某一指标只与一种效应相关联，而与其他效应无关。为了更好地揭示研究问题的本质，除了要求灵敏度高，效应指标还应具备一定的特异度。

3. 尽量选择能全面反映研究因素的效应指标 所选指标必须能够充分反映研究目的，既要有反映近期效应的指标，还要有反映中、远期效应的指标，而且应以后者为主。此外，既要有反映生物学效应的指标，还要有反映社会、心理学效应的指标。

与研究无关的观察指标最好不要设置，否则会冲淡主题，影响主要结局指标的准确性。

三、临床试验的基本原则

以人作为研究对象，由于其复杂性与特殊性，影响实验效应的因素很多，有的无法完全消除。医学研究的结果一般是通过比较产生的，对照是比较的基础。若研究设计存在缺陷，可能就会影响研究结果的真实性和可靠性，可能会导致严重的后果。临床试验的研究结果将最终应用于人群，因此，必须保证研究设计在科学上的合理性，对研究设计的要求就更高，这就要求临床试验研究必须遵循下列基本原则。

（一）对照的原则

1. 设立对照的意义 实验效应除了受处理因素的影响，还常常受到其他一些因素的影响，主要包括以下五方面。

（1）不能预知结局的因素 个体的人口学特征和其他生物学因素如年龄、性别、职业、饮食、营养、免疫、精神心理、种族、遗传因素等。由于这些因素的存在，导致在同样的暴露因素或同一干预因素的作用下，疾病的发生、发展和结局的个体表现不一致。

（2）霍桑效应（Hawthorne effect） 研究对象由于成为研究中受注意的目标而改变其行为并产生一定的效应，这些效应与所接受的干预因素无关。如对医院或医生的信任，对治疗产生有利效应。反之，如果不信任，则对治疗会产生不利的效应。

（3）安慰剂效应 安慰剂（placebo）是不具有特异性治疗或致病效应的制剂，与干预药物在外形、颜色、气味、味道等方面没有差别。使用安慰剂作为对照的措施，要注意安慰剂效应。安慰剂效应是指由于安慰剂的使用，产生的一些非特异效应，包括类似于干预因素的效应。

（4）疾病的自然史 不同疾病的发生、发展过程有一定的变化规律，有些疾病有自愈倾向，有些有季节性或周期性波动。对于一些疾病自然史不清楚的疾病，在实施干预后，其效应既可能是干预措施引起的，但也可能是疾病发展的自然结果，如不设立可比的对照组，则很难将干预措施的真实效果区分开来。

（5）潜在的未知因素的影响 人类的知识总是有局限性的，在实验研究中，很可能还有一些未知因素影响着结局效应，由于目前尚未被我们所认识，难以通过针对性措施加以控制。

要消除这些非研究因素的影响，把研究因素的真实效应表现出来，必须设立对照。设立对照组是控制实验中非研究因素不可缺少的重要手段，要求所比较的各组间除了处理因素外，其他因素尽可能相同，达到均衡可比，以减少非实验因素的干扰和影响，以便正确评价实验因素的效应。

2. 常见的对照形式 对照的形式有多种，可根据研究目的加以选择。

（1）标准对照（standard control）或称阳性对照（positive control） 是临床上最常使用的一种对照，即以现行最有效或临床上最常用的药物或治疗方法作对照，用以判断新药或新疗法是否优于现行的药物或疗法。

（2）安慰剂对照（placebo control）或称阴性对照（negative control） 使用安慰剂对照主要是为了避免心理因素对试验结果的影响，也可消除疾病自然进程的影响。考虑到伦理学原则，安慰剂对照一般用于所研究的疾病尚无有效的防治药物或使用后不会影响到对照组研究对象的健康。

（3）自身对照（self control） 对照与实验在同一受试对象的不同部位或不同阶段进行。例如用药前后的对比，身体一侧实施处理因素而另一侧作为对照。

（4）空白对照（blank control） 对照组不施加任何处理。例如观察某种新疫苗预防某种

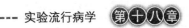

传染病的效果，实验组接受疫苗，对照组不作任何处理，实验因素完全是空白，处于自然状态，最后对比所观察指标的效果。在临床上无法做到不给患者采用任何治疗措施，故这种对照临床试验一般很少用到。

（5）实验对照（experimental control）　对照组的操作条件与实验组保持一致，即对照组不施加处理因素，但施加与处理因素有关的实验因素。例如，摘除了雌性白鼠卵巢观察体内激素水平的变化，对照组同样实施腹部手术处理但不摘除卵巢。再如，观察赖氨酸强化面包对儿童生长发育的效应，实验组儿童食用赖氨酸强化面包，对照组儿童只食用普通面包。

（6）相互对照（mutual control）　如果同时研究几种药物或疗法时，可以不设专门的对照，分析结果时，各组之间互为对照，从中选出疗效最好的药物或疗法。

（二）随机化的原则

随机化应贯穿于实验研究的全过程，研究对象的抽取、分组均应遵循随机化原则。

1. 随机化的意义　随机化是指在抽样、分配等过程中每一个受试对象都有同等的机会，其结果随机而定，不受人为因素的干扰和影响。这是保证试验组和对照组具有可比性、控制和减少偏倚的重要手段，也是对样本信息进行统计推断的前提。流行病学实验研究中的随机化包括随机抽样和随机分组。

2. 常用的随机抽样和随机分组的方法

（1）简单随机法（simple randomization）　最常用的方法是利用随机数字表或随机排列表，也可用抽签或抛硬币等方法。简单随机法的应用和操作简单，但分配到各组的样本量可能不等，如果组间样本量差异较大时有必要再次经随机化原则调整。

（2）区组随机法（block randomization）　当研究对象人数较少，而影响实验结果的因素又较多，简单随机法难以保证两组间具有较好的可比性，可采用区组随机法进行分组。其基本方法是将条件（如年龄、性别、健康状况等）相近的一组受试对象作为一个区组，每一区组内的研究对象数量相等，然后应用简单随机法将每个区组内研究对象进行分组。该法的优点是分组过程中，任何时刻的实验组与对照组病例数保持相对一致，并可根据实验要求设计不同的区组。

（3）分层随机法（stratified randomization）　按照对干预效果影响较大的特征进行分层，再运用简单随机法将每层内的研究对象分为治疗组和对照组。该法的优点是所用样本量小，效率高；缺点是分层不可太多，分层越多选择可比性的研究对象越难，需要的样本量越大。

（三）重复的原则

1. 重复的意义　重复是指在相同实验条件下进行多次观察或多次研究，以提高科研的科学性和可靠性。重复是消除或减少非研究因素影响的重要手段之一。广义的重复包括三种情形：实验结果的重复、样本数量的重复和观察次数的重复。重复的另一个作用是估计变异的大小。变异是客观存在的，只有重复实验才能估计多次实验结果之间的变异性（精密度）；只有重复观察多个受试对象才能估计群体中个体的变异（个体差异）；只有在相同实验条件下对同一指标多次测定，才能估计测量的变异性（误差）。

狭义的重复即样本数量的重复。实验例数越多或重复次数越多，越能反应机遇变异的客观真实情况（客观规律）。重复次数太少时，抽样误差增大，有可能将个别事例误认为普遍现象。但是，实验例数过多或重复次数太多不仅会增加实验条件的控制难度，也会造成不必要的浪费。因此，在实验设计中必须根据所研究现象在个体间的变异大小、预期试验组和对照组的效应差别以及研究者对研究结果准确性、可靠性的要求等科学地估计样本量，同时，还要考虑现有的人力、物力条件及对研究时间的要求。

2. 决定样本含量大小的因素

（1）检验水准 α　即第一类错误的概率 α。α 越小，所需样本量越多。一般取 $\alpha=0.05$。

（2）检验效能 $1-\beta$　即检验把握度。β 越小，则检验效能越高，所需样本量越多。在科研设计中，一般要求 $1-\beta$ 不宜低于 0.75，否则检验的结果很可能出现假阴性。

（3）容许误差 δ　即比较的两个总体参数之间的差值。δ 的确定是根据前人研究的结果或预实验的结果，$\delta=\pi_1-\pi_2$ 或 $\delta=\mu_1-\mu_2$。容许误差越小，则辨别力要求越高，所需样本含量也越大。

（4）观察指标的变异度（总体标准差 σ）　指标的变异度大，抽样误差也大，所需样本含量也就越多。

（5）单、双侧检验　根据专业知识，确定采用单侧还是双侧检验。单侧检验所需样本含量小，双侧检验所需样本含量大。

α、$1-\beta$ 和 δ 需要根据专业要求由研究者规定，σ 或 π 可根据查阅资料、借鉴前任的经验或预实验用样本统计量来估计。

3. 常用临床试验设计的样本含量估计方法

（1）非连续变量样本大小的计算　非连续变量是指计数资料，如发病率、感染率、死亡率、病死率、治愈率等，实验组与对照组之间比较时按下列式（18-1）计算样本大小。

$$N = \frac{[z_\alpha \sqrt{2p(1-p)} + z_\beta \sqrt{p_1(1-p_1) + p_2(1-p_2)}]^2}{(p_1-p_2)^2} \qquad (18-1)$$

式中，p_1 为对照组研究事件发生率；p_2 为实验组发生率；p 为 $(p_1+p_2)/2$，；z_α 为 α 水平相应的标准正态差；z_β 为 β 水平相应的标准正态差；N 为每组所需样本量。

（2）连续变量样本大小的计算　连续变量是指身高、体重、血压等计量资料。如按样本均数比较，当两组样本相等时，可按下列式（18-2）计算样本大小。

$$N = \frac{2(z_\alpha + z_\beta)^2 \sigma^2}{d^2} \qquad (18-2)$$

式中，σ^2 为估计的标准差，d 为两样本均数之差（一般为估计值），z_α 为 α 水平相应的标准正态差，z_β 为 β 水平相应的标准正态差；N 为每组所需样本量。

4. 临床试验确定样本量的注意事项　最终确定研究所需样本量时，需要注意以下两点：

（1）以上计算所得到的 N 是一组人群（实验组或对照组）的大小。如果两组人数相等，则全部实验所需要的样本量为 $2N$。

（2）考虑到可能发生的失访，需要适当增加样本量，应在公式计算的基础上增加 10% ~ 15% 作为实际的样本量。

（四）盲法的原则

临床试验中研究对象、观察者及资料整理者和分析者的主观心理因素对研究结果可能会产生干扰作用。为减少这种由于主观因素导致的信息偏倚，研究过程中应采用盲法（blinding 或 masking）。根据盲法设置程度不同，盲法分为以下三种。

1. 单盲（single blind）　只对研究对象设盲，研究对象不知道自己所在分组和所接受的处理，但研究者和资料收集分析者知道。这种盲法的优点是简单，易操作，研究者可以更好地观察了解研究对象，在必须时可以及时恰当地处理研究对象可能发生的意外问题，使研究对象的安全得到保障。缺点是避免不了研究者方面带来的主观偏倚，易造成实验组和对照组的处理不均衡。

2. 双盲（double blind）　研究对象和现场研究者都不了解实验分组情况，而是由研究设计者来安排和控制全部实验。双盲设计要求有一整套完善的代号，如全部受试者、相关记录、使用的药物或安慰剂以及化验单都要使用代码。保密是双盲设计的关键。其优点是可以避免研究者和研究对象的主观因素影响带来的偏倚，对两组的处理较均衡，增加两组的可比性。缺点是方法复杂，较难实行，且一旦出现意外，较难及时处理。因此，在实验设计阶段就应慎重考虑该方法是否可行。该法不适用于治疗过程中疗效变化大的试验和危重患者的治疗。

3. 三盲（triple blind） 不但现场研究者和研究对象不了解分组情况，而且负责资料收集和分析的人员也不了解分组情况，从而较好地避免了偏倚。其优缺点基本上同双盲，从理论上讲该法更合理，但实际实施起来很困难，且减弱了对整个研究工作的监督作用，使得研究的安全性得不到保障，应用并不多。

与盲法相对应的是公开试验（open trial），试验在公开状况下进行。研究对象和研究者均知道每个研究对象的分组情况。这类型的设计多适用于有客观观察指标且难以实现盲法的试验，如评价某疾病手术、饮食和其他公共卫生措施的效果。

四、临床试验的结果评价

（一）收集与整理资料

研究结果是否具有真实性，除了要做好严谨的科研设计外，收集真实、可靠和完整的资料也是十分关键的环节。要对研究过程实行严格的质量控制，尽可能防止偏倚的出现。另外，因为现场试验往往有多个单位参与，各单位应尽可能完整地保存研究相关的各类记录、资料，并保存至实验完成之后，以便在资料整理、分析过程中发现部分信息遗漏、缺少时进行追溯、补救。

整理资料是根据研究目的和设计对研究资料的完整性、规范性和真实性进行核实，并进一步录入、归类，使其系统化、条理化，便于进一步分析。需要注意的是，要对纳入研究的所有对象的资料进行整理，与研究目的相关联的正、反两方面资料都应当选取，不能只选用与预期结果相符合的所谓"有用资料"，而舍弃与预期结果不符的资料。在资料的收集和分析过程中，除其他偏倚外，还要注意防止排除及退出所引起的偏倚。

1. 排除（exclusions） 在随机分配前对研究对象进行筛查，凡对干预措施有禁忌者、无法追踪者、可能失访者、拒绝参加实验者，以及不符合标准的研究对象须被排除。经过排除后，其结果可减少偏倚，但可能影响研究结果的外推，因此，在被排除的研究对象较多的情况下，结论的泛化将受到限制。

2. 退出（withdrawal） 研究对象被随机分配到试验组或对照组后，由于某原因而退出试验。这不仅会造成原定的样本量不足，使研究工作效率降低，且易产生偏倚。退出的原因可能有以下几种。

（1）不合格（ineligibility） 入选时未发现有问题，但试验开始后发现研究对象不符合入选标准，需要从试验组或对照组排除。但是在实验研究中，研究者对试验组给予更多关注，结果可能会造成试验组不合格人数多于对照组。另外，研究者对某些研究对象的反应观察与判断可能有倾向性，对效果差的可能特别注意而剔除，而留在组内的往往是效果较好的研究对象，这样效果往往被高估。

（2）不依从（noncompliance） 是指研究对象在随机分组后，不遵守试验所规定的要求。试验组成员不遵守干预规程，相当于退出或脱落。研究对象不遵守研究规程的原因一般有以下几种：①试验或对照措施有副作用，研究对象无法坚持；②研究对象对试验不感兴趣；③研究对象的情况发生改变，如病情加重等。

（3）失访（loss to follow-up） 是指研究对象因迁移或与本病无关的其他疾病死亡等而造成失访。在临床试验中应尽量设法减少失访，一般要求失访率不超过10%，在研究中出现失访时，尽量用各种办法进行补访。在资料收集和分析时，应考虑两组失访率的差异，若失访率不同，则资料分析结果可能产生偏倚，即使两组失访率相同，但失访原因或失访者的特征不同，则两组预后也可能不同。

不合格、不依从、失访可引起原定的样本量不足，破坏原本的随机分组，使研究工作效率降低。如不合格、不依从、失访在实验组和对照组分配不均衡，更会对研究结果的真实性产生影响，因此应尽量防止退出的发生。

（二）分析资料

通过计算相关指标，分析临床试验数据的分布特征、事物之间的对比与关联及发展趋势等。临床试验常用效果评价指标如下。

（1）有效率（effective rate）与相对有效率

$$有效率 = \frac{治疗有效人数}{治疗总人数} \times 100\% \tag{18-3}$$

$$相对有效率 = \frac{实验组有效率 - 对照组有效率}{1 - 对照组有效率} \times 100\% \tag{18-4}$$

单纯计算有效率时未涉及对照组，用相对有效率评价干预措施的效果更有意义。

（2）治愈率（cure rate）

$$治愈率 = \frac{治愈病例数}{治疗总例数} \times 100\% \tag{18-5}$$

（3）病死率（case fatality rate）

$$病死率 = \frac{因该病死亡人数}{某病受治疗人数} \times 100\% \tag{18-6}$$

（4）不良反应发生率（adverse event rate）

$$不良事件发生率 = \frac{发生不良事件病例数}{可供评价不良事件的总病例数} \times 100\% \tag{18-7}$$

（5）n 年生存率

$$n 年生存率 = \frac{随访满 n 年存活病例数}{随访满 n 年的病例总数} \times 100\% \tag{18-8}$$

（6）相对危险度降低（relative risk reduction，RRR）

$$RRR = \frac{对照组事件发生率 - 实验组事件发生率}{对照组事件发生率} \tag{18-9}$$

（7）绝对危险度降低（absolute risk reduction，ARR）

$$ARR = 对照组事件发生率 - 实验组事件发生率 \tag{18-10}$$

（8）需治疗人数（number needed to treat，NNT）

$$NNT = \frac{1}{ARR} \tag{18-11}$$

NNT 表示在特定时间内，为防止 1 例某种不良结局或获得 1 例有利结局，用某种干预方法处理所需的人数，NNT 值越小越好。

此外，还可采用卫生经济学指标进行评价，如成本效果比、成本效益比、成本效用比等。

 知识链接

评价临床试验的标准

①结论是否从随机对照试验中获得；②是否报道了全部的临床结果；③是否详细介绍了研究对象的情况；④是否同时考虑临床意义和统计学意义；⑤治疗措施的实用性如何；⑥研究结论是否包括了全部研究对象。

五、临床试验的偏倚及其控制

偏倚可以发生在研究工作的任何阶段，从而影响结果的正确性。临床试验常见的偏倚如下。

1. 选择偏倚　如前文所述，临床试验的研究对象一般是患有某病的患者，在医院里选择病例与对照，易产生选择偏倚，如入院率偏倚、现患-新发病例偏倚等。控制选择偏倚首先要严格选择标准，研究对象的纳入和排除有严格、明确的标准。条件允许情况下，开展多中心研究，并包含不同级别医院病例；严格遵守随机分组。

2. 信息偏倚　收集资料过程中，因检测工具、观察者操作的误差、被观察者主观的误差及分析、测试的条件不一致等原因均可使测量结果受到影响。控制信息偏倚的方法是：制定严格、明确的资料收集方法；尽量采用客观指标；为避免来自研究者和被研究者的主观偏性，尽可能采用盲法收集信息。

3. 干扰和沾染　干扰是指实验组或对照组额外地接受了类似试验药物的某种制剂，从而人为地夸大了疗效。如实验组接受了"干扰"药物，导致疗效提高，引起实验组与对照组疗效差异的增大；反之，如果对照组接受了"干扰"药物，则可引起对照组疗效增高，使两组间的疗效差异缩小。临床试验中也同样存在出现沾染的可能。干扰和沾染的控制办法就是使用盲法，并严格按治疗方案进行，不要随意增加和减少药物种类。

本章小结

流行病学实验研究是一种重要的流行病学研究方法，常用于评价预防或治疗措施对疾病或健康的影响，也用于验证病因假设。实验流行病学通过设立严格的对照，能较好地控制研究中的偏倚和混杂。通过前瞻性随访观察结局的发生，验证因果关联的能力强。由于研究对象是人群，在施加干预措施时需注意伦理道德问题。实施过程中需尽量减少失访，在资料分析中应估计失访对研究结果真实性的影响。

思考题

1. 简述试验流行病学的概念、基本特点。
2. 简述临床试验的基本原则。
3. 简述现场试验和社区干预试验的概念。
4. 简述试验流行病学的优点和局限性。

（袁　慧）

第十九章　病因和病因推断

第一节　病因的概述

 案例讨论

　　案例　沙利度胺最早由德国 Grunenthal 制药厂开发，1957 年首次被用作处方药，控制孕妇精神紧张，缓解孕吐，并有安眠作用，故又称作"反应停"。20 世纪 60 年代前后，欧洲至少 15 个国家都在使用它治疗早孕反应，由于它确实能减轻恶心、呕吐症状，成为"孕妇的理想选择"（当时的广告语）。于是"反应停"被大量生产、销售。但随即而来的是，许多出生的婴儿都是短肢畸形，形同海豹，被称为"海豹肢畸形"。短肢畸形在"反应停"发明以前，很早就有发生，但正常情况下很少见。1959～1961 年，欧洲出现万余例短肢畸形，具有特异性。1962 年 Lenz W 和 Knapp K 通过描述性研究，发现"反应停"销售的地区分布和时间分布上与这种特异性的短肢畸形符合。1963 年 Weicker H 采用病例对照研究方法调查"海豹肢畸形"婴儿 50 例，其中母亲服用"反应停"者 34 例，同医院同期出生无畸形婴儿 90 例，其中母亲服用"反应停"者 2 例，母亲服用"反应停"的比例病例组比对照组高（$\chi^2 = 16.94$，$P < 0.001$，$OR = 13.9$）。McBride WG 采用队列研究观察孕妇用"反应停"和不服用"反应停"者婴儿畸形的出现率，得出 $RR = 175$。1961 年后禁止出售"反应停"，这种短肢畸形发病明显下降。

　　问题　上述描述性研究的结果给我们什么启示？能否下结论？若不能，为什么？还需做哪些工作？根据上述病例对照研究的结果可以得出什么结论？能否据此认为"反应停"是海豹肢畸形的病因？上述队列研究的结果说明什么问题？为了做出更确定的结论需进一步做哪些工作？根据禁止销售"反应停"后的结果可得出什么结论？如何进行病因推断？

　　流行病学的病因（cause of disease）和病因推断（causal inference），是基于概率论的因果观。20 世纪 50 年代以来，流行病学研究中有了比较系统的因果观念，因果关系的模型、推理方法和判定标准一直处于发展之中。流行病学里面的病因和病因推断，实际上是分析流行病学的指导框架和评价准则，对于形成因果思维和正确理解流行病学的研究结果也是至关重要的。

一、病因的概念

关于疾病的发生原因自古以来就是医学工作者关心的重要问题。在远古时代，人们将疾病的发生归因于各种神灵，这种唯心主义病因论是直观的、经验的思维方式的产物。而后又发展出了朴素的唯物主义病因观，将疾病的发生原因和环境联系起来。我们祖先创立了阴阳五行学说，认为疾病的发生与外环境的物质金、木、水、火、土有关。公元前 5 世纪，在古希腊医学专家希波克拉底（Hippocrates）所著的《论风、水和地方》之中，提到疾病与水、土、风等有关。随着 19 世纪末微生物学的出现和发展，生物特异病因学说得到发展，认为每种疾病必定是由某一种特异的病原物所引起的。这种病因假说在传染病病因学研究中起到了重要作用。

随着人类同疾病进行斗争的深入，人们逐渐认识到：疾病的发生，一方面与环境有关；另一方面也与宿主（如机体的抵抗力等）有关。进入 20 世纪，医学科学有了更大的进步，一些由生物因子（细菌、病毒、寄生虫）所致的疾病已被控制，而另一类疾病，如心脑血管疾病、肿瘤、精神病等，已成为人类健康的主要危害。这类疾病的发生原因难以用生物特异病因学说解释。因此，自 20 世纪以来，许多学者提出了多病因学说，认为影响疾病的因素可能是多方面的，包括生物、化学、物理、精神心理、遗传以及社会环境等。

20 世纪 80 年代，美国约翰霍普金斯大学流行病学教授 Lilienfeld 从流行病学角度这样陈述：病因就是那些能使人群发病概率升高的因素，其中某个或多个因素不存在时，人群疾病频率就会下降。流行病学层次的病因一般称为危险因素（risk factor），它的含义就是使疾病发生概率即风险（risk）升高的因素。

流行病学认为的病因中，有些是引起某种疾病发生必须具备的条件，一旦该因素缺乏，疾病就不会发生，但是有该因素的存在，却不一定会导致疾病的发生，有人称这样的病因为必要病因（necessary cause）。例如结核病患者必定感染了结核杆菌，结核杆菌感染是该病的必要病因，但感染了结核杆菌的人不一定会发生结核病。绝大多数传染病、地方病和职业病都能找到一个比较明确的必要病因，但大多数慢性非传染性疾病目前还找不到这样明确的必要病因，能从流行病学上被认定的病因更多的是促成病因（contributory factor of cause），即这些危险因素的存在可能导致某种疾病发生的概率增加，但该病发生时并非一定具有该因素。比如通过流行病学的研究，认为吸烟是肺癌的危险因素，但不是每个吸烟者都会得肺癌，吸烟者肺癌发生率<100%；另外，不是每个肺癌患者以前都吸过烟，即吸烟不是必要病因，肺癌患者以前吸烟的存在率<100%。

在疾病的预防和控制中，既要重视必要病因，也要重视促成病因，才能达到防止该疾病发生的目的。如在结核病的防治中，既要重视控制结核杆菌在人群中的传染，也要加强结核病的促成病因的预防和控制，比如居住环境、宿主的免疫状况、营养状况、心理因素、行为生活方式等。而对肺癌这样的慢性非传染性疾病来说，目前还无法针对必要病因进行控制，能够利用流行病学的理论和方法找出主要的促成病因加以预防或控制，也可降低该病的发病率。

二、病因模型

病因模型是用简洁的概念关系图来表达病因和疾病间的因果关系，它给我们提供因果关系的思维框架、涉及的各个方面甚至因果关系的路径（通径）。目前具有代表性的模型有以下三类。

1. 三角模型 三角模型（triangle model）又称为流行病学三角（图 19-1），在一个等边三角形上致病因子（agent）、宿主（host）、环境（environment）三者各占一个角，三者处于相互影响的关系。当三者处于平衡状态时，人们呈健康状态，当三者中某一个因素发生较大变化而使平衡被破坏，疾病就会发生。例如由于流感病毒出现了新的亚型或宿主的免疫力降低都可导致疾病的发生，而连日的雨水又遇高温，促进蚊的孳生和病毒的繁殖也可引起流行性乙型脑炎的流行。用三角模型解释疾病发生的原因，它的优点是同时考虑疾病发生的三要素，乙型脑炎比较全面的，优于单病因论。它的特点是将致病因子从环境因素中分离出来，引发传染病的致病因子（必要病因）被认为是病原体，但对非传染病在确定致病因子上有困难。

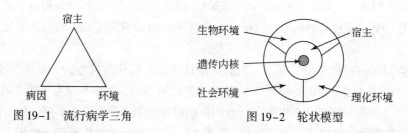

图 19-1 流行病学三角   图 19-2 轮状模型

2. 轮状模型 轮状模型（wheel model）强调宿主的状态和环境对疾病发生的影响（图 19-2）。将环境又分为生物、理化和社会环境，宿主还包括遗传内核。轮状模型各部分的相对大小可随不同的疾病而有所变化，如先天性代谢异常的遗传内核较大，而麻疹的宿主（免疫状态）和生物环境（空气传播）部分较大。

3. 病因网模型 不同的病因（危险因素）与疾病间构成不同的连接方式，即病因链（chain of causation），这些病因（危险因素）之间可相互存在联系，多个病因链交错连接起来就形成一张病因网，这就是病因网模型。它可提供因果关系的完整路径（通径）。要对病因做系统探索，就必须建立病因网络，才能把握全局而不失之于片面，才能使我们对于疾病的认识得到深入发展。如对糙皮病的调查研究发现，玉米饮食、贫穷以及日光暴晒等多种因素与糙皮病的发生均有关。各种原因之间相互交错影响，关系十分复杂。糙皮病病因网（图 19-3）成功地解释了流行病学调查所观察到的证据，为糙皮病的预防和控制提供了充分的依据。

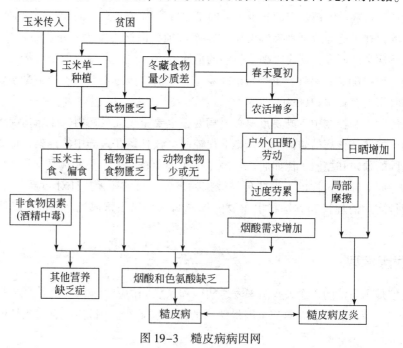

图 19-3 糙皮病病因网

三、病因的分类

根据来源，病因可分为宿主因素与环境因素两大类（图19-4）。

病因 { 宿主因素 { 先天因素 基因、染色体、性别等
后天因素 年龄、发育、营养状态、体格、行为类型、精神心理状态、获得性免疫、既往史等
环境因素 { 生物因素 细菌、真菌、病毒、寄生虫、生物性变应原、天然有毒动植物等
化学因素 化学产品和工业"三废"、微量元素、营养素等
物理因素 气象、非电离辐射、电离辐射、噪声、振动、地质灾害、特殊地理环境等
社会因素 社会制度、社会经济水平、文化教育、卫生服务、种族、风俗习惯、社会安定与动荡、宗教信仰等

图19-4　病因的分类

宿主有多方面的特征与疾病有关，而环境因素不但影响致病因子的存在、分布及强度，还可影响宿主对致病因子的易感性、暴露机会、方式和程度。人类的健康和疾病实质上都是环境因素和宿主相互作用的结果。

第二节　病因的研究方法

流行病学的病因研究首先要按照研究目的广泛地收集资料，在此基础上通过描述性研究寻求病因线索、建立初步的病因假设，然后通过分析性研究和实验性研究对该病因假设进行检验和验证。

一、病因探索资料的来源

流行病学病因研究的资料涉及范围较广，既包括各种疾病资料、死亡资料和健康资料，还包括自然环境、社会环境等方面的资料。这些资料来源于经常性资料和一时性资料两个方面。

（一）经常性资料

1. 日常医疗卫生工作记录　如医院门诊病历、住院病历、健康检查记录、病理检查、各种物理学检查及医学检验记录、有关科室的工作记录等。

2. 疾病报告卡　主要包括传染病报告卡、非传染病报告卡（如恶性肿瘤发病报告卡、地方病报告卡、职业病报告卡等）、出生报告、死亡报告等。

3. 统计报表　包括医疗卫生工作（如传染病的旬、季、年报表）和非医疗卫生工作（如气象等）统计报表两大类。

4. 疾病监测资料　包括疾病监测、行为生活方式监测、环境监测、药物不良反应监测、计划生育监测等。

5. 人口资料　流行病学研究离不开运用人口统计学的资料，正确地收集、掌握人口资料是保证流行病学研究工作成败的重要环节。人口资料来源于常规资料（如通过户籍制度获得）和一时性资料（如人口普查获得）。

（二）一时性资料

一时性资料是指通过专题调查或实验获取的资料，如疾病的病因学研究、干预措施的效果评价、临床疗效分析、儿童生长发育调查等。这些资料有些难以从医疗卫生工作的原始记录和统计报表中获得，必须通过专题调查、现场调查或实验研究方可得到。这种资料与经常性资料相比，其优点是可以根据研究目的与需要，收集所需的系统、完整的资料，并且通过

一定的质量控制措施，保证资料的可靠性。缺点是花费人力、物力和财力。

二、病因假说的建立

病因研究的起点是通过描述流行病学、描述疾病或健康状况"三间分布"的特征，提出病因假设。如20世纪70年代，国家肿瘤防治办公室对全国29个省、市、自治区的死因调查中发现，云南宣威县是中国肺癌高发区，其中女性肺癌死亡率居全国首位，而农民肺癌死亡率是全国最高的地区之一。中国预防医学科学院环境卫生与卫生工程研究所与云南省曲靖地区卫生防疫站、原宣威县卫生防疫站等单位合作，通过描述性流行病学研究疾病的影响因素发现，宣威县不同地区肺癌死亡率与其所用燃料构成密切相关，以燃烟煤为主的地区肺癌死亡率高，反之则低，提出了室内燃煤空气污染可能与宣威肺癌高发有关的病因假说。

三、病因假说的验证

通过描述性流行病学提出初步的病因假设后，分析性流行病学和实验性流行病学研究可对病因假设进行检验和验证。比如进一步对云南宣威室内燃煤空气污染与肺癌发生关系的病例-对照研究中发现，烧烟煤人群患肺癌危险性是非烧烟煤人群的6.05倍（$OR=6.05$）。回顾性队列研究的结果显示，烧烟煤人群肺癌死亡率是非烧烟煤人群肺癌死亡率的25.6倍（$RR=25.6$）。这些研究结果都支持烟煤燃烧产物污染室内空气是宣威肺癌发病的主要原因。其后对宣威县改炉、改灶的干预措施预防肺癌的效果评价显示，改炉、改灶与肺癌发病率下降有较强的联系，进一步支持烧烟煤造成的室内空气污染与宣威县肺癌高发之间有因果关系的论点。

第三节　病因的推断

一、病因推断的方法

在形成病因假设及验证假设的过程中，常用的病因推断方法有：假设演绎法和Mill准则。

（一）假设演绎法

描述流行病学研究包括临床多病例观察、生态学研究和横断面研究等，主要描述疾病的分布，一般不涉及疾病的发生机制或因果关系；它们能提供病因分析的初步线索，形成病因假设。得到假设后，描述流行病学通过假设演绎法同检验假设的分析流行病学研究相衔接。

假设演绎法又称解释性归纳法或逆推理法，最早由赫歇尔（Hershel）提出，对近代科学的发展给予了强有力的推动。该名称中的"演绎"仅指待观察（检验）的经验事实（证据），通过假设从背景知识演绎地推导出来，其推理形式为：

（1）因为假设 H，所以推出证据 E（演绎推理）。

（2）获得证据 E，所以假设 H 成立（归纳推理）。

假设演绎法的整个推论过程为：从假设演绎推出具体证据，然后用观察或实验检验这个证据，如果证据成立，则假设（逆推理）亦成立。从一个假设可推出多个具体证据，多个具体证据的经验证实，可使归纳支持的概率增加。例如假设 H：乙型肝炎病毒（HBV）持续感染导致原发性肝癌（PHC），根据该假设 H，加上相关背景知识为前提，演绎地推出以下若干具体经验证据：E_1（肝癌病例的HBV感染率高于对照），E_2（HBV感染队列肝癌发生率高于对照），E_3（控制HBV感染后，肝癌的发生率下降）。如果证据 E_1，E_2，E_3 成立，则假设 H 亦获得相应强度的归纳支持。

（二）Mill 准则

试图将因果推理的原则加以系统化的第一人是穆勒（Mill），下面具体阐述 Mill 准则的五种方法。

1. 求同法（method of agreement） 又称"异中求同法"。是指在不同事件（或事物）中寻找它们的共同点。如果不同情况下或不同场合的患者均具有类同的因素时，则这种因素有可能是该病的病因。例如某地在春节期间发生上百名临床症状相同的患者，经调查发现患者都有吃涮羊肉的历史，未暴露者不发病，则可以推测所吃的羊肉可能存在导致疾病的危险因素。

2. 求异法（method of difference） 又称"差异法""同中求异法"。是指在相似的事件（或事物）之间找不同点（重要的差异）。如果两组人群某病发病率有明显不同，而两组人群在某种因素上也有差异，则这种因素很可能成为该病的原因。例如，新疆锡伯族出现察布查尔病，而当地其他民族没有此病。采用差异法，寻找锡伯族与其他民族的不同点，提出了该病可能与锡伯族的特殊饮食"米送乎乎"（是甜面酱的半成品）有关。

3. 共变法（method of concomitant variation） 是指某因素出现的频率和强度发生改变，引起疾病发病率或死亡率的变化，两者间往往存在剂量–反应关系，则此因素为可能的致病因素。例如儿童斑釉牙检出率随饮水氟含量升高而升高，故怀疑饮水高氟可能是斑釉牙的病因。

4. 类推法（method of analogy） 是指一种病因不明的疾病与另一种病因清楚的疾病在分布上一致，那么后一种疾病的病因就可能是前一种疾病的病因。如地方性克汀病的病因未知，但其分布与地方性甲状腺肿的分布一致，由此可以推测，地方性克汀病与地方性甲状腺肿的病因可能有相同之处，即与缺碘有关。

5. 排除法（method of exclusion） 又称剩余法。是指在研究疾病病因时对产生的若干假设进行一一排除，最后剩余下来没有任何排除依据的因素可能就是引发该疾病的原因。例如1972 年上海发生桑毛虫皮炎的流行，调查人员在逐一排除了工厂废气、植物花粉和吸血节肢动物及其他毒蛾后，怀疑该病为桑毛虫所致，之后这一假设通过调查得到证实。

二、因素与疾病关联的形式

经过分析流行病学的研究，发现某因素与某疾病有关联时，并不意味着两者间具有因果联系，可能是因随机误差所致，也可能是真正具有统计学意义的关联。而从流行病学角度看，统计学关联可以是系统误差导致的虚假关联或间接关联，也可以是因果关联。所以，要确定因果关联，要先排除误差的干扰。因果关联推断过程如图 19-5 所示。

因素与疾病———→有统计学关联否———→有偏倚否———→有因果关联否
（提出假设）　　　（排除机遇）　　　（排除偏倚）　　　（进行因果推断）

图 19-5　因果关联推断过程

（一）虚假关联

虚假关联（spurious association）也称人为关联，是指本来两事件间不存在统计学上的关联，但由于研究过程中存在选择偏倚和信息偏倚等的影响，可造成研究因素与疾病间的虚假关联。

1. 选择偏倚（selection bias） 是由于选择研究对象的方法有问题，使入选者与未入选者在暴露或疾病有关特征上存在着系统差异，从而导致研究结果偏离真实情况。在各类流行病学研究中均可发生选择偏倚，如入院率偏倚、现患–新发病例偏倚、检出偏倚、失访偏倚及无应答偏倚等。

例如，Friedman 等人在美国弗明汉地区对心血管系统疾病的研究中发现：男性居民在队列研究中，具有高胆固醇水平者，患冠心病的 RR 值为 2.40，而另一项病例对照研究中，病例组与对照组却无明显差异，$OR = 1.16$。进一步调查发现，患冠心病患者在被诊断为该病后，其后来的生活习惯或嗜好发生改变，如开始戒烟、多食低胆固醇食物、进行体育锻炼，从而使血中胆固醇水平降低，因此病例对照研究的结论存在明显的差异。此即现患－新发病例偏倚，也称为奈曼偏倚（Neyman bias）。

2. 信息偏倚（information bias） 又称观察偏倚、错误分类偏倚或错分偏倚。是指在研究的实施阶段中从研究对象获取研究所需的信息时产生的系统误差，其原因是诊断疾病、测量暴露或结局的方法有问题，导致被比较各组间收集的信息有差异而引入误差，可造成高估或低估研究效应值。错分偏倚可分为无差异性错分（nondifferential misclassification）和差异性错分（differential misclassification）。前者指错误分类无差异地发生在用于比较的两组之中；后者指错误分类不等同地发生在用于比较的两组之中。

信息偏倚可分为回忆偏倚、报告偏倚、测量偏倚等。回忆偏倚指比较组间在回忆过去的暴露或既往史时，其完整性与准确性存在系统误差而引起的偏倚。例如，在以病例对照研究调查新生儿出生缺陷的病因时，严重出生缺陷新生儿的母亲对调查的孕期的各种暴露情况回忆认真程度高于对照人群，因而导致两组对象在回忆以往事件的准确性上存在差异。

（二）间接关联

间接关联（indirect association）又称继发关联（secondary association）。是指由混杂偏倚引起的关联。在流行病学的研究中，当研究某个因素与某种疾病或效应的关联时，由于某个既与疾病或效应有关系，又与所研究的因素有联系的外来因素的影响，低估或夸大了所研究的因素与疾病或效应的联系。这种现象或影响叫混杂偏倚（confounding bias），引起混杂偏倚的因素称为混杂因素。作为混杂因素必须具备三个特征：①必须是研究疾病的独立危险因子；②必须与研究因素有关；③不是研究因素与疾病因果链上的中间变量。

例如，对饮酒与肺癌的关系进行病例对照研究，发现饮酒在病例组和对照组中暴露情况有差异而得出饮酒和肺癌可能有关联的结论。但是因为吸烟常与饮酒同时存在，而吸烟又是肺癌的重要危险因素，如果吸烟在病例组和对照组间分布不均衡，就有可能成为混杂因素，夸大饮酒与肺癌的关联强度。

（三）因果关联

因果关联（causal association）是指某一事件的频率或性质的改变，会引起另一事件的频率或性质的改变。在排除了随机误差和系统误差后，才能对两事件间的因果关联进行判断。因果关联有以下几种联系方式。

1. 单因单果 一种因素仅引起一种疾病或结局，而且该疾病或结局只有该因素引起。这是传统的单病因观。但许多学者认为，这类关联模式实际中比较少见，常见于一些严重的显性遗传病或急性物理或化学性损伤等，如先天愚型、烧伤和烫伤等疾病。即使是有"必要病因"的传染病，其病因也不是单一的，例如，机体是否发生结核病，除了和是否感染结核菌有关之外，还与居住环境、个人的免疫状况、营养状况、心理因素、行为生活方式等有关。

2. 单因多果 一个因素可以引起多种疾病或结局。如吸烟与多种疾病有关（肺癌、心血管疾病、慢性支气管炎等）。从病因的多效应来看是正确的。

3. 多因单果 多种因素引起一种疾病或结局。例如，高血压、高脂血症、肥胖、糖耐量异常、高胰岛素血症与吸烟可以引起急性心肌梗死。这从疾病的多因性来看，无疑是正确的，但这些病因并不只是导致单一的疾病。多因单果与单因多果都各自反映了因素与疾病因果关联的某个侧面，具有一定的片面性。

4. 多因多果 多种因素可以引起多种疾病或结局。例如，高脂膳食、缺乏体力活动、吸烟、饮酒引起脑血栓、心肌梗死、大肠癌等。这种观点实际上是将单因多果与多因单果结合在一起的观点，全面反映了因素与疾病的关联本质。

三、因果推断的标准

要确定某个因素与疾病的因果关联，当排除或控制了随机误差和系统误差的干扰后，如果还有统计学关联，或者统计学关联虽然有所改变（增强或减弱）但仍存在，就可以用因果推断的标准进行综合评价，得出不同程度的因果关联结论，包括判断有无因果关联或存在因果关联的可能性。

作为因果推断标准的第一个里程碑是 Henle-Koch 原理，它是 Henle（1840 年）首先提出，Koch 后来扩展形成的。因果推断标准的第二个里程碑是美国"吸烟与健康报告"委员会提出的 5 条标准（1964 年）。1965 年，Hill 将标准扩展到 9 条，这也是目前较为广泛接受的标准。

1. 关联的强度（strength of association） 在流行病学中常用相对危险度 *RR*（队列研究）或比值比 *OR*（病例对照研究）来表示关联的强度。一般而言，关联的强度越大，同弱关联相比，该关联为因果关联的可能性就越大。

2. 关联的时间顺序（temporality of association） 有因才有果，因先于果，这在病因判断中是必需的条件。在确定前因后果的时间顺序上，实验研究和队列研究最好，生态学研究和病例对照次之。病例对照研究中的病因（暴露）信息来自于过去的记录或询问，它与疾病的时间关系不够准确。生态学时间序列研究中，例如伦敦烟雾事件后发生的呼吸道和心血管疾病病死率上升，欧洲"反应停"大量上市后发生的海豹短肢畸形儿童的数量上升，都提示了时间前后关系。如果怀疑病因 X 与疾病 Y 在同一时点测量，X 与 Y 的时间顺序就难以确定，如某些横断面研究。

3. 剂量-反应关系（dose-response relationship） 疾病发生的频率随某因素暴露剂量、强度或持续时间的变化而变化，则认为因素与疾病间有因果关联的可能性越大。吸烟与肺癌的研究表明，平均每日吸烟量越多，发生肺癌的概率越大，吸烟与肺癌之间有明显的剂量-反应关系，则两者有因果关联的可能性较大。

4. 关联的特异性（specificity of the association） 关联的特异性指某种因素仅引起某种疾病，某疾病的发生必须有某因素的暴露才会出现。当关联具有特异性时，可加强病因推断的说服力。但该特异性一般适用于传染病，对大多数非传染病而言，病因关联的特异性并不十分明显，尤其是对慢性疾病病因的推断，当不存在特异性时，亦不能因此而排除因果关联的可能。

5. 因素与疾病分布的一致性（coherence of the association） 因素与疾病分布的一致性是指研究的暴露因素与疾病在分布上相符合。例如缺碘的地区地方性甲状腺肿高发，提示缺碘与地方性甲状腺肿之间可能存在因果联系。

6. 关联的可重复性（consistency of the association） 关联的可重复性是指在不同的地区、不同的时间、不同的人群由不同的研究者用不同的研究方法进行研究均可获得一致性的结论。重复性越好，因果关联的可能性就越大。例如吸烟与肺癌关系的流行病学研究中，得到一致性的结论的研究数量越多，则两者之间有因果关联的可能性越大。

7. 实验证据（experimental evidence） 因素与疾病间的关联如能得到实验证据的证实，则可能性大大提高。如有研究表明，美国通过"控烟行动"使得肺癌的死亡率下降，这一结果很好地支持了吸烟与肺癌的病因假设。

8. 关联的生物学合理性（biologic plausibility of the association） 关联的生物学合理性

是指疾病与暴露因素的关联能够用现有的医学知识进行合理的解释，能从生物学发病机制上建立因果关联的合理性。如果目前的生物医学知识支持关联的生物合理性，则因素与疾病间的关联的可能性得到加强。例如，高脂血症与冠心病的因果关联，与冠状动脉粥样硬化的病理证据以及动物实验结果吻合。但是，在当前虽不能用已有的生物医学知识解释的因果假设，不一定没有成立的可能性，也可能在未来被科学进步所证实。

9. 关联的类似性（analogy of the association） 类似性是指已知某物质可致某病，当发现另一类似物质与这种疾病有联系时，则两者之间因果关联成立的可能性较大。

因果关联的推断过程要考虑的因素很多，在上述9条标准中，除时间顺序必须满足外，其余各条并非一定要具备。在因果判断中，满足上述标准的条件越多，因果关联的可能性就越大；但若不满足上述某些标准，也不能否定因果关联的存在，还要进一步研究考证。

 本章小结

流行病学的角度认为，病因就是那些能使人群发病概率升高的因素。病因模型是用简洁的概念关系图来表达病因和疾病间的因果关系，目前具有代表性的模型有：三角模型、轮状模型、病因网模型。根据来源，病因可分为宿主因素和环境因素两大类。流行病学的病因研究首先要按照研究目的广泛地收集资料，在此基础上通过描述性研究寻求病因线索、建立初步的病因假设，然后通过分析性研究和实验性研究对该病因假设进行检验和验证。在形成病因假设及验证假设的过程中，常用的病因推断方法有假设演绎法和 Mill 准则。经过分析流行病学的研究，发现某因素与某疾病有关联时，要确定因果关联，要先排除误差的干扰。因果关联的方式有单因单果、单因多果、多因单果、多因多果。目前较为广泛接受的因果推断的标准有9条：关联的强度、关联的时间顺序、剂量–反应关系、关联的特异性、因素与疾病分布的一致性、关联的可重复性、实验证据、关联的生物学合理性、关联的类似性。

 思考题

1. 简述病因的概念，描述病因模型。
2. 简述因果推断的逻辑方法。
3. 简述因果联系推断的标准。

（刘　英）

第二十章　慢性非传染性疾病和传染病的预防控制

学习要求

1. **掌握**　心脑血管疾病的危险因素、预防措施；恶性肿瘤的危险因素、预防措施。
2. **熟悉**　糖尿病的危险因素、预防措施；传染病的流行过程与影响因素。
3. **了解**　传染病的预防与免疫方法。

随着社会的进步、经济的发展和人们生活水平的提高，慢性病死亡的人数占总人数的60%，80%慢性病发生在低、中收入国家中，约1/2慢性病死亡发生在70岁以下人群，慢性病的发生，男女机会相同，约1700万慢性病患者不到期望年龄就过早死亡，如能控制主要危险因素，80%心脏病、脑卒中和2型糖尿病能够预防，40%癌症亦可以防治。传染病的发病率和死亡率虽在逐渐下降，但有些古老的传染病还在严重地危害着人类的健康，一些新传染病不断地发生。因此，用流行病学的理论和方法去研究慢性病和传染病的流行特点，探索慢性病和传染病的流行过程和流行规律，并研究预防和控制慢性病和传染病的策略和措施，控制慢性病和传染病在人群中的流行十分必要。

第一节　慢性病的预防控制

预防控制疾病要考虑疾病的特点，采取相应的措施和策略，才能达到预防控制疾病的目的。如今慢性非传染性疾病是威胁人类健康的主要杀手，是当今全球卫生工作的重点，做好疾病的三级预防可有效地控制疾病的发生、发展，也是预防此类疾病的主要手段。许多传染病在第一次卫生革命时期已被控制或消灭，但决不能对此放松警惕，在一定时期，传染病仍可能是人类健康的主要致病因素，如中国2003年暴发的"非典型肺炎"，近年来，流行的"甲型流感"等都威胁着人类的生命。还有些性病，如艾滋病在全世界流行。这些都告诉我们传染病的防制始终是我们防治疾病的重要内容，任何时期都不能放松警惕。

随着社会经济的发展，人们的生活水平的提高，人群寿命的延长和疾病防治工作的加强，人类的疾病谱和死亡谱逐渐发生了变化，威胁人类健康的主要疾病已由传染性疾病转变为慢性非传染性疾病。一般认为慢性非传染性疾病包括心脑血管性疾病、恶性肿瘤、代谢性疾病、精神异常和精神病、遗传性疾病、慢性职业病、慢性呼吸系统疾病等。

一、心脑血管疾病的防制

心脑血管疾病是心血管疾病和脑血管疾病的统称，泛指由于高脂血症、血液黏稠、动脉粥样硬化和高血压等导致心脏、大脑及全身组织发生的缺血性或出血性疾病，是目前危害人群健康最严重的疾病之一。据国家卫生和计划委员会卫生统计信息中心公布，1998年中国城市脑血管病为第二大死亡原因，病死率为137.72/10万；心脏病占第三位，病死率为106.58/10万。中国农村脑血管疾病占第二位，病死率为113.05/10万；心脏病占第四位，病死率为

80.07/10 万。在心脑血管疾病中，目前危害最严重的是冠心病、脑卒中，高血压是两者的基础。此三种疾病是目前防治的重点。

（一）心脑血管疾病的流行特征

1. 时间分布　东欧和南欧的一些国家在 20 世纪 70~80 年代冠心病的病死率呈上升趋势。美国是冠心病的高发国家，但是其在 20 世纪 70 年代中期，心脑血管疾病的病死率呈现明显的下降趋势，1971~1978 年间平均每年心血管疾病的年龄调整病死率下降 2.5%，脑血管疾病的病死率也从 1950~1970 年下降约 25%，1978 年较 1970 年又下降 33%。据中国流行病学统计资料表明，中国的心脑血管疾病的发病率和死亡率近年来在波动中呈升高的趋势，并随着人口老龄化，其在今后一段很长时期还会继续升高。

2. 地区分布　心脑血管疾病在世界不同地区存在着很大的差异。东欧、俄罗斯和波罗的海等国家的冠心病和脑卒中的发病率较西欧和北美更高。中国及部分非洲国家脑卒中高发而冠心病发病率相对较低，目前中国脑卒中病死率已居世界第二位。同一国家不同地区，心脑血管疾病病死率也不一样，如在美国国内各州间，冠心病的病死率显著不同。中国人群冠心病监测结果显示，病死率北方高于南方，城市高于农村。

3. 人群分布

（1）**年龄、性别分布**　心脑血管疾病可发生于任何年龄，但主要以中、老年人为发病群体，儿童期就有可能发生动脉粥样硬化的趋势，随年龄增长，病变不断发展，到中、老年阶段就可出现疾病状态。在发病年龄上，女性较男性晚 10 年左右，在绝经期后，女性患病率明显增加，逐渐接近男性。近年来，从临床病历观察发现，高血压的现患率有年龄提前的趋势，这就告诉我们预防心脑血管疾病应从青少年开始。

（2）**种族差异**　种族的不同也与心脑血管的发病有着明显的关联，在许多国家，如新西兰的毛利族、美国原住民印第安人患冠心病的人数较白种人明显增加，非洲裔黑人冠心病的患病率也明显高于美国白种人。中国新疆的哈萨克族、维吾尔族及藏族、蒙古族等民族冠心病的患病率显著高于汉族，而贵州苗族、布依族明显低于当地汉族，这可能与饮食习惯、风俗习惯、自然环境的影响有关。

（3）**遗传因素**　遗传因素在原发性高血压发病上的作用已被肯定，有材料表明：父母均为原发性高血压者，其子女患此病的概率是 45%；父母中有一方为原发性高血压者，概率为 28%；父母均正常者，概率为 3%。此外，原发性高血压患者的成年兄弟姐妹中 60% 患有此病。

（4）**职业因素**　职业与心脑血管疾病的发生有一定的相关性。如从事脑力劳动或高度精神紧张的职业人群，其高血压、冠心病、脑卒中的发病率均高于其他人群。

（5）**季节原因**　心脑血管意外在一年四季中均可发生，但死亡率冬季最高，夏季最低。

（二）心脑血管疾病的主要危险因素

1. 高血压　高血压是心脑血管疾病的重要危险因素，动脉粥样硬化是多种心脑血管疾病的病理基础。不管是收缩压（SBP）还是舒张压（DBP）的血压水平，都与冠心病、脑卒中的危险高度相关。对老年人而言，收缩压更为重要。有尸检报告表明，高血压患者的主动脉和冠状动脉粥样硬化程度均较无高血压者严重。对老年人的研究发现，高血压患者舒张压平均下降 0.4kPa（3mmHg），冠心病的危险性将下降 19%，经常服用降压药者则可使其危险性下降 70%~80%。

2. 高脂血症和高胆固醇血症　研究发现，血浆胆固醇与冠心病的患病率及死亡率有关。主要依据为：粥样斑块常以胆固醇沉积为中心；动物喂养高胆固醇食品可产生动脉粥样硬化；家族性高胆固醇血症可导致早年发生冠心病；冠心病患者群的血浆胆固醇水平高于非冠心病患者群。此外，冠心病的发生还与低密度脂蛋白的增高密切相关，而高密度脂蛋白与冠心病呈负相关。高血脂与低密度脂蛋白同时升高，对缺血性脑血管疾病是重要危险因素，尤其对青年男子更重要。

3. 糖尿病　糖尿病是重要的冠心病易患因素。国外研究表明，男性糖尿病患者中 2.48% 的人会发生冠心病，女性糖尿病患者中 1.78% 的人会发生冠心病。

4. 短暂性脑缺血发作　短暂性脑缺血是脑血管意外的早期警报。多数学者认为，短暂性脑缺血是多种脑血管疾病特别是缺血性脑血管疾病的危险因素，约 1/3 的短暂性脑缺血患者早晚要发展为再发完全脑卒中。

5. 肥胖　肥胖是心脑血管疾病的危险因素之一。肥胖者可增加冠心病的危险。据报道，体质指数（BMI，kg/m^2）在 25～29 的男性，冠心病危险增加 70%。而 BMI 在 29～33，危险几乎增加 3 倍。这种联系随年龄的增长而减弱。另外，肥胖者往往合并高血压、糖尿病、高胆固醇血症等，这些又是脑血管的危险因素，所以说肥胖是心脑血管疾病的间接危险因素。

6. 不良行为与生活方式　如吸烟、酗酒、饮食不当、缺乏运动、熬夜、紧张的生活节奏等都与高血压的形成有密切关系。因此戒除不良行为和生活习惯，是保证健康、提高机体免疫功能的基本方法。

（三）心脑血管疾病的预防

1. 第一级预防　即心脑血管疾病的病因预防。

（1）高血压的防治　据统计，中国 15 岁以上人群高血压的患病率为 13.58%，而知晓率则小于 50%，服药率小于 25%，控制率小于 5%。为此，应加大在普通人群中尤其低年龄人群中血压的监测，做到早知晓，早控制。

（2）膳食预防　要合理膳食，依据中国居民膳食指南的指导做到食物多样，谷类为主，粗细搭配；多吃蔬菜、水果和薯类；每天吃奶类、大豆或其制品；常吃适量的鱼、禽、蛋、瘦肉；减少烹饪油用量，吃清淡少盐膳食；食不过量，天天运动，保持健康体重；三餐分配要合理，零食要适当；每天足量饮水，合理选择饮料；如饮酒应限量；吃新鲜、卫生的食物。

（3）积极治疗与粥样硬化有关的其他疾病，如糖尿病等。

2. 第二级预防　在各级医院逐步建立、健全心脑血管疾病监测网及院外急救网，对于有高血压的患者要坚持每天测量血压并积极治疗。防止心脑血管意外是二级预防的重要任务，同时对高血压患者进行细心指导，提高其复诊率并坚持服药是预防心脑血管疾病发生的关键。

3. 第三级预防　对于临床上已经患冠心病和脑卒中的人群，在给其积极治疗的同时还要对患者或家人进行健康教育，宣传有关心脑血管疾病方面的保健知识，使患者积极乐观的对待疾病，配合医生的治疗和复查。病情稳定后要适当参加体育锻炼，增强机体免疫力，保持标准体重。

 知识链接

心脑血管疾病的预防策略

（1）全人群策略　以全社会人群或全体社区居民为对象，通过健康教育、卫生宣传和具体指导来实施，即针对心血管疾病的危险因素或病因，改变不良的生活方式、行为因素及社会、经济和环境因素，以达到普遍降低或控制全人群内危险因素水平的目标。

（2）高危人群策略　指对有特殊发病危险因素的群体和社区居民进行预防。高危策略首先需要检出高危个体，采取有针对性的预防措施，纠正其高危因素。

二、恶性肿瘤的防制

恶性肿瘤（malignant tumor）是由百十种不同部位的肿瘤组成的一类疾病，是目前威胁人类生命与健康最严重的常见病、多发病之一，它给各国及个人带来难以估量的经济和精神损失。恶性肿瘤的防制关系到人类保护生命、增进健康、提高生命质量，是预防工作面临的重要难题。

（一）恶性肿瘤的流行病学特征

1. 全球恶性肿瘤发病概况　据世界卫生组织对世界各地区癌症发病率、死亡率和世界人口资料的估计，近年来全世界每年死于恶性肿瘤的患者为 690 万，新发病例为 870 万，现患病例为 3710 万，发达国家每年新发病例为 330 万，发展中国家为 540 万。不论在发达国家还是发展中国家，5 岁以上人口中因恶性肿瘤而死亡的占到了疾病死亡的前三位。恶性肿瘤已造成大量劳动力的损失，社会资源的大量消耗。美国仅 1990 年癌症治疗花费即达 1040 亿美元，还给患者和家庭带来不可估量的精神损失。因此，恶性肿瘤已成为全人类共同关心的重大医疗问题。

有关统计资料分析表明，20 世纪 70 ~ 80 年代短短 20 年，中国恶性肿瘤年发患者数为 160 万，死亡人数为 130 万，已占总死亡率的 18.63%，在各类死因中的位次已由第 3 位（城市）和第 4 位（农村）上升到第 1 位和第 2 位。城市和农村的肺癌、肝癌、胃癌、肠癌均呈上升趋势。

根据原卫生部肿瘤防治办公室提供的 2006 年中国肿瘤发病率和十大恶性肿瘤发病率排序显示，肺癌、乳腺癌分别位居男、女性恶性肿瘤发病首位，男、女恶性肿瘤死亡率最高的均为肺癌。据预测，到 2020 年，中国将有 550 万新发癌症病例，其中死亡人数将达 400 万。目前中国男性恶性肿瘤发病率为 130.3/10 万 ~ 305.4/10 万，发病前十位肿瘤（占 86%）分别为肺癌、胃癌、肝癌、结肠/直肠癌、食管癌、膀胱癌、胰腺癌、白血病、淋巴瘤、脑肿瘤。目前中国女性恶性肿瘤发病率为 39.5/10 万 ~ 248.7/10 万，发病前十位肿瘤（占 82%）分别为乳腺癌、肺癌、结肠/直肠癌、胃癌、肝癌、卵巢癌、胰腺癌、食管癌、子宫癌、脑肿瘤。

2. 地区分布　恶性肿瘤的发病率和死亡率自 20 世纪 20 年代以来逐年上升。就世界范围而言，不同国家和地区之间存在着差异，见表 20-1。

表 20-1　常见恶性肿瘤发病率地区间差异

恶性肿瘤部位	性别	高发病率地区	低发病率地区	高发区与低发区之比*
食管	男	伊朗东北部	尼日利亚	300
肝	男	莫桑比克	英国	100
鼻咽	男	新加坡（华侨、华裔）	英国	40
肺、支气管	男	英国	尼日利亚	35
胃	男	日本	乌干达	25
子宫颈	女	哥伦比亚	以色列犹太族	15

注：* 35 ~ 64 岁标化发病率之比，以世界人口作为标准人口。资料来源：医学教育网

同一种恶性肿瘤在不同地区分布也不同，自 20 世纪 30 年代起，许多国家的肺癌死亡率明显上升，尤其是大城市男性肺癌死亡率呈逐年上升趋势；60 年代以来一些地区的女性肺癌死亡率也有所增高，且增高的速度超过男性。发达国家肺癌死亡人数在近 20 年间增加了 4 倍，而同期的其他肿瘤仅增加了 85%。中国上海市肺癌发病率在 1960 年仅为 5.25/10 万，15

年后已上升到 27.02/10 万，死因顺位由第 6 位跃居为第 2 位。北京早在 1975 年肺癌死因顺位已居各种癌症死因的首位。

恶性肿瘤在城乡之间也有明显差别。如中国城乡恶性肿瘤在死因谱中顺位不同，城市以肺癌居首位，农村以胃癌居多，城乡占前四位的是肺癌、肝癌、胃癌、食管癌。城市人口中结肠癌、直肠癌及肛门癌死亡率明显高于农村，而农村宫颈癌死亡率显著高于城市。这可能与城乡膳食结构、卫生服务条件、妇女婚育模式不同有关。

3. 人群分布

（1）年龄分布　任何年龄都可发生恶性肿瘤，但其发病有两个高峰：老年期和幼儿期（5 岁以内）。儿童期最多见的是白血病、骨和软骨组织肉瘤及恶性淋巴瘤；青壮年时期常见的是肝癌及白血病；中年及老年期多以胃癌、食管癌、宫颈癌、肝癌及肺癌为主。乳腺癌则多见于青春期及更年期的两个高峰。

（2）性别分布　10 岁以下男童发病率较高；20~60 岁特别是 35~55 岁女性因乳腺癌、宫颈癌而使发病率增高；60 岁以上男性则因食管癌、胃癌、肺癌、肠癌出现高峰，致使发病率增高。

（3）婚育状况分布　早婚多育妇女宫颈癌多发，未婚者及犹太妇女中罕见（可能与犹太族男性有幼时割包皮习俗有关），这说明与性行为和结婚年龄有关。

（4）种族分布　鼻咽癌多见于中国人（说广东方言的人群最高）；原发性肝癌多见于非洲班图人；印度人中口腔癌发病多；哈萨克人食管癌较常见。皮肤癌和不同人种皮肤色素沉着多少有关。

（5）职业分布　恶性肿瘤与职业的关系很早就被人们关注。其中，职业性皮肤癌如阴囊癌是职业性肿瘤中发现最早的一种。职业性皮肤癌多见于煤焦油和石油产品等行业；职业性膀胱癌主要发生在染料（生产 α-萘胺、β-萘胺、联苯胺等染料）、化工、橡胶、电缆制造、印刷等行业；职业性肺癌以接触石棉、砷、铬、镍以及放射性矿开采等行业为多。

（二）恶性肿瘤的主要危险因素

1. 行为及生活方式

（1）吸烟　肺癌发病率与吸烟有关，吸烟者为 85.2/10 万，而不吸烟者仅为 14.7/10 万。据 Hammond 等 44 个月的调查发现，每天吸烟 0.5~1 包，1~2 包及 2 包以上者鳞癌死亡率比不吸烟者分别增高 8.4、18 和 21 倍。吸烟年龄越早，数量越多，发生肺癌的机会越大。戒烟后癌危险度渐趋下降，5 年后可保持在比一般人略高的水平。吸卷烟除导致肺癌外，还可导致口腔、咽、喉、食管、胰腺、膀胱等多种癌症。

（2）饮酒　饮酒尤其是酗酒与口腔癌、咽癌、喉癌、直肠癌密切相关。长期饮酒可导致肝硬化，继而可能发展为肝癌。饮酒又吸烟者对某些恶性肿瘤具有协同作用。

（3）饮食习惯　据估计，发达国家男性癌症的 30%~40%、女性癌症的 60% 可能与饮食有关。饮食致癌可能经以下几种途径危害人体：①天然食物或食品添加剂中存在致癌物，如 N-亚硝基化合物等；②食物受致癌物污染，如黄曲霉毒素等；③食物加工或烹调过程中产生致癌物，如多环有机化合物等；④食物成分在胃肠道内形成致癌物；⑤营养缺乏，如长期缺铁，营养不足时发生食管癌和胃癌的危险性增加等；⑥过多营养的间接致癌作用。食物热量过高、纤维素过少，特别是脂肪总摄入量过高，可使乳腺癌、结肠癌、前列腺癌发病率增加等。

2. 自然环境因素　研究发现，人类恶性肿瘤的危险因素有 80%~90% 是来于自然环境，即外因，包括化学因素、物理因素和生物因素等，并以化学因素为主。

（1）化学因素　目前认为，人类恶性肿瘤的 90% 与环境因素有关，其中最主要的是与环境中的化学因素有关。它们主要来源于化学物品，通过污染空气、土壤和水对人体造成危害。美国《化学文摘》登记的化学物品已达 50 多万种，进入人类环境的有 96000 多种，每年新增加的化学物还有近千种，目前已证实可对动物致癌的有100多种，通过流行病学调查证实对人类有致癌作用的达30多种，其中包括多环芳烃、砷、镍、铬、酚、石棉、煤焦油、农药等。

（2）物理因素　包括电离电磁辐射、刺激、紫外线等，如长期的慢性炎症刺激、各种电离电磁辐射、热辐射及长期紫外线照射等，在一定条件下，都有可能诱发癌症。如电离电磁辐射可增加癌细胞的增生，是儿童白血病的发病原因之一，过度紫外线照射可引起皮肤癌。

（3）生物因素　20世纪有许多学者发现，一些病毒与人类癌症的发病有密切的关系。如EB病毒与鼻咽癌、乙型肝炎病毒与原发性肝癌、人乳头瘤病毒与宫颈癌、幽门螺杆菌与胃癌及胃黏膜相关的淋巴瘤等。除此之外，一些真菌及其毒素也与癌症密切相关，如黄曲霉毒素和白色念珠菌等。

3. 社会心理因素　在经济、科技高速发展的今天，社会心理因素对人群健康影响越来越广泛，并且有些因素还是某些恶性肿瘤发病的重要危险因素，如独特的感情生活史可导致癌症的发生；个体的性格特征与恶性肿瘤有一定关系等。

4. 药物因素　国际癌症研究中心宣布的30种致癌物中已包括有被确认的致癌药物，目前已证实可诱发恶性肿瘤的药物有多种，见表20-2。

表20-2　已证实对人类有致癌作用的药物

药物	致癌作用
雄激素、睾酮	第二代阴道癌、子宫颈癌
二乙基己烯雌酚（DES）	肝细胞癌
偶合雌激素	宫颈癌
砷剂	皮肤癌（鳞癌）
萘氮芥	膀胱癌
烷化剂类	急性非淋巴细胞性白血病
环磷酰胺	膀胱癌、白血病、乳腺癌
免疫抑制剂	组织细胞型淋巴瘤
放射性镭	骨肉瘤、鼻窦瘤
^{32}P、^{131}I	急性髓细胞性白血病
二氧化钍造影剂	肝血管肉瘤

5. 人类生物学因素　恶性肿瘤的发病有的与遗传物质有关，如基因水平或染色体水平，结构上或调控方面出现改变。一些恶性肿瘤常表现出一定的家族聚集性，如胃癌患者家庭成员比非胃癌家庭成员患胃癌的危险性高2～3倍。据调查，鼻咽癌患者中，约有10%的患者有癌家族史。欧美国家妇女中30%的乳腺癌表现出遗传倾向等。

（三）恶性肿瘤的预防

坚持预防为主的方针，即恶性肿瘤的三级预防和加强恶性肿瘤的监测。

1. 第一级预防　加强防癌健康教育，特别是对高危人群更应提高他们的自我保健意识。日常生活中要做到：①避免环境中的有害因子作用于人体，如有害的化学、物理、生物因素；②生活中要做到不吸烟、少饮酒、不挑食偏食、不吃霉变食物、避免精神刺激、合理使用药物、注意性器官卫生等；③保持乐观积极向上的精神状态，参加适当的体育锻炼，注意心理调节等。

2. 第二级预防　目的是在疾病初期采取预防措施，阻止或减缓疾病的发展。对健康人群通过普查、筛检和定期健康检查的方法及早发现癌前病变患者，使其及时得到合理的治疗。

3. 第三级预防　旨在通过综合性的治疗后，调节患者的心理状态，防止残疾和癌细胞的转移，预防复发，延长生命，提高生活质量。

三、糖尿病的防制

 案例讨论

案例1　世界卫生组织 2012 年报告，全世界有 3.47 亿人患糖尿病。2015 年国际糖尿病联盟发布，世界范围内有 4.15 亿成年人患糖尿病。如果不采取任何措施，到 2040 年，将有 6.42 亿人患糖尿病，每 10 人之中有 1 人患糖尿病。

案例2　在国际糖尿病联盟全球糖尿病概览（2015）登记在册的 38 个发达国家中，糖尿病患病率最低的国家分别为立陶宛、爱沙尼亚、爱尔兰（约 4%）、瑞典、卢森堡、英国及澳大利亚（约 5%）。太平洋岛托克劳和瑙鲁的成人糖尿病患病率最高，分别为 30% 和 24%。

案例3　2 型糖尿病占全部病例的 90% 以上，50% 的 2 型糖尿病患者至少有 1 种并发症或伴发疾病，其中高血压和血脂异常最为常见。目前，全球每 6 秒即有 1 人因糖尿病而死亡，超过了疟疾、肺结核与 HIV 的致死人数总和。

案例4　约 75% 的糖尿病患者生活在发展中国家。中国 2013 年糖尿病的患者数已居全球首位，目前中国和印度的糖尿病患者数最多，分别为 1.1 亿人和 6900 万人。国际糖尿病联盟估计在 2005～2015 年间印度和中国将在防控糖尿病和心血管疾病等慢性疾病的支出分别达 2366 亿美元和 5577 亿美元。

问题　根据以上资料综合分析糖尿病的流行态势，如何预防和控制糖尿病？

按照世界卫生组织及国际糖尿病联盟（IDF）专家组的建议，糖尿病可分为 1 型糖尿病、2 型糖尿病、妊娠糖尿病及其他特殊类型糖尿病 4 种。近年来，随着世界各国社会经济的发展和居民生活水平的提高，糖尿病的发病率及患病率逐年升高，成为威胁人类健康的重大社会问题，引起各国政府、卫生部门以及广大医务工作者的关注和重视。

（一）世界糖尿病的流行特征

1. 世界糖尿病的流行概况　根据世界卫生组织公布的有关资料，糖尿病的患病率、致残率和病死率以及对总体健康的危害程度，已居慢性非传染性疾病的第三位；糖尿病造成的死亡，也居当今世界死亡原因的第五位。1998 年，世界卫生组织的报告指出，全球糖尿病患者为 1.48 亿，预测到 2025 年将上升为 3 亿。1995 年，发展中国家糖尿病患者占全世界的 60%，到 2025 年将占 80%。新增的糖尿病患者将主要集中在中国、印度次大陆及非洲等发展中国家。

现今发达国家如欧洲的奥地利、德国、意大利、法国、比利时等国家的糖尿病患病率与死亡率都呈逐年增加的趋势。日本同期糖尿病的患病率增加 5 倍，死亡率增加 2～3 倍。经济实力较强的发展中国家，如新加坡、马来西亚等的糖尿病患病率呈现高速增长趋势。

2. 地区分布　由于受地理环境、社会经济、种族特征等因素的影响，不同地区的糖尿病患病率存在很大差异。总体来说，离赤道越远发病率越高，另外，同一国家的不同地区，糖尿病的患病率和死亡率也不同，经济发展速度越快的地区，糖尿病的患病率和死亡率越高。如按世界卫生组织的标准进行比较，30～60 岁人群的糖尿病标化患病率，意大利为 7.7%；美国白人为 5.5%～7.2%，黑人为 8.5%～14.0%；印度为 3.7%。根据中国对 11 省市调查表明糖尿病的标化患病率最高的是北京，达 4.56%；最低的是浙江，为 1.99%。城乡糖尿病标化患病率呈现城市高于农村。

3. 人群分布　1 型糖尿病的发病年龄和性别无大的差别，高发年龄多为青春期。2 型糖尿病的发病随着年龄的增加而增加，有发病年轻化的趋势；从性别上看，西欧、美国和中国糖尿病患者，女性>男性；韩国和日本，男性>女性。糖尿病的发病还存在家族聚集性。

由于文化背景、生活方式及遗传基础的不同，所致不同人群的糖尿病患病率的差异也很大。如美国成人糖尿病患病率不论男女都是黑人高于白人；新加坡，印度人的糖尿病患病率最高，马来人次之，华人最低。近年来，国外有学者的研究表明，在工业化程度低、保留传统生活习惯程度高的民族中糖尿病和糖耐量受损的患病率小于3%，而在工业化和现代化国家人群中则患病率明显增高，有的高达20%。

（二）糖尿病的主要危险因素

1. 超重与肥胖 胖人由于脂肪细胞变得肥大，脂肪细胞膜上的胰岛素受体密度变小，同时对胰岛素的敏感性降低，从而易发生糖尿病。

2. 缺乏活动 缺乏适宜的体育锻炼可以使患糖尿病的危险性增高，而经常做适量的运动有助体内糖分的消耗，降低糖尿病的发病率。

3. 饮食不合理 膳食中如果长期摄入高热量、高脂肪及高胆固醇食物，直接造成过量脂肪在机体中的堆积，成为糖尿病发病率上升的主要诱因之一。

4. 精神紧张 精神长期高度紧张，可造成肾上腺素分泌过多，从而引起血糖、血压的持续性增高，易导致糖尿病或高血压的发生。

5. 有糖尿病家族史 有糖尿病家族史，可使患糖尿病的患病率较正常人大大增加。

6. 吸烟 吸烟引发糖尿病的机制可能与通过改变体内脂肪分布及对胰岛 β 细胞的毒害作用有关。

7. 化学性或放射性物质 长期接触化学物品或放射性物质会导致胰岛分泌胰岛素功能下降，从而发生糖尿病。

8. 病毒感染 在遗传易感的基础上，反复病毒（流行性腮腺炎和风疹病毒等）感染可损伤胰岛 β 细胞，使胰岛功能下降而发生糖尿病。

 知识链接

糖尿病的高危人群

（1）年龄≥45岁；体质指数（BMI）≥24者；以往有葡萄糖耐量异常（IGT）或空腹血糖受损（IFG）者；或糖化血红蛋白A1c色谱法结果位于5.7%～6.5%之间；

（2）有糖尿病家族史者；

（3）有高密度脂蛋白胆固醇（HDL）低（≤0.91mmol/L）和/或甘油三酯高（≥2.82mmol/L）者；

（4）有高血压（成人血压≥140/90mmHg）和/或心脑血管病变者；

（5）年龄≥30岁的妊娠妇女有妊娠糖尿病史者或曾有分娩巨大胎儿者（≥4kg）或有不能解释的滞产者或有多囊卵巢综合征的妇女；

（6）常年不参加体力活动或体育锻炼者；

（7）使用如长期或不恰当使用糖皮质激素、利尿剂等。

（三）糖尿病的预防

1. 糖尿病患者的第一级预防 针对糖尿病的外因，如肥胖、吸烟、心理压力大、饮食不当及缺乏运动等原因，做好积极的第一级预防。

（1）通过健康教育和健康促进的手段，提高全社会对糖尿病的危害认识。

（2）提倡平衡膳食，注意蛋白质、脂肪和糖类的摄入比例。采用低糖、低盐、低脂、高膳食纤维、高维生素饮食，是预防糖尿病的最佳方案。避免高脂肪、高胆固醇饮食。食物中的高脂肪和高胆固醇是使人体肥胖的主要因素，应依据中国膳食指南合理使用此类食品，避免超重或肥胖的出现。

（3）提倡健康的生活方式，增加体力活动，积极参加体育锻炼。适宜的活动可以使人体感觉精力充沛，并可以有效控制体重的增加。

（4）积极发现和治疗原发性高血压、高血脂和冠心病。

（5）戒烟、戒酒　烟酒是许多疾病的危险因素，应积极戒烟和尽量少饮酒，并杜绝一切不良的生活和行为习惯。

2. 糖尿病的第二级预防　首先，对于糖尿病的高危人群应实施定期检测血糖，以便尽早发现无症状性糖尿病。将血糖测量列为重点人群的常规体格检查项目，即使是自觉健康者，也要定期测定。有糖尿病的蛛丝马迹者，如皮肤感觉异常、性功能减退、视力减退、烦渴多尿等，应及时去测定血糖，以便尽早诊断，争取早期治疗的宝贵时间。其次，要运用综合调节饮食、运动、药物等手段，将血糖长期平稳地控制在正常水平或接近正常水平的范围内。即空腹血糖控制在 6.11mmol/L 以下，餐后 2 小时血糖应控制在 9.44mmol/L 以下，慢性血糖指标糖化血红蛋白应控制在 7.0% 以下。除此之外，还应定期测量血脂、血压、心电图等，这些都是血糖控制的间接指标。

3. 糖尿病的第三级预防　即糖尿病的康复治疗。目的是预防或延缓糖尿病慢性并发症的发生和发展，减少伤残和死亡率。糖尿病患者很容易并发其他慢性疾病，并且易因并发症而危及生命。因此，要对糖尿病慢性并发症加强监测，做到早发现、早诊断和早治疗糖尿病，预防并发症的发生，使患者能长期过接近正常人的生活，以提高生命质量，延长寿命，增进健康。

第二节　传染病的预防控制

 案例讨论

案例　2002 年 11 月在广东省部分地区陆续出现一些不明原因肺炎病例，最初称为传染性非典型肺炎。2003 年 1 月起疫情加速扩散，2 月已呈全球流行态势。3 月 15 日，世界卫生组织将其名称公布为严重急性呼吸道综合征（severe acute respiratory syndrome, SARS）。4 月 16 日，世界卫生组织宣布 SARS 是由一种新的冠状病毒感染所引起。

SARS 发病，主要集中在 2003 年 3 ～ 5 月，6 月疫情逐渐平息。截至当年 8 月 7 日，全球累计报告 SARS 病例 8422 例，死亡 916 例，病例分布于各大洲的 32 个国家和地区。中国内地总发病数达 5327 例，死亡 349 例，病例分布于 24 个省市。其中，北京、广东分别发生 2521 例和 1512 例，占全国总病例数的 75.7%。病例以青壮年为主，20 ～ 29 岁病例占 30%，20 ～ 60 岁占 85%。病例具有明显职业特点，医务人员所占比例高达 20%。发病无明显性别差异。

问题　应该如何描述 SARS 的流行强度？什么是 SARS 的传染过程？什么是 SARS 的流行过程？构成 SARS 流行过程的基本条件是什么？为什么 SARS 能够在短时间内在全球传播和流行？作为一种新的传染病，又为什么能够在短时间内得到控制？假设某个地区发生了 SARS 疫情，应该怎样做好 SARS 的防制工作？

传染病（infectious diseases）是由各种病原微生物引起的能在人与人、动物与动物或人与动物之间相互传播的一类疾病。病原微生物包括细菌、病毒、支原体、衣原体、立克次体、螺旋体、真菌、原虫、蠕虫等。近代中国人民在半封建、半殖民地的统治时期，生活穷困不堪，各种传染病猖獗流行。新中国成立以来，在党中央和政府的领导下，采取有力的措施，使各类传染病的发病率与死亡率明显下降（如血吸虫病、疟疾、白喉、麻疹等），有的已经消灭或基本消灭（如天花、炭疽、黑热病等）。但有些传染病如病毒性肝炎、艾滋病的发病率仍然较高；有些已经控制或基本控制的传染病一有机会还会死灰复燃，如血吸虫病等；随着社会的发展又有些新的传染病不断出现，如 SARS、甲型 H_1N_1 流感等，给我们带来巨大的物质和精神损失。

一、传染病的流行过程

传染病在人群中相继发生和传播的群体现象称为流行过程。构成传染病流行过程必须具备传染源、传播途径和易感人群 3 个基本环节，这 3 个基本环节在特定的自然和社会两个因素下相互作用而实现。其中，传染源最活跃，传播途径起决定作用，易感人群起着被动的作用。流行过程的量和质的改变，又依赖于自然和社会因素，该"两因素"增强或减弱 3 个环节的作用。

（一）传染源

传染源是指体内有病原体生长和繁殖，并能排出病原体的人和动物，包括患者、病原携带者和受感染的动物，它们均可作为传染源，在传染病流行过程中起不同的作用。

1. 患者　患传染病的患者是重要的传染源，因其体内有大量的病原体。病程的各个时期，患者的传染源作用不同，这主要与病种、排出病原体的数量和患者与周围人群接触的程度及频率有关。传染病患者排出病原体的整个时期称为传染期。不同传染病传染期的长短各不相同，有的短，有的却拖得很长。传染期的长短是决定传染病患者隔离期限的重要依据。几种传染病的传染期和隔离期如表 20-3 所示。

表 20-3　几种主要传染病的传染期和隔离期

病名	传染期	隔离期
甲型肝炎	潜伏期末至黄疸出现 2~3 周或更长	急性患者自发病日起不少于 30 天，托幼机构要隔离 40 天
乙型肝炎	潜伏期末开始有传染性，长者可达 1 年以上	无隔离期
脊髓灰质炎	全病程均有传染性，但以发病后前 10~14 天较强	不少于发病后 40 天
伤寒	潜伏期末至恢复期前 2~3 周及慢性带菌者	应隔离至退热后 15~20 天
细菌性菌痢	从发病起至症状消失后 2~3 周，迁延患者可长期排菌	大便正常后 1 周可解除隔离
霍乱	从潜伏期末起，多数于恢复期 2 周内	隔日连续 3 次粪便培养阴性可解除隔离
麻疹	出疹前后各 5 天	出疹后 5 天
流行性感冒	潜伏期末至退热止	退热后 2 天
流行性脑脊髓膜炎	潜伏期末至病后 3 周	症状消失后 3 天，但从发病日起不少于 7 天
百日咳	潜伏期末至发病后 40 天	发病后 40 天

续表

病名	传染期	隔离期
白喉	全病程均有传染性	隔2天鼻咽分泌物培养，连续2次阴性
钩端螺旋体病	患者作为传染源意义不大	隔离至临床痊愈
流行性乙型脑炎	发病后5天内	隔离至体温正常
鼠疫	病情越重传染性越强	腺鼠疫至淋巴结肿痊愈，肺鼠疫痰检3次阴性
流行性出血热	患者作为传染源意义不大	至急性临床症状消失

2. 病原携带者　病原携带者指已无任何临床症状，但能排出病原体的人或动物。

（1）潜伏期病原携带者　潜伏期内携带病原体并可向体外排出病原体的人。只有少数传染病存在这种携带者（如麻疹、白喉、痢疾、霍乱等）多在潜伏期末即可排出病原体。因此这类传染病如能及时发现并加以控制，对防止疫情的发展与蔓延具有重要意义。

（2）恢复期病原携带者　是指在临床症状消失后，仍能在一定时间内向外排出病原体的人继续排出病原体的人，如伤寒、霍乱、白喉、乙型肝炎等传染病存在这种携带状况。通常将临床症状消失后3个月内仍能排出病原体的人称为暂时性病原携带者，超过3个月者称为慢性病原携带者。

（3）健康病原携带者　未曾患过传染病，但能排出病原体的人。一般健康病原携带者排出病原体的数量较少，时间短，故认为其作为传染源的流行病学意义不大。但对于某些传染病，如流行性乙型脑炎、流行性脑脊髓膜炎、乙型肝炎等，健康病原携带者为数较多，则是非常重要的传染源。

病原携带者作为传染源的意义大小，不单单要看排出的病原体数量和时间，更重要的是与他们的职业、社会活动范围、个人卫生习惯及卫生防疫措施等因素密切相关。

3. 受感染的动物　患病动物也是人类传染病的重要传染源。人被患病动物（狂犬病狗、鼠咬热病兽）咬伤或接触患病动物的排泄物或分泌物（尿、唾液、粪便等）而被感染。人和动物可患同一种传染病，但病理改变、临床表现和作为传染源的意义不相同。如当人接触病鼠所排出的鼠疫杆菌时，疾病就有可能传给人，病鼠就成为人鼠疫的传染源；但患狂犬病的狗可出现攻击人和其他动物的行为，成为该病的传染源之一，而人患此病后临床表现为恐水症，不再成为该病的传染源。

动物作为传染源的危险程度，主要取决于人与受感染动物接触机会和接触的密切程度，还与动物种类和密度等有关。

（二）传播途径

在外环境中病原体从传染源排出侵入新宿主前，所经历的道路称为传播途径。每一种传染病可通过一种或多种途径侵入人体。传染病的主要传播途径归纳如下。

1. 空气传播

（1）飞沫传播　含有大量病原体的飞沫在患者呼气、喷嚏、咳嗽时经口鼻排入环境。大的飞沫迅速降落地面，小的飞沫在空气中短暂停留，局限于传染源周围。因此，经飞沫传播只能累及传染源周围的密切接触者。这种传播在一些拥挤的公共场所如车站、临时工棚等较易发生。对环境抵抗力较弱的流感病毒、百日咳杆菌和脑膜炎双球菌常经此方式传播。

（2）飞沫核传播　飞沫在空气悬浮过程中由于失去水分而剩下蛋白质和病原体组成的核称为飞沫核。飞沫核可以气溶胶的形式漂流至远处。结核杆菌等耐干燥的病原体可经飞沫核传播。

（3）尘埃传播　含有病原体的飞沫或分泌物落在地面，干燥后形成尘埃。易感者吸入后即可感染。凡对外界抵抗力较强的病原体如结核杆菌和炭疽杆菌芽孢均可通过尘埃传播。

经空气传播的传染病有以下流行特征：①传播广泛，传播途径易实现，发病率高；②冬春季高发；③少年儿童多见；④在未免疫预防人群中周期性升高；⑤受居住条件和人口密度的影响。

2. 经水传播 很多肠道传染病和一些人畜共患病以及寄生虫病均可经水传播，如伤寒、霍乱、痢疾、甲型肝炎、丙型肝炎、血吸虫病及钩端螺旋体病等均可经水传播。经水传播常见的有两种方式。

（1）经饮水传播 经饮水传播的疾病有霍乱、伤寒、细菌性菌痢及甲型肝炎等。它的流行强度取决于水源类型、供水范围、水受污染的强度及频度、病原体在水中存活时间的长短、饮水卫生管理是否完善及居民卫生习惯等。

经饮水传播的传染病的流行特征：①病例分布与特定的供水范围一致；②除哺乳婴儿外，发病无年龄、性别和职业差别；③被污染的水源经采取净化卫生措施或停用后，暴发或流行即可平息；④如果水源常年被污染，传染病的发病具有显著的地方性，如水源短时大量被污染，可造成某传染病的暴发或流行。

（2）经疫水传播 病原体主要通过皮肤侵入人体，如在疾病流行区洗澡、游泳、捕鱼、收割、抢险救灾等而受感染，常见疾病如血吸虫病和钩端螺旋体病。

经疫水传播的传染病的流行特征：①患者有疫水接触史；②发病具有地方性、季节性和职业性；③大量易感人群进入疫区后，易发生暴发或流行；④对疫水采取卫生措施或加强个人防护后，可控制新发病例发生。

3. 经食物传播 所有的胃肠道传染病，某些寄生虫病以及个别的呼吸道传染病如结核、白喉等都可以通过被病原体污染了的食物进行传播。经食物传播的流行强度与下列因素有关：病原体的特性、食物的性质、食物被污染的程度、居民饮食方式和饮食卫生习惯等。

经食物传播的传染病主要有两种情况：①食物本身存在着病原体，如沙门菌感染的畜禽类，携带甲型肝炎病毒的毛蚶、牡蛎或蛤等贝类水生动物等；②食物被外来病原体污染，是指食物在生产、加工、运输、贮存和销售等环节被患者或病原携带者接触污染，或被鼠类、蝇类的排泄物等污染。

经食物传播的传染病的流行特征：①患者都有进食某种食物的经历，不食者不发病；②如果食物短时、大量被污染，易造成暴发或流行；③停止供应被污染食品后，暴发或流行即可平息；④患者潜伏期一般较短，临床症状较重，停止进食原有食品后，疾病即可痊愈，一般不形成慢性流行。

4. 经接触传播 是传染源和易感者直接或间接接触而引起的传播称为接触传播。具体如下所述。

（1）直接接触传播 经此类传播方式传播的传染病有性病、狂犬病、阴道毛滴虫病、单纯性疱疹、鼠咬热等。

（2）间接接触传播 又称日常生活接触传播，这类病原体常污染日常生活用品，如衣被、餐具、玩具、毛巾等。多数肠道传染病和某些呼吸道传染病、人畜共患病、皮肤传染病可经此途径传播。

间接接触传播的传染病的流行特征：①病例多数呈散发，家庭或同室者中续发率较高；②季节性不明显，流行过程缓慢；③发病与不良卫生习惯及卫生条件差有关；④加强传染病管理措施，注意个人卫生，严格消毒制度，可减少疾病的发生。

5. 虫媒传播 经节肢动物叮咬或机械携带而传播的传染病称为虫媒传播。某些人畜共患病、肠道传染病及寄生虫病可经此途径传播。如经叮咬吸血传播的疾病有疟疾、流行性乙型脑炎、鼠疫、森林脑炎、登革热等，经虫媒机械携带的传染病有伤寒、细菌性痢疾等肠道传染病。

虫媒传播的传染病的流行特征：①有一定的地区性和明显的季节性高发的特点；②病例分布与媒介昆虫孳生条件密切相关；③发病具有年龄差异，在老疫区因大多数成年人具有免疫力，故儿童多发，而新迁入疫区的人群年龄差异不明显；④某些传染病的职业性特点显著，如森林脑炎多见于进入林区工作的人群；⑤人与人之间一般不直接相互传染。

6. 经土壤传播　由于土壤在地壳中的特殊性，其受污染的机会比较多，如传染源的排泄物、分泌物或患传染病而死亡的动物尸体等的处理不当都有可能直接或间接的污染土壤，如寄生虫（蛔虫、钩虫、鞭虫病等）、病原微生物（炭疽杆菌、破伤风杆菌等）等。经土壤传播的传染病，取决于病原体在土壤中的存活时间、人与土壤的接触机会及个人卫生习惯等。

7. 医源性传播　医护工作者在诊疗或预防过程中造成的某些传染病的传播。

（1）医源性交叉感染　大部分是由于所用的医疗器械消毒不严格而造成了病原体的传播，如针筒、针头、采血器、导尿管、内镜、心导管、血液透析装置、敷料或纱布等。

（2）药品与生物制品的污染所导致的传染病的传播。

（3）输血或使用血液制品时，引起某些传染病的传播，如乙型肝炎、艾滋病等。

8. 垂直传播　病原体由母体直接传给子代的传播称为垂直传播，又称母婴传播，具体传播途径如下。

（1）经胎盘血液传播　病原体经孕妇的胎盘屏障进入胎儿体内引起感染，如风疹、梅毒、乙型肝炎和艾滋病等均可经胎盘传播导致胎儿感染。

（2）经阴道上行性传播　病原体经孕妇阴道进入子宫，到达绒毛膜或胎盘引起胎儿的感染，如单纯疱疹病毒、葡萄球菌、链球菌、肺炎球菌、大肠埃希菌和白色念珠菌等均可由此途径传播。

经产道接触传播　在分娩时产道内的母血、羊水或阴道分泌物经胎儿口腔、呼吸道或破损的皮肤黏膜可以使胎儿受到感染，如淋球菌、单纯疱疹病毒、乙型肝炎病毒和艾滋病病毒等。

（4）经直接哺乳传播　受病原体感染的母亲给婴儿哺乳时可以传播艾滋病，也有可能传播乙型肝炎。

（三）人群易感性

人群易感性指的是人群作为一个群体对传染病及感染性疾病容易感受的程度。所谓易感即缺乏免疫力。与人群易感性相对应的是群体免疫力，即人群对于传染病病原体的侵入和传播的抵抗力，可以用人群中有免疫人口占全部人口的比例来反映。当人群中免疫人口比例减少时，易感人群就会大大增加，传染病发病率就会随之增高；当人群的群体免疫力增加时，可使传染病的发病率降低，因为具有免疫力的人除本身不发病外，还能对易感者起到屏障保护作用。影响人群易感性的因素如下。

1. 使人群易感性升高的主要因素

（1）新生儿增加　初生6个月以上的婴儿，由于他们从母体获得的抗体逐渐消失，而自身的获得性免疫尚未形成，因而对许多传染病都是易感的。

（2）易感人口的迁入　某些地方病或自然疫源性疾病，久居流行区的居民，因既往患病或隐性感染而获得该病免疫力。非流行区居民迁入流行区后，因缺乏相应免疫力，而使流行区的人群易感性升高。

（3）免疫人口免疫力的自然消退　许多传染病（包括隐性感染）或人工免疫后经一段时间，其免疫力逐渐降低，又成为易感人口，使人群易感性升高。

（4）免疫人口死亡　由于免疫人口死亡，可以相对地使人群易感性升高。

2. 使人群易感性降低的主要因素

（1）计划免疫　按照免疫程序有计划地实施疫苗预防接种可提高人群对传染病的特异性

免疫力，是降低人群易感性最重要的措施。全球消灭天花的辉煌成就，就是由于有最重要的对策——实施痘苗接种计划。

（2）传染病流行　一次传染病流行后，大多数易感者因发病而获得免疫力，使整个人群免疫力提高，人群对该病易感性降低。

（3）隐性感染　通过隐性感染使免疫人口增加，使人群易感性降低。但是不能降低人群易感性。因为，隐性感染者一般也起传染源作用。

二、影响传染病流行的因素

传染病流行的三个环节即传染源、传播途径和易感人群为疾病的传播提供了条件，而传染病是否发生流行，流行强度怎样，还受自然环境因素和社会环境因素的影响。

1. 自然环境因素　影响较大的主要有地理环境和气候条件。传染源、传播途径和易感人群三环节同时存在的情况下，有的地区的地理环境和气候条件适合病原体生长繁殖及媒介昆虫的生长活动，因此这些地区就易发生传染病的流行，流行强度可能就大。反之，传染病就不一定发生流行，即便发生流行，强度也要小一些。

2. 社会环境因素　社会环境包括社会制度、经济、文化、宗教、风俗习惯、家庭等。一个国家的政治制度及经济水平影响本国人民的文化生活水平、卫生保健措施及卫生管理政策，而民族风俗习惯对传染病的流行影响也很大。例如沿海地区有生吃或半生吃鱼、虾、蟹及其他水产品的习惯，这就易导致甲型肝炎、乙型肝炎或寄生虫病的流行。

三、传染病的预防措施

对于传染病这种特异性较强的疾病，预防医学常采取疾病的第一级预防，即病因预防，作为重点来控制传染病的流行。

1. 管理传染源　传染病之所以能够流行，离不开三个基本条件：传染源、传播途径和易感人群。所以，预防工作就要从这三方面入手。传染源可以是疾病的患者、隐形感染者、携带者及被感染的动物。对于已经确诊的患者，要尽早隔离，带有病原体的分泌物或其他接触物都要消毒处理。对隐形感染者和携带者要进行临床观察。被感染的动物，如牛羊、鸡鸭等能够带来经济效益的应当尽力治疗，无法治愈的在宰杀后也要进行消毒处理；对于蟑螂、苍蝇、蚊子等害虫则要毫不留情地消灭。

2. 预防接种　又称为人工免疫，方法为将生物制品接种到人体内，使机体产生对某种传染病的特异性免疫力，其目的是为了提高人群免疫力，减少易感者，从而达到预防传染病的流行和传播的目的。预防接种有以下三种。

（1）人工自动免疫　以免疫原性物质接种到人体使人体产生特异性免疫。免疫原性物质包括经处理过的病原微生物或其提炼成分和类毒素等。自动免疫制剂有：①活菌（疫）苗，如卡介苗、麻疹活疫苗等；②灭活菌（疫）苗，如乙型脑炎菌苗、百日咳菌苗等；③类毒素，如破伤风和白喉类毒素。

（2）人工被动免疫　将含有抗体的血清或其制剂注入人体内，使机体立刻获得现成抗体而受到保护。但被动免疫持续时间较短，常在存在疫情时使用。常用的人工被动免疫制剂有：①免疫血清，如白喉抗毒素和破伤风抗毒素等；②免疫球蛋白，如丙种球蛋白和胎盘球蛋白，可作为麻疹、甲型肝炎易感者的预防接种使用，但不能预防所有传染病，更不能作为万能治疗剂滥用。

（3）被动自动免疫　存在疫情时用于保护易感者（如婴幼儿和体弱者）的一种免疫方法。如给接触过破伤风患者的易感者注射破伤风抗毒素，使其马上得到抗毒素被动免疫的保护，同时再接种破伤风类毒素，刺激机体产生特异性抗体而得到自动免疫的保护。

3. 计划免疫 根据传染病疫情的监测和人群免疫状况分析，按照规定的免疫程序，有计划地对易感人群进行预防接种，提高人群总体免疫力，从而达到预防、控制、消灭某种传染病的目的。

（1）中国现行计划免疫的主要内容是"四苗防六病"，即对 7 岁及以下儿童进行卡介苗、脊髓灰质炎三价糖丸疫苗、百白破混合制剂和麻疹疫苗的基础免疫及以后适时加强免疫，使儿童获得对结核、麻疹、脊髓灰质炎、百日咳、白喉和破伤风的免疫。近年来，中国越来越多的地区逐渐把流行性乙型脑炎、流行性脑脊髓膜炎、乙型肝炎的免疫接种也纳入计划免疫的范围。

（2）计划免疫的程序要依据传染病的流行特征、免疫因素、卫生设施等条件而定。只有指定合理的免疫程序并严格按其实施，才能充分发挥疫苗的免疫作用。免疫程序的内容包括：初种（初服）起始月龄、接种生物制品的间隔时间、加强免疫的时间和年龄等（表20-4）。

表 20-4 免疫规划疫苗免疫程序

年龄	卡介苗	乙型肝炎疫苗	甲型肝炎疫苗	脊髓灰质炎疫苗	吸附无细胞百白破联合疫苗	麻疹减毒活疫苗	麻疹风疹腮腺炎联合疫苗	乙型脑炎减毒活疫苗	流行性脑脊髓膜炎疫苗
出生	✔	✔							
1 月龄		✔							
2 月龄				✔					
3 月龄				✔	✔				
4 月龄				✔	✔				
5 月龄					✔				
6 月龄		✔							✔
7 月龄									
8 月龄						✔			
9 月龄									✔
1 岁								✔	
1.5 岁			✔		✔		✔		
2 岁			与前剂间隔						
3 岁			6～12 个月						✔
4 岁				✔					
6 岁					✔ 白破			✔	
四年级									✔
初一		✔							
初三					✔ 白破				
大一新生					✔ 白破	✔			

注：本程序从 2008 年 3 月 1 日实施，表中疫苗为第一类疫苗免费接种。

（3）预防接种的注意事项

1）各种生物制品的接种对象、剂量、接种次数、间隔时间、接种方法及保存条件均应严格按照说明书的要求执行。

2）正确掌握禁忌证：对于各种传染病患者包括恢复期患者、各种器质性疾病患者、有过敏史者、老年人及过度虚弱者都要特别注意。

3）注意接种对象的年龄，例如对于6个月以内的婴幼儿接种麻疹活疫苗效果就非常差。

4）预防接种制剂的储存条件：活菌（疫）苗及个别死疫苗如乙型脑炎疫苗，一般需保存在2~8℃，并且要求在规定时间内用完，否则免疫效果就会下降。冷链（cold chain）是保证疫苗质量的重要措施之一。所谓冷链就是指疫苗从生产单位发出，经冷藏保存并逐级冷藏运输到基层卫生机构，直到进行接种，全程都按疫苗保存要求妥善冷藏，以保持疫苗的效价不受损害。

5）接种用的注射器一定要做到"一人一针一管"，减少由于交叉污染导致的疾病传播。

4. 评价指标　疫苗免疫效果的评价指标包括免疫效果评价指标、流行病学效果评价指标及计划免疫管理评价指标三种。

（1）免疫效果评价指标　免疫效果评价主要是通过测定接种后人群抗体阳转率、抗体平均滴度和抗体持续时间来评价。如脊髓灰质炎中和抗体 ≥1：4 或有4倍及以上增高；麻疹血凝抑制抗体 ≥1：2 或有4倍及以上增高等。

$$抗体阳转率 = \frac{抗体阳转人数}{疫苗接种人数} \times 100\% \qquad (20-1)$$

（2）流行病学效果评价指标　对随机双盲的现场试验结果，常采用保护率和效果指数来评价。

$$疫苗保护率 = \frac{对照组发病率 - 接种组发病率}{对照组发病率} \times 100\% \qquad (20-2)$$

$$疫苗效果指数 = \frac{对照组发病率}{接种组发病率} \qquad (20-3)$$

（3）计划免疫管理评价指标　计划免疫工作质量的考核内容包括组织设备和人员配备、免疫规划和工作计划、计划免疫实施的管理和各项规章制度、冷链装备及运转情况、人员能力建设及宣传动员、监测及疫情暴发控制等。具体考核指标如下。

1）建卡率　使用世界卫生组织推荐的两阶段整群抽样法，调查12~18个月龄儿童建卡情况，要求达到98%以上。

2）接种率　对象为12月龄儿童，接种率越高越好。

$$某疫苗接种率 = \frac{按免疫程序完成接种人数}{某疫苗应接种人数} \times 100\% \qquad (20-4)$$

3）四苗覆盖率　即四种疫苗的全程接种率。

$$四苗覆盖率 = \frac{四苗均符合免疫程序的接种人数}{调查的适龄儿童人数} \times 100\% \qquad (20-5)$$

4）冷链设备完好率

$$冷链设备完好率 = \frac{某设备正常运转数}{某设备装备数} \times 100\% \qquad (20-6)$$

本章小结

慢性非传染性疾病（如心脑血管疾病、恶性肿瘤和糖尿病等）主要是由生活方式和环境因素所造成，起病相对隐匿、病程长且病情迁延不愈、缺乏确切的传染性生物病因证据的一组疾病。绝大多数慢性病的病因十分复杂，并可能存在交互作用，其主要危险因素包括吸烟、饮酒、不合理膳食、缺乏运动、职业暴露及精神心理因素等。而传染病流行病学主要研究传染病在人群中的发生、流行过程和传播规律，探讨影响传染病流行的因素。慢性非传染性疾病的预防策略主要为一般人群策略、高危人群策略、患者管理策略，主要措施包括三级预防和社区综合防治措施。对于传染病的预防控制应针对传染源、传播途径和易感人群分别采取措施。对传染病患者要做到"五早",即早发现、早诊断、早报告、早隔离和早治疗。不管是慢性非传染性疾病还是传染病均应采取综合防治措施,也是实现以预防慢性非传染性疾病和传染病的发生与发展为目的的重要举措。

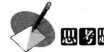思考题

1. 什么是慢性非传染性疾病?
2. 影响慢性非传染性疾病流行的主要危险因素是哪些?
3. 三级预防的内容是什么?
4. 目前中国传染病流行的现状与特点是什么?
5. 简述潜伏期的流行病学意义及其应用。
6. 简述传染病暴发流行的应急控制措施。

(金岳龙)

附录 统计用表

附表 1　标准正态分布密度函数曲线下的面积，$\Phi\ (-u)$ 值

z	0.00	0.01	0.02	0.03	0.04	0.05	0.06	0.07	0.08	0.09
-3.0	0.0013	0.0013	0.0013	0.0012	0.0012	0.0011	0.0011	0.0011	0.0010	0.0010
-2.9	0.0019	0.0018	0.0018	0.0017	0.0016	0.0016	0.0015	0.0015	0.0014	0.0014
-2.8	0.0026	0.0025	0.0024	0.0023	0.0023	0.0022	0.0021	0.0021	0.0020	0.0019
-2.7	0.0035	0.0034	0.0033	0.0032	0.0031	0.0030	0.0029	0.0028	0.0027	0.0026
-2.6	0.0047	0.0045	0.0044	0.0043	0.0041	0.0040	0.0039	0.0038	0.0037	0.0036
-2.5	0.0062	0.0060	0.0059	0.0057	0.0055	0.0054	0.0052	0.0051	0.0049	0.0048
-2.4	0.0082	0.0080	0.0078	0.0075	0.0073	0.0071	0.0069	0.0068	0.0066	0.0064
-2.3	0.0107	0.0104	0.0102	0.0099	0.0096	0.0094	0.0091	0.0089	0.0087	0.0084
-2.2	0.0139	0.0136	0.0132	0.0129	0.0125	0.0122	0.0119	0.0116	0.0113	0.0110
-2.1	0.0179	0.0174	0.0170	0.0166	0.0162	0.0158	0.0154	0.0150	0.0146	0.0143
-2.0	0.0228	0.0222	0.0217	0.0212	0.0207	0.0202	0.0197	0.0192	0.0188	0.0183
-1.9	0.0287	0.0281	0.0274	0.0268	0.0262	0.0256	0.0250	0.0244	0.0239	0.0233
-1.8	0.0359	0.0352	0.0344	0.0336	0.0329	0.0322	0.0314	0.0307	0.0301	0.0294
-1.7	0.0446	0.0436	0.0427	0.0418	0.0409	0.0401	0.0392	0.0384	0.0375	0.0367
-1.6	0.0548	0.0537	0.0526	0.0516	0.0505	0.0495	0.0485	0.0475	0.0465	0.0455
-1.5	0.0668	0.0655	0.0643	0.0630	0.0618	0.0606	0.0594	0.0582	0.0571	0.0559
-1.4	0.0808	0.0793	0.0778	0.0764	0.0749	0.0735	0.0721	0.0708	0.0694	0.0681
-1.3	0.0968	0.0951	0.0934	0.0918	0.0901	0.0885	0.0869	0.0853	0.0838	0.0823
-1.2	0.1151	0.1131	0.1112	0.1093	0.1075	0.1056	0.1038	0.1020	0.1003	0.0985
-1.1	0.1357	0.1335	0.1314	0.1292	0.1271	0.1251	0.1230	0.1210	0.1190	0.1170
-1.0	0.1587	0.1562	0.1539	0.1515	0.1492	0.1469	0.1446	0.1423	0.1401	0.1379
-0.9	0.1841	0.1814	0.1788	0.1762	0.1736	0.1711	0.1685	0.1660	0.1635	0.1611
-0.8	0.2119	0.2090	0.2061	0.2033	0.2005	0.1977	0.1949	0.1922	0.1894	0.1867
-0.7	0.2420	0.2389	0.2358	0.2327	0.2296	0.2266	0.2236	0.2206	0.2177	0.2148
-0.6	0.2743	0.2709	0.2676	0.2643	0.2611	0.2578	0.2546	0.2514	0.2483	0.2451
-0.5	0.3085	0.3050	0.3015	0.2981	0.2946	0.2912	0.2877	0.2843	0.2810	0.2776
-0.4	0.3446	0.3409	0.3372	0.3336	0.3300	0.3264	0.3228	0.3192	0.3156	0.3121
-0.3	0.3821	0.3783	0.3745	0.3707	0.3669	0.3632	0.3594	0.3557	0.3520	0.3483
-0.2	0.4207	0.4168	0.4129	0.4090	0.4052	0.4013	0.3974	0.3936	0.3897	0.3859
-0.1	0.4602	0.4562	0.4522	0.4483	0.4443	0.4404	0.4364	0.4325	0.4286	0.4247
0.0	0.5000	0.4960	0.4920	0.4880	0.4840	0.4801	0.4761	0.4721	0.4681	0.4641

注：$\Phi\ (z) = 1 - \Phi\ (-z)$

附表 2　t 界值表

自由度 ν		概率，P									
	单侧	0.25	0.20	0.10	0.05	0.025	0.01	0.005	0.0025	0.001	0.0005
	双侧	0.50	0.40	0.20	0.10	0.05	0.02	0.01	0.005	0.002	0.001
1			1.000	1.376	3.078	6.314	12.706	31.821	63.657	127.321	318.309	636.619
2			0.816	1.061	1.886	2.920	4.303	6.965	9.925	14.089	22.327	31.599

续表

自由度 ν		概率，P									
	单侧	0.25	0.20	0.10	0.05	0.025	0.01	0.005	0.0025	0.001	0.0005
	双侧	0.50	0.40	0.20	0.10	0.05	0.02	0.01	0.005	0.002	0.001
3		0.765	0.978	1.638	2.353	3.182	4.541	5.841	7.543	10.215	12.924
4		0.741	0.941	1.533	2.132	2.776	3.747	4.604	5.598	7.173	8.610
5		0.727	0.920	1.476	2.015	2.571	3.365	4.032	4.773	5.893	6.869
6		0.718	0.904	1.440	1.943	2.447	3.143	3.707	4.317	5.208	5.959
7		0.711	0.896	1.415	1.895	2.365	2.998	3.499	4.029	4.785	5.408
8		0.706	0.889	1.397	1.860	2.306	2.896	2.355	3.833	4.501	5.041
9		0.703	0.883	1.383	1.833	2.262	2.821	3.250	3.690	4.297	4.781
10		0.700	0.879	1.372	1.812	2.228	2.764	3.169	3.581	4.144	4.587
11		0.697	0.876	1.363	1.796	2.201	2.718	3.106	3.497	4.025	4.437
12		0.695	0.873	1.356	1.782	2.179	2.681	3.055	3.428	3.930	4.318
13		0.694	0.870	1.350	1.771	2.160	2.650	3.012	3.372	3.852	4.221
14		0.692	0.868	1.345	1.761	2.145	2.624	2.977	3.325	3.787	4.140
15		0.691	0.866	1.341	1.753	2.131	2.602	2.947	3.286	3.733	4.073
16		0.690	0.865	1.337	1.746	2.120	2.583	2.921	3.252	3.686	4.015
17		0.689	0.863	1.333	1.740	2.110	2.567	2.898	3.222	3.646	3.965
18		0.688	0.862	1.330	1.734	2.101	2.552	2.878	3.197	3.610	3.922
19		0.688	0.861	1.328	1.729	2.093	2.539	2.861	3.174	3.579	3.883
20		0.687	0.860	1.325	1.725	2.086	2.528	2.845	3.153	3.552	3.850
21		0.686	0.859	1.323	1.721	2.080	2.518	2.831	3.135	3.527	3.819
22		0.686	0.858	1.321	1.717	2.074	2.508	2.819	3.119	3.505	3.792
23		0.685	0.858	1.319	1.714	2.069	2.500	2.807	3.104	3.485	3.768
24		0.685	0.857	1.318	1.711	2.064	2.492	2.797	3.091	3.467	3.745
25		0.684	0.856	1.316	1.708	2.060	2.485	2.787	3.078	3.450	3.725
26		0.684	0.856	1.315	1.706	2.056	2.479	2.779	3.067	3.435	3.707
27		0.684	0.855	1.314	1.703	2.052	2.473	2.771	3.057	3.421	3.690
28		0.683	0.855	1.313	1.701	2.048	2.467	2.763	3.047	3.408	3.674
29		0.683	0.854	1.311	1.699	2.045	2.462	2.756	3.038	3.396	3.659
30		0.683	0.854	1.310	1.697	2.042	2.457	2.750	3.030	3.385	3.646
31		0.682	0.853	1.309	1.696	2.040	2.453	2.744	3.022	3.375	3.633
32		0.682	0.853	1.309	1.694	2.037	2.449	2.738	3.015	3.365	3.622
33		0.682	0.853	1.308	1.692	2.035	2.445	2.733	3.008	3.356	3.611
34		0.682	0.852	1.307	1.691	2.032	2.441	2.728	3.002	3.348	3.601
35		0.682	0.852	1.306	1.690	2.030	2.438	2.724	2.996	3.340	3.591
36		0.681	0.852	1.306	1.688	2.028	2.434	2.719	2.990	3.333	3.582
37		0.681	0.851	1.305	1.687	2.026	2.431	2.715	2.985	3.326	3.574
38		0.681	0.851	1.304	1.686	2.024	2.429	2.712	2.980	3.319	3.566
39		0.681	0.851	1.304	1.685	2.023	2.426	2.708	2.976	3.313	3.558
40		0.681	0.851	1.303	1.684	2.021	2.423	2.704	2.971	3.307	3.551
50		0.679	0.849	1.299	1.676	2.009	2.403	2.678	2.937	3.261	3.496
60		0.679	0.848	1.296	1.671	2.000	2.390	2.660	2.915	3.232	3.460
70		0.678	0.847	1.294	1.667	1.994	2.381	2.648	2.899	3.211	3.435
80		0.678	0.846	1.292	1.664	1.990	2.374	2.639	2.887	3.195	3.416
90		0.677	0.846	1.291	1.662	1.987	2.368	2.632	2.878	3.183	3.402
100		0.677	0.845	1.290	1.660	1.984	2.364	2.626	2.871	3.174	3.390
200		0.676	0.843	1.286	1.653	1.972	2.345	2.601	2.839	3.131	3.340
500		0.675	0.842	1.283	1.648	1.965	2.334	2.586	2.820	3.107	3.310
1000		0.675	0.842	1.282	1.646	1.962	2.330	2.581	2.813	3.098	3.300
∞		0.6745	0.8416	1.2816	1.6449	1.9600	2.3263	2.5758	2.8070	3.0902	3.2905

附表3 F 界值表（方差齐性检验用，双侧界值）P=0.05

分母的自由度 ν_2	分子的自由度 ν_1															
---	1	2	3	4	5	6	7	8	9	10	12	15	20	30	60	∞
1	647.79	799.50	864.16	899.58	937.11	937.11	948.22	956.66	963.29	968.63	976.71	984.87	993.10	1001.41	1009.80	1018.26
2	38.51	39.00	39.17	39.25	39.30	39.33	39.36	39.37	39.39	39.40	39.41	39.43	39.45	39.46	39.48	39.50
3	17.44	16.04	15.44	15.10	14.88	14.73	14.62	14.54	14.47	14.42	14.34	14.25	14.17	14.08	13.99	13.90
4	12.22	10.05	9.98	9.60	9.36	9.20	9.07	8.98	8.90	8.84	8.75	8.66	8.56	8.46	8.36	8.26
5	10.01	8.43	7.76	7.39	7.15	6.98	6.85	6.76	6.68	6.62	6.52	6.43	6.33	6.23	6.12	6.02
6	8.81	7.26	6.60	6.23	5.99	5.82	5.70	5.60	5.52	5.46	5.37	5.27	5.17	5.07	4.96	4.85
7	8.07	6.54	5.89	5.52	5.29	5.12	4.99	4.90	4.82	4.76	4.67	4.57	4.47	4.36	4.25	4.14
8	7.57	6.06	5.42	5.05	4.82	4.65	4.53	4.43	4.36	4.30	4.20	4.10	4.00	3.89	3.78	3.67
9	7.21	5.71	5.08	4.72	4.48	4.32	4.20	4.10	4.03	3.96	3.87	3.77	3.67	3.56	3.45	3.33
10	6.94	5.46	4.83	4.47	4.24	4.07	3.95	3.85	3.78	3.72	3.62	3.52	3.42	3.31	3.20	3.08
11	6.72	5.26	4.63	4.28	4.04	3.88	3.76	3.66	3.59	3.53	3.43	3.33	3.23	3.12	3.00	2.88
12	6.55	5.10	4.47	4.12	3.89	3.73	3.61	3.51	3.44	3.37	3.28	3.18	3.07	2.96	2.85	2.72
13	6.41	4.97	4.35	4.00	3.77	3.60	3.48	3.39	3.31	3.25	3.15	3.05	2.95	2.84	2.72	2.60
14	6.30	4.86	4.24	3.89	3.66	3.50	3.38	3.29	3.21	3.15	3.05	2.95	2.84	2.73	2.61	2.49
15	6.20	4.77	4.15	3.80	3.58	3.41	3.29	3.20	3.12	3.06	2.96	2.86	2.76	2.64	2.52	2.40
16	6.12	4.69	4.08	3.73	3.50	3.34	3.22	3.12	3.05	2.99	2.89	2.79	2.68	2.57	2.45	2.32
17	6.04	4.62	4.01	3.66	3.44	3.28	3.16	3.06	2.98	2.92	2.82	2.72	2.62	2.50	2.38	2.25
18	5.98	4.56	3.95	3.61	3.38	3.22	3.10	3.01	2.93	2.87	2.77	2.67	2.56	2.44	2.32	2.19

续表

分子的自由度 ν_1

分母的自由度 ν_2	1	2	3	4	5	6	7	8	9	10	12	15	20	30	60	∞
19	5.92	4.51	3.90	3.56	3.33	3.17	3.05	2.96	2.88	2.82	2.72	2.62	2.51	2.39	2.27	2.13
20	5.87	4.46	3.86	3.51	3.29	3.13	3.01	2.91	2.84	2.77	2.68	2.57	2.46	2.35	2.22	2.09
21	5.83	4.42	3.82	3.48	3.25	3.09	2.97	2.87	2.80	2.73	2.64	2.53	2.42	2.31	2.18	2.04
22	5.79	4.38	3.78	3.44	3.22	3.05	2.93	2.84	2.76	2.70	2.60	2.50	2.39	2.27	2.14	2.00
23	5.75	4.35	3.75	3.41	3.18	3.02	2.90	2.81	2.73	2.67	2.57	2.47	2.36	2.24	2.11	1.97
24	5.72	4.32	3.72	3.38	3.15	2.99	2.87	2.78	2.70	2.64	2.54	2.44	2.33	2.21	2.08	1.94
25	5.69	4.29	3.69	3.35	3.13	2.97	2.85	2.75	2.68	2.61	2.51	2.41	2.30	2.18	2.05	1.91
26	5.66	4.27	3.67	3.33	3.10	2.94	2.82	2.73	2.65	2.59	2.49	2.39	2.28	2.16	2.03	1.88
27	5.63	4.24	3.65	3.31	3.08	2.92	2.80	2.71	2.63	2.57	2.47	2.36	2.25	2.13	2.00	1.85
28	5.61	4.22	3.63	3.29	3.06	2.90	2.78	2.69	2.61	2.55	2.45	2.34	2.23	2.11	1.98	1.83
29	5.59	4.20	3.61	3.27	3.04	2.88	2.76	2.67	2.59	2.53	2.43	2.32	2.21	2.09	1.96	1.81
30	5.57	4.18	3.59	3.25	3.03	2.87	2.75	2.65	2.57	2.51	2.41	2.31	2.20	2.07	1.94	1.79
40	5.42	4.05	3.46	3.13	2.90	2.74	2.62	2.53	2.45	2.39	2.29	2.18	2.07	1.94	1.80	1.64
60	5.29	3.93	3.34	3.01	2.79	2.63	2.51	2.41	2.33	2.27	2.17	2.06	1.94	1.82	1.67	1.48
120	5.15	3.80	3.23	2.89	2.67	2.52	2.39	2.30	2.22	2.16	2.05	1.94	1.82	1.69	1.53	1.31
∞	5.02	3.69	3.12	2.79	2.57	2.41	2.29	2.19	2.11	2.05	1.94	1.83	1.71	1.57	1.39	1.00

附表4 F 界值表（方差分析用，单侧界值）

上行：P=0.05 下行：P=0.01

ν_1：分子的自由度 ν_2：分母的自由度

ν_2	ν_1											
	1	2	3	4	5	6	7	8	9	10	11	12
1	161	200	216	225	230	234	237	239	241	242	243	224
	4052	4999	5403	5625	5764	5859	5928	5981	6022	6056	6082	6106
2	18.51	19.00	19.16	19.25	19.30	19.33	19.36	19.38	19.38	19.39	19.40	19.41
	98.49	99.00	99.17	99.25	99.30	99.33	99.34	99.36	99.38	99.40	99.41	99.42
3	10.13	9.55	9.28	9.12	9.01	8.94	8.88	8.84	8.81	8.78	8.76	8.74
	34.12	30.82	29.46	28.71	28.24	27.91	27.67	27.49	27.34	27.23	27.13	27.05
4	7.71	6.94	6.59	6.39	6.26	6.16	6.09	6.04	6.00	5.96	5.93	5.91
	21.20	18.00	16.59	15.98	15.52	15.21	14.98	14.80	14.66	14.54	14.45	14.37
5	6.61	5.79	5.41	5.19	5.05	4.05	4.88	4.82	4.78	4.74	4.70	4.68
	16.26	13.27	12.06	11.39	10.97	10.67	10.45	10.27	10.15	10.05	9.96	9.89
6	5.99	5.15	4.76	4.53	4.39	4.28	4.21	4.15	4.10	4.06	4.03	4.00
	13.74	10.92	9.78	9.15	8.75	8.47	8.26	8.10	7.98	7.87	7.79	7.72
7	5.59	4.74	4.35	4.12	3.97	3.87	3.79	3.73	3.68	3.63	3.60	3.57
	12.25	9.55	8.45	7.85	7.46	7.19	7.00	6.84	6.71	6.62	6.54	6.47
8	5.32	4.46	4.07	3.84	3.69	3.58	3.50	3.44	3.39	3.34	3.31	3.28
	11.26	8.65	7.59	7.01	6.63	6.37	6.19	6.03	5.91	5.82	5.74	5.67
9	5.12	4.26	3.86	3.63	3.48	3.37	3.29	3.23	3.18	3.13	3.10	3.07
	10.56	8.02	6.99	6.42	6.06	5.80	5.62	5.47	5.35	5.26	5.18	5.11
10	4.69	4.10	3.71	3.48	3.33	3.22	3.14	3.07	3.02	2.97	2.94	2.91
	10.04	7.56	6.55	5.99	5.64	5.39	5.21	5.06	4.95	4.85	4.78	4.71
11	4.84	3.98	3.59	3.36	3.20	3.09	3.01	2.95	2.90	2.86	2.82	2.79
	9.65	7.20	6.22	5.67	5.32	5.07	4.88	4.74	4.63	4.54	4.46	4.40
12	4.75	3.88	3.49	3.26	3.11	3.00	2.62	2.85	2.80	2.76	2.72	2.69
	9.33	6.93	5.59	5.41	5.06	4.82	4.65	4.50	4.39	4.30	4.22	4.16
13	4.67	3.80	3.41	3.18	3.02	2.92	2.84	2.77	2.72	2.67	2.63	2.60
	9.07	6.70	5.74	5.20	4.85	4.62	4.44	4.30	4.19	4.10	4.02	3.96
14	4.60	3.74	3.34	3.11	2.96	2.85	2.77	2.70	2.65	2.60	2.56	2.53
	8.86	6.51	5.56	5.03	4.69	4.46	4.28	4.14	4.03	3.94	3.86	3.80
15	4.54	3.68	3.29	3.06	2.90	2.79	2.76	2.64	2.59	2.55	2.51	2.48
	8.68	6.36	5.42	4.89	4.56	4.32	4.14	4.00	3.89	3.80	3.73	3.67
16	4.49	3.63	3.24	3.01	2.85	2.74	2.66	2.59	2.54	2.49	2.45	2.42
	8.53	6.23	5.29	4.77	4.44	4.20	4.03	3.89	3.78	3.69	3.61	3.55
17	4.45	3.59	3.20	2.96	2.81	2.70	2.60	2.55	2.50	2.45	2.41	2.37
	8.40	6.11	5.18	4.67	4.34	4.10	3.93	3.79	3.68	3.59	3.52	3.45
18	4.41	3.55	3.16	2.93	2.77	2.66	2.58	2.51	2.46	2.41	2.37	2.34
	8.28	6.01	5.09	4.58	4.55	4.01	3.85	3.71	3.60	3.51	3.44	3.37
19	4.38	3.52	3.13	2.90	2.74	2.63	2.55	2.48	2.43	2.38	2.34	2.31
	8.18	5.93	5.01	4.50	4.17	3.94	3.77	3.63	3.52	3.43	3.36	3.30

续表

ν_2	ν_1											
	1	2	3	4	5	6	7	8	9	10	11	12
20	4.35	3.49	3.10	2.87	2.71	2.60	2.52	2.45	2.40	2.35	2.31	2.28
	8.10	5.85	4.94	4.43	4.10	3.87	3.71	3.56	3.45	3.37	3.30	3.23
21	4.32	3.47	3.07	2.84	2.68	2.57	2.49	2.42	2.37	2.32	2.28	2.25
	8.02	5.78	4.87	4.37	4.04	3.81	3.65	3.51	3.40	3.31	3.24	3.17
22	4.30	3.44	3.05	2.82	2.66	2.55	2.47	2.40	2.35	2.30	2.26	2.23
	7.94	5.72	4.82	4.31	3.99	3.76	3.59	3.45	3.35	3.26	3.18	3.12
23	4.28	3.42	3.03	2.80	2.64	2.53	2.45	2.38	2.32	2.28	2.24	2.20
	7.88	5.66	4.76	4.26	3.94	3.71	3.54	3.41	3.30	3.21	3.14	3.07
24	4.26	3.40	3.01	2.78	2.62	2.51	2.43	2.36	2.30	2.26	2.22	2.18
	7.82	5.61	4.72	4.22	3.90	3.67	3.50	3.36	3.25	3.17	3.09	3.03
25	4.24	3.38	2.99	2.76	2.60	2.49	2.41	2.34	2.28	2.24	2.20	2.16
	7.77	5.57	4.68	4.18	3.86	3.63	3.46	3.32	3.21	3.13	3.05	2.99
26	4.22	3.37	2.98	2.74	2.59	2.47	2.39	2.32	2.27	2.22	2.18	2.35
	7.72	5.53	4.64	4.14	3.82	3.59	3.42	3.29	3.17	3.09	3.02	2.96
27	4.21	3.35	2.96	2.73	2.57	2.46	2.37	2.30	2.25	2.20	2.16	2.13
	7.68	5.49	4.60	4.11	3.79	3.56	3.39	3.26	3.14	3.06	2.98	2.93
28	4.20	3.34	2.95	2.71	2.56	2.44	2.36	2.29	2.24	2.19	2.15	2.12
	7.64	5.45	4.57	4.07	3.76	3.53	3.36	3.23	3.11	3.03	2.95	2.90
29	4.18	3.33	2.93	2.70	2.54	2.43	2.35	2.28	2.22	2.18	2.14	2.10
	7.60	5.42	4.54	4.04	3.73	3.50	3.33	3.20	3.08	3.00	2.92	2.87
30	4.17	3.32	2.92	2.69	2.53	2.42	2.34	2.27	2.21	2.16	2.12	2.09
	7.56	5.39	4.51	4.02	3.70	3.47	3.30	3.17	3.06	2.98	2.91	2.84
32	4.15	3.30	2.90	2.67	2.51	2.40	2.32	2.25	2.19	2.14	2.10	2.07
	7.50	5.35	4.46	3.97	3.66	3.42	3.25	3.12	3.01	2.94	2.86	2.80
34	4.13	3.28	2.88	2.65	2.49	2.38	2.30	2.23	2.17	2.12	2.08	2.05
	7.44	5.29	4.42	3.93	3.61	3.38	3.21	3.08	2.98	2.89	2.82	2.76
36	4.11	3.26	2.86	2.63	2.48	2.36	2.28	2.21	2.15	2.10	2.06	2.03
	7.39	5.25	4.38	3.89	3.58	3.35	3.18	3.04	2.94	2.86	2.78	2.72
38	4.10	3.25	2.85	2.62	2.46	2.35	2.26	2.16	2.14	2.09	2.05	2.02
	7.35	5.21	4.31	3.86	3.54	3.32	3.15	3.02	2.91	2.82	2.75	2.69
40	4.08	3.23	2.84	2.61	2.45	2.34	2.25	2.18	2.12	2.07	2.04	2.00
	7.31	5.18	4.31	3.83	3.51	3.29	3.12	2.99	2.88	2.80	2.73	2.66
42	4.07	3.22	2.83	2.59	2.44	2.32	2.24	2.17	2.11	2.06	2.02	1.99
	7.27	5.15	4.29	3.80	3.49	3.26	3.10	2.96	2.86	2.77	2.70	2.64
44	4.06	3.21	2.82	2.58	2.43	2.31	2.23	2.16	2.10	2.05	2.01	1.96
	7.24	5.12	4.26	3.78	3.46	3.24	3.07	2.94	2.84	2.75	2.68	2.02
46	4.05	3.20	2.81	2.57	2.42	2.30	2.22	2.14	2.09	2.04	2.00	1.97
	7.21	5.10	4.24	3.76	3.44	3.22	3.05	2.92	2.82	2.73	2.66	2.60

ν_2	ν_1											
	1	2	3	4	5	6	7	8	9	10	11	12
48	4.04	3.19	2.80	2.56	2.41	2.30	2.21	2.14	2.08	2.03	1.99	1.96
	7.19	5.08	4.22	3.74	3.42	3.20	3.04	2.90	2.80	2.71	2.64	2.58
50	4.03	3.18	2.79	2.56	2.40	2.29	2.20	2.13	2.07	2.02	1.98	1.95
	7.17	5.06	4.20	3.72	3.41	3.18	3.02	2.88	2.78	2.70	2.62	2.56
60	4.00	3.15	2.76	2.52	2.37	2.25	2.17	2.10	2.04	1.99	1.95	1.92
	7.08	4.98	4.13	3.65	3.34	3.12	2.95	0.82	2.72	2.63	2.56	2.50
70	3.98	3.13	2.74	2.50	2.35	2.23	2.14	2.07	2.01	1.97	1.96	1.89
	7.01	4.92	4.08	3.60	3.29	3.07	2.91	2.77	2.67	2.59	2.51	2.45
80	3.96	3.11	2.72	2.48	2.33	2.21	2.12	2.05	1.99	1.95	1.91	1.88
	6.96	4.88	4.04	3.56	3.25	3.04	2.84	2.74	2.64	2.55	2.48	2.41
100	3.94	3.09	2.70	2.46	2.30	2.19	2.10	2.03	1.97	1.92	1.88	1.85
	6.90	4.82	3.98	3.51	3.20	2.99	2.82	2.69	2.59	2.51	2.43	2.36
125	3.92	3.07	2.68	2.44	2.29	2.17	2.08	2.01	1.95	1.90	1.86	1.83
	6.84	4.78	3.94	3.47	3.17	2.95	2.79	2.65	2.56	2.47	2.40	2.33
150	3.91	3.06	2.67	2.43	2.27	2.16	2.07	2.00	1.90	1.80	1.85	1.82
	6.81	4.75	3.91	3.44	3.14	2.92	2.76	2.62	2.53	2.44	2.37	2.30
200	3.89	3.04	2.65	2.41	2.26	2.14	2.05	1.08	1.92	1.87	1.83	1.80
	6.76	4.71	3.88	3.41	3.11	2.90	2.73	2.60	2.50	2.41	2.34	2.28
400	3.86	3.02	2.62	2.39	2.23	2.12	2.03	1.96	1.90	1.85	1.81	1.78
	6.70	4.66	3.83	3.36	3.06	2.85	2.69	2.55	2.46	2.37	2.29	2.23
1000	3.85	3.00	2.61	2.38	2.22	2.10	2.02	1.95	1.89	1.84	1.80	1.76
	6.66	4.62	3.80	3.34	3.04	2.82	2.66	2.53	2.43	2.34	2.26	2.20
∞	3.84	2.99	2.60	2.37	2.21	2.09	2.01	1.94	1.88	1.83	1.79	1.75
	6.64	4.60	3.78	3.32	3.02	2.80	2.64	2.51	2.41	2.32	2.24	2.18

ν_2	ν_1											
	14	16	20	24	30	40	50	75	100	200	500	∞
1	245	246	248	249	250	251	252	253	253	254	254	254
	6142	6169	6208	6234	6258	6286	6302	6323	6334	6352	6361	6366
2	19.42	19.43	19.44	19.45	19.46	19.47	19.47	19.48	19.49	19.49	19.50	19.50
	99.43	99.44	99.45	99.46	99.47	99.48	99.48	99.49	99.49	99.49	99.50	99.50
3	8.71	8.69	8.66	8.64	8.62	8.60	8.58	8.57	8.56	8.54	8.54	8.53
	26.92	26.83	26.69	26.60	26.50	26.41	26.35	26.27	26.23	26.18	26.14	26.12
4	5.87	5.84	5.80	5.77	5.74	5.71	5.70	5.68	5.66	5.65	5.64	5.63
	14.24	14.15	14.02	13.93	13.83	13.74	13.69	13.61	13.57	13.52	13.48	13.46
5	4.64	4.60	4.56	4.53	4.50	4.46	4.44	4.42	4.40	4.38	4.37	4.36
	9.77	9.68	9.55	9.47	9.38	9.29	9.24	9.17	9.13	9.07	9.04	9.02
6	3.96	3.92	3.87	3.84	3.81	3.77	3.75	3.72	3.71	3.69	3.68	3.67
	7.60	7.52	7.39	7.31	7.23	7.14	7.09	7.02	6.99	6.94	6.90	6.88

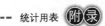

续表

ν_2	ν_1											
	14	16	20	24	30	40	50	75	100	200	500	∞
7	3.52	3.49	3.44	3.41	3.38	3.34	3.32	3.29	3.28	3.25	3.24	3.23
	6.35	6.27	6.15	6.07	5.98	5.90	5.85	5.78	5.75	5.70	5.67	5.65
8	3.23	3.20	3.15	3.12	3.08	3.05	3.03	3.00	2.98	2.96	2.94	2.93
	5.56	5.48	5.36	5.28	5.20	5.11	5.06	5.00	4.96	4.91	4.88	4.86
9	3.02	2.98	2.93	2.90	2.86	2.82	2.80	2.77	2.76	2.73	2.72	2.71
	5.00	4.92	4.80	4.73	4.64	4.56	4.51	4.45	4.41	4.36	4.33	4.31
10	2.86	2.82	2.77	2.74	2.70	2.67	2.64	2.61	2.59	2.56	2.55	2.54
	4.60	4.52	4.41	4.33	4.25	4.47	4.12	4.05	4.01	3.96	3.93	3.91
11	2.74	2.70	2.65	2.61	2.57	2.53	2.50	2.47	2.45	2.42	2.41	2.40
	4.29	4.21	4.10	4.02	3.94	3.86	3.80	3.74	3.70	3.66	3.62	3.60
12	2.64	2.60	2.54	2.50	2.46	2.42	2.40	2.36	2.35	2.32	2.31	2.30
	4.05	3.98	3.86	3.78	3.70	3.61	3.56	3.49	3.46	3.41	3.38	3.36
13	2.55	2.51	2.46	2.42	2.38	2.34	2.32	2.28	2.26	2.24	2.22	2.21
	3.85	3.78	3.67	3.59	3.51	3.42	3.37	3.30	3.27	3.21	3.18	3.16
14	2.48	2.44	2.39	2.35	2.31	2.27	2.24	2.21	2.19	2.16	2.14	2.13
	3.70	3.52	3.51	3.43	3.34	3.26	3.21	3.14	3.11	3.06	3.02	3.00
15	2.43	2.39	2.33	2.29	2.25	2.21	2.18	2.15	2.12	2.10	2.08	2.07
	3.56	3.48	3.36	3.29	3.20	3.12	3.07	3.00	2.97	2.92	2.89	2.87
16	2.37	2.33	2.28	2.24	2.20	2.16	2.13	2.09	2.07	2.04	2.02	2.01
	3.45	3.37	3.25	3.18	3.10	3.01	2.96	2.89	2.86	2.80	2.77	2.75
17	2.33	2.29	2.23	2.19	2.15	2.11	2.08	2.04	2.02	1.99	1.97	1.96
	3.35	3.27	3.16	3.08	3.00	2.92	2.86	2.79	2.76	2.70	2.67	2.65
18	2.29	2.25	2.19	2.15	2.11	2.07	2.04	2.00	1.98	1.95	1.93	1.92
	3.27	3.19	3.07	3.00	2.91	2.83	2.78	2.71	2.68	2.62	2.59	2.57
19	2.26	2.21	2.15	2.11	2.07	2.02	2.00	1.96	1.94	1.91	1.90	1.88
	3.19	3.12	3.00	2.92	2.84	2.76	2.70	2.63	2.60	2.54	2.51	2.49
20	2.23	2.18	2.12	2.08	2.04	1.99	1.96	1.92	1.90	1.87	1.85	1.84
	3.13	3.05	2.94	2.86	2.77	2.69	2.63	2.56	2.53	2.47	2.44	2.42
21	2.20	2.15	2.09	2.05	2.00	1.96	1.93	1.89	1.87	1.84	1.82	1.81
	3.07	2.99	2.88	2.80	2.72	2.63	2.58	2.51	2.47	2.42	2.38	2.36
22	2.18	2.13	2.07	2.03	1.98	1.93	1.91	1.87	1.84	1.81	1.80	1.78
	3.02	2.94	2.83	2.75	2.67	2.58	2.53	2.46	2.42	2.37	2.33	2.31
23	2.14	2.10	2.04	2.00	1.96	1.91	1.88	1.84	1.82	1.79	1.77	1.76
	2.97	2.89	2.78	2.70	2.62	2.53	2.48	2.41	2.37	2.32	2.28	2.26
24	2.13	2.09	2.02	1.98	1.94	1.89	1.86	1.82	1.80	1.76	1.74	1.73
	2.93	2.85	2.74	2.66	2.58	2.49	2.44	2.36	2.33	2.27	2.23	2.21
25	2.11	2.06	2.00	1.96	1.92	1.87	1.84	1.80	1.77	1.74	1.72	1.71
	2.89	2.81	2.70	2.62	2.54	2.45	2.40	2.32	2.29	2.23	2.19	2.17

续表

ν_2	ν_1											
	14	16	20	24	30	40	50	75	100	200	500	∞
26	2.10	2.05	1.99	1.95	1.90	1.85	1.82	1.78	1.76	1.72	1.70	1.69
	2.86	2.77	2.66	2.58	2.50	2.41	2.36	2.28	2.25	2.19	2.15	2.13
27	2.08	2.03	1.97	1.93	1.88	1.84	1.80	1.76	1.74	1.71	1.68	1.67
	2.83	2.74	2.63	2.55	2.47	2.38	2.33	2.25	2.21	2.16	2.12	2.10
28	2.06	2.02	1.96	1.91	1.87	1.81	1.78	1.75	1.72	1.69	1.17	1.65
	2.80	2.71	2.60	2.52	2.44	2.35	2.30	2.22	2.18	2.13	2.09	2.06
29	2.05	2.00	1.94	1.90	1.85	1.80	1.77	1.73	1.71	1.68	1.65	1.64
	2.77	2.68	2.57	2.49	2.41	2.32	2.27	2.19	2.15	2.10	2.06	2.03
30	2.04	1.99	1.93	1.89	1.84	1.79	1.76	1.72	1.69	1.66	1.64	1.62
	2.74	2.66	2.55	2.47	2.38	2.29	2.24	2.16	2.13	2.07	2.03	2.01
32	2.02	1.97	1.91	1.86	1.82	1.76	1.74	1.69	1.67	1.64	1.61	1.59
	2.70	2.62	2.51	2.42	2.34	2.25	2.20	2.12	2.08	2.02	1.98	1.96
34	2.00	1.95	1.89	1.84	1.80	1.74	1.71	1.67	1.64	1.61	1.59	1.57
	2.66	2.58	2.47	2.38	2.30	2.21	2.15	2.08	2.04	1.98	1.94	1.91
36	1.98	1.93	1.87	1.82	1.78	1.83	1.69	1.65	1.62	1.59	1.56	1.55
	2.62	2.54	2.43	2.35	2.26	2.17	2.12	2.04	2.00	1.94	1.90	1.87
38	1.96	1.92	1.85	1.80	1.76	1.71	1.67	1.63	1.60	1.57	1.54	1.53
	2.95	2.51	2.40	2.32	2.22	2.14	2.08	2.00	1.97	1.90	1.86	1.84
40	1.95	1.90	1.84	1.79	1.74	1.69	1.66	1.61	1.59	1.55	1.53	1.51
	2.56	2.49	2.37	2.29	2.20	2.11	2.05	1.97	1.94	1.88	1.84	1.81
42	1.94	1.89	1.82	1.78	1.73	1.68	1.64	1.60	1.57	1.54	1.51	1.49
	2.54	2.46	2.35	2.26	2.17	2.08	2.02	1.94	1.91	1.85	1.80	1.78
44	1.92	1.88	1.81	1.76	1.72	1.66	1.63	1.58	1.56	1.52	1.50	1.48
	2.52	2.44	2.32	2.24	2.15	2.06	2.00	1.92	1.88	1.82	1.78	1.75
46	1.91	1.87	1.80	1.75	1.71	1.65	1.62	1.57	1.54	1.51	1.48	1.46
	2.50	2.42	2.30	2.22	2.13	2.04	1.98	1.90	1.86	1.80	1.76	1.72
48	1.90	1.85	1.79	1.74	1.70	1.64	1.61	1.56	1.53	1.50	1.47	1.45
	2.48	2.40	2.28	2.20	2.11	2.02	1.96	1.88	1.84	1.78	1.73	1.70
50	1.90	1.85	1.78	1.74	1.69	1.63	1.60	1.55	1.52	1.48	1.46	1.44
	2.46	2.39	2.26	2.18	2.10	2.00	1.94	1.86	1.82	1.76	1.71	1.68
60	1.86	1.81	1.75	1.70	1.65	1.59	1.56	1.50	1.48	1.44	1.41	1.39
	2.40	2.32	2.20	2.12	2.03	1.93	1.87	1.79	1.74	1.68	1.63	1.60
70	1.84	1.79	1.72	1.67	1.62	1.56	1.53	1.47	1.45	1.40	1.37	1.35
	2.35	2.28	2.15	2.07	1.98	1.88	1.82	1.74	1.69	1.62	1.56	1.53
80	1.82	1.77	1.70	1.65	1.60	1.54	1.51	1.45	1.42	1.38	1.35	1.32
	2.32	2.24	2.11	2.03	1.94	1.84	1.78	1.70	1.65	1.57	1.52	1.49
100	1.79	1.75	1.68	1.63	1.57	1.51	1.48	1.42	1.39	1.34	1.30	1.28
	2.26	2.19	2.06	1.98	1.89	1.79	1.73	1.64	1.59	1.51	1.46	1.43

ν_2	ν_1											
	14	16	20	24	30	40	50	75	100	200	500	∞
125	1.77	1.72	1.65	1.60	1.55	1.49	1.45	1.39	1.36	1.31	1.27	1.25
	2.23	2.15	2.03	1.94	1.85	1.75	1.68	1.59	1.54	1.46	1.40	1.37
150	1.76	1.71	1.64	1.59	1.54	1.47	1.44	1.37	1.34	1.29	1.25	1.22
	2.20	2.12	2.00	1.91	1.83	1.72	1.66	1.56	1.51	1.43	1.37	1.33
200	1.74	1.69	1.62	1.57	1.52	1.45	1.42	1.35	1.32	1.26	1.22	1.19
	2.17	2.09	1.97	1.88	1.79	1.69	1.62	1.53	1.48	1.39	1.33	1.28
400	1.72	1.67	1.60	1.54	1.49	1.42	1.38	1.32	1.28	1.22	1.16	1.13
	2.12	2.04	1.92	1.84	1.74	1.64	1.57	1.47	1.42	1.32	1.24	1.19
1000	1.70	1.65	1.58	1.53	1.47	1.41	1.36	1.30	1.26	1.19	1.13	1.08
	2.09	2.01	1.89	1.80	1.70	1.61	1.51	1.44	1.38	1.28	1.19	1.11
∞	1.69	1.64	1.57	1.52	1.46	1.40	1.35	1.28	1.24	1.17	1.11	1.00
	2.07	1.99	1.87	1.79	1.69	1.59	1.52	1.41	1.36	1.25	1.15	1.00

附表5　q 界值表（Newman-Keuls 法用）

上行：$P=0.05$　　下行：$P=0.01$

ν	组数, a								
	2	3	4	5	6	7	8	9	10
5	3.64	4.60	5.22	5.67	6.03	6.33	6.58	6.80	6.99
	5.70	6.98	7.80	8.42	8.91	9.32	9.67	9.97	10.24
6	3.46	4.34	4.90	5.30	5.63	5.89	6.12	6.32	6.49
	5.24	6.33	7.03	7.56	7.97	8.32	8.61	8.87	9.10
7	3.34	4.16	4.68	5.06	5.36	5.61	5.82	6.00	6.16
	4.95	5.92	6.54	7.01	7.37	7.68	7.94	8.17	8.37
8	3.26	4.04	4.53	4.89	5.17	5.40	5.60	5.77	5.92
	4.75	5.64	6.20	6.62	6.96	7.24	7.47	7.68	7.86
9	3.20	3.95	4.41	4.76	5.02	5.24	5.43	5.59	5.74
	4.60	5.34	5.96	6.35	6.66	6.91	7.13	7.33	7.49
10	3.15	3.88	4.33	4.65	4.91	5.12	5.30	5.46	5.60
	4.48	5.27	5.77	6.14	6.43	6.67	6.87	7.05	7.21
12	3.08	3.77	4.20	4.51	4.75	4.95	5.12	5.27	5.39
	4.32	5.05	5.50	5.84	6.10	6.32	6.51	6.67	6.81
14	3.03	3.70	4.11	4.41	4.64	4.83	4.99	5.13	5.25
	4.21	4.89	5.32	5.63	5.88	6.08	6.26	6.41	6.54
16	3.00	3.65	4.05	4.33	4.56	4.74	4.90	5.03	5.15
	4.13	4.79	5.19	5.49	5.72	5.92	6.08	6.22	6.35
18	2.97	3.61	4.00	4.28	4.49	4.67	4.82	4.96	5.07
	4.07	4.70	5.09	5.38	5.60	5.79	5.94	6.08	6.20
20	2.95	3.58	3.96	4.23	4.45	4.62	4.77	4.90	5.01
	4.02	4.64	5.02	5.29	5.51	5.69	5.84	5.97	6.09

续表

ν	组数, a								
	2	3	4	5	6	7	8	9	10
30	2.89	3.49	3.85	4.10	4.30	4.46	4.60	4.72	4.82
	3.89	4.45	4.80	5.05	5.24	5.40	5.54	5.65	5.76
40	2.86	3.44	3.79	4.04	4.23	4.39	4.52	4.63	4.73
	2.82	4.37	4.70	4.93	5.11	5.26	5.39	5.50	5.60
60	2.83	3.40	3.74	3.98	4.16	4.31	4.44	4.55	4.65
	3.76	4.28	4.59	4.82	4.99	5.13	5.25	5.36	5.45
120	2.80	3.36	3.68	3.92	4.10	4.24	4.36	4.47	4.56
	3.70	4.20	4.50	4.71	4.87	5.01	5.12	5.21	5.30
∞	2.77	3.31	3.63	3.86	4.03	4.17	4.29	4.39	4.47
	3.64	4.12	4.40	4.60	4.76	4.88	4.99	5.08	5.16

附表6　χ^2界值表

自由度 ν	概率, P（右侧尾部面积）												
	0.995	0.990	0.975	0.950	0.9000	0.750	0.500	0.250	0.100	0.050	0.025	0.010	0.005
1					0.02	0.10	0.45	1.32	2.71	3.84	5.02	6.63	7.88
2	0.01	0.02	0.05	0.10	0.21	0.58	1.39	2.77	4.11	5.99	7.38	9.21	10.60
3	0.07	0.11	0.22	0.35	0.58	1.21	2.37	4.11	6.25	7.81	9.35	10.34	12.84
4	0.21	0.30	0.48	0.71	1.06	1.92	3.36	5.39	7.78	9.49	11.14	13.28	14.86
5	0.41	0.55	0.83	1.15	1.61	2.67	4.35	6.63	9.24	11.07	12.83	15.09	16.75
6	0.68	0.87	1.24	1.64	2.20	3.45	5.35	7.84	10.64	12.59	14.45	16.81	18.55
7	0.99	1.24	1.69	2.17	2.83	4.25	6.35	9.04	12.02	14.07	16.01	18.48	20.38
8	1.34	1.65	2.18	2.73	3.49	5.07	7.34	10.22	13.36	15.51	17.53	20.09	21.95
9	1.73	2.09	2.70	3.33	4.17	5.90	8.34	11.39	14.68	16.92	19.02	21.67	23.59
10	2.16	2.56	3.25	3.94	4.87	6.74	9.34	12.55	15.99	18.31	20.48	23.21	25.19
11	2.60	3.05	3.82	4.57	5.58	7.58	10.34	13.70	17.28	19.68	21.92	24.72	26.76
12	3.07	3.57	4.40	5.23	6.30	8.44	11.34	14.85	18.55	21.03	23.34	26.22	28.30
13	3.57	4.11	5.01	5.89	7.04	9.30	12.34	15.98	19.81	22.36	24.74	27.69	29.82
14	4.07	4.66	5.63	6.57	7.79	10.17	13.34	17.12	21.06	23.68	26.12	29.14	31.32
15	4.60	5.23	6.26	7.26	8.55	11.04	14.34	18.25	22.31	25.00	27.49	30.58	32.80
16	5.14	5.81	6.91	7.96	9.31	11.91	15.34	19.37	23.54	26.30	28.85	32.00	34.27
17	5.70	6.41	7.56	8.67	10.09	21.79	16.34	20.49	24.77	27.59	30.19	33.41	35.72
18	6.26	7.01	8.23	9.39	10.86	13.68	17.34	21.60	25.99	28.87	31.54	34.81	37.16
19	6.84	7.63	8.91	10.12	11.65	14.56	18.34	22.72	27.20	30.14	32.85	36.19	38.58
20	7.43	8.26	9.59	10.85	12.44	15.45	19.34	23.83	28.41	31.41	34.17	37.57	40.00
21	8.03	8.90	10.28	11.59	13.24	16.34	20.04	24.93	29.62	32.67	35.48	38.93	41.40
22	8.64	9.54	10.98	12.34	14.04	17.24	21.34	26.04	90.81	33.92	36.78	40.29	42.80
23	9.26	10.20	11.69	13.09	14.85	18.14	22.34	27.14	32.01	35.17	38.08	41.64	44.18
24	9.89	10.86	12.40	13.85	15.66	19.04	23.34	28.24	33.20	36.42	39.36	42.98	45.56
25	10.52	11.52	13.12	14.61	16.47	19.94	24.34	29.34	34.38	37.65	40.65	44.31	46.93

续表

自由度ν	概率，P（右侧尾部面积）												
	0.995	0.990	0.975	0.950	0.9000	0.750	0.500	0.250	0.100	0.050	0.025	0.010	0.005
26	11.16	12.20	13.84	15.38	17.29	20.84	25.34	30.43	35.56	38.89	41.92	45.64	48.29
27	11.81	12.88	15.57	16.15	18.11	21.75	26.34	31.53	36.74	40.11	43.19	46.96	49.64
28	12.46	13.56	15.31	16.93	18.94	22.66	27.34	32.62	37.92	41.34	44.46	48.28	50.99
29	13.12	14.26	16.05	17.71	19.77	23.57	28.34	33.71	39.09	42.56	45.72	49.59	52.34
30	13.79	14.95	16.79	18.49	20.60	24.48	29.34	34.80	40.26	43.77	46.98	50.89	53.67
40	20.71	22.16	24.43	26.51	29.05	33.66	39.34	45.62	51.81	55.76	59.34	63.69	66.77
50	27.99	29.71	32.36	34.76	37.69	42.94	49.33	56.33	63.17	67.50	71.42	76.15	79.49
60	35.53	37.48	40.48	43.19	46.46	52.29	59.33	66.98	74.40	79.08	83.30	88.38	91.95
70	43.28	45.44	48.76	51.74	55.33	61.70	69.33	77.58	85.53	90.53	95.02	100.42	104.22
80	51.17	53.54	57.15	60.39	64.28	71.14	79.33	88.13	96.58	101.88	106.63	112.33	116.32
90	59.20	61.75	65.65	69.13	73.29	80.62	89.33	98.64	107.56	113.14	118.14	124.12	128.30
100	67.33	70.06	74.22	77.93	82.36	90.13	99.33	109.14	118.50	124.34	129.56	135.81	140.17

附表7　T界值表（配对比较的符号秩和检验用）

n	单侧：	0.05	0.025	0.01	0.005
	双侧：	0.10	0.05	0.02	0.010
5		0~15	—	—	—
6		2~19	0~21		
7		3~25	2~26	0~28	
8		5~31	3~33	1~35	0~36
9		8~37	5~40	3~42	1~44
10		10~45	8~47	5~50	3~52
11		13~53	10~56	7~59	5~61
12		17~61	13~65	9~69	7~71
13		21~70	17~74	12~79	9~82
14		25~80	21~84	15~90	12~93
15		30~90	25~95	19~101	15~105
16		35~101	29~107	23~113	19~117
17		41~112	34~119	27~126	23~130
18		47~124	40~131	32~139	27~144
19		53~137	46~144	37~153	32~158
20		60~150	52~158	43~167	37~173

n	单侧：0.05 双侧：0.10	单侧：0.025 双侧：0.05	单侧：0.01 双侧：0.02	单侧：0.005 双侧：0.010
21	67 ~ 164	58 ~ 173	49 ~ 182	42 ~ 189
22	75 ~ 178	65 ~ 188	55 ~ 198	48 ~ 205
23	83 ~ 193	73 ~ 203	62 ~ 214	54 ~ 222
24	91 ~ 209	81 ~ 219	69 ~ 231	61 ~ 239
25	100 ~ 225	89 ~ 236	76 ~ 249	68 ~ 257
26	110 ~ 241	98 ~ 253	84 ~ 267	75 ~ 276
27	119 ~ 259	107 ~ 271	92 ~ 286	83 ~ 295
28	130 ~ 276	116 ~ 290	101 ~ 305	91 ~ 315
29	140 ~ 295	126 ~ 309	110 ~ 325	100 ~ 335
30	151 ~ 314	137 ~ 328	120 ~ 345	109 ~ 356
31	163 ~ 333	147 ~ 349	130 ~ 366	118 ~ 378
32	175 ~ 353	159 ~ 369	140 ~ 388	128 ~ 400
33	187 ~ 374	170 ~ 391	151 ~ 410	138 ~ 423
34	200 ~ 395	182 ~ 413	162 ~ 433	148 ~ 447
35	213 ~ 417	195 ~ 435	173 ~ 457	159 ~ 471
36	227 ~ 139	208 ~ 458	185 ~ 481	171 ~ 495
37	241 ~ 462	221 ~ 482	198 ~ 505	182 ~ 521
38	256 ~ 485	235 ~ 506	211 ~ 530	194 ~ 547
39	271 ~ 509	249 ~ 531	224 ~ 556	207 ~ 573
40	286 ~ 534	264 ~ 556	238 ~ 582	220 ~ 600
41	302 ~ 559	279 ~ 582	252 ~ 609	233 ~ 628
42	319 ~ 584	294 ~ 609	266 ~ 637	247 ~ 656
43	336 ~ 610	310 ~ 636	281 ~ 665	261 ~ 685
44	353 ~ 637	327 ~ 663	296 ~ 694	276 ~ 714
45	371 ~ 664	343 ~ 692	312 ~ 723	291 ~ 744
46	389 ~ 692	361 ~ 720	328 ~ 753	307 ~ 774
47	407 ~ 721	378 ~ 750	345 ~ 783	322 ~ 806
48	426 ~ 750	396 ~ 780	362 ~ 814	339 ~ 837
49	446 ~ 779	415 ~ 810	379 ~ 846	355 ~ 870
50	466 ~ 809	434 ~ 841	397 ~ 878	373 ~ 902

附表 8 *T* 界值表（两独立样本比较的秩和检验用）

n_1（较小n）	每组 1行 单侧 $P=0.05$ 双侧 $P=0.10$	2行 单侧 $P=0.025$ 双侧 $P=0.05$	3行 单侧 $P=0.01$ 双侧 $P=0.02$	4行 单侧 $P=0.005$ 双侧 $P=0.01$

n_2-n_1

n_1	0	1	2	3	4	5	6	7	8	9	10
3	6~15	7~17	7~20	8~22	9~24	9~27	10~29	11~31	11~34	12~36	13~38
	5~16	6~18	6~21	7~23	7~26	8~28	8~31	9~33	10~35	10~38	11~40
	5~16	5~19	6~21	6~24	6~27	7~29	7~32	7~35	8~37	8~40	9~42
	5~16	5~19	5~22	5~25	6~27	6~30	6~33	6~36	7~38	7~41	7~44
4	12~24	13~27	14~30	15~33	16~36	17~39	18~42	19~45	20~48	21~51	22~54
	11~25	12~28	12~32	13~35	14~38	15~41	16~44	17~47	17~51	18~54	19~57
	10~26	10~30	11~33	12~36	12~40	13~43	14~46	14~50	15~53	16~56	16~60
	10~27	10~30	10~34	11~37	11~41	12~44	12~48	13~51	13~55	14~58	15~61
5	19~36	20~40	22~43	24~46	25~50	26~54	27~58	29~61	30~65	32~68	33~72
	18~37	19~41	20~45	21~49	22~53	24~56	25~60	26~64	27~68	29~71	30~75
	16~39	17~43	18~47	19~51	20~55	21~59	22~63	23~67	24~71	25~75	26~79
	15~40	16~44	17~48	18~52	19~56	19~61	20~65	21~69	22~73	23~77	24~81
6	28~50	30~54	32~58	33~63	35~67	37~71	39~75	41~79	42~84	44~88	46~92
	26~52	28~56	29~61	31~65	32~70	34~74	36~78	37~83	39~87	41~91	42~96
	24~54	26~58	27~63	28~68	30~72	31~77	32~82	34~86	35~91	36~96	38~100
	23~55	24~60	25~65	27~69	28~74	29~79	30~84	31~89	32~94	34~98	35~103
7	39~66	41~71	43~76	46~80	48~85	50~90	52~95	54~100	57~104	59~109	61~114
	37~68	39~73	41~78	43~83	45~88	46~94	48~99	50~104	52~109	54~114	56~119
	34~71	36~76	38~81	39~87	41~92	43~97	44~103	46~108	48~113	49~119	51~124
	33~72	34~78	36~83	37~89	39~94	40~100	42~105	43~111	45~116	46~122	48~127

续表

n_1（较小n）	n_2-n_1										
	0	1	2	3	4	5	6	7	8	9	10
8	52~84	54~90	57~95	60~100	62~106	65~111	67~117	70~122	73~127	75~133	78~138
	49~87	51~93	54~98	56~104	58~110	61~115	63~121	65~127	68~132	70~138	72~144
	46~90	48~96	50~102	52~108	54~114	56~120	58~128	60~132	62~138	64~144	66~150
	44~92	46~98	47~105	49~111	51~117	53~123	55~129	57~135	59~141	61~147	62~154
9	66~105	69~111	72~117	75~123	78~129	81~135	84~141	87~147	90~153	93~159	96~165
	63~108	66~114	68~121	71~127	74~133	77~139	79~146	82~152	85~158	88~164	90~171
	59~112	62~118	64~125	66~132	69~138	71~145	74~151	76~158	76~164	81~171	83~178
	57~114	59~121	61~128	63~135	65~142	68~148	70~155	72~162	74~169	77~175	79~182
10	83~127	86~134	89~141	93~147	96~154	100~160	103~167	107~173	110~180	114~186	117~193
	79~131	82~138	85~145	88~152	91~159	94~166	97~173	101~179	104~186	107~193	110~200
	74~136	77~143	80~150	83~157	85~165	88~172	91~179	94~186	97~193	100~200	102~208
	71~139	74~146	76~154	79~161	82~168	84~176	87~183	89~191	92~198	95~205	97~213
11	101~152	105~159	109~166	112~174	116~181	120~188	124~195	128~202	132~209	136~216	139~224
	96~157	100~164	103~172	107~179	110~187	114~194	118~201	121~209	125~216	128~224	132~231
	91~162	94~170	97~178	101~185	104~193	107~201	110~209	113~217	117~224	120~232	123~240
	88~165	91~173	94~181	97~189	100~197	102~206	105~214	108~222	111~230	114~238	117~246
12	121~179	125~187	129~195	134~202	138~210	142~218	147~225	151~233	155~241	159~249	164~256
	116~184	120~192	124~200	128~208	131~217	135~225	139~233	143~241	147~249	151~257	155~265
	110~190	113~199	117~207	120~216	124~224	128~232	131~241	135~249	138~258	142~266	146~274
	106~194	109~203	113~211	116~220	119~229	123~237	126~246	129~255	133~263	136~272	139~281
13	143~208	148~216	152~225	157~233	162~241	166~250	171~258	176~266	181~274	185~283	190~291
	137~214	141~223	146~231	150~240	154~249	159~257	163~266	168~274	172~283	176~292	181~300
	130~221	134~230	138~239	142~248	146~257	150~266	154~275	158~284	162~293	166~302	170~311
	126~225	130~234	133~244	137~253	141~262	144~272	148~281	152~290	156~299	159~309	163~318

续表

n_1(较小 n)	n_2-n_1 0	1	2	3	4	5	6	7	8	9	10
14	167~239	172~248	177~257	182~266	187~275	192~284	197~293	203~301	208~310	213~319	218~328
	160~246	165~255	170~264	174~274	179~283	184~292	189~301	194~310	198~320	203~329	208~338
	153~253	157~263	161~273	166~282	170~292	174~302	179~311	183~321	188~330	192~340	196~350
	148~258	152~268	156~278	160~288	164~298	168~308	172~318	176~328	180~338	185~347	189~357
15	192~273	198~282	203~292	209~301	215~310	220~320	226~329	231~339	237~348	242~358	248~367
	185~280	190~290	195~300	201~309	206~319	211~329	216~339	221~349	227~358	232~368	237~378
	177~288	181~299	186~309	191~319	196~329	200~340	205~350	210~360	215~370	220~380	225~390
	171~294	176~304	180~315	184~326	189~336	194~346	198~357	203~367	207~378	212~388	216~395
16	220~308	226~318	232~328	238~338	244~348	250~358	256~368	262~378	268~388	274~398	280~408
	212~316	217~327	223~337	229~347	234~358	240~368	245~379	251~389	257~399	262~410	268~420
	202~326	208~336	213~347	218~358	223~369	228~380	234~390	239~401	244~412	249~423	255~433
	196~332	201~343	206~354	211~365	216~376	221~387	226~398	231~409	236~420	241~431	245~443
17	249~346	256~356	262~367	268~378	275~388	281~399	288~409	294~420	301~430	307~441	314~451
	240~355	246~366	252~377	258~388	264~399	271~409	277~420	283~431	289~442	295~453	301~464
	230~365	236~376	241~388	247~399	253~410	258~422	264~433	269~445	275~456	281~467	286~479
	223~372	229~383	234~395	239~407	245~418	250~430	255~442	261~453	266~465	271~477	277~488
18	280~386	287~397	294~408	301~419	308~430	315~441	322~452	329~463	336~474	342~486	349~497
	271~395	277~407	284~418	290~430	297~441	303~453	310~464	316~476	323~487	329~499	336~510
	260~406	266~418	272~430	278~442	284~454	290~466	296~478	302~490	308~502	314~514	320~526
	252~414	258~426	264~438	269~451	275~463	281~475	287~487	292~500	298~512	304~524	310~536
19	314~427	321~439	328~451	336~462	343~474	350~486	358~497	365~509	372~521	380~532	387~544
	303~438	310~450	317~462	324~474	331~486	338~498	345~510	351~523	358~535	365~547	372~559
	291~450	297~463	304~475	310~488	317~500	323~513	330~525	336~538	343~550	349~563	356~575
	283~458	289~471	295~484	301~497	307~510	314~522	320~535	326~548	332~561	338~574	344~587
20	349~471	356~484	364~496	372~508	380~520	387~533	395~545	403~557	411~569	419~581	426~594
	337~483	345~495	352~508	359~521	367~533	374~546	381~559	389~571	396~584	403~597	411~609
	324~496	331~509	338~522	345~535	352~548	359~561	365~575	372~588	379~601	386~614	393~627
	316~504	322~518	329~531	335~545	342~558	348~572	355~585	361~599	368~612	374~626	381~639

附表9 H 界值表（三样本比较的秩和检验用）

n	n_1	n_2	n_3	P	
				0.05	0.01
7	3	2	2	4.71	
	3	3	1	5.14	
8	3	3	2	5.36	
	4	2	2	5.33	
	4	3	1	5.21	
	5	2	1	5.00	
9	3	3	3	5.60	7.20
	4	3	2	5.44	6.44
	4	4	1	4.97	6.67
	5	2	2	5.16	6.53
	5	3	1	4.96	
10	4	3	3	5.79	6.75
	4	4	2	5.46	7.04
	5	3	2	5.25	6.91
	5	4	1	4.99	6.96
11	4	4	3	5.60	7.14
	5	3	3	5.65	7.08
	5	4	2	5.27	7.21
	5	5	1	5.13	7.31
12	4	4	4	5.69	7.65
	5	4	3	5.63	7.44
	5	5	2	5.34	7.34
13	5	4	4	5.62	7.76
	5	5	3	5.71	7.58
14	5	5	4	5.64	7.82
15	5	5	5	5.78	8.00

附表10 r 界值表

自由度 ν		概率，P								
	单侧	0.25	0.10	0.05	0.025	0.01	0.005	0.0025	0.001	0.0005
	双侧	0.50	0.20	0.10	0.05	0.02	0.01	0.005	0.002	0.001
1		0.707	0.951	0.988	0.997	1.000	1.000	1.000	1.000	1.000
2		0.500	0.800	0.900	0.950	0.980	0.990	0.995	0.998	0.999
3		0.404	0.687	0.805	0.878	0.934	0.959	0.974	0.986	0.991
4		0.347	0.608	0.729	0.811	0.882	0.917	0.942	0.963	0.974
5		0.309	0.551	0.669	0.755	0.833	0.875	0.906	0.935	0.951
6		0.281	0.507	0.621	0.707	0.789	0.834	0.870	0.905	0.925
7		0.260	0.472	0.582	0.666	0.750	0.798	0.836	0.875	0.898
8		0.242	0.443	0.549	0.632	0.715	0.765	0.805	0.847	0.872

自由度 ν		概率，P								
	单侧	0.25	0.10	0.05	0.025	0.01	0.005	0.0025	0.001	0.0005
	双侧	0.50	0.20	0.10	0.05	0.02	0.01	0.005	0.002	0.001
9		0.228	0.419	0.521	0.602	0.685	0.735	0.776	0.820	0.847
10		0.216	0.398	0.497	0.576	0.658	0.708	0.750	0.795	0.823
11		0.206	0.380	0.476	0.553	0.634	0.684	0.726	0.772	0.801
12		0.197	0.365	0.457	0.532	0.612	0.661	0.703	0.750	0.780
13		0.189	0.351	0.441	0.514	0.592	0.641	0.683	0.730	0.760
14		0.182	0.338	0.426	0.497	0.574	0.623	0.664	0.711	0.742
15		0.176	0.327	0.412	0.482	0.558	0.606	0.647	0.694	0.725
16		0.170	0.317	0.400	0.468	0.542	0.590	0.631	0.678	0.708
17		0.165	0.308	0.389	0.456	0.529	0.575	0.616	0.662	0.693
18		0.160	0.299	0.378	0.444	0.515	0.561	0.602	0.648	0.679
19		0.156	0.291	0.369	0.483	0.503	0.549	0.589	0.635	0.665
20		0.152	0.284	0.360	0.423	0.492	0.537	0.576	0.622	0.652
21		0.148	0.277	0.352	0.413	0.482	0.526	0.565	0.610	0.640
22		0.145	0.271	0.344	0.404	0.472	0.515	0.554	0.599	0.629
23		0.141	0.265	0.337	0.396	0.462	0.505	0.543	0.588	0.618
24		0.138	0.260	0.330	0.388	0.453	0.496	0.534	0.578	0.607
25		0.136	0.255	0.323	0.381	0.445	0.487	0.524	0.568	0.597
26		0.133	0.250	0.317	0.374	0.437	0.479	0.515	0.559	0.588
27		0.130	0.245	0.311	0.367	0.430	0.471	0.507	0.550	0.579
28		0.128	0.241	0.306	0.361	0.423	0.463	0.499	0.541	0.570
29		0.126	0.237	0.301	0.355	0.416	0.456	0.491	0.533	0.562
30		0.124	0.233	0.296	0.349	0.409	0.449	0.484	0.526	0.554
31		0.122	0.229	0.291	0.344	0.403	0.442	0.477	0.518	0.546
32		0.120	0.225	0.287	0.339	0.397	0.436	0.470	0.511	0.539
33		0.118	0.222	0.283	0.334	0.392	0.430	0.464	0.504	0.532
34		0.116	0.219	0.279	0.329	0.386	0.424	0.458	0.498	0.525
35		0.114	0.216	0.275	0.325	0.381	0.418	0.452	0.492	0.519
36		0.113	0.213	0.271	0.320	0.376	0.413	0.446	0.486	0.513
37		0.111	0.210	0.267	0.316	0.371	0.408	0.441	0.480	0.507
38		0.110	0.207	0.264	0.312	0.367	0.403	0.435	0.474	0.501
39		0.108	0.204	0.261	0.308	0.362	0.398	0.430	0.469	0.495
40		0.107	0.202	0.257	0.304	0.358	0.393	0.425	0.463	0.490
41		0.106	0.199	0.254	0.301	0.354	0.389	0.420	0.458	0.484
42		0.104	0.197	0.251	0.297	0.350	0.384	0.416	0.453	0.479
43		0.103	0.195	0.248	0.294	0.346	0.380	0.411	0.449	0.474
44		0.102	0.192	0.246	0.291	0.342	0.376	0.407	0.444	0.469
45		0.101	0.190	0.243	0.283	0.338	0.372	0.403	0.439	0.455
46		0.100	0.188	0.240	0.285	0.335	0.368	0.399	0.435	0.460
47		0.099	0.186	0.238	0.282	0.331	0.365	0.395	0.431	0.456
48		0.098	0.184	0.235	0.279	0.328	0.361	0.391	0.427	0.451
49		0.097	0.182	0.233	0.276	0.325	0.358	0.387	0.423	0.447
50		0.096	0.181	0.231	0.273	0.322	0.354	0.384	0.419	0.443

参考文献

[1] 杨克敌. 环境卫生学 [M]. 7版. 北京：人民卫生出版社，2014.

[2] 孙志伟. 预防医学 [M]. 北京：高等教育出版社，2012.

[3] 孙贵范. 预防医学 [M]. 2版. 北京：人民卫生出版社，2010.

[4] 黄子杰. 预防医学 [M]. 2版. 北京：人民卫生出版社，2010.

[5] 王建华，王子元，袁聚祥. 预防医学 [M]. 3版. 北京：北京大学医学出版社，2013.

[6] 郑玉建，王家骥. 预防医学 [M]. 北京：科学出版社，2007.

[7] 傅华. 预防医学 [M]. 6版. 北京：人民卫生出版社，2014.

[8] 唐军. 预防医学 [M]. 北京：科学出版社，2007.

[9] 周海婴，刘更新. 预防医学 [M]. 西安：第四军医大学出版社，2007.

[10] 凌文华. 预防医学 [M]. 2版. 北京：人民卫生出版社，2006.

[11] 郑玉建，王家骥. 预防医学 [M]. 北京：科学出版社，2007.

[12] 金大鹏. 社区预防保健医师实用手册 [M]. 北京：中国协和医科大学出版社，2008.

[13] 杨克敌，陈学敏. 现代环境卫生学 [M]. 2版. 北京：人民卫生出版社，2008.

[14] 孙长颢. 营养与食品卫生学 [M]. 7版. 北京：人民卫生出版社，2012.

[15] 陈炳卿. 现代食品卫生学 [M]. 北京：人民卫生出版社，2001.

[16] 梁万年. 临床预防医学 [M]. 北京：高等教育出版社，2004.

[17] 金泰廙. 职业卫生与职业医学 [M]. 6版. 北京：人民卫生出版社，2007.

[18] 郭祖超. 医学统计学 [M]. 北京：人民军医出版社，1999.

[19] 倪宗瓒. 医学统计学 [M]. 北京：高等教育出版社，2003.

[20] 孙振球. 医学统计学 [M]. 北京：人民卫生出版社，2010.

[21] 朱启星. 卫生学 [M]. 8版. 北京：人民卫生出版社，2013.

[22] 李立明. 流行病学 [M]. 6版，北京：人民卫生出版社，2007.

[23] 王建华. 流行病学 [M]. 7版. 北京：人民卫生出版社，2008.

[24] 叶冬青. 临床流行病学 [M]. 合肥：安徽大学出版社，2010.

[25] 朱启星，杨永坚. 预防保健学 [M]. 合肥：安徽大学出版社，2008.

[26] 姜庆武. 流行病学 [M]. 北京：科学出版社，2003.

[27] 姚应水. 心理统计学 [M]. 2版. 北京：人民卫生出版社，2013.

[28] 姚应水，刘更新. 预防医学 [M]. 2版. 西安：第四军医大学出版社，2011.

[29] 姚应水. 医药统计学 [M]. 北京：化学工业出版社，2014.

[30] 姚应水. 临床营养学 [M]. 北京：人民军医出版社，2011.

[31] 赵中夫，姚应水. 循证医学 [M]. 北京：人民军医出版社，2013.

[32] 方积乾. 医学统计学与电脑实验 [M]. 3版. 上海：上海科学技术出版社，2006.

[33] 方积乾. 卫生统计学 [M]. 7版. 北京：人民卫生出版社，2012.

[34] 罗家洪，郭秀花. 医学统计学 [M]. 2版. 北京：科学出版社，2011.

[35] 徐勇勇. 中国医学统计百科全书 医学研究统计设计分册 [M]. 北京：人民卫生出版社，2004.

[36] 柳青. 中国医学统计百科全书 多元统计分册 [M]. 北京：人民卫生出版社，2004.